结节性硬化症

主 审 张国君 周 东 秦 炯
主 编 梁树立
副主编 张玉石 徐子刚 翟 锋 王 旭

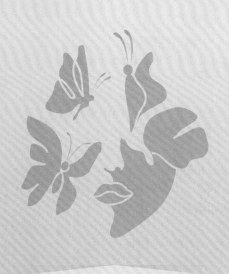

人民卫生出版社
·北 京·

图书在版编目（CIP）数据

结节性硬化症 / 梁树立主编. -- 北京：人民卫生
出版社，2024.12. -- ISBN 978-7-117-37287-9

Ⅰ. R744.5

中国国家版本馆 CIP 数据核字第 20248WK597 号

人卫智网	www.ipmph.com	医学教育、学术、考试、健康，购书智慧智能综合服务平台
人卫官网	www.pmph.com	人卫官方资讯发布平台

结节性硬化症

Jiejiexing Yinghuazheng

主　　编：梁树立

出版发行：人民卫生出版社（中继线 010-59780011）

地　　址：北京市朝阳区潘家园南里 19 号

邮　　编：100021

E - mail：pmph @ pmph.com

购书热线：010-59787592　010-59787584　010-65264830

印　　刷：北京华联印刷有限公司

经　　销：新华书店

开　　本：787×1092　1/16　　印张：25.5

字　　数：573 千字

版　　次：2024 年 12 月第 1 版

印　　次：2024 年 12 月第 1 次印刷

标准书号：ISBN 978-7-117-37287-9

定　　价：198.00 元

打击盗版举报电话：010-59787491　E-mail：WQ @ pmph.com

质量问题联系电话：010-59787234　E-mail：zhiliang @ pmph.com

数字融合服务电话：4001118166　　E-mail：zengzhi @ pmph.com

编 者 名 单

（按姓氏拼音排序）

白大勇　首都医科大学附属北京儿童医院眼科
蔡　燚　中南大学湘雅医院泌尿外科
操德智　深圳市儿童医院神经内科 / 癫痫中心
陈　峰　首都医科大学附属北京儿童医院功能神经外科
陈春红　首都医科大学附属北京儿童医院神经内科
陈述花　首都医科大学附属北京儿童医院神经内科
程　华　首都医科大学附属北京儿童医院影像中心
程重生　中国医学科学院北京协和医院呼吸科
崔永华　首都医科大学附属北京儿童医院精神科
丁　平　首都医科大学附属北京儿童医院功能神经外科
冯卫星　首都医科大学附属北京儿童医院神经内科
葛　明　首都医科大学附属北京儿童医院神经外科
郭　刚　解放军总医院第三医学中心泌尿外科医学部
郝婵娟　首都医科大学附属北京儿童医院出生缺陷遗传学研究室
何柏坚　首都医科大学附属北京儿童医院功能神经外科
姜　涛　首都医科大学附属北京天坛医院神经外科
蒋忠良　首都医科大学附属北京儿童医院精神科
邝苏慧　首都医科大学附属北京儿童医院功能神经外科
李申申　首都医科大学附属北京儿童医院功能神经外科
梁树立　首都医科大学附属北京儿童医院功能神经外科
梁宇霆　首都医科大学附属北京妇产医院放射科
林卫红　吉林大学白求恩第一医院神经内科
刘　畅　首都医科大学附属北京儿童医院功能神经外科
刘纪玉　首都医科大学附属北京儿童医院心脏外科
刘仕勇　陆军军医大学第二附属医院神经外科
刘婷红　首都医科大学附属北京儿童医院功能神经外科
刘智胜　华中科技大学同济医学院附属武汉儿童医院神经内科
马　宁　首都医科大学附属北京儿童医院心脏超声科

张文炎 首都医科大学附属北京儿童医院精神科

张玉石 中国医学科学院北京协和医院泌尿外科

赵　扬 中国医学科学院北京协和医院泌尿外科

周　东 四川大学华西医院神经内科

周佳敏 中国医学科学院北京协和医院放射科

学术秘书　**邝苏慧**

主 编 简 介

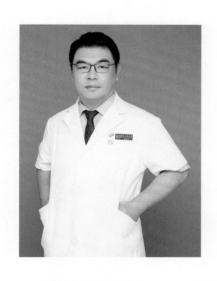

梁树立

主任医师、教授、博士研究生导师，现任国家儿童医学中心 / 首都医科大学附属北京儿童医院功能神经外科主任。主要从事癫痫与功能神经外科工作 25 年，完成癫痫外科手术超过 3 800 例次，特别是完成结节性硬化症相关的癫痫外科手术超过 200 例次，并开展了系统的临床与基础研究工作。

现兼任中国抗癫痫协会常务理事、青年委员会主任委员，结节性硬化症与罕见病专业委员会副主任委员，中国医师协会神经调控专业委员会常务委员，北京抗癫痫协会副会长，北京神经科学学会脑功能性疾病与认知发育专业委员会主任委员，北京医师协会神经调控与人机交互专家委员会副主任委员，北京医学会脑电图与神经电生理专业委员会常务委员，北京脑网络组与类脑智能学会理事，北京医学会小儿外科学分会委员等学术职务。

先后负责国家自然科学基金 4 项、北京市自然科学基金等项目 3 项，其他课题 4 项，参与国家重点研发项目、北京市科学技术委员会"脑科学研究"专项等课题 6 项。共同牵头编写指南、共识 11 部，另参与编写《临床诊疗指南·癫痫病分册》等国际国内相关临床指南和专家共识 10 余部。获批发明与实用型专利共 15 项、软件著作权 6 项。在 *Brain*、*Brain Stimulation*、*Epilepsia* 等杂志发表 SCI 收录论文 62 篇。以第一完成人获得军队医疗成果奖二等奖 2 项。获得王忠诚中国神经外科医师年度奖；入选北京市科技新星等。

序 言 一

结节性硬化症是我国第一批公布的 121 种罕见病之一，由于我国人群基数巨大，与其他一些罕见病一样，结节性硬化症在我国的总人数并不少，估算可达 14 万人，这是一个不容忽视的患者群体。结节性硬化症累及多个系统，除了最常见的皮肤、神经、精神系统和心、肺、肾等重要脏器外，眼、口腔、骨骼、内分泌、生殖等系统也可出现异常。同时，结节性硬化症的治疗依然非常困难，总体预后仍不理想，对超过 80% 的患者日常生活质量、认知水平等产生明显影响，而且频繁的癫痫发作、肾血管平滑肌脂肪瘤和肺淋巴管平滑肌瘤病等还可能危及患者生命。因此，这些患者的管理是多学科、全生命周期的一个过程，从而也对多学科的协作提出了很高的要求并提供了很好的合作样本。首都医科大学附属北京儿童医院依托罕见病会诊中心等平台，有效开展了结节性硬化症的综合诊治，为结节性硬化症患者提供了一站式服务，特别是对结节性硬化症相关癫痫的外科治疗，已经受到国内外同行的认同。

尽管经过多年的推广，目前各级相关学科的临床医务人员对结节性硬化症的诊断能力有了大幅提升，但目前尚缺少一本专著作为结节性硬化症全国规范诊疗推广的专业书籍。我院梁树立教授长期从事结节性硬化症的临床与基础研究，并取得了可喜的成果，本次提出组织撰写《结节性硬化症》的计划后，得到了全国相关多学科同行和人民卫生出版社的大力支持，经过近 2 年的编写，目前已经完稿。本书就结节性硬化症的诊断、致病机制、各系统疾病、三级预防和全程管理等领域进行了系统地介绍，汇集了国内外最新的研究成果和全国著名专家的临床经验，相信会对未来结节性硬化症的规范诊疗起到重要作用，也会引起更多的临床专家对结节性硬化症这一疾病的重视。

我谨代表首都医科大学附属北京儿童医院对本书的出版表示祝贺，对人民卫生出版社的大力支持和全体编写人员的辛苦付出表示感谢。

国家儿童医学中心主任
首都医科大学附属北京儿童医院院长
中华医学会小儿外科学分会主任委员
2024 年 4 月

序言二

结节性硬化症与罕见病专业委员会是中国抗癫痫协会的分支机构，成立于2012年。同年召开了第一次全国结节性硬化症学术会议，除了癫痫和神经学科专家外，也邀请了呼吸、泌尿等领域专家参会及加入专业委员会。结节性硬化症是儿童癫痫的重要病因之一，特别是婴儿痉挛症的常见病因。癫痫症状起病早、发作频繁、抗癫痫发作药物治疗困难，85%为药物难治性癫痫、60%合并认知损害，也是儿童早期结节性硬化症就诊的最主要症状，所以癫痫工作者一直对该疾病非常重视。结节性硬化症这种典型的基因 - 结构性病因的多灶性癫痫模型，为癫痫研究提供了天然的样本。我国癫痫领域的专家在结节性硬化症临床实践中获得了大量有益的经验，经过深入探索，已经取得了不少的突破，但对于获得除哺乳动物雷帕霉素靶蛋白（mTOR）之外的确切有效的治疗靶点和实现新药物的开发转化等还有很长的路要走。

除了癫痫之外，色素脱失斑等结节性硬化症相关损害累及多个系统，多学科协作与综合治疗非常关键，但实际操作中存在不少的难点。一个学科的专家很难全面掌握其他学科的规范诊治和最新研究进展，而每一例患者完成规范的多学科评估和治疗，也需要付出大量的临床资源，临床操作较为困难。

梁树立教授在结节性硬化症领域做出了卓有成效的工作，本次组织了北京、吉林、湖北、湖南、重庆、广东、上海等地的功能神经外科、神经外科、神经内科、小儿神经科、皮肤科、精神科、呼吸内科、泌尿外科、心脏外科、遗传学、影像科、超声科、药理科、口腔科、眼科、罕见病管理等领域的知名专家，共同编写《结节性硬化症》这样一本罕见病的专著，会对结节性硬化症的临床诊疗和研究性工作有重要的推动作用，造福结节性硬化症患者。

我对全体编委对该书的精心编写、仔细审核与校对表示感谢，对本书的出版表示祝贺。希望广大相关专业的医务人员，能从本书中获益。

中国抗癫痫协会创会会长

2024 年 4 月

前　言

　　结节性硬化症是一个由来已久疾病，但临床医生普遍认识这个疾病的时间还不长。我从 2000 年开始接触结节性硬化症，并在 2002 年开展了结节性硬化症相关癫痫的外科治疗。经过 20 多年对结节性硬化症相关癫痫的临床与基础研究，对这一疾病复杂性的认识也不断深入。至今我们团队诊治结节性硬化症相关癫痫 1 000 余例，其中手术超过 200 例，完成了国际上最大宗的多中心病例组报告和最长随访时间的单中心病例组报告，先后在 *Brain*、*Epilepsia* 等知名杂志发表学术成果，并与秦炯教授共同牵头出版了《结节性硬化症相关癫痫外科治疗中国专家共识》，完成了"切除性手术治疗结节性硬化症相关癫痫的全国多中心临床研究"和"迷走神经刺激治疗结节性硬化症相关癫痫的全国多中心临床研究"两项临床研究。同时，在国家自然科学基金、北京市自然科学基金、北京市自然科学基金 - 海淀原始创新联合基金等项目支持下，开展了哺乳动物雷帕霉素靶蛋白（mTOR）机制及结节性硬化症相关癫痫的二次打击致病机制研究。然而，我们对结节性硬化症相关癫痫的认识还远远不够，还没有找到确切有效的治疗新靶点，而对于神经系统之外的结节性硬化症相关症状的处理也存在认识不足。所以就一直希望能写一本著作，全面总结和梳理结节性硬化症在不同系统和器官的损害、临床表现和治疗进展，以便更好地为这些患者提供全面、高质量的医疗服务。

　　虽然结节性硬化症作为我国第一批正式公布的罕见病之一，也引起了各学科专家的重视，但真正做到全程管理还非常困难。首先，不同学科诊断和治疗的阶段存在差异，胎儿和低龄患者主要是心脏和神经系统受累，需要妇产科、新生儿科、小儿心脏、小儿神经、功能神经外科、神经外科等多学科诊疗，随着年龄增加，皮肤、肾脏系统、视觉问题、精神症状等相继凸显，而到青少年和成年后呼吸系统和泌尿系统的问题更加突出；其次，结节性硬化症累及系统多，全学科参与联合诊疗的难度进一步增加。所以，出版一本全面系统介绍结节性硬化症的多学科书籍对提高临床医生对该疾病的全面认识和诊疗能力非常重要。

　　依托首都医科大学附属北京儿童医院、中国抗癫痫协会结节性硬化症与罕见病专业委员会平台，借参与其他学科组织的结节性硬化症相关学术会议的机会认识了一批长期从事结节性硬化症临床与基础研究工作的专家，从而为组织出版这样一本专著提供了可能。2023 年初提出这个设想后得到了首都医科大学附属北京儿童医院倪鑫院长与张国君书记、中国抗癫痫协会李世绰创会会长、周东会长、张慧老师、段立嵘秘书长和结节性硬化症与罕见病专业委员会秦炯主任委员的大力支持，也得到了各学科专家的积极响应。感谢大家的支持和协作，最终经过一年的努力，四易其稿，终成功出版。

感谢我们团队全体成员长期的信任和对结节性硬化症临床与基础研究工作的不懈努力，是你们的坚持使得我能一直坚持下来。也感谢大家在本书编写过程中的齐心协力，负责协调组织工作的邝苏慧博士等人付出了大量的时间和心血。最后也特别感谢一直信任我们的亲密战友——结节性硬化症患者及家属们和相关公益组织，他们的信任是我们不断前进的重要动力源泉。

当然，由于笔者能力所限，本书中一些纰漏难以完全避免；另外，结节性硬化症相关的知识更新也非常迅速，由于出版周期和文献检索等原因，一些新的知识可能没有及时得到体现，在此一并表示歉意。也请读者和同行专家不断为我们提出修正意见和建议。这些不足和意见将成为我们再版新书的驱动力和更新的基础。

2024 年 4 月　北京

目　录

第一章

结节性硬化症的历史、流行病学和自然病程

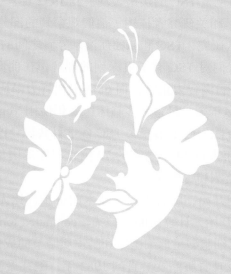

第一节　历　史

首次报道最早的结节性硬化症（tuberous sclerosis complex，TSC）相关记录可追溯到 1835 年，Rayer 记录一名患者与 TSC 典型皮肤表现一致的面部血管纤维瘤。随后，Virchow 于 1860 年在大脑皮质发现硬化结节。1862 年，Recklinghausen 教授在一名出生后不久便死亡的新生儿脑和心脏中发现大面积硬化病变和心脏横纹肌瘤，后 Pringle 和 Bourneville 于 1880 年对三名 TSC 患者的神经系统症状和中枢神经系统的大体病理做详细研究，并首次使用术语"大脑结节性硬化症"来描述一名患有癫痫发作的儿童脑组织病理表现。1881 年，Bourneville 和 Brissaud 描述了一名 4 岁癫痫男孩的尸检情况，大脑存在硬化而肥厚的脑回，并首次描述了许多在侧脑室壁的小硬化肿瘤，后来被称为室管膜下结节，同时还记录了肾脏肿瘤的存在，提出了中枢神经系统和肾脏表现之间的联系。1942 年，Moolten 首先使用术语 TSC 来描述此种累及多系统的遗传疾病，其主要累及皮肤、心脏、大脑、肾脏、肺、眼睛、肝脏及其他器官系统（如胃肠道和生殖器官）。Pringle 记录到由 Rayer 描述的面部病变并称之为先天性腺瘤，随着时间的推移，学者们发现 TSC 相关面部病变并不符合先天性腺瘤表现，直到 1981 年，先天性皮脂腺腺瘤被重新命名为面部血管纤维瘤。1908 年，Vogt 提出 TSC 诊断三联征：癫痫、智力障碍和面部血管纤维瘤，并指出心脏和肾脏肿瘤也是 TSC 的疾病表现。到 1932 年，患者皮肤上的色素脱失斑才被纳入 TSC 的诊断标准，相关研究者描述了他们观察到的部分 TSC 患者中的一些孤独症行为，随着对 TSC 的深入研究，TSC 和孤独症谱系障碍之间的联系得到认可。1967 年，Lagos 和 Gomez 的报告使人们对 TSC 有了更深刻的理解，在他们描述的一个五代人家庭中有 71 人患病，其中 38% 病例智力正常，而 62% 出现智力障碍，该报告也促使了 1988 年 TSC 诊断标准的问世。多年来，尽管许多临床医生仍使用 Vogt 三联征来诊断 TSC，但 1998 年，美国国立卫生研究院发起了第一次 TSC 多学科共识会议，为 TSC 患者的诊断和临床管理制定建议。2012 年来自 14 个国家的 79 位专家在美国华盛顿召开会议，最终确定了对 TSC 患者的诊断、监测和管理建议。

从 20 世纪 70 年代中期开始，随着影像学技术的进步，让无临床症状 TSC 患者获得诊断成为可能。从 1974 年开始，计算机断层扫描（computed tomography，CT）可展示室管膜下钙化灶、室管膜下巨细胞型星形细胞瘤和脑皮质结节的成像。超声心动图可发现心脏横纹肌瘤，肾脏超声可发现肾脏病变。直到 1982 年，磁共振被发现能更准确地进行脑内和其他系统病变的成像。

对 TSC 病因的研究一直在进展中。1993 年和 1997 年鉴定并明确了 *TSC1* 和 *TSC2* 基因在疾病中的作用。在发现 *TSC1* 和 *TSC2* 基因之前，对 TSC 的致病分子机制知之甚少。自然发生 *TSC2* 突变的 Eker 大鼠模型，目前仍被广泛用于 TSC 相关研究。2002 年研究发现 TSC 基因在 mTOR 通路调控中发挥关键作用，并靶向参与 PI3K/AKT 通路。1 年后，研究证实 mTOR 通路激活参与 TSC 患者肾血管平滑肌脂肪瘤的形成，随后证明西罗莫司（雷帕霉素）可以减少 Eker 大鼠和 TSC 小鼠模型的肾肿瘤形成。此外，研究还发现西罗莫司可以减小室管膜下巨细胞型星形细胞瘤和肾脏肿瘤的体积。21世纪初，分子诊断检测用于确认 TSC 的临床诊断，并参与产前诊断和遗传学诊断。近年来，在影像学、外科手术、介入放射学、药物和行为治疗方面的重大进步已经改变了 TSC 的诊断、治疗与临床管理。

以往我国有关 TSC 的报道并不多见，但近年来 TSC 患者癫痫的诊断和手术治疗取得了快速和实质性的进展。2011年10月，我国首次使用西罗莫司治疗 TSC 儿童相关癫痫。2012年，中国抗癫痫协会结节性硬化症与罕见病专业委员会成立；同年12月，由专业委员会组织，秦炯主任委员，梁树立副主任委员共同牵头的"首届全国结节性硬化症相关癫痫研讨会"在北京举行。2013年开始，由梁树立教授牵头的"结节性硬化症相关癫痫与癫痫性脑病外科治疗研讨会"每年召开一次，已经召开10届。2014年，我国研究者报道通过对52名 TSC 患儿的对照研究表明西罗莫司治疗 TSC 合并癫痫的疗效确切，不良反应少。2018年，国内报道了国际上最大的 TSC 家系。同年，全国26个癫痫外科治疗中心协同完成427例 TSC 患者病例收集，在国际上发表了首个关于 TSC 外科治疗的大样本多中心回顾性研究，对推动和指导 TSC 相关癫痫在国内外的外科治疗有重要作用。2019年，《结节性硬化症相关癫痫外科治疗中国专家共识》发布。

第二节 流行病学

结节性硬化症（TSC）是一种常染色体显性遗传综合征，被认为是一种罕见的疾病，没有明显的种族倾向。TSC 自20世纪90年代鉴定由 *TSC1*（OMIM 605284；位于染色体9q34）和 *TSC2*（OMIM 191092；位于染色体16p13.3）变异所致以来，已报告超过300个 *TSC1* 等位变异和超过1 000个 *TSC2* 等位变异，*TSC2*（75%）变异比 *TSC1*（13%）变异常见，且2/3的患者为新生变异，目前在85%~90%临床诊断的 TSC 患者中可以检测到致病性 *TSC* 基因突变。在其余10%~15%没有发现 *TSC* 基因突变的患者中，发现了 *TSC1* 或 *TSC2* 基因的体细胞嵌合体变异或内含子突变，目前没有发现第3个 *TSC* 基因存在。*TSC1* 或 *TSC2* 基因的突变导致哺乳动物雷帕霉素靶蛋白复合物，这一细胞生长和增殖的关键胞内调节因子过度激活，从而引起在多个器官中发现的错构瘤性病变。

目前 TSC 在全球患病率至少为1/（11 300~25 000），活婴发病率估计为1/（5 800~6 000）。尽管 TSC 仍然被认为是一种罕见疾病，但与许多其他遗传相关疾病相比，TSC 相对常见，全球约有200万人患病，其中美国约有3万~5万的 TSC 患者。在德国 TSC 的年出生活婴发病率估计为1/（6 760~13 520）。与此同时，TSC 治疗负担非常严重，给患者、家庭及社会患者群造成巨大的健康威胁和经济负担。部分疾病表现可能危及生命，需要进行适当地监测和管理，以降低其发病率和死亡率，合理的疾病管理对于提高患者的生活质量也至关重要，TSC 患者常需要终身随访护理，以早期发现潜在的致死性并发症。

国内关于 TSC 的流行病学研究较为少见，在我国目前没有确切的流行病学数据，预测我国 TSC 发病率在1/（6 000~14 000），约有 TSC 患者14万人。2020年，有研究报道了 4 年间三亚市人民医院就诊 14 856 名患者，推测三亚地区的 TSC 的发病率约 1/5 000。

第三节　自然病程

（一）结节性硬化症相关不同系统疾病的发病高峰

结节性硬化症（TSC）临床表现多样，累及多系统脏器，常见的包括癫痫、孤独症、智力倒退或落后、血管纤维瘤、甲周纤维瘤、淋巴管平滑肌瘤病、鲨鱼皮斑、肾血管平滑肌脂肪瘤、心脏横纹肌瘤等。一项大型队列研究表明，诊断 TSC 最常见的临床特征是中枢神经系统受累，其中大多数为癫痫发作，癫痫发作的发生率为 69.8%；58.1% 的患者出现皮肤受累，最常见的病变为色素脱失斑；50% 患者合并心脏横纹肌瘤，其中 25.6% 出现心律失常。TSC 患者的临床表现具有与年龄相关的独特流行病学模式，心脏横纹肌瘤多在胎儿及儿童早期出现，癫痫和色素脱失斑出现在儿童早期，而面部血管纤维瘤出现在学龄期，肺淋巴管平滑肌瘤病则出现在青春期。

1. 神经系统　TSC 的脑内病变主要包括脑皮质结节、室管膜下结节和室管膜下巨细胞型星形细胞瘤，是影响 TSC 患者生活质量和死亡的主要原因。90% 的 TSC 患者出现脑皮质结节，这是一种严重的脑皮质发育畸形，也是导致 TSC 患者出现癫痫和孤独症的主要原因。室管膜下巨细胞型星形细胞瘤是一种低级别脑肿瘤，仅在 5%～15% 的 TSC 患者中存在，多由室管膜下结节发展而来。一项大型研究报道室管膜下巨细胞型星形细胞瘤诊断中位年龄约为 8 岁。在 80% 的 TSC 患者中观察到并且经常在产前或出生时被发现存在室管膜下结节，这种病变不会增长，大小各异，患者也会因此而产生临床症状。虽然有一些 TSC 患者有正常的认知，但癫痫发作、智力障碍、发育迟缓和 TSC 的神经精神障碍在儿童和成人患者中多见。85%～90% 的患者合并癫痫发作，并出现相关神经发育和认知问题。癫痫常出现在 1 岁之内，最常见的癫痫发作类型包括部分性癫痫发作和癫痫性痉挛发作，且 60% 以上为药物难治性癫痫（耐药性癫痫）。孤独症谱系障碍存在于 20%～40% 的 TSC 患者。室管膜下巨细胞型星形细胞瘤通常好发于大龄儿童，也是这个年龄组的发病和死亡的主要原因。在接受 TSC 的神经精神障碍评估的患者中，约 57.8% 的患者存在学习障碍，其中 54.9% 的患者有轻到重度智力障碍。除此之外，TSC 还与孤独症谱系障碍、注意缺陷多动障碍、焦虑障碍和抑郁障碍相关，表明 TSC 与心理健康负担相关，通过分析使用抗抑郁 / 抗焦虑 / 抗精神病药物的 TSC 成年患者比例，也可以推断成人 TSC 患者心理健康负担的增加。因此，对 TSC 患者与健康相关的生活质量的评估尤其重要，需要更多地关注 TSC 患者生活质量与心理健康情况。

2. 泌尿系统　约 80%～90% 的 TSC 患者在成年期有肾脏疾病表现，是发病率和死亡率的第二大原因，也是 30 岁后最常见的死亡原因。TSC 患者的肾脏病变包括肾囊肿、血管平滑肌脂肪瘤、缺乏脂肪病变的恶性肿瘤，可发展为慢性肾病。TSC 患者肾脏病变常见的体征或症状包括胁肋部疼痛、血压升高、肾功能受损、出血和显微镜下血尿。肾脏病变与年龄呈显著的正相关。38.5%～55% 的学龄前 TSC 儿童（≤6 岁）出现肾脏病变，在学龄组 TSC 患者中增加到 75%～80%，在成人中达到 86%～100%。其中 55%～80% 的 TSC 患者出现血管平滑肌脂肪瘤，其在儿童和青少年时期快速生长，并在成年期稳定下来。研究表明肾囊肿发生在 30%～45% 的 TSC 患者中，其囊性病变可以是影像学上无法检测到的微囊性受累，也可以是多个大囊肿。肾细胞癌发生在 3%～5% 的 TSC 患者中，平均年龄为 28～50 岁，在儿童期很少有报道。

3. 呼吸系统　肺淋巴管平滑肌瘤病是 TSC 患者肺部的主要疾病，其特征是平滑肌细胞的增生和肺实质内的囊性改变。TSC 患者肺淋巴管平滑肌瘤病的发病年龄均 >18 岁，几乎均为青春期女性和成年妇女，40 岁 TSC 女性患者的发病率高达 80%，最常见的症状为呼吸困难、气胸或肺塌陷，而有症状的肺淋巴管平滑肌瘤病在男性中罕见。此外，40%～85% 的 TSC 患者存在多灶性微结节性肺细胞增生，肺透明细胞瘤也可以是 TSC 患者的肺内表现。

4. 循环系统　心脏也是 TSC 影响的主要器官，75%～80% 的 TSC 患者存在心脏横纹肌瘤。心脏横纹肌瘤主要位于心室，对 TSC 的诊断有很高特异度。是 47%～67% 受影响胎儿产前超声检查可观察到的第一个明显异常表现，通常在出生后逐渐退化并最终消失。心脏横纹肌瘤可出现心律失常。

5. 皮肤　TSC 患者的皮肤表现最为常见，在所有年龄段几乎 100% 出现。87%～100% 的 TSC 患者有多发色素脱失斑，47%～90% 的 TSC 患者伴有面部血管纤维瘤，20%～80% 出现鲨鱼皮斑，25% 的患者可以观察到头纤维斑块，17%～87% 的 TSC 患者可以观察到甲周纤维瘤，3%～58% 的 TSC 患者存在"斑斓样"皮损。

6. 其他系统　成人 TSC 患者中，高达 100% 有牙釉质凹坑、20%～50% 可观察到口腔内纤维瘤。30%～50% 的 TSC 患者出现视网膜错构瘤，39% 的患者出现视网膜色素脱失斑。累及黄斑或视神经的眼科病变通常出现症状。研究显示，在 190 例合并肝错构瘤的 TSC 患者中，女性患者比例较高，为 73.7%，平均年龄为 23.3 岁。少数患者出现代谢内分泌异常，包括月经周期紊乱、闭经、激素水平异常等。此外，还可以并发硬化性骨病和骨囊肿。

(二)结节性硬化症患者的人均寿命

目前，TSC 的分子病理学研究取得了重大进展，并且在过去十几年中针对 mTOR 通道开发了新的治疗方案，2021 年国际结节性硬化症共识小组更新了对 TSC 患者的监测、管理及诊断标准的建议。通过有效控制癫痫发作、控制 TSC 相关各部位肿瘤的生长、改善 TSC 相关精神障碍症状，可以有效改善患者及其家庭的生活质量。

TSC 患者的人均寿命目前尚无准确数据。癫痫、室管膜下巨细胞型星形细胞瘤、肾脏肿瘤、淋巴管平滑肌瘤病等都有可能导致 TSC 患者发病和死亡。在神经系统中，室管膜下结节和室管膜下巨细胞型星形细胞瘤通常是良性非浸润性病变，但它们通常出现在单侧或双侧室间孔附近，特别是肿瘤持续增长可能会破裂或导致急性或亚急性梗阻性脑积水和猝死，对患者的生命构成严重威胁。在肾脏系统中，高达 20% 合并肾脏血管平滑肌瘤的 TSC 患者由于自发性出血可出现低血容量性休克，危及生命。血管平滑肌脂肪瘤出血的危险因素为肿瘤直径 >4 cm，随着肿瘤的生长，进入肿瘤的血流增加，导致血管扩张，形成瘤内动脉瘤并增大，瘤内动脉瘤 >0.5 cm 也是出血危险因素，而对血管平滑肌脂肪瘤引起的活动性出血可以进行动脉栓塞治疗，甚至可进行预防性治疗。此外，在 TSC 患者中存在一种严重、极早期发病的病变——多囊肾病（polycystic kidney disease，PKD），由 16p13 号染色体上相邻的 *TSC2* 和 *PKD1* 基因缺失所致。*TSC2/PKD1* 缺失综合征发生在约 2%～5% 的 TSC 患者中，可导致青少年发生严重肾功能不全，并快速进展至死亡。此外，TSC 患者暴露于药物治疗、长时间反复癫痫发作引起的缺氧相关肾损伤也可能加速肾功能障碍。慢性肾病和肾衰竭是这些患者的主要负担，也是成年 TSC 患者死亡的主要原因。TSC 相关的肺淋巴管平滑肌瘤病患者的胸部高分辨率计算机断层扫描表现为弥漫性间质改变伴浸润和囊性改变，部分患者会发展为呼吸衰竭和死亡。

（编写：邝苏慧　梁树立；审校：梁树立　彭　镜）

参考文献

[1] PERON A, NORTHRUP H. Tuberous sclerosis complex[J]. Am J Med Genet C Semin Med Genet, 2018, 178(3): 274-277.

[2] FUSTES O J H, COSSIO O H, MARQUES A H, et al. Professor Manuel Rodríguez Gómez and the tuberous sclerosis complex paradigm[J]. Arq Neuropsiquiatr, 2018, 76(11): 795-797.

[3] 中国抗癫痫协会结节性硬化专业委员会. 结节性硬化症相关癫痫外科治疗中国专家共识 [J]. 中国当代儿科杂志，2019，21（8）：735-742.

[4] 吴云虹，吉晓天，吴日暖. 三亚地区结节性硬化症的发病率、临床特征及其基因突变类型分析 [J]. 中国优生与遗传杂志，2020，28（9）：1049-1051.

[5] CURATOLO P, MOAVERO R, ROBERTO D, et al. Genotype/phenotype correlations in tuberous sclerosis complex[J]. Semin Pediatr Neurol, 2015, 22(4): 259-273.

[6] NORTHRUP H, ARONOW M E, BEBIN E M, et al. Updated international tuberous sclerosis complex diagnostic criteria and surveillance and management recommendations[J]. Pediatr Neurol, 2021, 123: 50-66.

[7] PERON A, AU K S, NORTHRUP H. Genetics, genomics, and genotype-phenotype correlations of TSC: insights for clinical practice[J]. Am J Med Genet C Semin Med Genet, 2018, 178(3): 281-290.

[8] ARONICA E, SPECCHIO N, LUINENBURG M J, et al. Epileptogenesis in tuberous sclerosis complex-related developmental and epileptic encephalopathy[J]. Brain, 2023, 146(7): 2694-2710.

[9] TOURAINE R, HAUET Q, HARZALLAH I, et al. Tuberous sclerosis complex: genetic counselling and perinatal follow-up[J]. Arch Pediatr, 2022, 29(5S): 5S3-5S7.

[10] WANG M X, SEGARAN N, BHALLA S, et al. Tuberous sclerosis: current update[J]. Radiographics, 2021, 41(7): 1992-2010.

[11] CURATOLO P, SPECCHIO N, ARONICA E. Advances in the genetics and neuropathology of tuberous sclerosis complex: edging closer to targeted therapy[J]. Lancet Neurol, 2022, 21(9): 843-856.

[12] BLAIR J D, HOCKEMEYER D, BATEUP H S. Genetically engineered human cortical spheroid models of tuberous sclerosis[J]. Nat Med, 2018, 24(10): 1568-1578.

[13] TESSARECH M, MALINGE M C, CARMIGNAC V, et al. Limb overgrowth associated with a mosaic TSC2 second-hit in tuberous sclerosis complex[J]. Am J Med Genet A, 2020, 182(11): 2803-2804.

[14] TOGI S, URA H, NIIDA Y. Optimization and validation of multimodular, long-range PCR-based next-generation sequencing assays for comprehensive detection of mutation in tuberous sclerosis complex[J]. J Mol Diagn, 2021, 23(4): 424-446.

[15] KLONOWSKA K, GIANNIKOU K, GREVALINK J M, et al. Comprehensive genetic and phenotype analysis of 95 individuals with mosaic tuberous sclerosis complex[J]. Am J Hum Genet, 2023, 110(6): 979-988.

[16] BEKIESINSKA-FIGATOWSKA M, SOBIERAJ P, PASIECZNA M, et al. Early diagnosis of tuberous sclerosis complex: Prenatal diagnosis[J]. AJNR Am J Neuroradiol, 2023, 44(9): 1070-1076.

第二章

结节性硬化症的遗传基因、致病机制和诊断

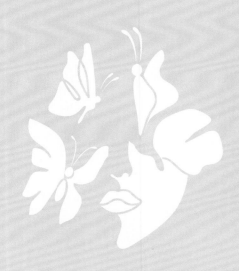

第一节　遗传基因

（一）*TSC* 基因变异研究现状

1. *TSC* 基因概述　结节性硬化症（TSC）是一种由 *TSC1* 基因（OMIM 605284）或 *TSC2* 基因（OMIM 191092）的杂合致病变异引起的常染色体显性遗传的神经皮肤综合征。*TSC1*、*TSC2* 基因的致病性变异导致哺乳动物雷帕霉素靶蛋白（mammalian target of rapamycin，mTOR）通路的过度激活，并在多个器官系统，包括皮肤、大脑、眼睛、心脏和肾脏，发生 TSC 相关肿瘤，大脑通常受影响最严重。

在 Lovd 开放变异数据库中已经描述了超过 2 000 个致病性 *TSC1*、*TSC2* 变异。基因型与患者之间存在高度异质性，甚至在具有相同遗传变异的 TSC 家族中同样存在临床异质性。表观遗传、获得性和环境因素均影响临床表型。早期癫痫发作、癫痫性痉挛发作、神经外科干预、抗发作药物治疗和年龄依赖的体细胞突变率可能影响基因型 - 表型关联，从而使临床症状更复杂化。

TSC 患者的病因中 1/3 为遗传性变异，2/3 为新生变异。新生变异病例中 *TSC2* 致病性变异的发生率约为 *TSC1* 的 4 倍，但约 15% 患者为体细胞嵌合体，1% 为生殖细胞嵌合体，而家族性 TSC 病例中 *TSC1*、*TSC2* 致病性变异的比例基本相等。80%～90% 被鉴定为微缺失、插入、无义、移码或错义突变，以及一些剪接位点的变异，其余 10%～20% 的突变是大片段的基因组缺失和重排。

TSC1 基因于 1997 年被发现，但其染色体位点早在 1987 年之前就通过连锁分析被定位了。*TSC1* 基因定位于染色体 9q34.2，包含 23 个外显子，编码相对分子量为 130 kDa 的错构瘤蛋白（hamartin），包括 1 164 个氨基酸。错构瘤蛋白广泛表达于人体正常组织中。*TSC1* 基因前两个外显子包含 5' 非翻译区（UTR），而 3～23 个外显子包含编码区。已经鉴定出来 3 个 RNA 参考序列（RefSeq）亚型，不同亚型之间的生物学功能是否存在差异目前尚不清楚。*TSC1* 变异占临床诊断的 TSC 患者的 10%～15%。*TSC1* 致病性变异，大部分为导致功能缺失的截短基因，包括小片段缺失和插入（58%）、无义突变（23%）、剪接突变（11%）、错义突变（6%），以及大片段缺失和重排（3%）。*TSC1* 的大片段缺失相对罕见，占所有 *TSC1* 变异的 2.8%。Catherine 等 2019 年的研究发现 *TSC1* 中插入和无义突变共占据了 *TSC1* 致病变异的大多数（分别占 44.8% 和 38.7%），而剪接和错义致病变异的频率相对稍低（分别占 12.0% 和 4.5%），并且 27.1% 的变异集中在 9 个相对热点的变异。*TSC1* 中致病变异的分布非常不均匀，22.9% 位于外显子 15。功能学研究方面，Mark Nellist 的团队通过功能研究对 *TSC1* 错义突变的致病性进行了评估。功能评估证实 4 个错义突变所致的氨基酸改变（p.L61R，p.G132D，p.F158S 和 p.R204P）会导致 *TSC1* 水平降低，对 mTORC1 活性抑制减低，且均位于 *TSC1* 的 N 末端区域，此区域对 *TSC1* 的功能影响较大。

TSC2 基因定位于 16p13.3，编码相对分子量为 198 kDa 的结节蛋白 / 马铃薯球蛋白（tuberin），由 1 807 个氨基酸组成。*TSC2* 突变在临床上被诊断为 TSC 的患者中占

70%～75%，明显高于 TSC1 突变（10%～15%）。TSC2 致病变异包括无义（约 14.5%）、小插入（约 37.7%）、错义（约 25.7%）、剪接位点变异（约 16.6%）和基因组缺失（约 5.4%）。它们都是功能丧失型的突变。错义突变在 TSC2 基因突变患者中比 TSC1 基因突变患者中占比稍高。

Catherine 等发现 TSC2 插入、缺失突变是最常见的变异（32.6%），而错义、无义和剪接突变的发生频率稍低一些（分别为 26.0%、21.5% 和 19.9%）。与 TSC1 一样，TSC2 中致病变异的分布非常不均匀。外显子 16、23、33 和 40 是最常见的突变外显子，占所有观察到的 TSC2 致病变异的 1/4 以上。26.7% 的变异集中在 16 个热点突变。与 TSC1 一样，TSC2 中的无义和错义突变都发生在 CpG 位点的 C>T 过渡处。TSC1 和 TSC2 基因的不同之处在于，TSC1 变异大多是无义或移码突变，导致蛋白质截断，而错义突变、大片段缺失或重排多在 TSC2 中发现。与 TSC1 变异相比，TSC2 变异与更严重的表型相关。

TSC 也与常染色体显性多囊肾病有关，因为 PKD1 和 TSC2 基因位于 16 号染色体上紧密相邻的位置（相距 48 个碱基对）。当这两个基因由于一个连续的大片段缺失而受到影响时，它可能导致一种被称为 PKD-TSC（OMIM 600273）的临床表现，并伴有严重的肾脏症状。

2. 二次打击学说　TSC1 和 TSC2 是肿瘤抑制基因：TSC1 编码错构瘤蛋白，TSC2 编码马铃薯球蛋白。错构瘤蛋白 - 马铃薯球蛋白复合物是 mTORC1 的关键负调节因子。TSC1 或 TSC2 的体细胞失活（第二次突变）会导致 mTORC1 的过度活化。

TSC 遵循肿瘤抑制基因的经典 Knudson 概念，即患者在 TSC1 或 TSC2 的一个等位基因中具有生殖系致病变异，然后体细胞经历第二次突变，或者同一基因的另一个等位基因丧失功能，导致细胞完全丧失正常的功能，这些细胞显示出明显的 mTORC1 过度激活并形成肿瘤。这种二次打击机制在肾血管平滑肌脂肪瘤、面部血管纤维瘤和室管膜下巨细胞型星形细胞瘤中最为明确，但也有一些证据支持它在淋巴管平滑肌脂肪瘤和脑皮质结节中的作用。

John 等的研究培养了一组在 TSC1 和 TSC2 基因中具有靶向功能缺失突变的 hPSC 细胞系，并使用这个基因控制系统来研究 TSC-mTOR 信号对人类皮质发育的贡献。该研究发现 mTORC1 信号通路在人类神经分化过程中被较强地抑制。纯合子而非杂合子的 TSC1 或 TSC2 缺失会破坏 mTORC1 信号，导致人类神经元和胶质细胞的异常分化和肥大，为脑皮质结节形成的二次打击假说提供了支持。

Marine Tessarech 等对诊断明确的 TSC 患者外周血样本中的 TSC1 和 TSC2 基因进行二代测序发现 TSC2 的第 34 外显子存在一个致病性变异（c.4180_4181del；p.Leu1394Alafs*19）。为了验证 PI3K-AKT-mTOR 通路中存在体细胞二次打击的假说，通过对该患者过度生长的肢体皮肤活检标本进行二代测序，在 TSC2 的第 15 外显子中发现了一个功能缺失的嵌合性无义致病变异（c.1447G>T；p.Glu483*），其变异等位基因比例为 20%。该变异未在外周血样本的测序中发现，此为二次打击提供了证据，支持了其在 TSC 过度生长中的作用假说。随着二代测序技术的广泛应用，人们在了解 TSC 患者不同肿瘤的遗传发病机制方面取得了进展，血管纤维瘤的发病机制涉及紫外线诱导的突变，而 TSC 中多灶性肾细胞癌的发病机制已知是二次打击突变引起。

3. TSC 的基因型 - 表型分析　首次基因型 - 表型相关性研究始于 20 世纪 90 年代晚期，当时在美国和欧洲的大型队列中进行了重要研究，结果显示 *TSC2* 致病变异通常比 *TSC1* 致病变异有更严重的表型。TSC 患者表现出极大的表型多样性，包括在有相同致病变异的患者中疾病临床表现之间也存在高度异质性。后续越来越多的研究证实 *TSC2* 的致病变异较重，而 *TSC1* 的致病变异临床表型较轻。*TSC2* 变异与癫痫发作的早期发病相关，发作通常更难治疗和控制，与 *TSC1* 变异的患者相比，多项研究发现 *TSC2* 变异的患者被诊断为婴儿癫痫性痉挛综合征的比例较高。

此外，Overwater 等人在 2016 年的一项关于脑病理学的研究中发现，脑皮质结节（通常更大且囊性）、室管膜下钙化灶（通常更多钙化）、室管膜下巨细胞型星形细胞瘤和放射状移行线更可能出现在具有 *TSC2* 致病变异的患者中。Chu-Shore 等对 173 例 TSC 患者进行回顾性分析，发现与 *TSC1* 基因突变、未发现基因突变的患者相比，*TSC2* 基因突变的患者出现脑皮质结节的可能性更大。有（至少 1 个）囊性皮质结节的患者更容易出现婴儿痉挛症、癫痫及药物难治性癫痫。携带 *TSC2* 基因突变的患者，癫痫起病更早、症状更严重，随后对癫痫发作过程进行研究，发现 *TSC2* 基因突变患者较 *TSC1* 基因突变、未发现基因突变的患者更易罹患药物难治性癫痫。脑皮质结节和色素脱失斑在 TSC 患者中很常见，而智力障碍、学习障碍、孤独症谱系障碍、视网膜错构瘤和肾脏血管平滑肌脂肪瘤在 *TSC2* 致病变异的患者中更常见，而在 *TSC1* 致病变异的患者中则较少，且这种现象不会因族群而异。

在一项针对 224 名 TSC 患者的研究中，Dabora 等人发现 *TSC1* 突变的散发性患者平均比 *TSC2* 突变患者的患病程度轻。*TSC1* 突变患者的癫痫发作频率较低，中度至重度智力低下，室管膜下结节和皮质结节较少，肾脏受累程度较低，无视网膜错构瘤，面部血管纤维瘤不太严重。通常未发现突变的患者的疾病也比 *TSC2* 突变患者轻。尽管 *TSC1* 与 *TSC2* 突变患者的许多临床特征存在重叠，但某些特征（2～4 级肾囊肿或血管平滑肌脂肪瘤、前额斑块、视网膜错构瘤和肝血管平滑肌脂肪瘤）在 *TSC1* 突变患者中罕见。推测种系突变和体细胞突变在 *TSC2* 基因似乎更常见。

TSC1 和 *TSC2* 变异之间的表型差异似乎是由两个主要影响因素造成的。首先，TSC 患者肿瘤和脑皮质结节出现重要的二次打击事件在 *TSC1* 突变患者中的频率要低于 *TSC2* 突变患者。在 *TSC1* 突变相关疾病中，多个器官中的肿瘤计数和脑皮质结节计数都较低。其次，似乎失去 *TSC1* 的单一等位基因对细胞中 TSC 蛋白复合物的功能活性影响较小，而失去 *TSC2* 等位基因则影响更大。人群中存在表型差异，携带 *TSC1* 基因突变的患者会比携带 *TSC2* 基因突变的患者表型轻但并不绝对。因此，对于 TSC 患者发育问题和肿瘤的监测共识、指南不依赖于所识别的基因种类、变异类型或嵌合水平。Tyburzy 等研究发现 *TSC1*、*TSC2* 嵌合变异患者的临床症状比非嵌合的生殖细胞变异患者更轻，生殖细胞变异更容易多器官受累。

（二）基因检测方法的选择

TSC 包括多种突变类型：编码区的点突变、基因或染色体水平的大片段缺失、深部内含子剪接突变和嵌合突变。在满足诊断标准的患者中，85% 的患者能够检出 TSC1 或 TSC2 基因致病性变异。仍有≤15% 的患者没有检测到基因突变。由于引起致病性变异的机制多种多样，对疑似 TSC 的患者进行全面的分子学诊断时，需要对 TSC1 和 TSC2 基因实施全基因组测序以及小片段和大片段缺失分析。随着二代测序（next generation sequencing，NGS）的出现，靶向 TSC1/TSC2 的检测 Panel 已经能够在更多的患者中识别致病变异，包括一些嵌合体和影响剪接的内含子变异。当临床考虑患者可能是 TSC 时，推荐使用 TSC1/TSC2 二代测序（NGS）panel 进行基因检测，在测序结果为阴性的情况下，对这两个基因进行片段缺失和重复（del/dup）分析、多基因 NGS panel（即 mTOR 通路 panel、癫痫 panel 等）和全外显子组测序（whole exome sequencing，WES）。当 TSC1 或 TSC2 的新变异被识别出来时，应遵循美国医学遗传学与基因组学学会（American College of Medical Genetics and Genomics，ACMG）指南来确定该变异是否为致病性变异。

TSC1 和 TSC2 的大片段缺失相对罕见，占所有 TSC1 致病变异的 2.8% 和所有 TSC2 致病变异的 6.4%。大片段缺失通常会延伸到相邻的基因。TSC2 的 3′ 端的缺失通常会延伸到邻近的 PKD1 基因，导致一种多囊肾病的独立临床表型。大片段的缺失和重复应通过基因测序和多重连接探针扩增技术（multiplex ligation-dependent probe amplification，MLPA）分析。并有研究基于 LongPCR 技术和 NGS 进行 TSC 患者的检测，能有效检测点突变及大片段缺失、重复。

有 TSC 相关临床症状的患者基因检测结果呈阴性时，不能排除 TSC 的诊断。体细胞嵌合体是造成基因检测结果阴性的原因之一，这种现象估计发生在 2%～10% 的 TSC 新生突变病例中。Tyburczy 等的一项研究纳入 53 例传统基因评估未发现致病性变异的 TSC 患者，对组织样本（包括血液、唾液和皮肤肿瘤活检标本）进行二代测序发现 45 例（85%）存在致病性变异，其中 26 例有体细胞嵌合现象，18 例存在致病性内含子变异。在体细胞嵌合体患者中，并非所有细胞都存在 TSC1 或 TSC2 基因致病性变异。这是因为发育中的胚胎出现致病性变异，致使不同组织中正常细胞和受累细胞不同程度地混合。嵌合体患者血液白细胞 DNA 基因检测结果可能正常，其结果取决于血液细胞中的突变基因的嵌合程度。因此对受影响的细胞（来自皮肤病变的活检、切除的肿瘤，或者来自颊黏膜或尿液细胞）需要多组织深度测序进行检测。最有效的技术是高深度的二代测序，其以至少 1 000 倍的深度覆盖（对 TSC1 和 TSC2 的所有外显子和尽可能长的内含子区域）。这种高深度测序允许常规检测低至 1% 的嵌合比例突变。另外多重高灵敏度 PCR 扩增（multiple high-sensitivity PCR amplification，MHPA）检测及高深度 NGS 测序可应用于嵌合突变的检测，SNaPshot、Sanger 测序和基于 PCR 的基因分型分析可用于验证。

在来自同一 TSC 患者的不同样本中，血液、唾液、精液、尿液和口腔拭子 TSC1 或 TSC2 突变比例没有显著差异。唾液和口腔拭子样本都由一定比例的白细胞和上皮细胞混合组成，口腔拭子中上皮细胞比例较高，唾液样本中白细胞比例较高。因此，唾液可应用于基因检测，检测效率与血液的标本相当，特别是在成人中其突变比例更为接近。肿瘤、错构瘤样本中嵌合突变比例较高，高于血液等组织，因此肿瘤样本深度测序有利于确定TSC诊断。

早期的遗传检测对于管理 TSC 这样的复杂疾病非常重要，包括对患者的家庭需进行产前遗传学咨询及评估。而且由于较多病例为新生突变所致，而产前的彩色多普勒超声检查可能发现心脏的横纹肌瘤，单发或多发，此时可以通过羊水穿刺 DNA 进行 *TSC1* 和 *TSC2* 基因检测。TSC 是一种常染色体显性遗传病，几乎具有完全的外显率，但临床存在异质性。怀疑胎儿患有 TSC 会给父母带来压力，需要在专门的检测机构来确诊和临床咨询。随着胎儿超声心动图、神经放射学和分子基因组学技术的进步，基于临床或遗传学标准的产前诊断的 TSC 病例数量正在增长。可应用的诊断技术包括二维超声（B 超）检查、磁共振及羊膜腔穿刺 DNA 二代测序等诊断，有 TSC 遗传家族史的家庭可以在妊娠16～20 周期间做羊膜腔穿刺，明确胎儿基因诊断，避免 TSC 患儿出生。但无 TSC 相关家族史的妊娠母亲若在孕期通过 B 超检查发现胎儿心脏横纹肌瘤诊断 TSC，是否终止妊娠将是个难题，需结合孕母情况、其他检测结果如胎儿头颅磁共振、其他脏器功能评估及父母意愿等。

（三）结节性硬化症的遗传学诊断标准

国际结节性硬化症共识小组强调了独立遗传诊断标准的重要性。在个体中鉴定出致病性 *TSC1* 或 *TSC2* 变异足以诊断或预测 TSC，无论临床症状如何。这一点非常重要，因为一些 TSC 的症状会随着时间和不同年龄段的不同而出现差异。在符合 TSC 临床标准之前对 TSC 进行遗传学诊断对患者有益，可以确保个体接受必要的临床监测，尽早识别 TSC 的临床表现，以实现最佳的预后。

确定 *TSC1* 或 *TSC2* 基因变异的致病性应遵循医学遗传学有关序列变异解释的标准和指南。广义上，"致病性"变异是明显阻止蛋白质合成和 / 或使 TSC1 或 TSC2 蛋白功能失活的变异（例如，无义突变、移码突变、大片段缺失），或是经过功能评估已确定其对蛋白质功能产生影响的错义变异。迄今已鉴定出的 *TSC1* 和 *TSC2* 变异中，对蛋白质合成或功能影响不够确定的变异并非明确致病性变异，除非受到美国医学遗传学与基因组学学会（ACMG）有关致病性的额外标准的支持，否则不会被视为诊断性变异。许多已鉴定出的致病性变异已经经过仔细筛选（Lovd 开放变异数据库），但需要注意，随着遗传检测的普及和临床应用，*TSC1* 或 *TSC2* 的新致病性变异仍在不断被鉴定出来。如果已知患病的亲属中存在致病性变异，那么致病性变异的针对性检测对于其他家庭成员具有非常高的预测价值。

在符合临床诊断标准的 TSC 患者中，有 10%～15% 的患者在常规遗传测试中未鉴定出致病性变异。因此，未能鉴定出 *TSC1* 或 *TSC2* 致病性变异并不能排除 TSC 的诊断。在二代测序（NGS）中采用高深度测序的方法，可以在一些表现出 TSC 临床症状但常规测序深度 NGS 检测阴性的个体中检测到低水平的嵌合致病性变异。此外，肯定了一些位于内含子剪接位点的变异对于 TSC 的潜在病因的重要性。尽管嵌合体个体可能会表现出较少的 TSC 症状，但随着疾病进展他们可能会出现 TSC 的任何临床表现，并且存在将 TSC 传给后代的风险，因此需要进行仔细的监测和遗传咨询。

在以往的研究中，传统的突变分析方法成功鉴定了约 85% 的 TSC 患者的 *TSC1* 或 *TSC2* 中的致病性杂合变异，而剩下的 15% 的患者被归类为没有检测到突变。传统的突变分析方法未检测到突变绝大多数情况都是由于嵌合体突变，且通常为低频的致病变异，主要位于 *TSC2* 中。在一项研究中，TSC 临床测试结果未检测到突变的患者中，53 名患者中有 45 名患者（85%）在 *TSC1* 或 *TSC2* 中鉴定出致病变异，17 例（38%）基因突变频率低于 5%，5 例（11%）基因突变频率低于 1%，2 例（4%）仅在皮肤肿瘤活检中出现（而不在血液或唾液中）。在这项研究中，尽管进行了深入的遗传学检测，但仍有 8 名患者（18%）没有发现突变，被归类为持续的未检测到突变。同时，与具有杂合 TSC 变异的患者相比，该队列中的嵌合体患者的 TSC 临床特征较轻，而持续的未检测到突变患者的临床特征更轻。

Klonowska 等分析了 *TSC1/TSC2* 基因的体细胞嵌合现象，分析了来自 95 个 *TSC* 嵌合体患者的不同组织的 330 个样本。在血液、唾液的基因突变检测中发现 *TSC1* 的嵌合变异等位基因频率显著高于 *TSC2*。仍有 18% 的 TSC 患者的血液中未检测到嵌合变异，这凸显了分析多个组织样本在 TSC 遗传诊断中的价值。

综上所述，遗传诊断非常重要，可作为独立的诊断标准，但致病性判断需基于 ACMG 指南，未来随着新的检测技术的进步，如今未检测到的突变更有可能在未来被检测及诊断。

第二节　致病机制

（一）*TSC* 基因与 mTOR 通路

TSC 是一种常染色体显性遗传疾病，由 *TSC1* 和 *TSC2* 基因突变引起，其中一个 *TSC* 基因失活会导致哺乳动物雷帕霉素靶蛋白（mammalian target of rapamycin，mTOR）通路过度激活，并在皮肤、大脑、眼睛、心脏和肾脏等多个器官系统中形成良性肿瘤或错构瘤。大脑通常是受影响最严重的器官系统，会导致发育迟缓、癫痫、神经行为或神经精神障碍（例如，孤独症谱系障碍、多动症和焦虑症）。TSC 也表现出很大的表型异质性，即使在具有相同遗传背景的家庭中也是如此，可以有健康的认知发展和对癫痫发作的良好控制，也可以出现严重的智力障碍、孤独症谱系障碍以及发育性癫痫性脑病。早期基因检测对于咨询和治疗非常重要。管理 TSC 患者及其家人也很重要，包括对已知受影响成员的家庭进行产前评估。

TSC1 和 *TSC2* 是肿瘤抑制基因。*TSC1* 基因编码的错构瘤蛋白与 *TSC2* 基因编码的马铃薯球蛋白可结合形成 GTP 酶激活蛋白（GTPase activating protein，GAP）复合物，能抑制脑 RAS 同源蛋白（Ras-homolog enriched in the brain，RHEB），其是 mTORC1 的重要

负性调节因子。TSC2 具有 GAP 结构域，对 RHEB 具有 GTPase 激活活性，而 TSC1 是稳定 TSC2 所必需的，其不具有固有的 GAP 活性，但能保证 TSC2 不被泛素化和降解。TBC1D7 作为第 3 种蛋白与 TSC1 和 TSC2 结合形成一个异源三聚体复合物，通过调节 mTOR 通路发挥肿瘤抑制因子的作用。与 GTP 结合的 RHEB 可激活 mTORC1 的蛋白激酶，因此，抑制 TSC1/TSC2 蛋白功能的突变会增加 mTORC1 的活性。

　　mTOR 是一种丝氨酸 - 苏氨酸蛋白激酶，通过两种不同的多聚体蛋白复合物来介导细胞生长、新陈代谢和细胞存活，两种复合物分别是 mTOR 复合物 1（mTORC1）和 mTOR 复合物 2（mTORC2）。这些复合物以独特的辅助蛋白为特征，即 mTORC1 的 RAPTOR 和 mTORC2 的 RICTOR。mTORC1 和 mTORC2 调控不同的分子通路。

　　mTORC1 被 Ras 家族的小 G 蛋白 RHEB 激活，与 GTP 结合的 RHEB 可激活 mTORC1。TSC 蛋白复合物会刺激与 RHEB 结合的 GTP 发生水解，随后 RHEB 失活，从而抑制 mTORC1。在缺乏功能性 TSC 蛋白复合物的情况下，RHEB 具有组成性活性，导致 mTORC1 的过度激活。mTORC1 最显著的作用是通过磷酸化核糖体蛋白 S6 激酶 1（S6 kinase 1，S6K1）和真核起始因子 4E- 结合蛋白 1（4E binding protein 1，4EBP-1）来刺激蛋白质的合成和翻译。mTORC1 介导的 4EBP-1 磷酸化可促进细胞周期的进展，通过稳定 mRNA 并使其有效启动和延伸，从而改善蛋白质翻译。这一信号级联反应可增加含 5'- 末端寡嘧啶束（5'-terminal oligopyrimidine bundle，5'-TOP）RNA 的 mRNA 翻译，并增加核糖体的生物合成。此外，mTORC1 还通过 S6K1 依赖性激活固醇调节元件结合蛋白（sterol regulatory element binding protein，SREBP）来促进新的脂质合成，从而为生长细胞中新细胞膜的形成提供条件。

　　mTORC1 整合了多个上游信号通路，是调节神经网络发育与形态、细胞能量状态、营养物质、生长因子、激素以及多种环境线索的多感官反应功能的关键分子。细胞增殖、生长、树突形成、轴突伸长、细胞凋亡、迁移和自噬均受 mTORC1 活性调节。在促进生长的条件下，涉及磷脂酰肌醇 3- 激酶（phosphoinositide 3-kinase，PI3K）/AKT 途径的典型 mTORC1 通路被激活。AKT 通过磷酸化和抑制 TSC2 蛋白来增强 mTORC1 的活性，并抑制负调控因子 PRAS40。在低能量时期，根据 AMP/ATP 比值的增加来衡量，AMP 活化蛋白激酶（AMP activated protein kinase，AMPK）通过正向调节 TSC2 蛋白和磷酸化 RAPTOR 来抑制 mTORC1，使其被 14-3-3 蛋白分离并失活。因此，多条上游信号通路通过对 TSC 蛋白复合体、PRAS40 和 RAPTOR 的差异调控来介导 mTORC1 的活性。mTORC1 受到西罗莫司（雷帕霉素）和多种衍生化合物的变构抑制。mTOR 激酶的结晶显示，西罗莫司与 FKBP12 蛋白形成复合物，通过在催化位点内与 mTOR 结合来抑制 mTORC1，从而直接阻断底物募集和 mTORC1 的活性。

　　尽管介导 mTORC2 活性的上游信号通路尚未明确，但有证据表明，生长因子信号通过 PI3K 作用于 mTORC2 的激活。一旦被激活，mTORC2 会调控多个下游分子和通路，包括 Rho GTP 酶、AKT、蛋白激酶 C（protein kinase C，PKC）、血清和糖皮质激素诱导蛋白激酶 1（serum and glucocorticoid induced protein kinase 1，SGK1）的信号转导，从而影响细胞存活、细胞周期进展和肌动蛋白细胞骨架重塑。具体而言，mTORC2 是全面激活 AKT 的必要条件，并参与神经元分化。在药理学上，mTORC2 对急性西罗莫司治疗并不敏感，因为它不结合 FKBP12。然而，长期西罗莫司治疗被认为会通过减少可用于 mTORC2 的游离 mTOR 含量，进而抑制 mTORC2 的活性。mTOR 通路作用机制见图 2-2-1。

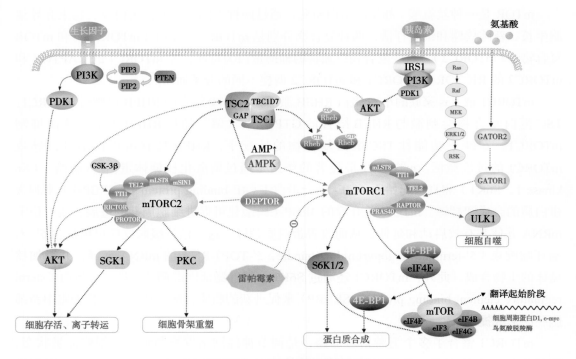

图 2-2-1　mTOR 通路作用机制

mTOR，哺乳动物雷帕霉素靶蛋白；mTORC1，mTOR 复合物 1；mTORC2，mTOR 复合物 2；IRS-1，胰岛素受体底物 1；AKT，蛋白激酶 B；PI3K，磷脂酰肌醇 3- 激酶；PTEN，磷酸酶和张力蛋白同源物；PDK1，3- 磷酸肌醇依赖性蛋白激酶 -1；PIP2，磷脂酰肌醇 4,5- 双磷酸；PIP3，磷脂酰肌醇 3,4,5- 三磷酸；Rheb，脑 Ras 同源蛋白 1；Ras，Ras 蛋白是原癌基因 c-ras 的表达产物，小型 GTP 结合蛋白家族的一员；Raf，由 Raf 基因编码的蛋白产物，具有丝 / 苏氨酸蛋白激酶活性；MEK，丝裂原活化蛋白激酶激酶；ERK1/2，胞外信号调节激酶；RSK，核糖体 S6 蛋白激酶；GSK-3β，糖原合成酶激酶 -3β；DEPTOR，含 DEP 结构域的 mTOR 相互作用蛋白；TBC1D7，TBC1 域家族成员 -7；RICTOR，雷帕霉素不敏感的 mTOR 伴侣；RAPTOR，mTOR 调节相关蛋白；PROTOR，富含脯氨酸的蛋白 -5 或 5 样蛋白；mSIN1，哺乳动物雷帕霉素靶蛋白复合体 2 亚基的靶标；mLST8，mTOR 结合蛋白，哺乳动物致死的 SEC13 蛋白 -8；TTI1，TELO2 相互作用蛋白 -1；TELO2，端粒维护 2；PRAS40，40 kD 大小的富含脯氨酸的蛋白激酶 B 底物蛋白；GATOR1，由 DEPDC5、NPRL2 和 NPRL3 共 3 个部分组成，为 mTORC1 上游的负性调控因子；GATOR2，GTPase 激活蛋白对 Rags-2；AMPK，腺苷酸活化蛋白激酶；PKC，经典蛋白激酶 Cα；S6K1/2，核糖体蛋白 S6 激酶 1/2；4EBP-1，真核起始因子 4E 结合蛋白 -1；eIF3，真核起始因子 3；eIF4E，真核起始因子 4E；eIF4B，真核起始因子 4B；eIF4G，真核起始因子 4G；SGK1，血清和糖皮质激素诱导蛋白激酶 -1；ULK1，一种丝氨酸 / 苏氨酸蛋白激酶，是一种由 ULK1 基因编码的酶。

大脑发育过程中的失调导致大脑皮质发育异常，皮质分层结构、细胞大小以及轴突和树突生长发生变化。mTORC1 对于少突胶质细胞（产生髓磷脂的细胞）的分化至关重要，是少突胶质细胞的关键髓鞘形成的信号通路，其在线粒体稳态中也具有重要作用。

大量研究已建立许多体内和体外模型，以帮助我们在分子、细胞、网络和行为水平上理解基因型、mTORC1 活性和 TSC 神经生物学之间的关联。为了研究在不同活性水平上持续激活 mTOR 的后果，通过宫内电穿孔在小鼠胚胎的皮质神经元中以剂量依赖的方式表达了结构性活性的 RHEB（mTORC1 的已知激活剂）。在这个小鼠模型中，mTOR 高活动水平与癫痫的严重程度和相关神经病理学特征有关联。在近几年的研究中，基于人类干细胞的模型也已被用于模拟 TSC。

（二）mTOR 的致病机制

TSC1 或 *TSC2* 的突变可能对神经胶质细胞的发育产生重大影响。TSC1 和 TSC2 形成功能性蛋白质 - 蛋白质异二聚体复合物，结构性地抑制 mTOR、p70-S6- 激酶和核糖体 S6 蛋白的激活，这些蛋白有助于核糖体组装和蛋白质翻译。mTOR 通路在胰岛素样生长因子 1（insulin-like growth factor 1，IGF-1）受体、PI3K 和 AKT 下游进行，通过影响核糖体生物合成和 5′ 端帽依赖性 mRNA 翻译，充当细胞大小的关键调节因子。TSC1-TSC2 复合物对这一级联的组成型负性调控会导致生长抑制、蛋白质合成减少和细胞生长受限。然而，在生长因子刺激（如 IGF-1）和其他刺激下，TSC2 被磷酸化失活，导致 RHEB-GTP 水平增加，从而导致 mTOR 的激活以及下游 p70-S6- 激酶、核糖体 S6 蛋白和 4EBP-1 的磷酸化和激活。S6 激酶和 S6 蛋白的异常过度磷酸化证明了人类结节中颗粒细胞内存在细胞特异性的 mTOR 级联激活。在室管膜下巨细胞型星形细胞瘤中也观察到 S6 蛋白磷酸化的异常增强，而用 mTOR 选择性拮抗剂西罗莫司（雷帕霉素）治疗可致室管膜下巨细胞型星形细胞瘤的消退，其很可能是通过中断 mTOR 的组成型激活来实现的。

TSC1 或 TSC2 蛋白功能的丧失导致 mTOR 级联激活被认为是由 *TSC1* 或 *TSC2* 的双等位基因失活所致。根据 Knudson 的"二次打击"突变模型，*TSC1* 或 *TSC2* 等位基因的失活对于病变的形成是必要的。根据这一机制，体细胞的"第二次打击"突变叠加在现有的种系突变上会导致 TSC1 或 TSC2 蛋白功能的丧失。这两个基因的杂合性都不足以导致病变的形成。研究表明，室管膜下巨细胞型星形细胞瘤的形成是任一 *TSC* 基因位点杂合性缺失（LOH）的结果。在室管膜下巨细胞型星形细胞瘤中可以检测到种系突变和体细胞突变，这与 P-S6 蛋白在这些肿瘤中的强表达一致。无论突变状态如何，在结节和室管膜下巨细胞型星形细胞瘤中，*TSC1* 或 *TSC2* 的表达均有不同程度的降低。

尽管 mTOR 级联激活在 TSC 脑损伤中是一个强有力的发现，但有确凿证据表明其他细胞信号级联也可能被激活。未来的研究将需要确定病变的形成如何在功能上与每一条异常激活的通路相联系。例如，多项研究表明丝裂原活化蛋白激酶（mitogen-activated protein kinases，MAPK）在结节中被磷酸化，MAPK 的激活似乎是 mTOR 信号通路中的一个并行事件，反映了几种上游激酶的活性。在室管膜下巨细胞型星形细胞瘤中，细胞周期蛋白 D1（cyclin D1）的异常表达增强与颗粒细胞（GCs）中的 P-S6 共存，这表明通过糖原合成酶激酶 3（glycogen synthase kinase 3，GSK3）或 β- 连环蛋白（β-catenin）介导的信号变化也可能在 TSC 中发生改变。

在整个结节切片中，神经营养因子 -3（neurotrophic factors，NT3）和神经营养素受体（neurotrophin receptor，Trk）B 的 mRNA 表达降低，而神经营养因子 -4（NT4）和 TrkC 的 mRNA 表达增加。在单个显微解剖的异形神经元和颗粒细胞中，颗粒细胞中 NT3 的 mRNA 表达降低，而在异形神经元中 TrkB 的 mRNA 表达降低。异形神经元中 NT4 的 mRNA 表达增加，异形神经元和颗粒细胞中 TrkC 的 mRNA 表达增加。NT4/TrkB 和 NT3/TrkC 表达的改变可能作为 TSC1 和 TSC2 蛋白通路的下游效应在脑发育过程中参与结节的形成。

在 TSC 患者死后脑组织的神经病理学检查中，已注意到整个大脑中存在的比病变更难发现的结构性灰质和白质异常。在过去的 5 年里，有研究发现髓磷脂量的减少，与少突胶质细胞和少突胶质细胞前体细胞数量的减少有关。由于 mTORC1 对于产生髓磷脂的少突胶质细胞的分化至关重要，因此这种关联支持了这样的可能性：髓磷脂量的减少是大脑发育过程中 mTORC1 失调导致的病理过程的一个内在组成部分。非细胞自主机制，如涉及突变的细胞中产生的分泌分子会影响邻近细胞的增殖、存活和分化，也可能导致髓磷脂生成受损。皮质结节中髓磷脂的病理变化可以延伸到白质之外，可能强调了灰质和白质髓鞘形成在 mTOR 相关病理学中的作用及其对同时发生的神经发育障碍的贡献。具有 mTORC1 激活证据的脑部病变可以在产前检测到。

星形胶质细胞增生是 mTOR 相关神经病理学的另一个病理特征，mTOR 失调与星形胶质细胞的形态和功能变化有关。星形胶质细胞活化与涉及小胶质细胞和巨细胞的炎症变化有关。神经炎症是 TSC 相关神经病理学的早期标志，巨细胞也可能通过在发育早期吸引免疫细胞而导致脑部炎症。特异性小非编码 microRNA（miRNA）与 mTOR 相关星形胶质细胞炎症反应的调节有关，在胎儿期和出生后早期大脑发育期间，皮质结节中过表达的其他 miRNAs（如 miR-34a）也可能导致 TSC 中的非典型皮质发生。

近年来，细胞氧化还原状态紊乱已被证明是 TSC 复杂病理学的一部分。响应氧化应激而激活的转录程序在产前就已经存在于 TSC 患者的大脑中。氧化应激与炎症高度相关，氧化应激的程度对于诱导或维持病理性炎症反应至关重要。抗氧化信号的持续激活，以及相关铁代谢失调，可以创造一个环境来支持对氧化应激和过量铁具有抵抗力的细胞（即畸形神经元、巨细胞和室管膜下巨细胞型星形细胞瘤细胞）。

TSC 患者的大脑发育和衰老过程中可能会发生复杂的细胞损伤机制。除了细胞凋亡之外，铁死亡介导的细胞死亡也可能发挥作用。此外，mTOR 信号转导功能障碍可能会导致神经变性机制的过早激活，支持神经发育和神经退行性过程之间的病理生理学联系。

体外研究表明 mTOR 抑制剂可能会逆转皮质结节的细胞和分子特征，即自噬、炎症反应和髓鞘形成能力的失调。新的基于人类干细胞的模型，以及正在进行的 mTOR 抑制剂临床试验（同在早期发育期间），为进一步研究 mTOR 抑制对结节发育和结节动态变化的长期影响以及对皮质结节细胞和分子特征的影响提供了可能性（如在治疗前后分析手术资料）。

（三）非 mTOR 机制

1. 颅内病变 脑皮质结节、室管膜下结节和室管膜下巨细胞型星形细胞瘤是 TSC 患者大脑中的主要神经病理学病变。脑皮质结节由皮质分层错层区域组成，能够在 80%～90% 的 TSC 患者中观察到，含有不同细胞类型，包括：畸形神经元、巨细胞和反应性星形胶质细胞。室管膜下结节被认为是室管膜下巨细胞型星形细胞瘤的前驱病变。根据世界卫生组织（WHO）中枢神经系统肿瘤分类，室管膜下巨细胞型星形细胞瘤代表由大神经节样星形胶质细胞组成的良性和生长缓慢性肿瘤，具有混合胶质 - 神经元特征，组织学上符合 WHO 分级 Ⅰ 级。与其他肿瘤相比，室管膜下巨细胞型星形细胞瘤具有独特的表达谱，其特有的分子特征包括炎症反应和细胞外基质的失调。

从临床角度来看，脑皮质结节与 TSC 中的婴儿癫痫性痉挛综合征、癫痫、认知障碍和孤独症高度相关，而室管膜下巨细胞型星形细胞瘤的生长可导致脑积水、颅内压升高和局灶性神经系统体征。

对于许多对抗癫痫发作药物抵抗的 TSC 患者来说，通常需要手术切除致痫结节来控制癫痫发作。同样，手术切除也是有症状的室管膜下巨细胞型星形细胞瘤患者的主要治疗方法。事实上，切除的致痫结节和室管膜下巨细胞型星形细胞瘤可以产生大量组织样本，供医疗中心进行科学研究。致痫结节和室管膜下巨细胞型星形细胞瘤的细胞病理学研究有助于深入了解 TSC 的发病机制。

脑皮质结节是与 TSC 相关的皮质发育局灶性畸形。早在妊娠 20 周就可以通过胎儿 MRI 检测到。在大体病理检查中，结节是大脑皮质边界分明的区域，通常可以通过目视检查轻松识别。其往往局限于单个脑回，但也可能跨越两个或多个脑回。在极少数情况下，结节可呈叶状甚至半球状分布，有时甚至导致半侧巨脑畸形（hemimegalencephaly，HME）。

当被视为皮质切除标本时，结节具有不同的外观，通常具有蘑菇状回和皮质 - 白质连接处的缺失。但是对于患有顽固性癫痫发作的 TSC 患者，经局灶性皮质切除术所得的组织标本可能不会具有如上所述明显的结节外观。直接触诊时，结节的质地比周围皮质更坚硬。在厚切片上，结节通常比周围的皮质更苍白，可表现出皮质层和灰白质交界处不规则增厚和模糊。结节可以延伸到皮质下白质，横截面积为几平方厘米，也可以局限于皮质区域，大小不到 1 cm^2。在年龄较大的儿童和成人 TSC 患者中，结节可能钙化甚至发生囊性变。使用 Luxol 抗蓝染色，有明确的证据表明结节下方皮质下白质中有异常的髓鞘形成，白质呈斑片状苍白和空泡化。

脑皮质结节的形成是一个漫长而复杂的过程，其特征是在皮质生成的早期阶段发生皮质下病变。结节是高度动态的病变，具有不断演变的特征，已经描述了许多类型。此外，囊性病变可能比其他类型的病变更容易导致癫痫发作，这种可能性需要进一步的研究来证实。

约 80% 的 TSC 患者存在室管膜下结节，并且被认为是无症状的，即与 TSC 的认知缺陷或癫痫无关。室管膜下结节是位于侧脑室和第三脑室表面的结节性病变，直径通常小于 1 cm。室管膜下结节通常被一层薄薄的室管膜覆盖，并可有广泛的血管形成。室管膜下结节可以延伸到脑室周围白质和基底神经节。这些病变在胎儿时期形成，通常在以后的生活中退化或钙化。

基于一些系列神经成像的研究，人们普遍认为室管膜下结节可以生长形成室管膜下巨细胞型星形细胞瘤，尽管控制从室管膜下结节到室管膜下巨细胞型星形细胞瘤转化的分子机制尚不清楚，仍有待完全确定。室管膜下巨细胞型星形细胞瘤通常出现在≤20 岁的患者，其直径一般超过 1 cm，并可以长到 >10 cm。室管膜下巨细胞型星形细胞瘤可延伸到侧脑室，阻碍脑脊液在侧脑室和室间孔（Monro 孔）的流动，导致脑积水、局灶性神经功能缺损，甚至死亡。因此，部分 TSC 患者的室管膜下巨细胞型星形细胞瘤需要手术切除。总体而言，室管膜下巨细胞型星形细胞瘤相对罕见，仅占儿童脑肿瘤的 1%～2% 左右，是散发性肿瘤；然而，其中大多数可能代表体细胞嵌合型 TSC 病例，即 TSC 基因突变发生在有限数量器官系统内的有限细胞群中。

室管膜下结节和室管膜下巨细胞型星形细胞瘤均由变形的胶质细胞和颗粒细胞组成，室管膜下巨细胞型星形细胞瘤容易钙化。在组织学检查中，细胞最一致地表现为肿胀的星形胶质细胞，排列成片状、簇状或假菊形团。单个细胞的形状从多边形到上皮样，再到纺锤形，具有明显的多形性。室管膜下巨细胞型星形细胞瘤是高度血管性病变，其内丰富的血管间质可能是自发性肿瘤内出血发生率较低的原因。

室管膜下结节中颗粒细胞和畸形神经元的细胞谱系和表型尚未完全明确。事实上，关于结节发病机制的一个关键问题是确定颗粒细胞是源自大脑早期发育过程中的神经胶质细胞前体还是神经元细胞前体，因为颗粒细胞表达胶质细胞和神经元标记，以及是否所有结节都源自相同类型的祖细胞。免疫组织化学分析表明颗粒细胞表达神经胶质细胞原纤维酸性蛋白（GFAP）和 S100 蛋白（星形胶质细胞的标志物）。相反，颗粒细胞中粗面内质网、延伸到形态模糊的突起中间丝、突出的核旁高尔基体带和致密核心颗粒（分泌囊泡）表明了神经元特征。结节中的颗粒细胞还表达神经巢蛋白、神经丝蛋白、交联蛋白、神经元特异性烯醇化酶、微管蛋白和微管相关蛋白 2C（MAP2C），这些蛋白通常富含于神经元中。此外，一小部分颗粒细胞表达甲脑啡肽、β- 内啡肽、5- 羟色胺和神经肽 Y，也表明神经元表型。据报道，颗粒细胞细胞膜上存在突触素免疫反应性。颗粒细胞被证明表达几个与神经元表型一致的 γ 氨基丁酸（GABA$_A$）受体亚基、中间丝和钙通道亚基 mRNAs。

后期的研究证明颗粒细胞表达 N- 甲基 -D- 天门冬氨酸（NMDA）、谷氨酸受体（GluR）和 GABA$_A$ 受体亚基 mRNAs，其都支持神经表型，并表明结节细胞类型之间突触连接性改变和异常兴奋性的可能性。颗粒细胞是否建立突触连接尚不清楚，基于对切片制备中人类局灶性皮质发育不良的分析，畸形神经元之间可能确实存在连接，但颗粒细胞可能电沉默。也许最大的问题是在同一结节中，可以发现颗粒细胞与具有不确定表型和形态的细胞共表达或独立表达神经元和星形胶质细胞标记。事实上于同一患者中，一个脑皮质结节可能含有大量表达神经元标志物的颗粒细胞，而另一个脑皮质结节可能含有大量表达星形胶质细胞标志物的颗粒细胞。对这一现象的解释尚不清楚，但推测神经胶质和神经元标志物的变异表达或共表达可能反映了神经胶质前体细胞的异常分化，导致混合细胞表型的出现。

2. 颅外病变　肺淋巴管平滑肌瘤病（lymphangioleiomyomatosis，LAM）是由异常"LAM 细胞"增殖引起的，这些细胞在肺部两侧弥漫性增殖。LAM 细胞也可见于淋巴结、淋巴液、子宫和其他部位。LAM 细胞携带双等位基因失活的 *TSC1* 或 *TSC2* 突变。在 TSC 患者中，种系突变使一个等位基因失活，体细胞突变（通常是杂合性丧失）使剩余的野生型等位基因失活。

LAM 细胞存在于肺部的淋巴内皮细胞网络内，许多女性 LAM 患者血清中血管内皮生长因子 D（vascular endothelial growth factor，VEGF-D）水平升高。据推测，肺中淋巴网络的存在有助于 LAM 细胞在肺中的转移和存活，需要进一步研究来验证这一假设。VEGF-D 水平 >800 pg/ml 结合特征性 CT 扫描外观被用来诊断 LAM。LAM 细胞破坏肺实质的机制尚不清楚，据报道，基质金属蛋白酶 2（matrix metalloproteinase，MMP2）和 MMP9 等蛋白酶的分泌可能介导这种破坏。LAM 主要影响女性的原因尚不完全清楚。LAM 细胞表达雌激素受体 α 和孕激素受体，并且绝经前女性的 LAM 进展速度比绝经后女性更快，这表明 LAM 的发育和 / 或进展可能依赖于女性性激素。有研究表明在小鼠模型中，雌激素增强了 *TSC2* 缺陷细胞的转移和存活。

血管平滑肌脂肪瘤（angiomyolipoma，AML）被描述为血管周围上皮样细胞瘤（PEComas），因为其对组织学标志物具有免疫反应性，是 PEComa 肿瘤家族的特征。AML 的起源细胞尚不清楚，有学者认为 AML 起源于神经嵴组织。然而，由于 *TSC* 缺陷细胞的特征性分子病理学表现导致分化停滞并可能改变，因此 AML 是源自胚胎间充质还是其他细胞谱系仍不确定。AML 细胞一般表现出 *TSC1* 或 *TSC2* 的杂合性丧失。肾细胞癌现被认为是 TSC 患者的一种表现，与其他形式的肾细胞癌相比，其具有独特的病理特征。在一些 TSC 患者中，肾细胞癌似乎源自肾囊肿。在有多发性肾细胞癌的患者中，遗传分析表明其是通过不同的第二次打击遗传事件独立产生的。小部分 TSC 患者患有邻接基因综合征，这是由于 16p 处 *TSC2* 和 *PKD1* 部分或全部缺失导致这两个基因都失活。与这种综合征相关的肾脏表型通常很严重，表现为囊肿和肾衰竭早发，通常发生在儿童晚期或成年早期。一些具有连续缺失的患者具有不太严重的囊性表型，这与嵌合体相关或可能与第二次打击的时间较晚有关。

促进 TSC 患者皮肤二次打击突变的因素可能包括暴露于紫外线等。事实上，对面部血管纤维瘤培养的真皮成纤维细胞样细胞中体细胞 *TSC1* 和 *TSC2* 突变的分析揭示了基因型 CC>TT 转变的特征，表明 50% 肿瘤是通过紫外线损伤形成环丁烷嘧啶二聚体而起作用。这类突变在 TSC 患者中未被观察到是种系变化，在其他与 TSC 相关的肿瘤中也未检测到。而 mTORC1 激活仍然是血管纤维瘤、黑色素脱失斑、头部斑块和鲨鱼皮斑的重要病因。

第三节　诊　断

（一）结节性硬化症诊断标准演变

结节性硬化症（tuberous sclerosis complex，TSC）是一种常染色体显性遗传病，具有高度可变的表型。1908 年，Heinrich Vogt 详细阐述了癫痫、智力障碍和面部血管纤维瘤（以前称为皮脂腺瘤）的经典三联征。

TSC 是一种多系统受累的疾病，最常见的是皮肤、脑、肾脏、肺和心脏中的良性肿瘤，并可导致器官功能障碍。不同器官系统中的疾病表现存在差异，而该疾病的多样性使临床诊断具有挑战性。

TSC 的诊断标准不断更新，1979 年西班牙裔美国神经学家 Manuel Rodríguez Gómez 认识到仅三分之一的患者智力正常，并提出了 TSC 的首个诊断标准。诊断需具备以下一项：①皮脂腺瘤；②一种或多种小的局部圆形视网膜肿瘤或晶体状肿瘤（phakomas）；③具备智力障碍、癫痫或两者兼有，并且有一个近亲（父母、兄弟姐妹或子女）患有皮脂腺瘤或视网膜晶体状肿瘤；④具备智力障碍、癫痫，并且头颅影像学检查显示有局部圆形颅内钙化的证据。应用较为广泛的临床 TSC 诊断共识、监测和管理指南发表于 1998 年、2012 及 2021 年。1998 年国际结节性硬化症共识大会提出根据 11 个主要特征和 9 个次要特征制定临床诊断标准（表 2-3-1），旨在通过 TSC 的主要特征和次要特征来为临床医生提供更多指导。该标准提出明确诊断 TSC 需要有 2 个主要特征，或 1 个主要特征加上 2 个次要特征；而疑似诊断 TSC 需 1 个主要特征或 2 个及以上次要特征。并明确当脑皮质

表 2-3-1　1998 年结节性硬化症诊断标准

主要特征	次要特征
面部血管纤维瘤或前额斑块	牙釉质中多发随机分布的小凹陷
非外伤性甲床或指甲周围纤维瘤	错构瘤性直肠息肉
色素脱失斑（3 个或更多）	骨囊肿
鲨鱼皮斑（结缔组织瘤）	大脑白质移行线
多发性视网膜结节错构瘤	牙龈纤维瘤
皮质结节	非肾脏错构瘤
室管膜下结节	视网膜色素消退斑块
室管膜下巨细胞型星形细胞瘤	"斑斓样"皮损
心脏横纹肌瘤（单发或多发）	多发性肾囊肿
淋巴管平滑肌瘤病（LAM）	
血管平滑肌脂肪瘤	

诊断的分类
明确的 TSC：2 个主要特征或 1 个主要特征加上 2 个次要特征
极可能的 TSC：1 个主要特征加上 1 个次要特征
可能的 TSC：1 个主要特征或 2 个及以上次要特征

发育异常和脑白质移行线同时出现时，它们应该被视为 TSC 的一个特征。当肺淋巴管平滑肌瘤病和肾血管平滑肌脂肪瘤同时存在时，必须在确诊之前存在其他 TSC 的特征，即只能算一个主要特征，此条被后续指南沿用。1998 年指南规定大脑白质移行线属于次要特征，但当时有一名专家组成员认为，三条或更多的脑白质移行线应构成一个主要特征，可见此特征已引起专家注意。虽然 TSC1 和 TSC2 基因在 1998 年会议之前已被发现，但当时分子诊断技术并未广泛应用于临床。专家组提出基因检测作为诊断标准尚存在困难，但未来基因检测更易应用于临床。2012 年及 2021 年的 TSC 诊断指南均是在 1998 年指南的基础上修改及制定。

2012 年，国际结节性硬化症共识小组更新及简化了 1998 年 TSC 的诊断标准，对诊断标准建议的最重要变化之一是纳入了遗传检测标准。20 世纪 90 年代以后，分子诊断技术在医学中已经逐步广泛应用，2012 年指南明确 TSC1 或 TSC2 的致病性变异（pathogenic variant）可协助诊断 TSC。指南提出在血或组织 DNA 中检测到 TSC1 或 TSC2 致病变异可明确诊断 TSC。同时，提出 10%～15% 的 TSC 患者通过常规基因检测未发现基因变异，基因检测阴性并不能排除符合临床诊断标准的 TSC 诊断。

此外，延续了 1998 年的诊断标准：明确 TSC 诊断标准需 2 个主要特征或 1 个主要特征加 2 个及以上的次要特征。TSC 的可能诊断需要 1 个主要特征或 2 个及以上的次要特征。但对诊断的主要特征和次要特征进行了更新和简化，确定了 11 项主要特征和 6 项次要特征。11 项主要特征包括：色素脱失斑（≥3 处，直径≥5 mm）、面部血管纤维瘤（≥3 处）或头部纤维斑块、指（趾）甲下纤维瘤（≥2 处）、鲨鱼皮斑、多发性视网膜错构瘤、皮质发育异常（包括皮质结节和脑白质放射状移行线）、室管膜下钙化灶、室管膜下巨细胞型星形细胞瘤、心脏横纹肌瘤、淋巴管平滑肌瘤病（如血管平滑肌脂肪瘤同时存在，则合并为 1 项主要表现）、血管平滑肌脂肪瘤（≥2 处）；而 6 项次要特征包括："斑斓样"皮损、牙釉质点状凹陷（>3 处）、口腔内纤维瘤（≥2 处）、视网膜色素脱失斑、多发性肾囊肿和非肾性错构瘤。

2021 年的共识会议制定了新的临床诊断标准，与之前版本相比进行了 2 个更改："多个皮质结节和 / 或放射状移行线"取代了术语"皮质发育异常"，恢复硬化性骨病作为次要标准。遗传诊断标准得到了重申，更强调了遗传可以作为独立的诊断标准。监测和管理标准的改变在很大程度上反映了对脑电图异常早期筛查的日益重视，加强了对 TSC 相关神经精神障碍的监测和管理，以及新的药物应用。

从 1998 年、2012 年到 2021 年，临床指南不断更新，随着遗传学的发展，分子诊断的重要性逐渐体现，新的标准更易在临床应用和推广，未来随着科学的进步，指南会进一步更新。

（二）2021 年 TSC 诊断标准

2021 年 TSC 诊断标准包括 11 个主要特征和 7 个次要特征（表 2-3-2）。之前的主要临床诊断标准"皮质发育异常"在实际应用中被发现特异度过低，可能会让临床医生感到困惑，并容易跟局灶皮质发育不良混淆，新的标准是"多个皮质结节和 / 或放射状移行线"，这对 TSC 诊断而言更为具体。同时，遗传诊断标准国际结节性硬化症共识小组重申了独立的遗传诊断标准和临床诊断标准的重要性。无论临床表现如何，识别 *TSC1* 或 *TSC2* 的致病性变异对诊断或预测 TSC 非常重要，在患者符合 TSC 临床标准之前对 TSC 的遗传诊断有利于确保其接受必要的监测，尽早识别 TSC 的表现，以获得最佳的临床结果。

表 2-3-2　2021 年结节性硬化症诊断标准

遗传学诊断可作为独立诊断标准（致病性 *TSC1* 或 *TSC2* 基因突变）	
临床诊断标准	
主要特征（11 个）	次要特征（7 个）
色素脱失斑（≥3 个，直径至少 5 mm）	"斑斓样"皮肤病变（1～2 mm 色素脱失斑）
血管纤维瘤（≥3 个）或头部纤维斑块	牙釉质凹陷（≥3 处）
指（趾）甲纤维瘤（≥2 个）	口腔内纤维瘤（≥2 个）
鲨鱼皮斑	视网膜色素脱失斑
多个视网膜错构瘤	多发性肾囊肿
多个皮质结节和 / 或白质放射状移行线	非肾性错构瘤
室管膜下结节（≥2 个）	硬化性骨病变
室管膜下巨细胞型星形细胞瘤	
心脏横纹肌瘤	
淋巴管平滑肌瘤病 *	
血管平滑肌脂肪瘤（≥2 个）*	
确诊 TSC：2 个主要特征或者 1 个主要特征和 2 个次要特征。 可能的 TSC：1 个主要特征或者 2 个及以上次要特征。 * 只患有淋巴管平滑肌瘤病和血管平滑肌脂肪瘤这两个主要临床特征，没有其他特征则不符合明确诊断的标准	

皮肤科和牙科工作组建议重新将"硬化性骨病变"添加为 TSC 次要临床诊断标准。骨囊肿曾在 1998 年的标准中作为次要特征，2012 年被删除。然而，在随后的几年里，工作组成员观察到一些医疗工作者对于可能存在转移性癌症的担忧明显增加。当进行高分辨率胸部计算机断层扫描（computed tomography，CT）以监测可能的淋巴管平滑肌瘤病或进行腹部磁共振成像（magnetic resonance imaging，MRI）以监测肾脏血管平滑肌瘤时，TSC 患者通常会观察到硬化性骨病变。这些骨病变在 TSC 患者中常见且相对特异。重要的是，临床医生应该了解这些病变在 TSC 中并不罕见，很少需要干预，因此无须过分担心可能存在癌变。

2021 年指南对于新诊断或疑似诊断的结节性硬化症给出了监测和管理建议，对于临床诊治及长期的管理有指导意义（表 2-3-3）。

表 2-3-3 对新诊断或疑似诊断结节性硬化症的监测和管理建议

系统	建议
遗传学	获取三代家族史以评估其他家庭成员是否有 TSC 风险。在需要家庭咨询或 TSC 诊断有疑问但不能在临床上确认时进行遗传测试（Ⅰ级推荐）
大脑	进行颅脑 MRI 检查，以评估是否存在皮质结节、室管膜下结节、白质放射状移行线和室管膜下巨细胞型星形细胞瘤（Ⅰ级推荐）； 在婴儿期，教育父母识别婴儿痉挛和局灶性癫痫，即使在首次诊断时没有出现上述症状（ⅡA 级推荐）； 在清醒和睡眠时进行常规 EEG（脑电图）检查，如果异常，特别是如果 TSC 相关的神经精神疾病（TAND）的特征也存在，则进行 8～24 h 的视频脑电图监测，以评估是否存在癫痫发作（ⅡA 级推荐）
TSC 相关神经精神障碍（TAND）	所有诊断的患者进行 TAND 评估。对可能的 TAND 表现的所有级别进行全面评估（Ⅰ级推荐）。根据上述确定的 TAND 情况，酌情转诊给合适的专业人员，以启动基于证据的干预措施（ⅡA 级推荐）； 为 TAND 的家长 / 照顾者提供教育和培训，以确保家庭知道如何识别新出现的 TAND 表现（例如，孤独症谱系障碍、语言障碍、注意缺陷障碍、焦虑障碍）（ⅡA 级推荐）； 在诊断时为家庭提供心理和社会支持，帮助他们接受 TSC 和 TAND 的诊断，确保制定支持照顾者的策略（ⅡB 级推荐）
肾脏	进行腹部 MRI 检查，以评估是否存在血管瘤和肾囊肿（Ⅰ级推荐）； 通过测量血压来筛查高血压（Ⅰ级推荐）； 通过测定肾小球滤过率来评估肾功能（Ⅰ级推荐）
肺	在所有 TSC 的成年患者中，询问有关烟草暴露、结缔组织疾病表现、乳糜漏的征象以及呼吸困难、咳嗽和自发性气胸的肺部表现（ⅡA 级推荐）； 在所有女性和有症状的男性中，从 18 岁开始，进行胸部 CT 检查（ⅡA 级推荐）； 胸部 CT 筛查中，对有与肺淋巴管平滑肌瘤病相一致的囊性肺疾病证据患者进行基线肺功能试验（PFTs）和 6 分钟步行试验（6MWT）检查（ⅡA 级推荐）
皮肤	进行详细的皮肤检查（Ⅰ级推荐）
牙齿	进行详细的牙齿检查（ⅡB 级推荐）
心脏	进行胎儿超声心动图检查，以检测在产前超声中识别出横纹肌瘤的患者，特别关注分娩后存在心力衰竭高风险的患者（Ⅰ级推荐）； 对儿科患者进行超声心动图检查，特别是 3 岁以下的患者（Ⅰ级推荐）； 在所有年龄段进行心电图检查，以评估潜在的异常结果（ⅡA 级推荐）
眼	进行全面的眼科评估，包括散瞳眼底检查，以评估视网膜发现（星形细胞错构瘤和色素脱失斑）和视野缺损（Ⅰ级推荐）

综上所述，TSC 的诊断是一个复杂而多层次的过程，需要综合考虑临床特征、影像学检查和遗传学检查。国际 TSC 诊断标准为医生提供了明确的指导原则，帮助他们更准确地诊断 TSC。未来，随着医学技术的不断进步，我们可以期待更早期、更准确的 TSC 诊断方法的出现，从而提高患者的生活质量并提供更有效的治疗措施。然而，诊断 TSC 仍然面临着多样性临床表现和挑战性的问题，需要不断的研究和跨学科合作来解决。

（编写：冯卫星 翟 锋 何柏坚 魏海华；审校：梁树立 彭 镜）

参考文献

[1] PERON A, NORTHRUP H. Tuberous sclerosis complex[J]. Am J Med Genet C Semin Med Genet, 2018, 178(3): 274-277.

[2] FUSTES O J H, COSSIO O H, MARQUES A H, et al. Professor Manuel Rodriguez Gomez and the tuberous sclerosis complex paradigm[J]. Arq Neuropsiquiatr, 2018, 76(11): 795-797.

[3] Eruopean Chromosome 16 Tuberous Sclerosis Consortium. Identification and characterization of the tuberous sclerosis gene on chromosome 16[J]. Cell, 1993, 75(7): 1305-1315.

[4] VAN SLEGTENHORST M, DE HOOGT R, HERMANS C, et al. Identification of the tuberous sclerosis gene TSC1 on chromosome 9q34[J]. Science, 1997, 277(5327): 805-808.

[5] CURATOLO P, MOAVERO R, ROBERTO D, et al. Genotype/phenotype correlations in tuberous sclerosis complex[J]. Semin Pediatr Neurol, 2015, 22(4): 259-273.

[6] ROACH E S, GOMEZ M R, NORTHRUP H. Tuberous sclerosis complex consensus conference: revised clinical diagnostic criteria[J]. J Child Neurol, 1998, 13(12): 624-628.

[7] NORTHRUP H, KRUEGER D A, International Tuberous Sclerosis Complex Consensus Group. Tuberous sclerosis complex diagnostic criteria update: recommendations of the 2012 Iinternational Tuberous Sclerosis Complex Consensus Conference[J]. Pediatr Neurol, 2013, 49(4): 243-254.

[8] NORTHRUP H, ARONOW M E, BEBIN E M, et al. Updated international tuberous sclerosis complex diagnostic criteria and surveillance and management recommendations[J]. Pediatr Neurol, 2021, 123: 50-66.

[9] PERON A, AU K S, NORTHRUP H. Genetics, genomics, and genotype-phenotype correlations of TSC: insights for clinical practice[J]. Am J Med Genet C Semin Med Genet, 2018, 178(3): 281-290.

[10] ARONICA E, SPECCHIO N, LUINENBURG M J, et al. Epileptogenesis in tuberous sclerosis complex-related developmental and epileptic encephalopathy[J]. Brain, 2023, 146(7): 2694-2710.

[11] TOURAINE R, HAUET Q, HARZALLAH I, et al. Tuberous sclerosis complex: genetic counselling and perinatal follow-up [J]. Arch Pediatr, 2022, 29(5S): 5S3-5S7.

[12] WANG M X, SEGARAN N, BHALLA S, et al. Tuberous sclerosis: current update[J]. Radiographics, 2021, 41(7): 1992-2010.

[13] CURATOLO P, SPECCHIO N, ARONICA E. Advances in the genetics and neuropathology of tuberous sclerosis complex: edging closer to targeted therapy[J]. Lancet Neurol, 2022, 21(9): 843-856.

[14] BLAIR J D, HOCKEMEYER D, BATEUP H S. Genetically engineered human cortical spheroid models of tuberous sclerosis[J]. Nat Med, 2018, 24(10): 1568-1578.

[15] TESSARECH M, MALINGE M C, CARMIGAC V, et al. Limb overgrowth associated with a mosaic TSC2 second-hit in tuberous sclerosis complex[J]. Am J Med Genet A, 2020, 182(11): 2803-2804.

[16] TOGI S, UAR H, NIIDA Y. Optimization and validation of multimodular, long-range PCR-based next-generation sequencing assays for comprehensive detection of mutation in tuberous sclerosis complex[J]. J Mol Diagn, 2021, 23(4): 424-446.

[17] KLONOWSKA K, GIANNIKOU K, GREVELINK J M, et al. Comprehensive genetic and phenotype analysis of 95 individuals with mosaic tuberous sclerosis complex[J]. Am J Hum Genet, 2023, 110(6): 979-988.

[18] BEKIESINSKA-FIGATOWSKA M, SOBIERAJ P, PASIECZNA M, et al. Early diagnosis of tuberous sclerosis complex: prenatal diagnosis[J]. AJNR Am J Neuroradiol, 2023, 44(9): 1070-1076.

2

第三章

结节性硬化症相关神经系统疾病

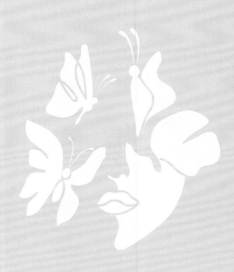

颅脑是结节性硬化症（tuberous sclerosis complex，TSC）最多受累的器官，脑内主要表现为脑皮质结节、室管膜下结节和室管膜下巨细胞型星形细胞瘤（subependymal giant cell astrocytoma，SEGA），而临床症状主要表现为癫痫、精神发育迟滞和局灶性功能损害。TSC 患者的神经系统症状也是影响其生活质量和威胁生命的重要因素，往往起病早，是 TSC 早期就诊的主要原因。

第一节 结节性硬化症中枢神经系统的影像学表现

结节性硬化症（TSC）几乎可以累及所有器官，通常在皮肤、大脑、肾脏、肺和心脏等部位出现病变，导致器官功能异常。TSC 脑内异常是由发育中的大脑的神经祖细胞内的基因异常表达引起的。由于干细胞无法正常分化、发育或迁移，在室管膜下区、皮质以及两者之间的放射状胶质通路上可见发育不良的、异常的细胞，从而形成了神经影像学可见的 TSC 典型的影像学表现。神经影像学不仅在 TSC 早期定性诊断中起到关键作用，而且在 TSC 的定期和长期监测中更加不可替代。本节将对 TSC 神经影像学常用检查方法及神经影像学表现进行叙述。

一、影像学检查方法

（一）CT 检查

CT 扫描速度快，禁忌证少，现已广泛使用。推荐 CT 平扫作为首次癫痫发作的急诊患者的影像筛查方法。CT 平扫可以发现颅内肿瘤、大的动静脉畸形、脑卒中和钙化病变，可明确出血或大的肿块的诊断，有利于指导急诊早期诊断及治疗。CT 对于钙化的检测非常敏感，优于头部磁共振成像（magnetic resonance imaging，MRI），可发现非常小的室管膜下结节钙化。CT 增强扫描仅用于怀疑合并 SEGA，或者其他颅内感染或肿瘤（包括转移瘤），且无法行 MRI 扫描的情况。

（二）MRI 检查

MRI 具有良好的软组织分辨率，可清楚地显示脑灰、白质结构。MRI 可采用多方位、多种序列及高分辨力技术对脑组织进行扫描，从多角度、用多种对比方式对脑内正常结构及病变进行精细显示，不仅具有非常高的软组织分辨率，还可进行功能磁共振成像，从分子和功能水平对病变进行研究。对 TSC 的诊断采用常规头颅 MR 扫描可较好地显示脑皮质、白质和室管膜下病变，增强扫描可用于明确 SEGA 的诊断。多数病例可做出明确诊断。高分辨率癫痫序列的扫描可以更加清晰地显示病灶，较常规扫描可能发现更多皮质及白质病变。结合功能磁共振扫描如 MRI 灌注动脉自旋标记（arterial spin labeling，ASL）序列，可显示皮质结节的血流灌注情况，对于致痫结节的确定有一定帮助。

1. 头颅 MRI 常规扫描　采用头线圈，平扫序列包括矢状位 T_1WI、横轴位 T_1WI，T_2WI，T_2- 液体衰减反转恢复序列（fluid attenuated inversion recovery，FLAIR）及弥散加权成像（diffusion weighted imaging，DWI），必要时行增强扫描。

（1）头颅 MRI 平扫：矢状位 T_1WI，层厚 4～5 mm，间距 1 mm，16～20 层，1.5T T_1WI 序列通常采用自旋回波（SE）T_1 加权序列［重复时间/回波时间（TR/TE）=531 ms/12 ms］，3.0T 采用 FLAIR T_1 加权序列［TR/TE=2 335 ms/13 ms，反转时间（TI）=870 ms］。其主要用于评估中线结构和颅后窝，并且可良好显示大脑半球凸面尤其是中央沟附近的脑结构及病变。横轴位 T_1WI、T_2WI（TR/TE=3 128 ms/100 ms）序列，层厚 4～5 mm，间距 1 mm，16～20 层，用于评估全脑结构及病变，还可用于评估脑白质髓鞘化过程。横轴位 T_2-FLAIR（TR/TE=7 000 ms/120 ms，TI=2 200 ms）在髓鞘化成熟之前，异常延长的 T_2 信号可能不会被清晰地显示，建议作为 2 岁以上髓鞘化成熟或接近成熟后儿童头颅 MRI 扫描的常规序列。横轴位 DWI［TR/TE=1 669 ms/71 ms，带宽（BW）=1 418.3 Hz，层厚=4～5 mm，弥散敏感度（b）=1 000 s/mm^2］序列，可用于区别细胞毒性水肿和血管源性水肿，前者呈高信号，脓肿液等蛋白含量高的物质呈高信号，肿瘤内细胞密度大的成分呈不同程度弥散受限，而 TSC 脑内病变多数无弥散受限。

（2）增强扫描：静脉注射含钆对比剂［如钆喷酸葡胺注射液（Gd-DTPA）］，0.1 mmol/kg（相当于 0.2 ml/kg）后，行 T_1WI 序列扫描，TR=8.1 ms，TE=3.7 ms，体素 1 mm×1 mm×1 mm。可以更好显示和评价脑肿瘤、感染、神经皮肤综合征、神经纤维瘤病、血管畸形等。当检查脑膜病变时应加扫增强后 T_2-FLAIR 序列。如怀疑病变累及眼眶时，应加扫增强后脂肪抑制 T_1WI 序列。

2. 癫痫结构影像序列-MRI 扫描　采用统一癫痫结构影像序列（harmonized neuroimaging of epilepsy structural sequences，HARNESS）-MRI 扫描方案，包括 3 个核心结构扫描序列：高分辨率 3D T_1 加权序列、高分辨率 3D FLAIR 序列和高分辨率 2D 冠状位 T_2 加权序列。基于对图像高分辨率的要求，推荐在 3T 磁共振扫描仪上进行数据采集。3D T_1 加权序列采用磁化准备的快速梯度回波（magnetization prepared rapid acquisition gradient echo sequence，MPRAGE）序列或 3D 扰相梯度回波序列或 3D 快速场回波序列，采用各向同性毫米体素分辨率（即 1 mm×1 mm×1 mm，无间隔），是最常用的是 3D T_1 梯度回波序列，能对大脑解剖结构和形态进行良好评估；3D FLAIR 序列不同厂家设备序列名称不同，如 CUBE、VISTA 或 SPACE，采用各向同性毫米体素分辨率（即 1 mm×1 mm×1 mm，无间隔）。FLAIR 序列主要用于评估病变的信号异常，可以清晰显示皮质结节、室管膜下结节以及白质病变所引起的信号异常。FLAIR 序列对于因胶质增生或细胞外间隙增宽所引起的信号增高敏感. 而且，在抑制了脑脊液高信号的干扰后，FLAIR 序列对于皮质病变的显示比 T_2WI 更为敏感。但 FLAIR 序列也有其局限性，由于边缘系统结构在 FLAIR 序列上信号略高，因此其对轻度海马硬化引起的信号增高不敏感。此外，FLAIR 序列对于 2 岁以下髓鞘成熟以前的新生儿及婴儿的癫痫相关病变不敏感。冠状位 T_2 序列采用快速自旋回波序列，扫描方向垂直于海马长轴，采用亚毫米级分辨率（如 0.4 mm×0.4 mm×2 mm，无间隔），用于观察海马的结构和信号的改变。TSC 脑内病变的形态和 MR 信号特点有随年龄而改变的特征，在不同年龄癫痫扫描方案中各序列的灵敏度也有差异，将在后面章节中进行叙述。

3. **磁化传递成像**　磁化传递成像（magnetization transfer imaging，MTI）技术是由 Wolff 等提出，是对大分子结构微观神经病理变化灵敏度较高的 MRI 技术，它能显示常规 MRI 扫描下未能发现的确切病灶，在癫痫等疾病中的研究进展较快。人体组织中质子存在两种不同状态，即自由水和结合水，也称自由池和结合池。MTI 技术是利用连续偏共振射频脉冲，使结合池中的氢质子受到激励而饱和，而自由池中的氢质子不被激励，结合池与自由池之间存在动态的化学交换和偶极相互作用，从而将饱和状态传递到邻近的自由池，产生图像对比。主要特点包括两方面，即增加对比度和提高组织特征。增加组织对比度是通过施加偏共振饱和脉冲抑制周围组织的信号强度实现的，主要包括磁共振血管成像（magnetic resonance angiography，MRA）和提高钆的强化效果。提高组织特征是通过磁化传递率（magnetization transfer ratio，MTR）来反映组织中大分子蛋白质含量的变化，进而了解生物组织学特性。MTI 技术可对神经系统疾病进行定量、定性分析，研究表明白质髓鞘化及轴突密度可以由白质 MTR 反映，而灰质 MTR 则反映的是神经元大小、数量的变化及细胞膜成分的变化。MRI 对癫痫灶定位比较灵敏，但部分患者在常规 MRI 下不能正常地显示病变区域。MTI 对颅神经病理变化灵敏度较高，即使常规 MRI 扫描阴性的疾病，在 MTR 图像也能显示异常脑部病变区域，病理显示这些区域存在胶质细胞增生、神经元水肿等。研究证明，将 T_1W-MTI 与 DTI、静息态功能 MRI 等联合应用时，还能从形态和功能水平为疾病的病理生理机制研究、早期诊断、疗效观察、预后判断提供更多有用的生物学表征。T_1W-MTI 在髓鞘成熟后对 TSC 脑实质病变的显示优于传统 T_1WI。

4. **功能磁共振成像**　包括磁共振弥散张量成像（diffusion tensor imaging，DTI）、灌注加权成像（perfusion weighted imaging，PWI）、动脉自旋标记（arterial spin labeling，ASL）、脑功能磁共振成像（functional MRI，fMRI）及磁共振波谱（magnetic resonance spectroscopy，MRS）等单独或联合其他影像学方法应用于寻找致痫结节及脑损伤的研究，取得了不少令人满意的成果。弥散张量纤维束成像用于确定主要纤维束走行及受损情况，任务态 fMRI 对于运动区和语言区的定位在神经外科手术的定位方面已得到临床认可。

（三）正电子发射计算机断层像

正电子发射计算机断层显像（positron emission computed tomography，PET）作为一种非侵入性的医学分子影像学检查方法，能对脑血流灌注、物质代谢、神经受体、基因表达等进行显像，从分子水平反映活体的生理生化改变，在 TSC 致痫病灶的准确定位方面起着重要作用，尤其对于 MRI 阴性的癫痫患者能够提供癫痫灶的定位诊断，是目前最具代表性的分子影像技术。

1. **显像原理**　葡萄糖是脑组织的唯一能量来源，2- 脱氧 -2 氟 -D- 葡萄糖（2-deoxy-2-fluoro-D-glucose，^{18}F-FDG）为葡萄糖的类似物，静脉注入人体后进入脑组织，在己糖激酶的作用下磷酸化生成 6- 磷酸 -FDG，后者不能进一步代谢，而滞留于脑细胞。通过 FDG-PET 显像，可反映大脑生理和病理情况下葡萄糖代谢情况，应用动态采集，还可获得糖代谢的各种速率常数、脑组织葡萄糖代谢率等定量参数。

2. **显像方法**　注射 ^{18}F-FDG 前禁食 4～6 小时，检查者保持安静，戴黑眼罩和耳塞，避免声光刺激。建立静脉通道，2D 模式采集时，注射 3.7～6.7 MBq/kg ^{18}F-FDG（3D 模式采集时，^{18}F-FDG 注射剂量要减少，剂量范围在 1.9～3.7 MBq/kg）。一般注射剂量为 111～296 MBq（3～8 MCi）。常规显像宜在注射后 30 分钟进行，患者定位于检查床上，先行发射扫描或先行透射扫描，依具体情况而定，采集透射和发射扫描信息。视 PET 或 PET/CT 机型不同，选择其适当的重建参数进行图像重建。

需要注意的是，对不能合作的患儿可应用适量镇静剂；有糖尿病病史或糖耐量异常者，应测定血糖浓度，若血糖高于 11.11 mmol/L（200 mg/dl），应采取措施降低血糖，将血糖水平控制在 3.33～6.67 mmol/L（60～120 mg/dl）进行检查。

3. 诊断标准　采用肉眼法和半定量法分析判断结果。

（1）在横断面影像上，大脑皮质有一处或多处放射性减低或缺损区，范围 >1.5 cm×1.5 cm，累及层面厚度 >1.2 cm，并在冠状面、矢状面或者三维图像重建上可见相同位置的变化，与对侧比较放射性活度降低 15%。

（2）有一处或多处异常放射性增高区，范围 >2.0 cm×2.0 cm，超出正常结构，累及层面厚度 >1.2 cm，与对侧比较放射性活度升高 15%。

（3）癫痫灶定位诊断：^{18}F-FDG 目前已被公认为癫痫外科术前或伽马刀放射治疗最佳的无创伤性定位方法，可为 CT 和 MRI 检查阴性的癫痫患者提供癫痫灶的定位诊断。发作间期致痫灶的葡萄糖代谢降低，而在发作期致痫灶葡萄糖代谢反而增高，此特点可用于癫痫灶的定位。但临床实际工作中发现，癫痫发作期致痫灶高代谢并不常见，对于 TSC 的致痫灶的定位，要结合 CT/MR 及脑电图综合评判。

二、结节性硬化症中枢神经系统影像特征

神经影像学通常在 TSC 的诊断中发挥重要作用，95% 以上的 TSC 患者神经影像学存在特征性影像表现，而且早在出生前就已有中枢神经系统异常。除发生颅内典型改变外，还应注意 TSC 患儿常伴随发生的头颈部皮肤病变和眼部病变。皮肤病变中血管纤维瘤和色素脱失斑具有诊断价值，出生即可发现，也可能到年长儿童阶段才发现。眼部病变中最常见的是视网膜错构瘤，约 50% 的 TSC 患者可发生视网膜错构瘤。

在 2021 年 TSC 诊断标准中，中枢神经系统病灶中的多个皮质结节和 / 或放射状移行线、室管膜下结节（≥2）和 SEGA 均为主要表现，有两条主要表现即可获得 TSC 的确定性诊断（见表 2-3-2）。正确识别 TSC 中枢神经系统影像改变对于 TSC 的诊断非常重要。

（一）室管膜下结节

室管膜下结节是良性病变，是由肿胀的胶质细胞和异常的多核细胞聚集而成的错构瘤，不同于脑皮质结节，TSC 患者 90% 存在室管膜下结节。主要分布于沿尾状核走行的脑室表面，最常见于室间孔（Monro 孔）后方的丘脑纹状体沟。结节也可见于侧脑室额角、颞角、体部及第三脑室或第四脑室室管膜下区。

1. 影像学表现　CT 和 MRI 上的影像学表现随患者年龄的增长而变化。1 岁以内很少发生钙化，随着年龄的增长钙化结节逐渐增加。CT 平扫难以显示婴幼儿期的室管膜下

结节，随着患者年龄的增加，钙化的室管膜下结节呈高密度，容易识别（图 3-1-1）。在 MRI 平扫中室管膜下结节表现为向脑室内突出的不规则结节，其信号随周围白质信号改变而改变。胎儿和小婴儿，由于白质髓鞘化尚未完成，未髓鞘化的白质含水量较多，脑白质在 T_1WI 上信号较灰质低，T_2WI 上较灰质高，室管膜下结节在 T_1WI 呈相对高信号，在 T_2WI 上呈等 - 低信号（图 3-1-2）。随着大脑髓鞘化，室管膜下结节逐渐与白质信号相等，在 T_1WI 上更最容易识别，与脑脊液的低信号形成对比，而在 T_2WI 上由于脑脊液呈高信号，小结节可能显示不清，而较大的室管膜下结节可因不同程度的钙化而信号减低。磁敏感序列，如磁敏感加权成像（SWI）及 T_2^* 序列是显示钙化的最佳方法，表现为极低信号（图 3-1-3）。静脉注入顺磁性对比剂增强扫描，室管膜下结节表现为不同程度的强化，从无强化到明显强化，但有无强化并无临床意义。在 DTI 检查中室管膜下结节扩散率高于周围白质，各向异性（FA）值低于周围白质。

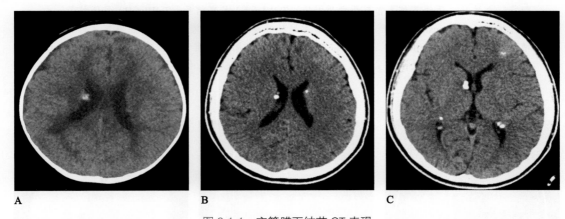

图 3-1-1　室管膜下结节 CT 表现

A. 10 个月婴儿，CT 平扫示双侧脑室室管膜下多发结节，右侧较大者可见不均匀钙化，左侧未见明显钙化；B、C. 13 岁男孩，双侧脑室多发室管膜下结节钙化，呈高密度，并可见左额叶皮质结节钙化。

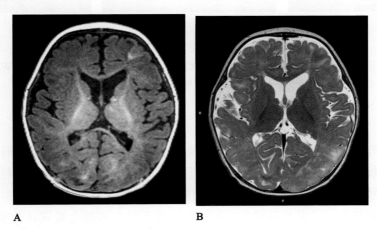

图 3-1-2　小婴儿室管膜下结节及皮质结节 MRI 表现

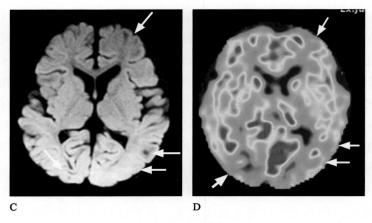

图 3-1-2（续）

5个月小婴儿。双侧室间孔区室管膜下结节 T_1WI（A）呈稍高信号，T_2WI（B）呈等信号。左额叶、右枕叶皮质结节与未髓鞘化白质对比，T_1WI（A）呈高信号，T_2WI（B）呈低信号，左额叶结节可见 Transmantle 征。T_2WI（B）左颞枕叶皮质结节清晰显示，呈高信号，局部脑回增宽，可见 Transmantle 征，该结节在 T_1WI（A）上与周围白质信号很难分辨。在 DWI（C）上，皮质结节无弥散受限，呈低信号（箭头），磁共振灌注 ASL 伪彩图（D）显示皮质结节呈明显低灌注（箭头）。

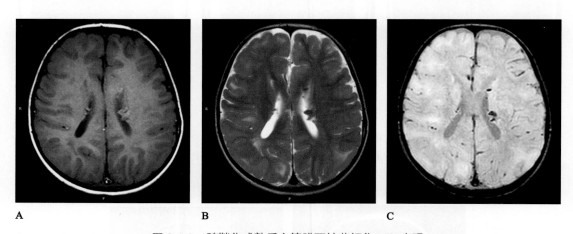

图 3-1-3 髓鞘化成熟后室管膜下结节钙化 MRI 表现

4岁男孩。双侧脑室体部多发室管膜下结节发生钙化，T_1WI（A）呈稍高信号，T_2WI（B）呈低信号，SWI（C）钙化结节呈明显低信号，左侧明显。

2. 鉴别

（1）对于等信号的室管膜下结节需要与室管膜下灰质异位进行鉴别，前者呈图钉样改变，且信号多数不均匀，边缘不光整，可发生钙化，而灰质异位在任何序列上均表现为边缘光滑的等信号结节，信号均匀，边缘圆润，无钙化（图 3-1-4）。

（2）胎儿和新生儿（尤其是早产儿）的室管膜下结节可能会被误认为室管膜下出血，此时应注意寻找其他颅内及颅外 TSC 的病变。

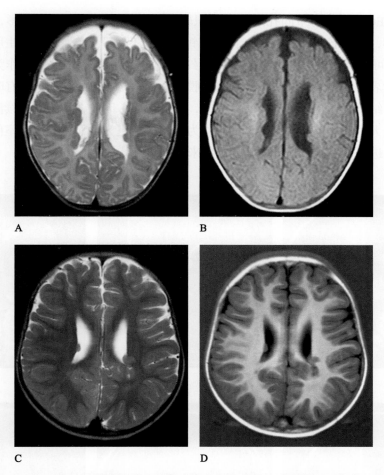

图 3-1-4 髓鞘成熟前及髓鞘成熟后室管膜下灰质异位 MRI 表现

A（T$_2$WI）、B（T$_1$WI）示 2 个月小婴儿；C（T$_2$WI）、D（T$_1$WI）示 3 岁女孩。双侧脑室体部室管膜下可见多发结节状等灰质信号影，信号均匀，内缘光整。

（二）室管膜下巨细胞型星形细胞瘤

室管膜下巨细胞型星形细胞瘤（SEGA）指室间孔（Monro 孔）附近的室管膜下结节增大，形成胶质神经元起源的肿瘤，与星形细胞瘤不同，其属于 WHO 分级 I 级。在 TSC 中的发病率约为 5%～10%。青少年多见，很少发生于低年龄儿童，20 岁或 25 岁之后也很少发生。在解剖学上，该肿瘤与室管膜下结节的不同之处在于其更大且有增大的趋势；其特征性位置和占位效应可导致脑积水，临床表现为疲劳、食欲下降、晨起头痛、视野不足或行为问题。值得注意的是，除了室间孔附近这一典型发病部位，SEGA 也可发生在室管膜表面的任何位置，偶见发生于脑实质中。

此外，少数 SEGA 发生在没有其他 TSC 证据的患者中，其预后比 TSC 患者的 SEGA 更差。此时，该肿瘤是代表 TSC 的顿挫型，还是与遗传异常无关的自发性肿瘤，目前尚不能确定。

　　典型的 SEGA 表现为室间孔附近的体积较大的室管膜下结节或肿块影，边缘可光整或呈不规则形，MRI 信号多不均匀，可发生钙化（图 3-1-5），增强后可发生明显不均匀强化。钙化 CT 可见高密度，T_2WI 及 SWI 信号减低。肿瘤直径大小是否可作为诊断标准仍有争论，有学者等认为直径 >12 mm 的室管膜下病变可诊断为 SEGA，但有时非常靠近的两个室管膜下结节总体直径达到诊断标准时，容易误诊。因此，认为以连续随访影像中室管膜下结节长大，比仅依靠测量结节直径作为诊断标准更为可靠；或以与室间孔附近肿瘤相关性脑积水进展作为结节增大的间接征象来明确诊断。

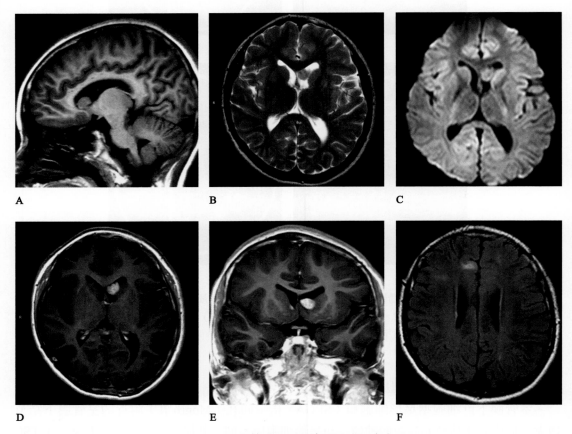

图 3-1-5　室管膜下巨细胞型星形细胞瘤

13 岁女孩。左侧室间孔区结节状占位性病变，T_1WI（A）呈等信号，T_2WI（B）以等信号为主，信号略混杂。DWI（C）上呈等信号，未见弥散受限。增强后（D、E）病变可见明显强化，并左侧脑室形态饱满。FLAIR 像（F）TSC 所致多发皮质结节及点线样白质病变呈高信号。

　　SEGA 属于良性肿瘤，很少发展为更高级别或有浸润性的肿瘤，在生长方式上，倾向于向脑室内生长，很少侵犯脑实质。如果影像学发现肿瘤侵犯脑实质伴周围脑组织水肿，或肿瘤迅速增大，应怀疑肿瘤发生恶性转变。

　　影像学随访不仅在 SEGA 的诊断中起到关键性作用，在其治疗时机及治疗方法的选择上也意义重大。良性 SEGA 的治疗方法包括药物治疗（mTOR 通路抑制剂）和手术治疗（脑积水分流术或肿瘤切除术）。由于 SEGA 出现急性梗阻性脑积水的患者预后较差，推荐在症状性脑积水之前进行治疗。对于症状性或与脑室扩大相关性 SEGA，需要干预或更频繁的临床监测和重新影像检查。影像监测频率与患者年龄和临床表现相关，所有 TSC 患者应每 1～3 年进行 1 次头颅 MRI 检查，直至 25 岁。在 1～3 年的推荐周期内，扫描频率应根据临床表现确定。对于年龄较小、SEGA 较大或增长、发育或认知障碍无法可靠报告细微症状的无症状 SEGA 患者应更频繁地进行扫描。对于 25 岁前无 SEGA 的患者不需要持续的影像监测，但儿童期出现无症状 SEGA 的患者，应继续进行终身的 MRI 监测。

SEGA 的流行病学、形成机制、临床表现、诊断及治疗等详细内容参见本章第三节。

（三）脑皮质结节

脑皮质结节（cortical tubers）是一种脑皮质发育不良，发生在约 90% 的 TSC 患者。大体病理上，错构瘤呈光滑发白的略微隆起的结节，表现为圆形或多角形扩大的非典型脑回。组织学上，由异形巨细胞、致密的纤维胶质细胞组成，髓鞘减少、紊乱，可见气球样细胞，无法与局灶性皮质发育不良（focal cortical dysplasia，FCD）-IIb 区分，二者均是哺乳动物雷帕霉素靶蛋白（mammalian target of rapamycin，mTOR）通路受到干扰的结果。研究表明，脑皮质结节周围的畸形组织也是主要的致痫区。此外，在组织学上结节周围脑组织包含许多异常的细胞。脑皮质结节的数量可以从一两个到几十个不等，最常见于幕上，也可发生于幕下，文献报道约 15% 的 TSC 患者可见小脑结节。皮质结节钙化的数量随年龄增长，但钙化比例尚无定论。

1. 影像学表现

（1）CT：新生儿和婴儿的 CT 上皮质结节表现为脑回变宽，呈低信号，较易识别，但新生儿及婴儿由于射线辐射，很少采用 CT 检查。随年龄增长皮质结节信号逐渐增高，与周围正常皮质的对比度逐渐减弱，CT 有可能无法显示年长儿和成人未钙化的脑皮质结节。此外，成人颅骨的射线硬化伪影也会影响脑皮质结节的观察。随年龄增长脑皮质结节发生钙化的比例逐渐增加，此时 CT 容易识别（见图 3-1-1C，图 3-1-6A）。但应注意，对于呈脑回样钙化的皮质结节，需与脑面血管瘤病鉴别。

（2）MRI：MRI 对于脑皮质结节的显示明显优于 CT，尤其是对于未钙化的皮质结节（图 3-1-7）。皮质结节的 MR 表现随年龄而变化，颇具特征性。脑皮质结节可表现为自皮质至脑室的异常信号，即所谓的 Transmantle 征，与 FCD-IIb 型表现相似，脑回变平、增宽，局部皮质增厚，结节内缘模糊（见图 3-1-2）。在胎儿和新生儿中，与周围白质相比，脑皮质结节累及的脑回在 T_1WI 上表现高信号，T_2WI 上表现为低信号，其中 20% 伴受累脑回体积增大（见图 3-1-2）。随脑白质髓鞘化，脑白质在 T_1WI 上信号增高，在 T_2WI 上信号减低，皮质结节趋于与周围白质信号相等。较大婴儿的皮质结节在 T_1WI 上表现为结节中心区低信号（图 3-1-8）。年长儿和成人的皮质结节在 T_1WI 上逐渐被周围髓鞘化白质的信号增高所掩盖而变得模糊（图 3-1-9A）。利用磁化传递技术抑制脑组织内髓鞘的高信号，可以显示更多 T_1 缩短的皮质结节，对监测脑实质病变更敏感。随着脑白质完成髓鞘化，正常白质在 T_2WI 上呈低信号，而皮质结节在 T_2WI 上呈高信号，可清晰显示，较传统 T_1WI 更具优势，且 T_2WI 对于结节周围皮质厚度增加、回旋模式异常和钙化等组织特征显示最佳（图 3-1-9B，图 3-1-10）。T_2-FLAIR 序列是 TSC 儿童和成人脑实质病变显示的最敏感序列之一，脑实质病变在 FLAIR 像表现为高信号。尤其是高分辨率 FLAIR 序列，可进行重建从多角度显示病变，对于 Transmantle 征的显示具有明显的优势，还能发现更多微小病变（图 3-1-7B～D，图 3-1-9C）。但在 2 岁以内脑白质髓鞘化未完成的新生儿和婴儿，FLAIR 序列的价值尚无法明确。在 FLAIR 像上呈低信号的皮质结节，也称为囊样皮质结节（图 3-1-11，图 3-1-12），在低龄儿中发生率高于年长儿和成人，有囊样结节的患者癫痫发作表型更严重。有研究发现相对于周围白质，致痫的皮质结节的表观扩散系数（ADC）值更高。

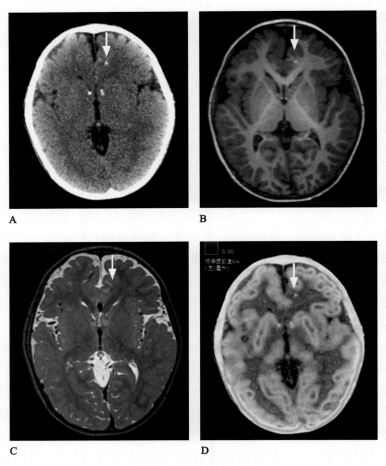

图 3-1-6 脑皮质结节钙化及髓鞘化成熟后室管膜下结节钙化 CT 及 MRI 表现

4 岁男孩。CT（A）示双侧脑室室间孔区多发室管膜下小结节钙化，左额叶皮质结节点状钙化（箭头），MRI T_1WI（B）及 T_2WI（C）上室管膜下结节显示不及 CT，左额叶皮质结节钙化 T_1WI（B）呈稍高信号（箭头），T_2WI（C）呈低信号（箭头），PET/CT（D）左额叶皮质结节呈明显低代谢（箭头）。

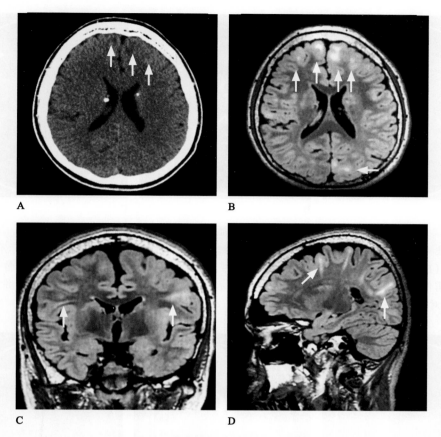

图 3-1-7 脑皮质结节的 CT 及 MRI 表现

3 岁男孩，CT（A）可见双额叶皮质结节呈中心稍低密度（箭头）。MRI 高分辨率 FLAIR 三维重建（B~D）从多个方向展示皮质结节（箭头），较 CT 可发现更多皮质结节，同时可清晰显示 Transmantle 征（B，C 箭头）。

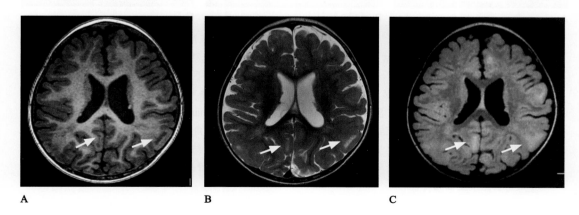

图 3-1-8 脑皮质结节 MRI 表现

1 岁 10 个月婴儿，MRI 高分辨率 T_1WI（A）双顶叶皮质结节中央呈稍低信号（箭头），T_2WI（B）呈高信号（箭头），FLAIR 像（C）结节呈高信号（箭头），同时可清晰显示左额叶及右顶叶更多的皮质结节。

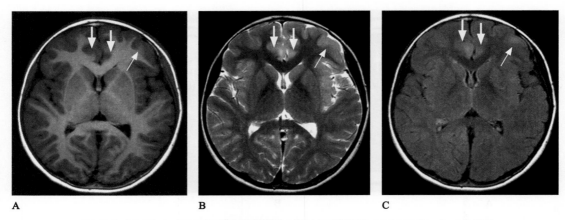

图 3-1-9　脑皮质结节 MRI 表现

髓鞘化完成后，T₁WI（A）皮质结节（粗箭头及细箭头）被周围信号增高的白质所淹没显示不清。T₂WI（B）双侧前扣带回皮质结节表现为高信号（粗箭头），左额叶凸面结节（细箭头）信号略高，需仔细辨认。FLAIR 像（C）对皮质结节显示更清晰，呈高信号（粗箭头及细箭头），并且较T₂WI 对比更强，更容易显示。

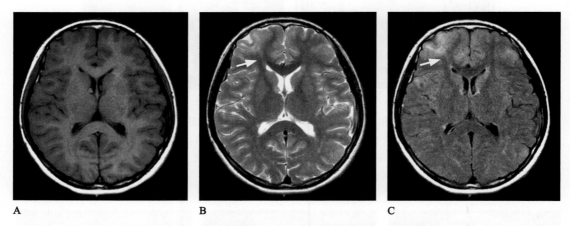

图 3-1-10　年长儿脑皮质结节及室管膜下结节 MRI 表现

13 岁女孩，右额叶局部皮质结节累及脑回局限性增宽，表面可见脐样凹陷，T₁WI（A）结节与正常脑白质分界显示欠清晰，局部皮质下白质可见小片状高信号区提示钙化；T₂WI（B）右额叶皮质结节清晰显示，对局部脑回形态、皮质厚度显示清晰，并可见 Transmantle 征（箭头）；FLAIR 像（C）皮质结节呈明显高信号，清晰可见，可见 Transmantle 征（箭头），同时显示双侧大脑半球多发高信号皮质结节。双侧室间孔区、右侧脑室三角区可见多发室管膜下结节；T₁WI（A）右侧脑室结节钙化呈稍高信号，左侧室间孔区未钙化结节呈等信号。T₂WI（B）结节呈等信号不及 T₁WI 显示清晰。FLAIR 像（C）对室间孔区室管膜下结节显示欠佳，右侧脑室三角区结节呈高信号。

　　皮质结节发生钙化时，T₁WI 信号增高（由于钙盐可缩短 T₁），T₂WI 信号减低呈低信号（图 3-1-6B、C），磁敏感加权成像对钙化敏感，呈极低信号。发生退化、钙化的皮质结节增强后有时会强化。在 DWI 上，与正常白质相比，皮质结节的扩散率增加（见图 3-1-2C），各向异性降低。MRI 灌注成像上，相对于平均灰质，大多数皮质结节为低灌注结节（见图 3-1-2D）；而高灌注结节的存在与癫痫发作频率增加有关。皮质结节发生肿瘤变性的风险极低。

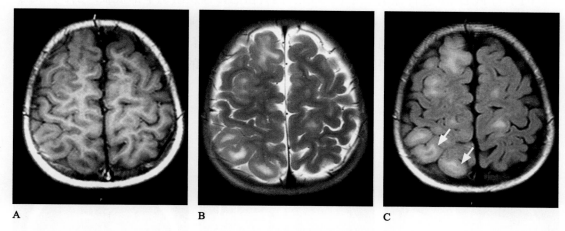

图 3-1-11　囊样皮质结节

4 岁男孩，双额顶叶多发形态各异的皮质结节。T₁WI（A）结节中心呈稍低信号；T₂WI（B）结节呈明显高信号，受累脑回增宽，皮质增厚；FLAIR 像（C）右顶叶两枚结节中央区信号减低，为囊样结节（箭头），余皮质结节呈高信号。

（3）PET：FDG-PET 皮质结节多呈低代谢（图 3-1-6D），研究显示致痫性结节的代谢减低范围比皮质结节更大（图 3-1-12）。研究证实使用 α^{11}C- 甲基 -L- 色氨酸（AMT）PET 扫描有助于识别 TSC 中的致痫结节。发作间期致痫性结节表现出示踪剂摄取增加，结节和正常皮质之间的标准摄取值 0.98 能可靠地区分癫痫性和非致癫痫性结节。此外，血氧水平依赖功能磁共振成像（BOLD）、磁源性成像等，也用于致痫结节的研究。

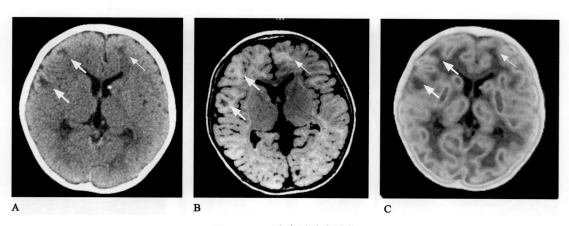

图 3-1-12　脑皮质致痫结节

3 岁男孩，CT（A）示双额叶多发皮质结节，呈低密度（粗箭头及细箭头），FLAIR 像（B）右额叶结节为囊样结节，可见中央低信号（粗箭头），左额叶结节呈高信号（细箭头），PET/CT（C）右侧额叶为致痫结节，可见明显低代谢（粗箭头），左额叶结节代谢减低（细箭头）。

2. 鉴别 多发皮质结节基本仅见于 TSC，而单发（孤立）皮质结节（图 3-1-13）需要与其他疾病进行鉴别。

（1）与 FCD-Ⅱb 进行鉴别（图 3-1-14）：两者虽然影像及组织学都很难区别，但对于治疗方案的选择影响不大。

（2）与肿瘤进行鉴别：通过是否发生囊变及钙化以及有无强化进行初步鉴别，此外，在 MRI 灌注成像上，高级别肿瘤多呈高灌注，低级别肿瘤的灌注与脑白质接近而皮质结节一般为明显低灌注。

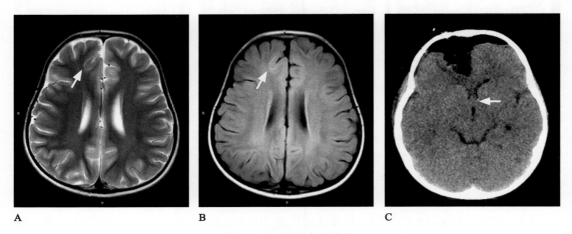

图 3-1-13 单发皮质结节

3 岁女孩，右额叶单发皮质结节，基因证实为 *TSC1* 突变。右额叶局部脑回走行僵硬，灰白质交界区模糊，脑沟底部 T₂WI（A）及 FLAIR 像（B）见弧线样高信号——沟底征，与 FCDⅡb 影像表现相似（箭头）。手术切除后达到无癫痫发作，术后 CT 复查（C），左侧室间孔区钙化的、非常小的室管膜下结节呈高密度（箭头）。

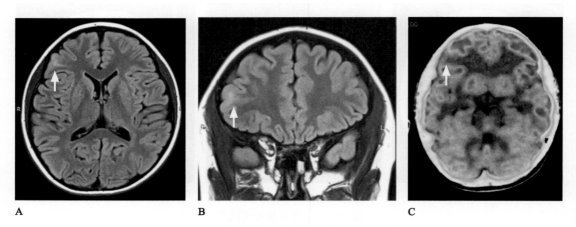

图 3-1-14 局灶性脑皮质发育不良 -Ⅱb 型

9 岁女孩。FLAIR 像（A、B）显示右额脑回增宽，信号增高，可见典型 Transmantle 征（箭头）；PET/CT（C）右额叶局限性低代谢（箭头）。

（四）脑白质病变

TSC 患者的白质中存在由一组神经元和神经胶质细胞组成的小岛。在显微镜下，病变区包含异形神经元和气球样细胞，后者同时具有神经元和胶质细胞的特征；病变区还有髓鞘形成不足的区域。许多异常细胞簇是微观水平的，结构影像学很难显示。但功能成像通过扩散系数增加和各向异性降低可以间接反映这些异常的存在。影像学上，TSC 白质异常最常表现为放射样移行线，这些白质异常并不总与结节有关。

影像学表现：如果不发生钙化，CT 无法显示白质异常（图 3-1-15A、B），而 FLAIR 像及 T$_1$W-MT 成像上显示最佳。与皮质结节信号相同，白质异常全程显示时表现为从皮质到脑室表面贯穿的整个大脑套膜层的线样异常信号（图 3-1-15C、E）。髓鞘化成熟后，T$_2$WI 及 FLAIR 像呈高信号，部分显示时可呈短线状、曲线状或点状（图 3-1-15C～E，图 3-1-16A）。在新生儿及小婴儿髓鞘化未完成，白质病变在 T$_1$WI 呈高信号（图 3-1-16B），随着白质髓鞘化完成，在 T$_1$WI 逐渐模糊至消失，用 MT 成像可清晰显示。静脉注射对比剂后，白质病变无强化。

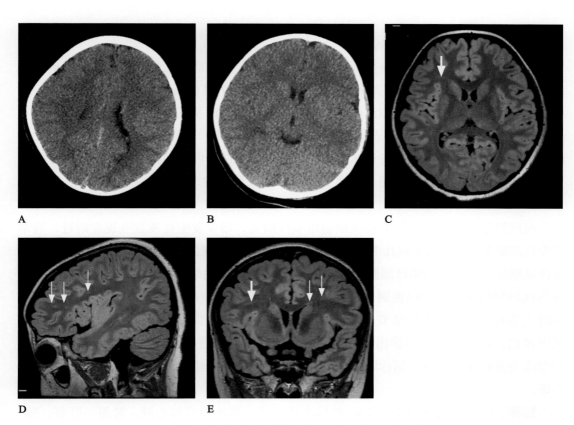

图 3-1-15 TSC 患者的脑白质病变 CT 及 MRI 表现

CT（A、B）无法显示白质异常，但可显示左侧脑室体部稍高密度室管膜下小结节影。高分辨率 FLAIR 像重建图像（C～E）显示白质病变与皮质结节信号相同，可见贯穿的整个大脑套膜层的线样异常信号（C，E 粗箭头）及短线或点状异常信号（D，E 细箭头）。

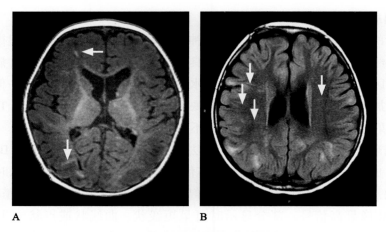

图 3-1-16　TSC 患者的脑白质病变

A.5 个月小婴儿。T_1WI，在未髓鞘化的相对低信号的白质衬托下，TSC 白质病变呈相对高信号影（箭头）；B.4 岁男孩，FLAIR 像显示脑白质多发线样稍高信号，部分与皮质结节相关，部分与皮质结节无关（箭头）。

（五）其他颅内病变及眼部病变

TSC 患者颅内除了典型病变外，脑白质内还可见囊性病变，临床意义尚不明确，最常见于脑室周围，但几乎可以发生在脑内的任何位置，为良性病变。小脑病变也常见，组织学上与大脑半球的病变相似，由皮质结节、白质病变以及室管膜下错构瘤组成，但不具有致痫性。小脑病变的形态及信号也会随时间发生改变，尤其在 10 岁前，如果 TSC 小脑病变体积增大和强化，不应误诊为肿瘤。此外，TSC 颅内小动脉病变的发生率是普通人群的 2 倍，动脉瘤出现得更早，多见梭形、巨大和多发动脉瘤，通过 MRA 可以明确诊断。

视网膜错构瘤是一种星形胶质细胞增殖性病变，15% 发生在视盘或视盘附近，通常多发且双眼受累，在出生后几个月到几年内发生。临床表现为小眼球和白瞳征、持续性原发性玻璃体增殖或视网膜母细胞瘤。CT 上表现为视网膜的结节性肿块，可发生钙化，这时与视网膜母细胞瘤难以鉴别，需寻找其他颅内 TSC 典型改变及临床线索来确定诊断。MRI 上表现为视网膜实性结节，增强后呈中度均匀强化。伴随视网膜脱离时，可见视网膜下渗出，此时应与外层渗出性视网膜病变（Coats 病）进行鉴别，寻找其他 TSC 颅内典型改变及临床线索对鉴别诊断尤为重要。应注意视网膜错构瘤偶见于其他神经皮肤综合征。

脑部、眼部和皮肤病变是 TSC 的标志性病变，其他器官如心脏、肾脏、肝脏、肺、脾脏和骨骼也会出现 TSC 相关性病变，将会在其他相关章节进行叙述。

（编写：程　华；审核：梁树立　林卫红）

第二节 癫 痫

一、癫痫的诊断和分类

癫痫是结节性硬化症最突出的临床表现，80%以上的结节性硬化症患者出现癫痫，60%以上的结节性硬化症患者患有多种癫痫发作类型的药物难治性癫痫。大多数癫痫性痉挛患者通常合并其他类型的癫痫发作，易进展为药物难治性癫痫或癫痫性脑病，给患者及其家庭带来沉重负担。同时，早期癫痫发作和癫痫性痉挛会增加结节性硬化症患者在今后生活中患神经精神疾病和智力障碍的风险。一些共患疾病（孤独症谱系障碍、注意缺陷多动障碍、抑郁和焦虑障碍等）可在癫痫病程中同时出现，加重患者及其家庭的疾病负担。识别 TSC 相关癫痫的诊断和分类有助于医生监测和调整治疗策略，确保病情得到良好控制，从而减轻患者及家庭的经济和心理负担。然而，诊断 TSC 相关癫痫前提是诊断癫痫并明确癫痫分类，确定患者的发作性症状是否为癫痫发作。因此，了解癫痫的发展史、诊断及分类对于指导结节性硬化相关癫痫监测和治疗是必要的。

（一）概述

癫痫是最常见的慢性神经系统疾病之一，可见于任何年龄组，尤其是儿童和老人，影响约 1% 的人口。2016 年，全球约有 5 000 万癫痫患者，每年新发癫痫患者超过 400 万，年发病率 61.4/10 万。在我国，癫痫是仅次于脑卒中的神经系统常见疾病，患病率在 4‰~7‰，而活动性癫痫患病率为 4.6‰，年发病率大约在 30/10 万。据此推算，我国约有 640 万活动性癫痫患者，同时每年有 40 万左右新发癫痫患者。癫痫不仅对患者本人带来严重影响，如躯体和精神心理创伤、生活工作或上学的不便、治疗引发的不良反应，甚至死亡等，还会给家庭和社会带来严重的影响和负担。所以癫痫的诊治不仅是一个医学问题，也是一个社会问题，需要医生、患者及其家庭、社会和国家的关注、支持和参与。

癫痫发作的表现和癫痫的病因多种多样，国际抗癫痫联盟（International League Against Epilepsy，ILAE）对其进行了系统而与时俱进地分类。癫痫综合征是一组特定的临床表现和脑电图改变组成的癫痫疾患，对一部分癫痫进一步进行综合征分类，对于癫痫治疗的选择和预后的判断等方面具有一定的指导意义。

癫痫的治疗方法包括药物治疗、外科治疗和生酮饮食治疗等，而抗癫痫发作药物的治疗是控制癫痫发作的最重要、最基本的治疗方法，也是大部分癫痫患者的首选治疗方法。癫痫治疗的目标包括使患者达到无癫痫发作、最大限度地减少治疗相关副作用，提高患者生活质量，使患者尽量回归正常工作和生活。

癫痫发作和癫痫的分类源于 Henri Gastaut 于 1969 年发表的两项建议。这两项建议（一项针对癫痫发作，一项针对癫痫）于 1970 年被正式接受并发表。有关癫痫发作的分类在 1981 年修订，对于癫痫的分类分别在 1985 年和 1989 年进行了两次修订。关于癫痫发作（ILAE 分类和术语委员会，1981 年）和关于癫痫（ILAE 分类和术语委员会，1989 年）

的术语方面发生了一些微小变化。例如，原发性和继发性被特发性和症状性所取代。引入了隐源性病因，趋于指"可能的症状性"。虽然将一些不同的元素引入到癫痫发作和癫痫分类，但对实际分类没有实质性改变。2001 年的报告是一个真正的诊断方案的建议，其提出了一个关于癫痫和癫痫发作分类的五轴系统，这是相对于既往方法的一个大的突破。也为后来的发展变化铺平了道路。有关癫痫和癫痫发作最初分类的目的是为癫痫相关交流和研究提供一种共享的语言和一个通用的概念和术语，分类是一个基于临床、基础和相关领域的发展而逐步发展、修订和完善的过程。2017 年 ILAE 癫痫和癫痫发作分类和 2022 年 ILAE 癫痫综合征分类就是基于癫痫临床、影像学、病理学、分子生物学和遗传学和计算机等技术的发展制定的，作为目前最新的关于癫痫、癫痫发作类型和癫痫综合征的分类，已经在世界范围内得到广泛应用。

（二）癫痫的定义与分类

1. 定义　癫痫是一种以具有持久性的致病倾向为特征的脑部疾病。癫痫不是单一的疾病实体，而是一种有着不同病因基础、临床表现各异但以反复癫痫发作为共同特征的慢性脑部疾病状态。

一般情况下癫痫发作是癫痫诊断的基础和前提，规定诊断癫痫应至少有 1 次非诱发性癫痫发作。而目前普遍采用、具有临床可操作性的癫痫诊断标准是临床出现 2 次非诱发性癫痫发作（间隔时间≥24 小时）时可诊断为癫痫。

2014 年 ILAE 给出了一个癫痫临床实用性定义：癫痫是一种具有以下任何一种情况的脑部疾病：①至少两次非诱发性（或反射性）癫痫发作，间隔≥24 小时；②一次非诱发性（或反射性）癫痫发作，并且在未来 10 年内发生两次无诱发性癫痫发作后，再次癫痫发作的概率与一般复发风险相似（至少 60%）；③诊断为某种癫痫综合征。

新的癫痫临床实用性定义同时也指出了可解除癫痫诊断的两种情况：①已经超过了某种年龄依赖性癫痫综合征的患病年龄；②已经 10 年无发作，并且近 5 年已经停用抗癫痫发作药物。

2. 分类　2017 年 ILAE 有关癫痫的分类（图 3-2-1）是一个多轴、多层次（水平）的分类系统，旨在满足不同临床环境，包括癫痫发作类型、癫痫类型、癫痫综合征、病因、共患病。其承认世界各地资源的广泛差异，这意味着临床医生可以根据可用的资源进行不同分类水平的诊断。在可能的情况下，应尽量进行所有三个层次（水平）的诊断和个体化的病因和共患病分析。

癫痫的分类框架的第一个层次是明确癫痫发作类型：癫痫发作类型分为局灶性发作、全面性发作和起始不明发作（具体见癫痫发作的定义与分类）；第二个层次是诊断癫痫类型，包括 4 个类型，除此前公认的全面性癫痫和局灶性癫痫外，还包括一个新的类别"兼有全面性和局灶性癫痫"以及分类不明的癫痫。许多癫痫包括多种癫痫发作类型。全面性癫痫是指全面性癫痫发作症状学和 / 或脑电图上表现为全面性癫痫样放电，如失神发作、肌阵挛发作、失张力发作、强直发作和强直阵挛发作等。局灶性癫痫指局灶性或一侧的发作症状学和 / 或脑电图癫痫样放电，包括局灶性、多灶性和半球性的癫痫发作起始；兼有全面性和局灶性癫痫是因为有些患者兼有全面性和局灶性癫痫发作。分类不明癫痫指在各种情况下虽然明确患者患有癫痫，但临床医生无法确定癫痫类型是局灶性还是全面性。第三个层次是癫痫综合征的诊断，应给予患者适应于现有综合征分类的特定综合征诊断（详见癫痫综合征的定义和分类）。癫痫诊断的另一必不可少的内容或轴是病因的诊断，从患者首次出现癫痫发作起，临床医生就应该致力于确定患者癫痫的病因。癫痫的病因分为六大类：结构性、遗传性、感染性、代谢性、免疫性和未知病因。病因与治疗的选择和治疗的疗效具有重要的因果关系，对于预后评估也有重要价值（详见癫痫病因的诊断与分类）。癫痫共患病的认识和诊断也是癫痫诊断的一项重要内容，如情绪障碍、精神障碍、注意缺陷多动障碍、孤独症谱系障碍等，有助于提高癫痫患者的综合治疗和管理水平。

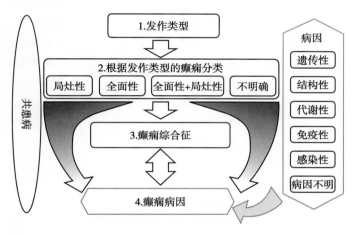

图 3-2-1　2017 年 ILAE 癫痫分类框架

（三）癫痫发作的定义与分类

1. 定义　癫痫发作是指颅神经元异常过度同步化放电活动所造成的短暂、一过性的临床表现。癫痫发作具有三方面要素：①临床表现：癫痫发作必须有临床表现（包括症状和体征），临床表现多种多样，如感觉、运动、自主神经、知觉、情感、认知及行为等；②起始和终止的形式：一般具有发作性（突发突止）、短暂性、自限性等特点；③脑部异常：过度同步化放电是癫痫发作的本质特征，是癫痫发作诊断和鉴别诊断的最基本依据。

临床上需要明确癫痫发作和癫痫的关系，癫痫发作不等于就是癫痫。按照有无急性诱因，癫痫发作分为诱发性发作和非诱发性发作，前者是一种急性症状性发作，仅代表疾病急性期的一种症状，而后者没有明确急性诱发因素，是癫痫的诊断标准。

2. 分类　1981 年 ILAE 癫痫发作分类和 2017 年 ILAE 癫痫发作分类是既往和目前公认和广泛应用的癫痫发作分类系统，也体现了对癫痫发作相关表现和机制认识的发展和深入。另外还有一种在癫痫外科和癫痫术前评估中应用比较广泛的癫痫发作分类系统，即癫痫发作症状学分类（semiological seizure classification，SSC）。三种癫痫发作分类系统见表 3-2-1。

表 3-2-1 ILAE 癫痫发作分类和发作症状学分类的比较

1981 年 ILAE 癫痫发作分类	2017 年 ILAE 癫痫发作分类	发作症状学分类
部分性发作	局灶性发作	先兆
单纯部分性发作	知觉保留或知觉障碍	躯体感性先兆
运动性发作	运动症状起始	听觉性先兆
感觉性发作	自动症	嗅觉性先兆
植物神经性发作	失张力性	味觉性先兆
精神症状性发作	阵挛性	视觉性先兆
复杂部分性发作	癫痫性痉挛	腹部先兆
部分性发作继发全面性发作	过度运动性	自主神经性先兆
	肌阵挛性	精神性先兆
	强直性	非特异性先兆
	非运动症状起始	
	自主神经性	
	行为中止	
	认知性	
	情感性	
	感觉性	
	局灶继发双侧强直 - 阵挛性	
全面性发作	全面性起始	自主神经性发作
失神发作	运动性	心血管性
不典型失神发作	强直 - 阵挛性	呼吸性
肌阵挛发作	阵挛性	胃肠性
阵挛性发作	强直性	皮肤性
强直性发作	肌阵挛性	瞳孔性
强直 - 阵挛性发作	肌阵挛 - 强直 - 阵挛性	泌尿生殖性
失张力发作	肌阵挛 - 失张力性	……
其他	失张力性	
	癫痫性痉挛	
	非运动性（失神）	
	典型	
	非典型	
	肌阵挛性	
	眼睑肌阵挛性	

续表

1981 年 ILAE 癫痫发作分类	2017 年 ILAE 癫痫发作分类	发作症状学分类
不能分类发作	不明确起始 　运动性 　　强直 - 阵挛性 　　癫痫性痉挛 　非运动性 　　行为中止 　不能分类	愣神发作 　典型失神 　非典型失神
		运动性发作 　单纯运动性发作 　　肌阵挛发作 　　癫痫性痉挛 　　强直 - 阵挛性发作 　　强直性发作 　　阵挛性发作 　　偏转性发作 　复杂运动性发作 　　自动运动发作 　　过度运动性发作 　　发笑发作（gelastic）
		特殊发作类型 　失张力发作 　运动减少性发作 　负性肌阵挛发作 　静立不能性发作 　无动性发作 　失语性发作

　　2017 年癫痫发作分类框架虽然在本质上仍沿用传统的"二分法"，但是与 1981 年分类相比，其主要的变化和特点包括：①重视发作的起始症状并将其作为细化分类的主要依据。无论局灶性还是全面性起始，均可分为运动和非运动性症状两大类别；②增加了"起始不明"分类，对于发作起始信息难以明确者可暂时归为此类。为癫痫发作分类提供了一个动态认识的缓冲空间；③在描述局灶性发作的意识状态用词方面，以简单易懂的"知觉（awareness）"取代较为复杂的"意识（consciousness）"；④新增了局灶性发作类型，认为既往仅归为全面性发作的类型，如失张力发作、肌张力发作、肌阵挛发作、强直性发作、阵

挛性发作也可归为局灶性发作，还增加了临床常见或可能具有定位提示意义的发作类型，如自动症、过度运动性发作、行为中止性发作等；⑤对于局灶性发作建议废弃某些以往使用的术语，如认知障碍、简单部分性发作、复杂部分性发作，以及精神性发作等；⑥新增了全面性发作类型，包括肌阵挛-强直-阵挛发作、肌阵挛-失张力发作、癫痫性痉挛发作、肌阵挛失神、眼睑肌阵挛失神等；⑦以"局灶性进展为双侧强直-阵挛性发作"取代既往的"继发性全面性发作"。

SSC仅基于癫痫发作症状学对癫痫发作进行分类，所以此种分类系统在临床上更容易操作和易懂，并且SSC对一次发作中所涉及症状按发作进展的时间顺序的详细分析，可以提炼其中的定位和定侧信息，更有助于致痫区定位，所以SSC在很多综合癫痫中心更受青睐和推崇。

总之，癫痫发作症状学和脑电图是癫痫诊断、癫痫发作分类、致痫区定位的重要依据。

（四）癫痫综合征的定义与分类

1. 定义　癫痫综合征指一组具有特征性临床和脑电图表型，且通常具有特定病因（结构、遗传、代谢、免疫和感染）的癫痫疾病。癫痫综合征的诊断常还包含：①预后和治疗相关信息；②常具有年龄依赖性特点，即在特定年龄出现，一些病例也可在特定年龄缓解；③一些综合征与特殊的智力、精神和其他共患病有关，而另一些综合征则无类似共患病。所以癫痫综合征是一种脑电-临床综合征，但临床上癫痫综合征的诊断经常还要结合发病年龄、癫痫发作类型、病因学、解剖基础、癫痫发作时间规律。

2. 分类　1989年ILAE提出《癫痫和癫痫综合征的国际分类》方案后一些新的癫痫综合征陆续被发现，并且随着对癫痫及癫痫综合征病因学的深入研究，ILAE一直在对癫痫和癫痫综合征相关术语进行修订和补充。2010年ILAE以起病年龄对癫痫综合征进行了分组，包括新生儿期、婴儿期、儿童期、青少年-成年期及起病年龄可变的癫痫综合征，2010年的癫痫综合征的分类为2022年癫痫综合征的分类的完善进一步奠定了基础。2017年ILAE分类与命名委员会更新的癫痫分类框架中，将癫痫综合征列为癫痫诊断的第三层次，进一步强调对特定综合征诊断的必要性。并且引入了发育性癫痫性脑病的术语（指癫痫患儿出现的脑病与病因和癫痫活动均相关，即使癫痫发作能够完全控制，其脑病表现也不能完全恢复，甚至还可能随着年龄增长而继续加重）。还提出了用"自限性（self-limited）"和"药物有效性（drug-responsive）"取代原来的"良性（benign）"。2017年ILAE癫痫发作分类进一步为2022年癫痫综合征的分类提供了有力依据。2022年ILAE疾病分类与命名委员会发布了癫痫综合征新的分类方案，将癫痫综合征先按照起病年龄进行分组（表3-2-2），再按照发作、病程、病因等进行分类（图3-2-2）。根据发病年龄分为4组：新生儿期和婴儿期（<2岁）起病的癫痫综合征、儿童期（2~12岁）起病的癫痫综合征、可变年龄（儿童及成年期均可）起病的癫痫综合征和特发性全面性癫痫综合征。

3

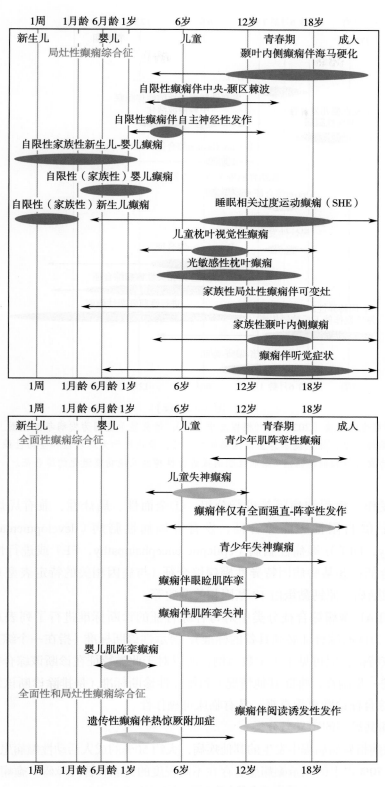

图 3-2-2　2022 年 ILAE 癫痫综合征分类

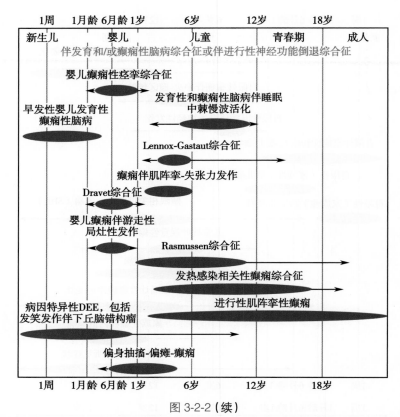

图 3-2-2（续）

ILAE 癫痫综合征分类（2022 年）（根据发病年龄），箭头显示范围为发病年龄范围。蓝色提示
局灶性癫痫综合征，绿色提示为全面性癫痫综合征，黄色提示为局灶性和全面性癫痫综合征，
红色提示为发育性癫痫性脑病 / 癫痫性脑病或进行性神经系统功能退化的综合征。

再按照发作、病程和病因等进行分组：①全面性、局灶性、兼有局灶性＋全面性
癫痫综合征；②自限性癫痫综合征、发育性癫痫性脑病（developmental and epileptic
encephalopathy，DEE）/ 癫痫性脑病（epileptic encephalopathy，EE）或进行性神经系统功
能退化的综合征；③某些病因特异性癫痫综合征（与病因相关的特定表型），如 KCNQ2-
发育性癫痫性脑病、原钙黏蛋白 19 基因相关癫痫等。

2022 年 ILAE 癫痫综合征分类中对每种综合征的诊断标准进行了列表总结，包括必
备诊断标准（为诊断综合征必须具备的标准）、警示性诊断标准（指在一个综合征内大多数
病例中没有该特征，但可见于极少数病例，所以对于此类特征在诊断该综合征时应高度重
视，应进行进一步调查，排除其他情况）和排除性诊断标准（是排除诊断该综合征的诊断
标准），力求综合征诊断更为直观，具有临床可操作性。

（五）癫痫共患病的定义与分类

癫痫共患病指癫痫病程中发生的其他疾病，大约 50% 的成人活动性癫痫患者至少有一种
共患性疾病，70% 以上的儿童癫痫患者存在不同程度的失能和智力障碍。癫痫共患病不仅影
响癫痫的治疗效果，也会降低患者的生活质量，所以在癫痫的综合管理中越来越得到重视。

表 3-2-2　2022 年 ILAE 癫痫综合征分类

分组	癫痫类型			
	全面性	局灶性	兼有局灶性和全面性	伴 DEE 或伴进行性神经功能退化的综合征
新生儿和婴儿期起病癫痫综合征	婴儿肌阵挛癫痫（MEI）	自限性（家族性）新生儿癫痫（SeLNE） 自限性（家族性）婴儿癫痫（SeLIE） 自限性家族性新生儿 - 婴儿癫痫（SeLFNIE）	遗传性癫痫伴热性惊厥附加症（GEFS+）	早发性婴儿发育性癫痫性脑病（EIDEE） 婴儿癫痫伴游走性局灶性发作（EIMFS） 婴儿癫痫性痉挛综合征（IESS） Dravet 综合征（DS） 特定病因的癫痫性脑病 ● *KCNQ2*- 发育性癫痫性脑病（*KCNQ2*-DEE） ● 5′ 磷酸吡哆醇缺陷性（*PNPO*）发育性癫痫性脑病（P5P-DEE） ● *CDKL5*- 发育性癫痫性脑病（*CDKL5*-DEE） ● 原钙黏蛋白 19 基因相关癫痫（*PCDH19* 基因相关癫痫） ● 葡萄糖转运体 1 缺陷综合征（GLUT1DS） ● 吡哆醇依赖性（*ALDH7A1*）发育性癫痫性脑病（PD-DEE） ● Sturge-Weber 综合征（SWS） ● 伴下丘脑错构瘤的痴笑发作（GS-HH）
儿童期起病的癫痫综合征	肌阵挛失神癫痫（EMA） 眼睑肌阵挛发作（EEM）	自限性局灶性癫痫 ● 伴中央颞区棘波的自限性癫痫（SeLECTS） ● 伴自主神经发作的自限性癫痫（SeLEAS） ● 儿童枕叶视觉癫痫（COVE） ● 光敏性枕叶癫痫（POLE）		肌阵挛失张力癫痫（EMAtS） Lennox-Gastaut 综合征（LGS） 发育性癫痫性脑病伴睡眠期棘慢波激活（DEE-SWAS） 癫痫脑病伴睡眠期棘慢波激活（EE-SWAS） 热性感染相关性癫痫综合征（FIRES） 偏侧惊厥 - 偏瘫 - 癫痫综合征（HHE）

续表

分组	癫痫类型			
	全面性	局灶性	兼有局灶性和全面性	伴 DEE 或伴进行性神经功能退化的综合征
可出现在各年龄段的癫痫综合征		伴海马硬化的内侧颞叶癫痫（MTLE-HS） 家族性内侧颞叶癫痫（FMTLE） 睡眠相关过度运动性癫痫（SHE） 伴可变起源灶的家族性局灶性癫痫（FFEV） 伴有听觉特点的常染色体显性遗传癫痫（EAF）	阅读性癫痫（EwRIS）	Rasmussen 综合征（RS） 进行性肌阵挛癫痫（PME）
特发性全面性癫痫	儿童失神癫痫（CAE） 青少年失神癫痫（JAE） 青少年肌阵挛癫痫（JME） 仅有全面性强直阵挛发作的癫痫（GTCA）			

癫痫共患病主要分为三大类，即神经系统疾病、精神心理疾病和躯体疾病，在不同年龄段和不同类型癫痫患者中其发生率不同。常见的癫痫共患病包括：偏头痛、脑血管病、认知障碍、孤独症谱系障碍、注意缺陷多动障碍、抽动障碍、抑郁障碍、焦虑障碍、双相情感障碍、精神病性障碍、睡眠障碍、哮喘、高血压、糖尿病、心血管疾病、自身免疫性疾病、肿瘤等。临床上，特别是儿童，更为常见的是神经精神共患病。

癫痫与共患病的关联机制尚不完全明确，可能存在多个关联模式（表 3-2-3）。

表 3-2-3 癫痫与共患病的关联模式

类型	内涵	示例
偶然和人为机制	一种疾病在癫痫患者中发生率与一般人群中相同，或因偏倚（信息或选择偏倚）造成高共患率，并非真实关联	转诊到癫痫中心的患者病情复杂，出现选择偏倚，影响结果
病因机制	共患的疾病直接或间接引发癫痫	脑血管疾病可以直接导致癫痫发作

续表

类型	内涵	示例
结果机制	癫痫引起共患疾病	长期癫痫发作导致认知功能下降
共享机制	癫痫和共患病存在共同病因	癫痫和伴随的痉挛性瘫痪可由围产期脑损伤造成
双向机制	癫痫和共患病互相影响	孤独症与癫痫

3

所以癫痫是一种多元性疾病，往往造成非单一功能损害，癫痫共患病的认识和深入研究可以加深对癫痫的理解，并实现对癫痫的全面管理。

（六）癫痫的鉴别诊断

1. **癫痫性发作性事件和非癫痫性发作性事件** 临床上发作性事件可分为癫痫性发作性事件和非癫痫性发作性事件。二者的鉴别是癫痫诊断的首要和最重要的内容。非癫痫性发作性事件多种多样，包括心因性发作、晕厥、屏气发作、睡眠障碍、心源性发作、发作性感觉／运动／情感／自主神经等症状，以及感染、代谢紊乱等引起的发作性症状。根据病因可分为生理性、病理性。不同年龄段常见的非癫痫性发作事件也有一定区别（表 3-2-4）。

表 3-2-4 不同年龄段常见的非癫痫性发作事件

年龄段	非癫痫性发作性事件
新生儿和婴幼儿期（<3 岁）	呼吸异常（窒息发作／屏气发作）、运动异常（抖动／震颤／良性肌阵挛／惊跳反应／点头痉挛／异常眼球运动）、消化系统异常（胃食管反流等）
学龄前期（3～6 岁）	睡眠障碍（睡惊症、睡行症、梦魇）、交叉擦腿、惊跳反应、腹痛、注意力缺陷、晕厥
学龄期（<6～18 岁）	晕厥、偏头痛及头痛、抽动症、发作性运动障碍、精神心理行为异常（焦虑、恐惧、暴怒）、睡眠障碍
成人期（>18 岁）	晕厥、癔症、偏头痛及头痛、舞蹈症、发作性睡病、短暂性脑缺血发作、短暂性全面性遗忘、老年猝倒、多发性硬化发作性症状等

2. **常见非癫痫性发作与癫痫性发作的鉴别**

（1）晕厥（syncope）：表现为突然短暂的可逆性意识丧失伴姿势性肌张力减低或消失，是全脑血液灌注突然减少导致，随脑血流的恢复很快恢复正常。晕厥与癫痫发作的鉴别要点见表 3-2-5。

表 3-2-5　晕厥和癫痫发作的鉴别

鉴别点	晕厥	癫痫发作
诱因	体位改变、持久站立、剧烈运动、情绪激动等	无诱因或疲劳、声、光、热刺激等
前驱症状	头晕、视物模糊、大汗、恶心呕吐、心悸或无明显症状	视觉、味觉、听觉、感觉异常等或无明显症状
肤色	苍白或发绀	发绀或正常
肢体情况	肢体软，偶有肢体抖动	多肢体强直、抽搐或无
尿失禁	少见	可有
发作后症状	少见	可有头痛、嗜睡
既往史	器质性心脏病或无	可有神经系统疾病或无
发作间期脑电图异常	少见	常见
发作期脑电图（如记录到）	多无变化，可有慢波	一般为发作期改变

（2）心因性发作：心因性非癫痫性发作（psychogenic nonepileptic seizures，PNES），又称为癔症，其与癫痫发作的鉴别要点见表 3-2-6。

表 3-2-6　心因性非癫痫性发作与癫痫发作的鉴别

鉴别点	心因性非癫痫性发作	癫痫发作
发作场合	周围常有人	任何场合
诱发因素	精神、情绪	声、光、热等刺激或无
发作特点	可突然发病，但常有自我保护动作，发作表现多样，动作夸张、情感反应比较明显，强烈自我表现、动作不同步但协调，可主动对抗被动运动	突然发病、无自我保护能力、发作刻板、动作多同步，不能主动对抗被动运动
其他症状	很少造成意外伤害或尿失禁	可造成意外伤害或尿失禁
意识状态	对外界刺激一般可做出反应，特别是对适当的暗示	意识丧失或保留
眼部	紧闭眼、眼球乱动、瞳孔多正常、对光反射正常	眼球可不同方向凝视或斜视，瞳孔可有改变、对光反射可消失
口唇	正常	发绀后发白
发作持续时间和终止方式	多数很长，甚至数小时	多持续数秒至数分钟，自行停止，但可出现癫痫持续状态

续表

鉴别点	心因性非癫痫性发作	癫痫发作
发作后表现	如常	常有不适或意识障碍
脑电图	一般正常	间歇期常异常 癫痫发作相应的脑电图改变

（3）偏头痛：偏头痛的发作症状和癫痫发作有很多相似之处，临床上需要仔细鉴别。特别是先兆明显或仅有先兆的偏头痛，更容易与癫痫发作混淆。偏头痛也是癫痫的一种常见共患病。偏头痛和癫痫发作的鉴别见表 3-2-7。

表 3-2-7 偏头痛和癫痫发作鉴别

鉴别点	偏头痛	癫痫发作
先兆症状		
持续时间	5～60 min	短暂，多小于 1 min
视幻觉	多为闪光、暗点，同向偏盲	简单和复杂性视觉症状均可见，刻板、短暂
嗅幻觉	罕见	可见
胃肠道症状	恶心、呕吐常见，偶尔腹泻	有时腹部不适，如上升感
感觉异常	常见（5～60 min）	常见（数秒至数分钟）
自动症	一般无	较常见
意识障碍	一般无	常见
主要症状	剧烈头痛，常伴恶心、呕吐	各种癫痫发作症状
脑电图	一般正常	间歇期多异常 癫痫发作相应的脑电图改变

（4）睡眠障碍：包括发作性睡病、睡眠呼吸暂停、睡惊症、睡行症、梦魇、快速眼动睡眠行为障碍、意识模糊性觉醒、节律性运动障碍、周期性睡眠增多等。由于很多睡眠障碍也表现为发作性行为异常，并且有时伴意识的改变，需要与睡眠中的癫痫发作，特别是睡眠中以发作性运动或行为异常为特点的癫痫发作鉴别。多导睡眠监测和 / 或长程视频脑电图（包括睡眠期，记录到睡眠中相应行为最佳）可为鉴别睡眠障碍和癫痫发作提供最可靠证据。

二、结节性硬化症相关癫痫的致病机制

超过 90% 的 TSC 患者有神经系统受累，使大脑成为该疾病中受影响最严重的两个器

官系统之一。TSC 的神经病理特征包括皮质结节、室管膜下结节和室管膜下巨细胞型星形细胞瘤。TSC 相关癫痫主要与致痫结节有关，而致痫结节是由于 *TSC* 基因突变所致，所以既有结构性病因，也有遗传性病因。随着影像学、分子生物学和分子遗传学及其他神经科学相关技术的快速发展，结节性硬化症相关癫痫病因学也取得了快速和显著的发展，对于结节性硬化症相关癫痫的诊断、治疗、预后判定具有重要的价值。

（一）mTOR 机制

在正常细胞中，mTOR 信号级联，也称为磷脂酰肌醇 3 激酶（PI3K）/蛋白激酶 B（AKT）/mTOR 通路，在细胞生长、增殖和存活中发挥重要作用。生长因子如胰岛素样生长因子 -1（IGF-1）等兴奋剂与酪氨酸激酶受体如 IGF-1R 结合，导致 PI3K 磷酸化。PI3K 的激活会诱发一系列磷酸化反应，从而导致 AKT 激活，进而抑制 TSC1-TSC2 复合物，后者通过充当脑中富集的 Ras 同源蛋白（RHEB）的 GTP 酶激活蛋白（mTOR 的直接正向调节剂）来负向调节 mTOR。因此，抑制 TSC1-TSC2 复合物会导致 mTOR 过度激活，从而导致细胞异常生长和增殖，可导致大脑皮质病灶形成，这些结构异常与结节性硬化症患者出现癫痫发作相关。另外两种蛋白质，*NF1* 编码的神经纤维蛋白和 *NF2* 编码的神经营养蛋白（Merlin），也充当 mTOR 通路的负调节因子。mTOR 形成两种不同的多蛋白复合体，即 mTORC1 和 mTORC2，区别在于它们的相互作用伙伴［mTORC1 的 mTOR（RAPTOR）调节相关蛋白和 mTORC2 的 mTOR（RICTOR）/SIN1 的西罗莫司不敏感伴侣］、底物选择性和对西罗莫司及其类似物（如依维莫司）的敏感性。mTORC1 的下游效应包括基因转录和蛋白质翻译、细胞增殖和存活以及血管生成，而 mTORC2 被认为介导细胞骨架的组成与运动。mTOR 通路失调与许多肿瘤以及其他神经系统疾病的发展有关。

mTOR 信号转导影响神经干细胞的存活和增殖、神经元迁移以及轴突和树突的形成和生长，其过度活化会引起神经元兴奋性和抑制性平衡的失调，从而影响结节性硬化症患者癫痫发作。因此，平衡的时空 mTOR 信号转导对于人类皮质结构和组织的正常发育至关重要。特别是 mTOR 调控着一组特定神经干细胞群（外放射状胶质细胞）的形态和迁移，这些细胞普遍存在于发育中的人类皮质中。

mTOR 信号通路的过度激活代表了一组具有相似组织病理学异常发育畸形的共同致病机制。TSC 患者可以在产前检测到具有 mTORC1 激活证据的脑部病变。在各种 TSC 肿瘤病变中，例如室管膜下巨细胞型星形细胞瘤，已经发现 *TSC1* 或 *TSC2* 的二次打击缺失，从而诱导 mTORC1 的激活，而皮质结节中的 *TSC* 失活则较少检测到。是否仅有小的、难以检测到的部分细胞受到结节发育的影响，或者单等位基因突变和其他分子机制（依赖或独立于 mTOR）之间是否需要一个因果复合体仍有争议。

（二）免疫炎性机制

星形胶质细胞可能由于其稳态功能受损或获得异常特性而导致癫痫发生。在 TSC 模型（如 *Tsc1*[GFAP]cKO 小鼠）中，在自发性癫痫发作时观察到星形胶质细胞增殖增加，并且星形胶质细胞介导的谷氨酸和 K^+ 再摄取受损，出生后 TSC1（*Tsc1*[GFAP-CreER] 小鼠）的减少足以引起星形胶质细胞增生和自发性癫痫发作。在切除的 TSC 患者皮质组织中，星形胶质细胞的形态和功能变化（包括与离子稳态和神经递质代谢相关的稳态功能下降）与皮质结节的内在致痫作用相一致。

在 TSC 模型和切除的结节中也观察到小胶质细胞密度增加和激活，提示这些细胞在 TSC 相关癫痫发病机制中起支持作用。特别是小胶质细胞和星形胶质细胞之间的相互作用，通过诱导 TSC 脑内致痫性炎症通路来维持促炎环境。

免疫组织化学和大规模转录组学研究表明，TSC 患者脑组织可诱导多种炎症途径，其中一些途径（如白细胞介素 1 受体 /Toll 样受体和补体途径）可能导致癫痫的发生和相关并发症。值得注意的是，炎症通路的产前激活是明显的，参与促炎基因表达的转录因子（如 SPI1/PU.1）也是如此，甚至在 TSC 脑损伤的发展中也观察到了这一点，支持了免疫炎症反应在早期癫痫发生发展过程中的假设作用。特定的非编码小 RNA，特别是 microRNA，如 miR-146a、miR147b 和 miR155，已被证明有助于调节 TSC 中星形胶质细胞的炎症表型。

星形胶质细胞释放细胞因子，激活微血管内皮细胞和周细胞上的受体。通过这种方式，血管周围星形胶质细胞可能会导致血脑屏障（BBB）功能障碍，从而引起血脑屏障通透性增加并促进白细胞渗出。据报道，在 TSC 患者的脑组织中，血清白蛋白外渗并被星形胶质细胞摄取。反应性星形胶质细胞也是 TSC 脑组织中上调的基质金属蛋白酶（MMPs）的重要来源，其释放有助于细胞外基质（ECM）重塑，进而影响 TSC 相关癫痫的病理网络。

近期研究也揭示了 TSC 中炎症和氧化应激之间强烈的相互依赖性。通过 NF-κB 信号转导，氧化应激的程度被认为可以预测大脑内神经炎症状态。此外，氧化应激与铁代谢密切相关，并可能协同作用加剧细胞功能障碍或死亡。通过募集外周免疫系统来激活适应性免疫反应是 TSC 病理学的另一个特征，进一步促进了持续炎症，并激活相关致痫机制。T 细胞可以调控髓鞘成分变化，表明适应性免疫反应参与了因髓鞘成分形成不足而导致 TSC 相关癫痫的发病机制。

mTORC1 对于少突胶质细胞（髓鞘生成细胞）的分化是必不可少的。因此，由于 TSC 中 mTOR 通路的障碍，少突胶质细胞的成熟和髓鞘的产生也受到损害。已有证据表明了少突胶质细胞和抑制性中间神经元之间的特异性相互作用。

（三）氨基酸机制

大脑内的突触是高度动态的。突触响应随着神经元的活动而增强或减弱，通常伴随着突触局部蛋白质合成增加，称为突触可塑性。突触可塑性有两种特定形式：长时程增强（LTP）和长时程抑制，两者构成了学习和记忆的基础，并经常受到 TSC 等神经发育障碍的影响。海马内 N- 甲基 -D- 天冬氨酸（NMDA）受体依赖性 LTP 是目前研究最多和表征最多的学习记忆模型之一。NMDA 介导的 LTP 由高频刺激诱导，可引起蛋白非依赖性 LTP 早期相和蛋白依赖性 LTP 晚期相，导致突触强度的持久变化。鉴于 mTORC1 是蛋白质合成的关键调节因子，刺激诱导的 LTP 会导致下游 mTORC1 靶标的激活，从而导致蛋白质翻译增加，如果在 LTP 诱导期间引入西罗莫司，则可以阻断蛋白质翻译。因此，

mTORC1 在维持继发于突触可塑性的突触功能变化方面发挥着不可或缺的作用。

癫痫发生是指正常神经网络在遗传或环境的影响下发生继发性功能改变，从而增加自发性、反复性发作概率的过程。在 TSC 中，癫痫发作被认为是继发于兴奋性改变，而兴奋性改变又受到皮质结节存在的进一步影响，皮质结节表现出 mTORC1 活性增加和 mTORC2 活性降低。功能研究表明 *TSC1* 基因敲除小鼠的中间神经元存在异常，凸显了 TSC 介导的抑制性 γ 氨基丁酸（GABA）能的传递作用。研究表明，兴奋性谷氨酸能神经传递的增强与 TSC 相关癫痫发作的启动有关。事实上，由于 α- 氨基 -3- 羟基 -5- 甲基 -4- 异噁唑丙酸受体（AMPA）和 NMDA 受体（介导大脑中快速兴奋性神经传递的离子型谷氨酸受体）的表达增加，皮质结节改变了电生理特性。具体来说，皮质结节中发现的发育不良神经元的含有 GluA1/GluA4 的 AMPA 受体的表达，以及含有 GluN2B 和 GluN2C 的受体的表达增加，但含有 GluN2A 的 NMDA 受体的表达减少。NMDA 受体在皮质结节内的亚基表达模式与未成熟突触的亚基表达模式相似，在发育早期，NMDA 受体主要由含有 GluN2B 的亚基组成，并定位于突触周围，而随着发育的成熟，这些受体发生了转变，其主要定位于突触，且由含有 GluN2A 的亚基组成。因此，AMPA 受体和 NMDA 受体亚基组成的变化，以及皮质结节和结节周围皮质内抑制性神经传递的减少，可能是这些区域癫痫发作的基础。

（四）离子通道机制

抑制性神经传递由 GABA$_A$ 受体（一种氯离子渗透通道）介导。在发育过程中，氯离子跨膜流动由两种主要转运蛋白介导：NKCC1 和 KCC2。在成熟的神经元中，由于 KCC2 转运蛋白的活性，细胞内氯离子浓度较低；因此，当 GABA$_A$ 受体被激活时，氯离子就会涌入细胞，进一步使细胞超极化，使其不太可能激发动作电位。相反，未成熟的神经元表现出 NKCC1 转运蛋白的高表达，导致细胞内氯离子浓度增加。因此，在发育早期，GABA$_A$ 受体的激活导致神经元兴奋并由于氯离子流出细胞而产生动作电位，随后膜去极化。

GABA 能神经元和 mTOR 失调之间的联系得到了研究的进一步支持，这些研究表明 TSC 中 GABA 能信号的生理成熟延迟（或持续受损）。GABA 受体亚基和阳离子 - 氯离子共转运体（NKCC1 和 KCC2）的表达改变，导致网络水平上兴奋性 / 抑制性（E/I）平衡的改变。GABA 能生理成熟延迟可能是 TSC 中 mTOR 相关癫痫发生的另一种潜在机制，低剂量的大麻二酚（CBD）在 GABA$_A$ 受体上可起到正变构调节剂的作用。

对 TSC 皮质结节的分析显示，抑制性神经传递受损，GABA$_A$ 受体表达发生变化，以及 NKCC1 和 KCC2 表达失调。在 TSC 中，GABA$_A$ 受体 α1 亚基的表达减少，导致对苯二氮䓬类药物的敏感性降低，这可能是氨己烯酸以外的许多 GABA 能神经药物对 TSC 相关癫痫疗效较差的原因。此外，皮质结节表现出不成熟的氯离子转运蛋白表型，其中 KCC2 表达增加且 NKCC1 表达减少，这可能继发于 mTORC2 功能障碍，因为蛋白激酶 C（PKC，mTORC2 的下游效应子）介导 KCC2 的表达。此外，条件性删除 GABA 能中间神经元祖细胞中的 *TSC1* 基因会导致皮质和海马中间神经元数量减少，而其余细胞增大且变形，并显示 mTORC1 信号转导增强。

（五）表观遗传学机制

表观遗传学是研究在不改变基因核苷酸序列的前提下，改变基因生物体性状的一门遗传学分支学科，已知的表观遗传现象有 DNA 甲基化、组蛋白修饰、非编码 RNA 等。DNA 甲基化在哺乳动物大脑广泛存在，研究发现 DNA 甲基化与许多神经系统疾病相关，包括 ASD、阿尔茨海默病、脑肿瘤与脊髓性肌萎缩等，其对 mTOR 相关癫痫的形成也可能有调控作用，但目前证据尚少。组蛋白是一类保守的碱性蛋白，其氨基末端含有 DNA和其他结合蛋白的位点，该位点易受翻译后修饰影响，组蛋白被乙酰化后无法和 DNA 紧密结合，使得染色质结构松散，促进基因的表达。但单一或组合组蛋白翻译后修饰并不是唯一预测转录沉默或激活的方法，也不能反映转录变化的能力，此外，组蛋白翻译后修饰并不像 DNA 甲基化那么持久，作用时间从几分钟到几小时不等。

非编码 RNA 是指不编码蛋白质的 RNA，包括微 RNA（microRNA，miRNA）、核糖体 RNA 和长链非编码 RNA（long non-coding RNA，lncRNA）等。LncRNA 是长度大于 200个核苷酸的非编码 RNA，在表观遗传调控、细胞周期调控和细胞分化调控等众多生命活动中发挥重要作用，目前研究显示 lncRNA 通过调控某些重要编码基因的表达使神经系统按照一定的时间顺序和在一定的空间内进行生长和发育，并且参与执行神经系统的功能。根据 lncRNA 在中枢神经系统发育和功能行使中的作用可以将其分为两类：一类是与神经系统发育相关的 lncRNA，这类 lncRNA 可以促进神经干细胞的再生和分化，比如 lncRNARMST、lncRNA N1 等与神经细胞的分化相关，基因敲除这些 lncRNA 会导致细胞培养中神经元数量减少，神经元标志物表达下降而神经胶质细胞标志物表达上调；另一类是与神经系统功能维持相关的 lncRNA，这些 lncRNA 主要维持中枢神经系统的功能，也可以调节神经元的功能及调控神经突触信号活动，这类 lncRNA 与神经细胞分化、神经突触、神经元兴奋性和神经网络的连接与重塑有着密切关系，提示它可能参与了癫痫的形成和发展。

近年来研究表明，lncRNA BCl 可通过调节蛋白合成、负调控多巴胺 D_2 受体介导的突触传递，并且抑制由代谢型谷氨酸受体介导的突触兴奋，*BC1* 基因敲除动物出现神经元过度兴奋，皮质脑电图记录到显著升高的 γ 频率带电活动，影响癫痫发作。LncRNA Evf2可调节 GABA 能神经元向不同亚型分化，*lncRNA Evt2* 基因缺陷小鼠海马和齿状回 GABA能中间神经元数量降低，导致神经元过度兴奋。*LncRNA Malatl* 基因敲除导致突触密度下降，而过表达可导致突触密度增加，突触传递异常是癫痫发生的病理生理基础，因此，lncRNA MALAT1 通过调节突触的形成参与了癫痫的发生。

（六）其他机制

最近的一项研究利用 TSC 的人类大脑类器官模型，确定了一种特定的神经干细胞类型，即尾部晚期中间神经元祖细胞（CLIP），这表明特定中间神经元生成的失调可能是TSC 病理易感性的潜在机制。来自具有 *TSC2* 突变的 ASD 患者诱导性多能干细胞（iPSCs）的神经元网络表现出异常连接，是由于抑制性突触处 GABA 信号转导增加导致兴奋 / 抑制失衡所致。

与 mTOR 通路失调相关的过早神经退行性变（包括 TSC）显示出的发育障碍，很好地支持了神经发育和神经退行性变之间的联系。细胞凋亡和铁死亡介导的细胞死亡也可能参与其中。TSC 中 Tau（主要在脑细胞中表达的微管相关蛋白）蛋白失调则加速了（早期）神经退行性变。

功能连接异常的网络越来越多地被认为是 TSC 和 ASD 共病的基础。对有 ASD 的 TSC 患者病理性脑连接模式可能会产生的神经生理标志物的识别，可以促进早期干预。通过静息功能磁共振成像、电生理学和计算机模拟，在 *TSC2* 单倍体不足小鼠中，大规模的网络异常与 ASD 和 mTOR 相关的连接性疾病（以额叶 - 皮质 - 纹状体高连接性为特征，通过抑制 mTOR 而被挽救）已被报道。

三、结节性硬化症相关癫痫的发病率与自然病程

TSC 的发病率与自然病程参见第一章。中枢神经系统受累是诊断 TSC 时最常见的临床症状之一，癫痫作为 TSC 中枢神经受累最常见的表现，也是 TSC 患者死亡最重要的原因之一，其相关发病率与自然病程值得我们关注。

（一）TSC 相关癫痫的发病率

德国于 1992 年成立了国家罕见疾病儿科监测单位（Erhebungseinheit für seltene pädiatrische Erkrankungen in Deutschland，ESPED），其基于住院治疗的罕见病儿童的数据，首次利用最新的诊断标准对 TSC 的发病率进行基于人群的前瞻性统计。结果显示，TSC 的发病率为 1/（6 760~13 520）个活婴，而年发病率为至少 1/17.785 个活婴。该研究并未报道 TSC 相关癫痫的发病率。近些年最主要的 TSC 临床及基因方面的数据来自 "登记 TSC 以提高对该病认识" 项目（TuberOus SClerosis registry to increase disease Awareness，TOSCA）。这是一项涵盖 2 093 名 TSC 患者的大型自然史研究，利用涵盖整个法国人群的法国健康保险数据库（French health insurance database，SNDS），回顾性估计 TSC 患病率为 5.19/100 000，其中 70% 患者患有 TSC 相关癫痫，发病率为 0.44/100 000。不同地区所统计的 TSC 及相关癫痫发病率有所不同。以上述两个有代表性和说服力的研究为例，德国所统计的发病率以住院儿童为研究对象，发病率的计算以横断面存活婴儿数为分母。法国发病率则以全体各年龄段该国人群为研究对象，以横断面法国平均人口作为分母来进行统计计算。由此可见两者的统计学方法均具有一定依据及可靠性。在一项关于 TSC 人群流行病学及疾病负担的研究中，55.2%（1 734/3 139）的 TSC 患者合并癫痫（平均年龄：28.8 岁 ±18.8 岁，男性占比 48%）。

迄今为止，国内有关 TSC 的流行病学研究少见，国内 TSC 相关癫痫的发病率缺乏真实有效的报道。在病例总结中，379 例 TSC 患者中 86% 有癫痫发作。另外，我国报道在监护室的 TSC 婴儿中，76% 出现癫痫发作。

（二）TSC 相关癫痫的自然病程

在 TSC 相关癫痫被发现的很长一段时间中，人们对其自然发病过程并不清楚。2010

年之前，鲜有研究探索过 TSC 相关癫痫人群的自然史。2010 年美国马萨诸塞州波士顿市麻省总医院在 *Epilepsia* 发表了第一篇且目前唯一完整且系统描述 TSC 癫痫患者自然史的回顾性研究。之后一些其他研究也探索过 TSC 相关癫痫自然史的部分内容。TSC 相关癫痫患者的发病年龄、发作类型、难治性比例等方面的内容，可为临床医生了解患者完整自然病程、开展正确及时的干预以及帮助患者获得良好预后提供科学依据。因此将其自然史部分总结如下。

1. 发病年龄　麻省总医院收集了 2002—2008 年所有诊断为 TSC 的 291 例患者，通过分析患者的临床资料来研究 TSC 相关癫痫的自然史。在 TSC 人群中，85.2%（248/291）患者经历过至少一次癫痫发作，其中 99.2%（246/248）患者之后发展为癫痫，62.5%（155/248）患者发展为药物难治性癫痫。在从未有过癫痫发作的成人患者中，12.1%（4/33）也发展为癫痫，但发展为药物难治性癫痫的人数未知。说明若 TSC 患者在生命早期无癫痫发作，其在成人后癫痫发作的概率也较低。231 例患者记录了首次癫痫发作的年龄，6.5% 的患儿在出生后 1 月内首次发作，45.8% 和 63.2% 的患儿分别在生后 6 个月内和 1 岁内首次发作，81.4% 的患儿 3 岁前发病，仅有 5 例（2.2%）患者在 13 岁后首次发作（图 3-2-3）。首次发作年龄跨度较广，从生后 1 天至 45.4 岁均有记录。首次发作最多的年龄段为 3 个月，平均发作年龄为 29 个月，中位发病年龄为 7 个月，说明 TSC 患者首次癫痫发作在学龄期以内，成年之后极少发作。这与 TOSCA 研究中"大多数患者（73%）在 2 岁或 2 岁之前被诊断"结果相似。我国相关研究显示，在监护室的 TSC 婴儿中，首次癫痫发作的平均年龄为 8 月龄。我国 364 例外科手术病例资料显示，首次癫痫发作年龄为 35.71 个月 ± 56.89 个月（范围：0.5～444 个月，中位数 12 个月）。

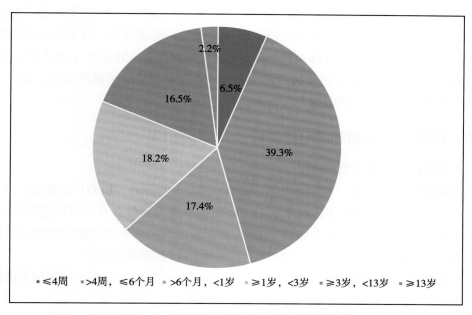

图 3-2-3　TSC 患者首次癫痫发作年龄的构成

2. **发作类型**　72%～85%的 TSC 患者有癫痫发作史，早发型癫痫典型表现为局灶性癫痫发作或婴儿痉挛症，其中诊断局灶性癫痫患者的中位年龄为 1 岁。婴儿痉挛症是癫痫的一种严重形式，通常伴随其他类型的癫痫。一篇针对 TSC 婴儿癫痫临床症状的研究说明 TSC 患者中 37.8%（110/291）有婴儿痉挛史，其中大部分患者（96.4%）有不少于两种的癫痫发作类型，这些癫痫类型由多到少依次为意识障碍的局灶性发作、婴儿痉挛症、全面强直阵挛性发作、失张力发作、不典型失神发作、意识清楚的局灶性发作等。麻省总医院报道在有婴儿痉挛史的患者中 75.4%（83/110）会发展为药物难治性癫痫，而在没有婴儿痉挛史的患者中，仅有 39.8%（72/181）发展为药物难治性癫痫（$P<0.0001$），说明婴儿痉挛症为 TSC 相关癫痫患者发展为药物难治性癫痫的重要危险因素。并且有研究表明，由父母识别出的婴儿期癫痫发作数量明显少于实际发作次数，因此，可能发展为药物难治性癫痫的婴儿痉挛史患儿比例更高。我国儿童 TSC 患者中癫痫性痉挛占 46%（188/407），局灶性癫痫占 53%（147/279）。我国 364 例外科手术病例资料显示局灶性癫痫发作占比 46%（其中 9% 为局灶进展为双侧强直阵挛发作），癫痫性痉挛占 32%，全面强直阵挛性发作 12%，全面性强直发作 7%，其他发作形式 4%。

3. **药物难治性癫痫**　在 1 734 名诊断为 TSC 相关癫痫的患者中，1 561 名至少使用过 1 种抗癫痫发作药物（antiseizure medicines，ASMs），其中 1 520 名患者一直使用不少于 3 种 ASMs，1 470 名在既定年份服用 ASMs。仅有 173 名患者从未使用过 ASMs。在没有诊断为癫痫的 1 405 名患者中，367 名使用了至少 1 种 ASMs。这也从侧面说明 TSC 相关癫痫大多为药物难治性癫痫，患者的药物负担较重。麻省总医院对 TSC 相关癫痫的自然史的回顾性研究显示，在所有确诊为 TSC 相关癫痫的患者中，62.5% 发展为药物难治性癫痫。有 18.7%（29/155）的药物难治性癫痫患者在经过合理治疗后得到缓解。一篇研究 TSC 患者流行病学的研究显示，TSC 相关癫痫的 5 年存活率为 93%。TSC 合并癫痫患者的 5 年生存率为 94%，与未合并癫痫的患者（93%）无明显差异。但 TSC 合并癫痫患者死亡时的平均年龄（50.6 岁 ±18.4 岁）低于未合并癫痫患者（58.2 岁 ±21.7 岁）。以上发现说明 TSC 发展为药物难治性癫痫的比例高，但经过合理治疗可降低其死亡概率。我国儿童 TSC 患者中药物难治性癫痫占比为 54%（151/279）。

四、TSC 相关癫痫的脑电图表现

（一）脑电图检查的分类和应用

1. **脑电图检查的分类**　临床脑电图（electroencephalogram，EEG）是通过记录大脑皮质电信号动态反映脑功能状态的技术，对于癫痫的诊断和定位具有不可取代的重要作用，也广泛应用于各种脑疾病、重症监测（ICU）和新生儿领域的脑功能监测和预后评估，同时也是脑科学研究的重要方法。目前临床上常用的 EEG 监测种类如下。

（1）常规 EEG：监测时长一般为 10～20 分钟，无视频，一般不能同时记录清醒和睡眠期，多数为清醒期 EEG，在癫痫诊治中的价值有限。

（2）动态 EEG：优点是便携，可记录较长时间；缺点是无视频、干扰因素多、可能会引起癫痫和非癫痫性放电或事件的混淆。

（3）视频 EEG：根据记录部位和记录电极种类的不同，可进行头皮和颅内大脑皮质及深部结构脑电活动的记录，并且增加了视频、音频记录等功能，观察患者行为，监测时间一般不受限制，并且记录通道数大大增加，可达 256 及以上；但监测中患者活动要受一定限制。这种 EEG 目前最常用、应用范围最广。也是癫痫术前评估必不可少的。

（4）多导生理睡眠监测：用于睡眠障碍的诊断，包括多导睡眠监测（polysomnography，PSG）、多次睡眠潜伏时间试验（MSLT）。

2. 脑电图的应用

（1）电极位置及命名：EEG 记录电极标准化放置遵循"左右对称，间距相等，覆盖大脑半球表面的各个解剖分区"的原则，建立普遍一致并可重复对比的电极位置系统。电极的命名为相应解剖结构英文名称的首个字母的大写，如 T-temporal，F-frontal，临床工作中常用 F_7/F_8 代替 T_1/T_2，代表前颞，T_1/T_2 位于眼外眦与外耳孔连线的后 1/3 点向上 2 cm 处，具体电极命名见表 3-2-8。国际临床神经生理学联合会（international federation of clinical neurophysiology，IFCN）于 1958 年制定的国际 10-20 脑电极安置系统至今仍然是应用最为广泛的标准电极位置（图 3-2-4）。随着数字化多通道 EEG 仪器的出现，高密度电极记录可以提高 EEG 的空间分辨率，并可对头皮脑电信号进行溯源分析。在此基础上，又出现了 10-10 脑电极安置系统（图 3-2-5）。

表 3-2-8 电极命名

相应脑区	左侧	中线	右侧
额极中线（midfrontal pole）		FPz	
额极（frontal pole）	Fp_1		Fp_2
额（frontal）	F_3		F_4
下额（inferior frontal）	F_7		F_8
额中线（midfrontal）		Fz	
前颞（anterior temporal）	T_1		T_2
中颞（midtemporal）	T3		T_4
后颞（posterior temporal）	T5		T_6
中央（central）	C3		C_4
中央中线（central vertex）		Cz	
顶（parietal）	P_3		P_4
顶中线（midparietal）		Pz	
枕（occipital）	O_1		O_2
耳（auricular）	A_1		A_2
枕中线（midoccipital）		Oz	
鼻咽（nasopharyngeal）	PG（NP）$_1$		PG（NP）$_2$

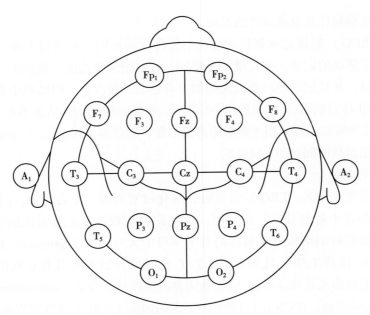

图 3-2-4　国际 10-20 系统电极位置

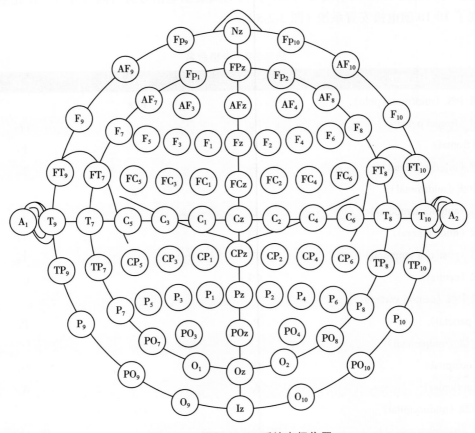

图 3-2-5　国际 10-10 系统电极位置

（2）脑电图在临床中的应用：EEG 是一种反映脑功能状态的检查方法，它不仅适用于脑部疾病，而且在神经系统其他部位疾病、全身各个系统疾病的诊治中也起着很重要的作用，可以说 EEG 是神经系统和其他系统疾病引起脑部结构和功能异常的重要检查手段。其在临床上的应用可归纳为两方面：一方面用于症状和体征提示存在脑功能障碍的情况，如发作性症状（可能是癫痫性或非癫痫性）、意识改变，怀疑存在脑病、智能、行为、语言、运动等功能障碍，睡眠障碍，或 ICU 中的昏迷、脑死亡等重症患者；另一方面是用于各种病因引起的脑功能和 / 或脑结构受损或受累，如神经系统的各类疾病和全身系统性疾病等（图 3-2-6）。出现上述情况时建议进行 EEG 监测，以评估脑功能有无异常及异常部位、程度，结合临床其他资料，协助疾病的诊断、治疗及预后评估等。

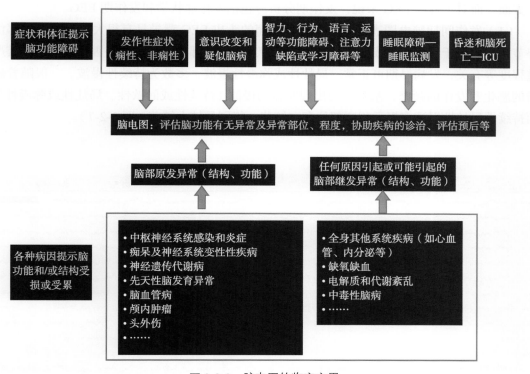

图 3-2-6　脑电图的临床应用

EEG 在癫痫诊断和治疗等各方面更是必不可少、不可取代。其在癫痫的诊断和治疗方面可提供以下有用的信息：①确定发作性事件的性质：鉴别和确定是癫痫性还是非癫痫性发作性事件；②确定癫痫发作类型；③为癫痫综合征的诊断提供电 - 临床证据；④对癫痫患者出现的认知、行为等功能的改变提供诊断依据；⑤协助判定发作起始区、症状产生区、功能缺失区等，进而协助判定致痫区；⑥癫痫术前评估；⑦评估癫痫再发作的风险；⑧协助癫痫治疗的疗效评估（包括非手术和手术治疗）；⑨协助评估是否可以减停ASMs 等。

（二）脑电图在 TSC 相关癫痫中的应用

在 TSC 相关癫痫患者中，约 2/3 的患者在 1 岁内出现癫痫发作。局灶性发作是最常见的癫痫发作类型，其次为癫痫性痉挛发作，而真正的全面性发作较少见。约 60% 以上的患者进展为药物难治性癫痫。对于这部分患者，手术可能是有效的治疗。研究表明切除性手术后随访 1 年的患者中，57% 可获得无发作，18% 的患者发作频率减少超过 90%。

EEG 在 TSC 相关癫痫的诊断和治疗中起着必不可少的作用，主要体现在两个方面：①在 TSC 相关癫痫的诊断和治疗中的作用；②在 TSC 相关药物难治性癫痫术前评估（包括头皮和颅内电极 EEG）和术后随访中的作用。本节仅就 TSC 相关癫痫中的 EEG（头皮和颅内电极）特点作一介绍。

1. TSC 患者的头皮脑电图表现　EEG 的分析一般包括背景活动、发作间期、发作期三方面。而对于视频 EEG 来说，发作期分析应包括发作症状学和发作期 EEG。

（1）发作间期脑电图表现：TSC 相关癫痫的头皮 EEG 背景具有很大差异。后头部优势节律可相应于年龄正常或变慢。其他背景特点与结节部位、病程及是否存在脑病及其严重程度等有关，发病早期可正常、局灶性或弥漫性慢波，多数为持续性慢波。一般随着病情的恶化和发作的频繁，基本均会出现明显的慢波（持续性或间歇性、局灶性或弥漫性），而持续性局灶性慢波多提示相应部位存在结节，特别是较大结节（图 3-2-7）。

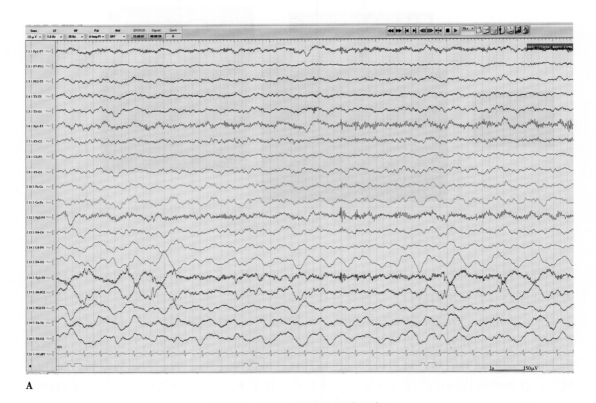

A

图 3-2-7　*TSC2 新发突变患者脑电图*

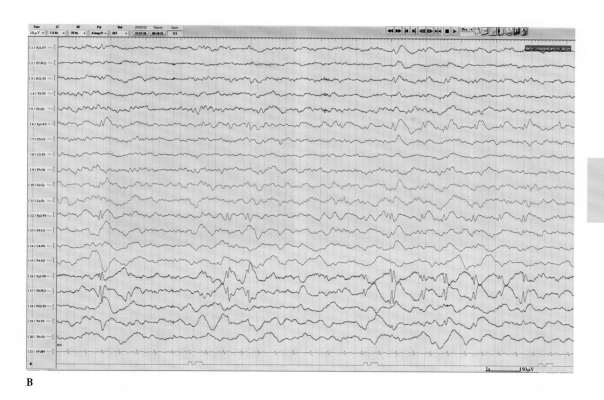

B

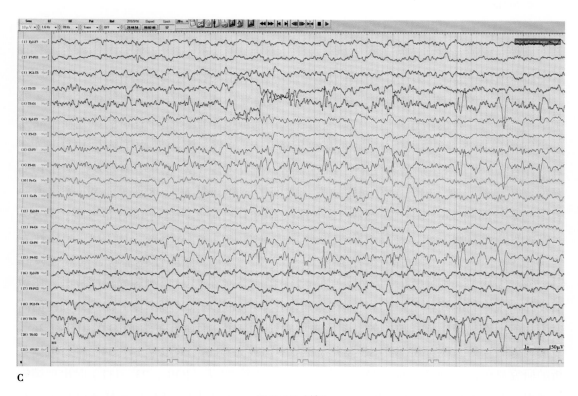

C

图 3-2-7（续）

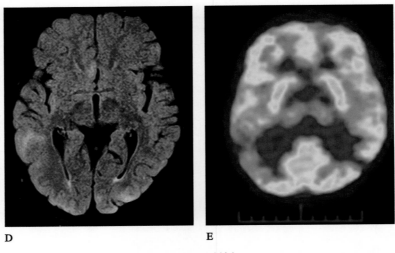

D　　　　　　　　　　　　E

图 3-2-7（续）

男，2 岁 6 个月，生后 8 个月开始出现癫痫发作，发作类型为癫痫性痉挛性发作，成串出现。A. 脑电图背景（清醒期）；B、C.脑电图间歇期；D. 头颅 MRI 轴位 FLAIR 像；E. 头颅 PET 像。A 中显示右侧半球持续性 δ 范围慢波，顶枕后颞区著，与 D 中右侧颞后枕区异常信号结节和 E 中右侧颞后枕区低代谢部位基本一致。B 显示右侧前颞棘慢波，呈节律性出现，向额极和对侧额极扩散；C 显示双侧枕区棘慢波，双侧同步非同步，与 D 和 E 中显示的右侧颞枕区、左侧枕区结节一致。纵向双极导联联系法，敏感度 10 μV/mm，低频滤波 1.6 Hz，高频滤波 70 Hz，纸速 30 mm/s。

发作间期癫痫样放电可表现为局灶性、多灶性（图 3-2-7）或弥漫性、高度失律，甚至全面性癫痫样放电。多灶性癫痫样放电中优势放电部位常与致痫性结节有关。

TSC 患儿 EEG 发作间期癫痫样放电对于癫痫发作或癫痫有一定预测价值，因此对于早期治疗有一定的指导作用。有研究对 5 例产前或围产期诊断为 TSC 的患儿在癫痫发作出现前定期进行 EEG 随访。患儿基线年龄 9 天～9 周，癫痫发作年龄在 17 天～5 个月。并且 4/5 患儿在生后最初几个月 EEG 正常。研究发现 TSC 患儿中癫痫发作均在 EEG 癫痫样放电后出现，EEG 异常到癫痫发作之间的时间间隔为 1～8 天。而 Wu 等报道两者之间平均间隔 3.6 个月。对 28 例 12 个月以上的 TSC 患儿的随访 EEG 也发现，67.8%（19/28）出现癫痫发作，癫痫发作类型分别为癫痫性痉挛（52.6%，10/19）、局灶性发作（26.3%，5/19）、全面强直阵挛性发作（5.3%，1/19）、癫痫性痉挛联合局灶性发作（15.7%，3/19）。14 例患儿（73.6%）在 4.2 月龄时首次在 EEG 监测到癫痫样放电，比癫痫发作出现平均时间早 1.9 个月。而在癫痫性痉挛出现前均未见到高度失律或修饰性的高度失律。所有出现癫痫样放电的患儿后来均发展为癫痫，而具有正常 EEG 的患儿仅 36% 发展为癫痫。另一项对 83 例 TSC 婴儿（年龄中位数为 28 天，IQR：14～54）进行数据分析的研究显示，78 例（95%）TSC 婴儿在中位数年龄 77 天（IQR：23～111）时出现癫痫样放电，与 TSC1 致病性突变相比，TSC2 致病性突变患儿出现 EEG 癫痫样放电更早，并且更常出现多灶性发作间期癫痫样放电（interictal epileptiform discharge，IED）。而首次记录到癫痫样放电时患儿年龄 <24 个月，与较低的认知、语言、运动发育商显著相关。在 80%（48/60）发作后才开始应用氨己烯酸的患者中，首次癫痫样放电 EEG 中出现局灶性慢波者预示着较早出现癫痫发作。越早记录到癫痫样放电，特别是多灶性放电，与较高药物难治性癫痫风险有关。在对仅有 EEG 放电而无癫痫发作的 TSC 患者进行氨己烯酸预防性治疗的研究中发现，首次 EEG 中出现多灶性 IED 患者接受早期预防性治疗可明显延缓癫痫发作发生。

总之，背景活动中间歇期局灶性慢波，特别是持续性局灶性慢波和间歇期节律性癫痫样放电对于 TSC 患者致痫结节的识别有非常重要的价值。但对于 EEG 背景紊乱和多灶性放电的患者，特别是低龄儿童来说，上述特点的识别非常困难，但动态综合分析多次记录的 EEG，并且结合影像学结果，往往可能会发现可以协助确定致痫结节的线索。

（2）发作期脑电图表现：遵循发作期 EEG 的阅图原则，TSC 发作期 EEG 特征分析分为两部分内容：发作期发作症状学的分析和发作期 EEG 的分析，即电 - 临床的分析，也是 TSC 诊断、评估致痫结节，特别是 TSC 导致的药物难治性癫痫患者术前评估必不可少的内容。TSC 患者的发作期 EEG 的电 - 临床特点与发病年龄、致痫区部位、癫痫病程等密切相关。低龄儿童癫痫发作的致痫区定位较年长儿童和成人难度大，表现为全面性发作症状较成人多见，EEG 发作起始范围较成人广泛。低龄儿童中可见到的发作类型包括局灶性发作、癫痫性痉挛发作、局灶性发作联合癫痫性痉挛发作、不典型失神发作、肌阵挛发作（局灶性或全面性）、全面强直阵挛性发作（GTCS）等，而以局灶性发作和癫痫性痉挛发作最多见。有研究报道 65%（33/51）TSC 患者会出现癫痫性痉挛发作，并且多数在 2 岁以内出现，42% 的患者的癫痫性痉挛在 2 岁以后仍然持续存在。研究发现 4 种不同的电 - 临床亚型，即局灶性癫痫（35%，18/51）、演变为 Lennox-Gastaut 综合征（27%，14/51）、局灶性发作伴持续痉挛性发作（33%，17/51）和仅有癫痫性痉挛发作（4%，2/51）。

在 TSC 患者的多种发作类型中，局灶性发作和癫痫性痉挛发作最常见。发作期 EEG 局灶性发作（71%）起始区与致痫性结节的位置有关（图 3-2-8），多数患者致痫结节为一个，特别是在一个时期。少数患者可有多个致痫结节或在不同时期有不同部位致痫结节（图 3-2-9）。

TSC 患者癫痫性痉挛发作可单发，也可成串出现，特别是在低龄 TSC 患儿中成串出现更常见。癫痫性痉挛发作也可联合其他癫痫发作类型出现在同一次癫痫发作中，如在局灶性发作前、发作期间或发作后出现，常成串出现，如图 3-2-9 显示了在局灶性发作后的成串的癫痫性痉挛。癫痫性痉挛发作根据其电临床特点可分为全面性和局灶性，对于局灶性癫痫性痉挛发作在发作症状上常表现为不对称姿势，甚至偏侧或局灶性痉挛发作，相应发作期 EEG 常表现为弥漫性慢波叠加快活动、局灶性棘 / 尖慢波，也可表现为局灶性快波、局灶性高波幅慢波叠加快波等。电 - 临床联合分析对于致痫性结节的定侧和 / 或定位非常重要。

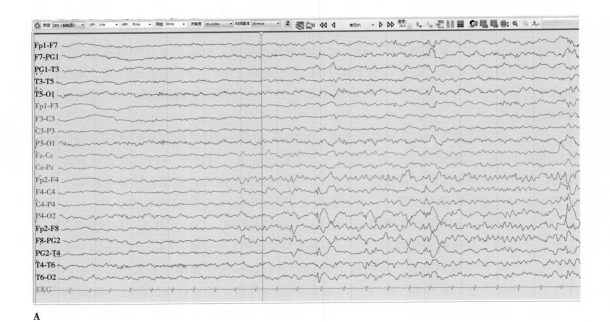

A

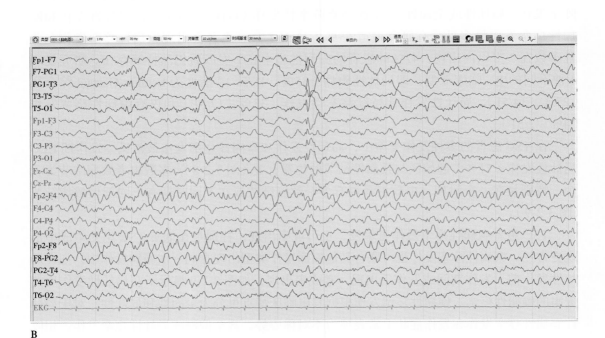

B

图 3-2-8　癫痫发作期脑电图及 MRI 表现一

3

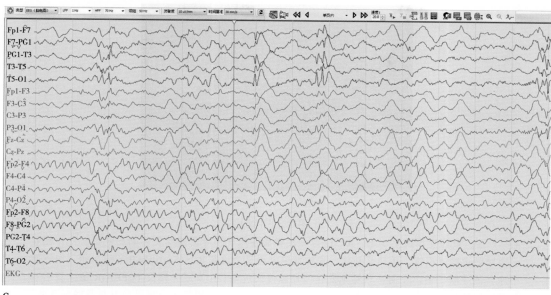

C

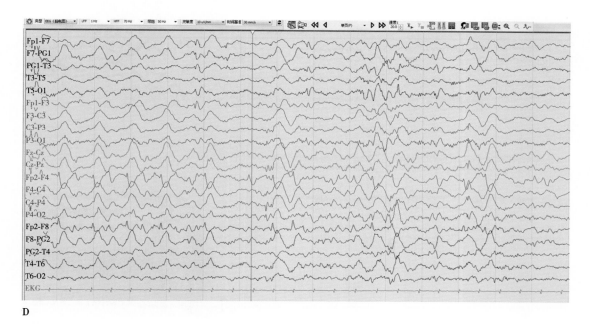

D

图 3-2-8（续）

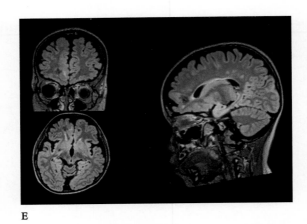

E

图 3-2-8（续）

4 岁男孩，癫痫发作病史 3 年。A～D 为一次癫痫临床发作时的连续发作期脑电图。发作症状
学为睡眠中睁眼凝视，无明显动作；发作期脑电图显示右侧额区 5～6 Hz θ 节律起始，向右侧
半球其他导联扩散，左侧半球可见发作间期棘慢波放电。E 为冠矢轴位 T_2 FLAIR 像，显示右
侧额眶回低信号为主结节，与脑电图发作起始区一致。脑电图显示应用纵向双极导联联系法，
敏感度 10 μV/mm，低频滤波 1 Hz，高频滤波 70 Hz，纸速 30 mm/s。

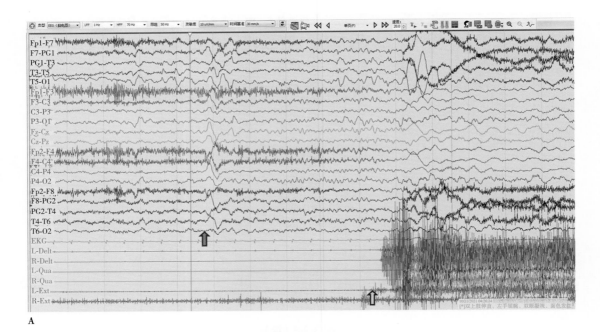

A

图 3-2-9　癫痫发作期脑电图及 MRI 表现二

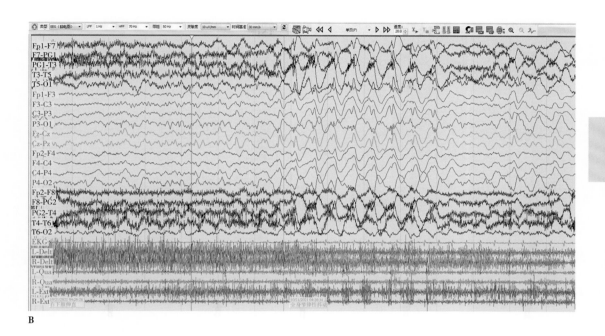

B

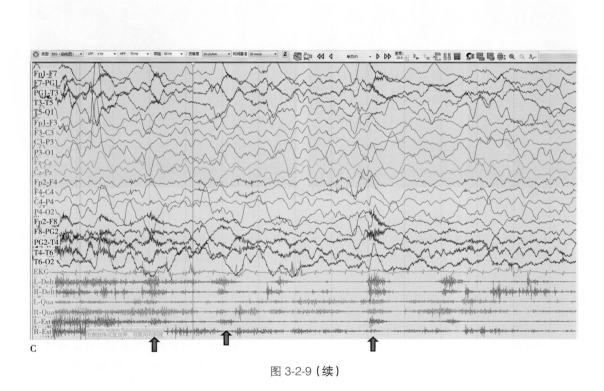

C

图 3-2-9（续）

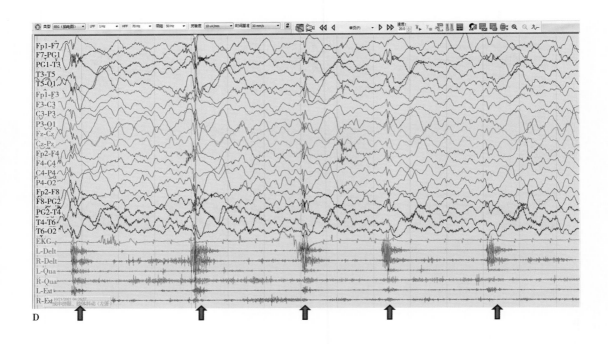

D

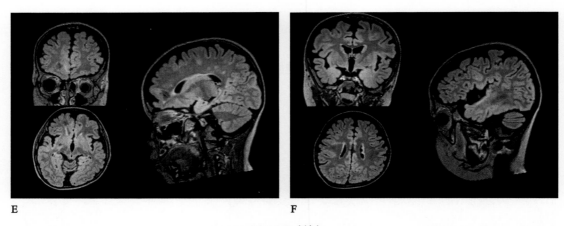

E   F

图 3-2-9（续）

4 岁男孩，癫痫发作病史 3 年（与图 3-2-8 为同一患儿）。A～D 为另一次癫痫临床发作的连续发作期脑电图。发作症状学为清醒中双上肢伸直，稍低头，双眼凝视→全面强直阵挛性发作→成串癫痫性痉挛发作（红色箭头）；发作期脑电图显示右侧半球高波幅慢波后 α 范围节律起始（蓝色箭头，约 4.5 s 后出现发作症状，黄色箭头）→电位减低，右侧后头部低波幅快节律伴 δ 范围慢波，并向左侧半球扩散→双侧半球节律性棘慢波→背景慢波伴成串弥漫性高波幅棘慢波后慢波（相应于成串癫痫性痉挛发作）。E、F 为冠、矢、轴位 T₂ FLAIR 像，显示右侧额眶回低信号结节、右侧岛叶中央顶盖区结节，后者提示可能与脑电图发作有关。脑电图显示应用纵向双极导联联系法，敏感度 10 μV/mm，低频滤波 1 Hz，高频滤波 70 Hz，纸速 30 mm/s。脑电图最下面 6 条肌电从上向下分别位于左/右三角肌、左/右股四头肌、左/右前臂伸肌。

在脑内具有多个结节的 TSC 患者中，致痫结节的确定是切除性手术治疗疗效的决定因素，致痫指数（epilepstogenicity index，EI）可用于评定致痫性，协助致痫区定位。EI 是2008 年法国的 Bartolomei 教授于 *Brain* 杂志发表的文章中介绍的一种算法，这种算法利用立体定向脑电图（stereo-EEG，SEEG）采集的颅内 EEG 资料，提取发作期不同频段的能量，计算出高频能量与低频能量的比值，并构建一种呈递减趋势的数学模型，其中也反映了时间指标，这一方法主要是为了反映不同导联的致痫性，也就是致痫指数，其取值范围在 0～1 之间。Neal 等人的研究结果显示最具致痫性的优势结节的 EI 较结节周围皮质、次级结节、邻近皮质和远隔皮质高（$P<0.001$）。在 7 名患者中发现了局灶性结节致痫区组织。该组 80% 术后达完全无癫痫发作，其显著的优势结节特征包括：持续 IED（100%）、FLAIR 像显示低信号强度的中心（86%）、从结节中心至边缘存在 EI 梯度和皮质电刺激诱发的癫痫发作（71%）。在结节内水平上，FLAIR 像显示中心低信号强度、连续 IED 和皮质电刺激诱发癫痫发作这三种特征的联合对确定局灶性结节致痫区组织的特异度达 98%。相反，6 名患者有复杂的致痫区组织，其特征是附近皮质致痫性最强，术后仅有 40% 达完全无癫痫发作。

2. TSC 患者颅内电极脑电图的表现　在 TSC 患者的非损伤性资料不能明确脑内多发结节的致痫结节，或者在非损伤性资料确定的致痫性结节邻近功能区等情况下，常需要颅内电极置入后进行长程视频 EEG 记录以明确致痫结节和 / 或其与功能区之间的关系，协助确定可能切除的结节和切除范围。可选择地置入颅内电极种类包括硬膜下电极（包括栅状电极和条状电极）、深部电极和立体定向电极。目前多数癫痫中心，特别是国内的癫痫中心常用的是立体定向电极，因其具有操作简单、并发症少、覆盖范围广（可同时覆盖多个不相邻结节以及皮质和 / 或深部结构等）等优点，更适用于 TSC 患者。

对于 TSC 患者 SEEG 的分析也遵循颅内电极分析的原则，分析内容包括发作间期（包括背景活动和发作间期异常）和发作期。SEEG 的特点与其他颅内电极如硬膜下和深部电极无本质区别，所以本章内容包括各种颅内电极 EEG 在 TSC 中的应用及其特点。

（1）颅内电极发作间期表现：TSC 患者 EEG 背景主要是慢波，与硬膜下电极 EEG 相比，SEEG 对表面皮质的采集面积有限，但长程记录期间有效电极触点（位于脑实质内的电极触点）持续性背景慢波或背景减弱常提示：①局灶性背景恒定的持续性慢波或减弱常提示局部结构性破坏性病变可能，电极触点可能位于较大的皮质结节、位于或邻近钙化部位；②弥漫性持续性慢波或减弱可能与相关的癫痫性脑病有关，特别是在颞叶致痫性结节的患儿中更常见。背景节律的减弱可能与结节部位的皮质分层异常、神经元丢失和髓鞘形成不良等有关。背景中的这种局灶性慢波或减弱对于确定致痫结节具有非常重要的价值。

发作间期癫痫样放电模式是 TSC 患者颅内电极 EEG 的一个显著特点，常为多脑区性，甚至在同一结节相关脑区的多个不同电极出现非同步的局灶性癫痫样放电。癫痫样放电的形态和模式也可多样，可同步或非同步出现。在低龄儿童、伴癫痫性脑病儿童和伴癫痫性痉挛发作或强直性发作的儿童中，发作间期 EEG 常表现为大量高波幅棘慢波、多棘慢波放电，呈多灶性或弥漫性分布，睡眠中明显增多并且常伴有癫痫临床发作。发作间期癫痫样放电常位于结节内（81%，132/162）和/或结节周围皮质（76%，123/162）。与结节部位相比，皮质部位的癫痫样放电波幅更高，更常见多相位，虽然这种发作间期放电显著并且多见，但目前认为其尚不能用于确定致痫区范围。

虽然发作间期癫痫样放电形态或模式多样，但特征性的、提示致痫性结节的类型是减弱的背景上的、连续或长串的、节律性或半节律性的局灶性棘慢波活动，类似于局灶性皮质发育不良（FCD）Ⅱ型（图 3-2-10）。

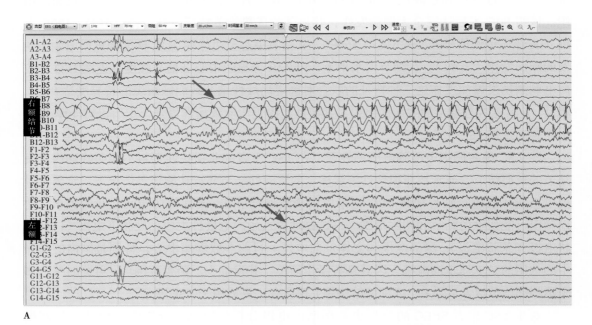

A

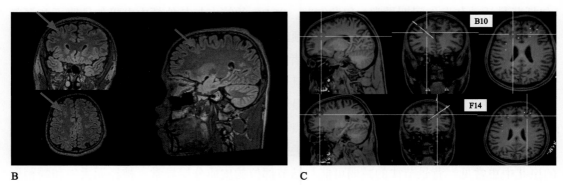

B   C

图 3-2-10 TSC 患者发作间期颅内电极脑电图及 MRI 表现

男，15 岁，癫痫发作病史 10 年。*TSC1* 错义突变，母源，母亲家系多人患病。A. 发作间期显示右额结节节律性棘慢波放电，向左额扩散（箭头），电极触点位置见图 C。SEEG 显示应用双极导联联系法，敏感度 20 μV/mm，低频滤波 1 Hz，高频滤波 70 Hz，纸速 30 mm/s。高频调至 500 Hz 无明显变化；B. T_2 FLAIR 像三维显示右额结节（箭头），可见明显 Transmantle 征；C. 左额、右额立体电极放电明显触点。

这种间歇期放电模式见于22%～69%记录的结节，并且48%～67%与癫痫发作起始有关。在一些结节中，这种放电模式仅在结节的中心记录到，这也是深部电极和SEEG的优点之一。对于TSC患者，颅内电极的这种间歇期放电模式对致痫性结节的定位有较高特异度。

（2）颅内电极脑电图发作期表现：颅内电极发作期EEG的记录和分析是判定发作起始区的重要依据，从而在定位致痫区、确定手术切除范围或指导SEEG引导下热凝毁损术或激光间质热凝毁损术等方面起着重要甚至决定性作用。颅内电极发作期EEG的分析内容包括癫痫发作的起始、扩散、终止和发作后状态。其是确定癫痫发作起始区、扩散（涉及癫痫发作相关网络）和发作症状表达区的重要手段，进而协助判定致痫区。SEEG癫痫发作起始模式多样，主要与发作起始的脑区或结构和涉及结节的病理性质或结构异常有关。Lee、David和Perucca等有关深部电极和SEEG的研究结果总结了以下9种癫痫发作起始模式：①低波幅快活动（β在13～30 Hz、γ在>30 Hz频段范围）；②低频高波幅周期性、节律性棘波（1～5 Hz）→低波幅快活动：颞叶内侧硬化最常见，但也可见于FCD；③≤13 Hz节律性尖波活动；④棘-慢波活动（>2 Hz）；⑤高波幅节律性多棘波爆发（>13 Hz）；⑥爆发-抑制；⑦δ刷：多见于FCD；⑧α～θ范围（5～9 Hz）节律性正弦样模式；⑨不规则、半节律性慢波（<5 Hz）活动：需要调整阅图参数，明确是否有高频振荡（high frequency oscillation，HFO）。

由于电极覆盖范围或结构的局限性，所显示的发作期EEG特点仅是对所采集部位电特点的展示，所以上述发作起始EEG模式仍有很大的局限性。

虽然多数TSC患者脑内具有多个结节，但在一个阶段甚至终生常只有一个或少数几个结节与癫痫有关。对于TSC患者，发作期SEEG同样受电极触点所在脑区或解剖结构以及所涉及结节的病理性质的影响。而对于具有或联合皮质发育异常的结节，会表现出皮质发育异常的EEG特点。刻板的局灶性发作期节律在TSC患者中最常见，常表现为发作间期连续的和/或节律性癫痫样放电演变为EEG发作起始前的一串更为节律性的棘慢波，然后出现高波幅节律性5～20 Hz棘波，或低波幅40～80 Hz快活动，持续5～20秒，然后募集为更高波幅的α～θ频段的节律性活动或棘慢波，持续5～20秒（图3-2-11）。这种发作期的节律也可见于海马硬化引起的颞叶内侧癫痫和FCD引起的新皮质癫痫患者的颅内电极EEG中。所以对于TSC患者来说，无专门的特异性颅内电极EEG发作期特点。并且在很多情况下，最初节律性棘波和早期募集性节律时（特别是局限于结节的较少电极触点时）常无明显的临床症状，或者仅表现为轻微的行为变化，明显的临床症状的出现常在发作期活动扩散到较广的包括较多的正常皮质区时才出现。

目前对于颅内电极所显示的TSC结节相关的具体致痫性部位结论尚不一致，研究者认为癫痫发作起始模式包括以下几种：主要位于结节中（如结节的中心），然后扩散到邻近（如结节边缘和结节周围皮质）或其他联系网络的皮质；同时起始于结节或结节周围皮质；主要起始于结节周围皮质（应用术中皮质EEG，仅3例TSC患者）（图3-2-12）。

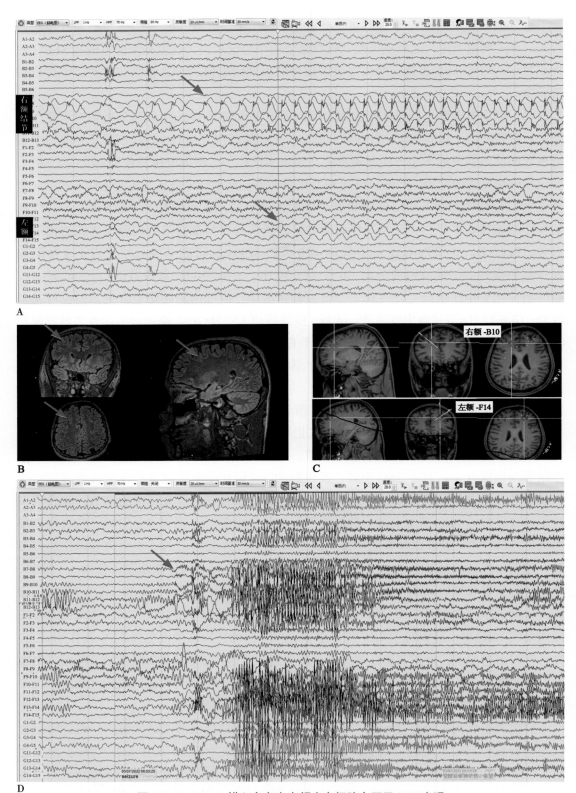

图 3-2-11　*TSC1* 错义突变患者颅内电极脑电图及 MRI 表现

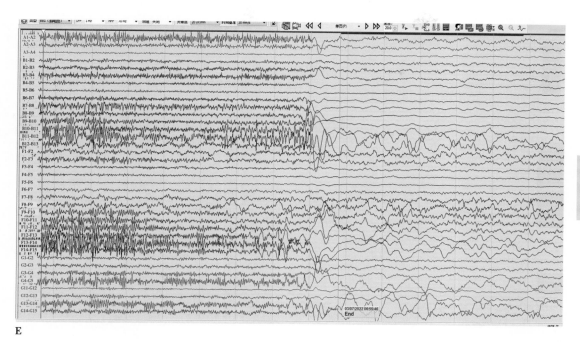

E

图 3-2-11（续）

男，15岁，癫痫发作病史10年。*TSC1* 错义突变，母源，母亲家系多人患病。A. 发作间期；
B.T₂ FLAIR 像三维显示右额结节；C. 左额、右额立体电极放电明显触点。A 中发作间期显示
右额结节电极触点节律性棘慢波放电，向左额电极触点（C 中 F14 及邻近触点）扩散（箭头）。
D、E 为一次癫痫连续发作期脑电图。发作期 EEG 显示原右额结节发作间期节律性放电消失，
于右额结节电极触点出现慢波伴低波幅快节律（箭头），并向左额电极触点和其他电极触点扩
散，但以右额和左额电极触点明显。双额电极部分电极触点位置见图 D。SEEG 显示应用双极
导联联系法，敏感度 20 μV/mm，低频滤波 1 Hz，高频滤波 70 Hz，纸速 30 mm/s。高频调至
500 Hz 无明显变化。

　　癫痫性痉挛发作是 TSC 患者，特别是低龄 TSC 儿童中常见的癫痫发作类型，可单独
或成串出现。Kannan L 等 2016 年用硬膜下电极 EEG 对 TSC 癫痫患者的研究结果显示单
独成串出现或局灶性发作后的成串癫痫性痉挛发作可表现为：先有一个棘慢波，然后伴随
短暂低波幅快活动（60～90 Hz）爆发，持续 0.5～1 秒，多扩散到其他电极触点，然后部
分患儿可演变为低波幅快节律（40～60 Hz），持续 1～11 秒。

　　在 TSC 患者癫痫性痉挛发作中常见的颅内 EEG 局灶性发作期 EEG 演变模式通
常是在局灶性发作起始短暂延迟后出现广泛快活动的周期性爆发，常在 γ 和涟波范围
（80～200 Hz）内，此时常可见到轻微或明显的癫痫性痉挛发作，甚至成串出现，持续
0.5～5 秒，甚至更长，也可出现于局灶性发作后。虽然此类癫痫性痉挛发作常累及双侧，
但 EEG 和/或发作症状常具有局灶性和/或非对称性特点，对于定侧和/或定位有一定的
提示价值，在分析癫痫性痉挛发作期 EEG 时，要重视癫痫性痉挛发作期 EEG 起始的"领
先"棘波，因为其所显示的部位常提示致痫结节。

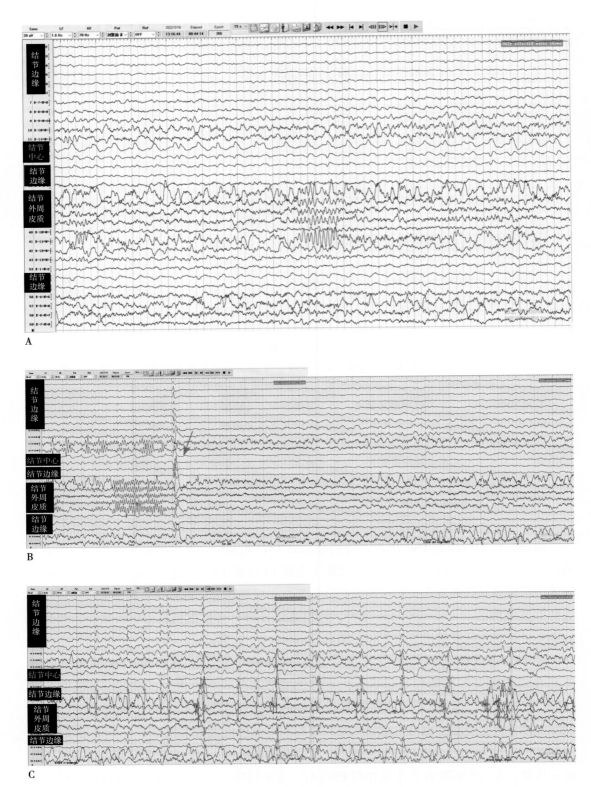

图 3-2-12　TSC 患者颅内电极脑电图及 MRI 表现

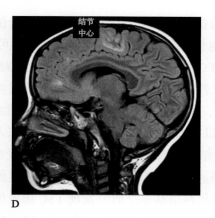

D

图 3-2-12（续）

男，3 岁，1 个月龄出现癫痫发作。发作症状学为：双上肢僵硬伴左手屈曲，伴呵呵笑，发作中意识清楚，右手可自主持物，持续 10 s 左右。A 为发作间期脑电图，显示结节中心近持续性节律性棘慢波放电，并且向结节边缘触点扩散；B、C 为一次癫痫临床发作的连续性发作期脑电图，显示结节中心及其边缘电极触点发作间期放电消失（箭头），然后扩散到结节外周皮质。D 为矢状位 T_2FLAIR 像，显示电极触点所涉及结节（箭头所示为结节中心触点位置）。提示癫痫发作起始部位为结节中心。SEEG 显示应用双极导联联系法，敏感度 20 μV/mm，低频滤波 1.6 Hz，高频滤波 70 Hz，纸速 30 mm/s。高频调至 500 Hz 无明显变化。

由于 TSC 的局灶性癫痫发作起始常局限于结节内、结节周围或结节上方的局部皮质，所以头皮 EEG 或硬膜下电极记录不到发作起始电位，而立体电极尽管采集体积有限，却可采集深部结节中心、周围及其邻近表面皮质等结构的电信号。

总之，对于 TSC 患者颅内电极 EEG 的解读要慎重，虽然其对致痫结节的评估有重要甚至决定性作用，但其显示的结果也有很多局限性，受电极设计方案所限定的采集范围限制，不管是发作间期还是发作期的 EEG 信息均仅仅是采集范围内的信息。也就是人们很难完全确定癫痫发作是否真正起源于颅内 EEG 所记录的"发作"的结节或皮质。

3. TSC 中的 HFO 与癫痫网络　HFO 已被认为与癫痫发作起始区、致痫区具有高度相关性，甚至认为是一种新的、前景非常好的非损伤性癫痫标志物，除有助于确定癫痫手术切除范围外，也有望成为致痫性评估和癫痫的治疗效果的生物标志物。发作间期颅内 EEG 数据的 HFO 分析对于致痫区判定和手术预后预测均有重要价值。发作间期 HFO 既可存在于发作起始区，也可存在于潜在致痫区内。手术切除范围包含发作起始区以及 HFO 发放区（包括涟波和快涟波）与较好的预后有关。Jacobs 等人指出，癫痫术后疗效良好的患者切除区域中快涟波的比例高于疗效较差的患者。Akiyama 等人分析了 28 例癫痫患者的发作起始区切除率、发作间期高涟波和快涟波发生率之间的相关性。Kerber 等人表明，涟波和快涟波均与无癫痫发作的结果显著相关。同样，在 Okanishi T 等的研究中，高放电数量的涟波和快涟波的切除率越高，TSC 患者手术后癫痫发作控制的结果越好。即使对于继发于多个皮质结节的多种癫痫发作类型的 TSC 患者，HFO 也可以作为一种替代性生物标志物来识别可纳入切除手术的致痫区，以改善癫痫发作结果。

HFO 在发作期的定位价值或其对手术切除范围的指导价值目前尚不明确。发作起始出现的（头皮 EEG 或颅内电极 EEG）HFO（主要是局灶性）可能对致痫区定位有一定价值，但发作中后期出现的 HFO 提示来自扩散或网络的活化，对致痫区定位价值有限。

需要注意的是，TSC 患者中的 HFO 更有可能提示癫痫性痉挛发作和影响正常皮质的潜在可逆性癫痫性脑病网络，而不是需要切除的结节的致痫性的真正生物标志物。所以还需要对 TSC 的 HFO 是否可以成为致痫性的生物标志物进行深入研究。

TSC 患者大脑中的多个结节会改变皮质 - 皮质下区的广泛癫痫网络，这一网络具有短或长的不同范围的互相联系。致痫结节之间、致痫结节和其他结节之间、致痫结节和非结节皮质之间存在复杂的神经网络联系。研究发现 TSC 患者的致痫结节与其他结节及结节周围皮质具有广泛的神经网络联系。头皮和颅内电极 EEG 的发作间期癫痫样放电和发作期电 - 临床特点均为癫痫网络的分析提供了重要依据。而皮质 - 皮质诱发电位（cortico-cortical evoked potentials，CCEP）和影像学及其后处理技术从不同方面为 TSC 中癫痫网络的分析提供了丰富的工具和证据。

五、结节性硬化症相关癫痫的诊断与临床表现

（一）TSC 相关癫痫的诊断

1. TSC 相关癫痫的诊断　癫痫发作是 TSC 最常见的神经系统表现，影响超过 70%～80% 的患者，TSC 相关癫痫的诊断，首先要确定患者的发作性症状是否为癫痫发作，根据发作症状表现以及脑电图是否有与发作症状相关的癫痫样异常放电（包括发作间期和发作期脑电图改变）进行判断，明确癫痫诊断。下一步确定病因是否为 TSC，根据 TSC 诊断标准（包括遗传学诊断标准或临床诊断标准）来确定。对于病因为 TSC 的患者的癫痫发作，80%～90% 为 TSC 相关性癫痫，即其癫痫与 TSC 存在因果关系。

实验研究表明，由于 TSC 患者的 *TSC1/TSC2* 基因突变，导致 mTOR 通路上调，在中枢神经系统中，过度激活的 mTOR 信号通路导致神经发育过程中细胞分化和神经元迁移异常，形成 TSC 相关三种类型的脑部病变：脑皮质结节、室管膜下结节以及室管膜下巨细胞型星形细胞瘤（SEGA），mTOR 通路的激活也导致突触发生改变，影响神经兴奋性，导致兴奋/抑制性神经递质失衡，由此为 TSC 相关癫痫的发生提供了一个神经生理学基础。室管膜下结节和 SEGA 位于侧脑室室壁，通常认为无致痫性。而脑皮质结节位于大脑灰质及灰 - 白质交界区，结节的组织病理学表现为层状结构紊乱，由异常的神经元和神经胶质成分组成，一般具有致痫性。

如前所述，TSC 相关癫痫的确切起源和机制尚不清楚，一些研究发现皮质结节内的神经元可引起癫痫发作，通过颅内脑电图监测也发现局灶性癫痫和发作间期癫痫样放电起源于致痫结节中心。另有一些病理研究发现结节周围皮质的组织学、免疫组织化学和分子特征与结节相似，观察到异常发育的神经元与自发性癫痫放电有关，提示结节本身或周围皮质可能是致痫区的一部分。其次，通过 PET、MRI 和立体定向脑电图（SEEG）的神经生理学发现也证实了结节边缘和外周皮质在癫痫发作起源中的重要作用。此外，脑磁图和颅

内电极脑电图的研究表明完全切除致痫皮质（包括致痫结节以及结节周围皮质），而不是结节本身，是影响术后癫痫无发作的主要因素。由此可见，致痫结节本身或/和结节周围皮质是致痫区的主要部分。

2. 非 TSC 相关癫痫的诊断　TSC 患者可同时存在其他颅内病变，如海绵状血管瘤、颅内动脉瘤、胼胝体发育不全、半侧巨脑畸形、脑裂畸形等。海马硬化也可见于 TSC 患者，TSC 与海马硬化的关系尚不清楚，但 TSC 相关癫痫的频繁发作可能促进海马硬化的发生。TSC 共存的其他颅内病变的神经生物学背景至今仍不明确。2022 年北京儿童医院功能神经外科刘婷红等报道了 3 例伴有海马硬化的 TSC 患者，经 SEEG 监测，发现其癫痫发作起源于硬化的海马区，而非 TSC 皮质结节，3 例患者行前颞叶切除术，术后无发作达 1 年以上，术后病理为海马硬化改变，由此可见 TSC 患者可同时存在独立的非 TSC 相关颞叶内侧癫痫伴海马硬化。2020 年 Sakakura 报道了 1 例 TSC 患者的药物难治性癫痫，头颅 MRI 发现合并一侧颞叶海绵状血管瘤，头皮视频脑电图显示其癫痫发作起源区与海绵状血管瘤位置一致，但这一区域并没有皮质结节，所以认为其癫痫发作来自海绵状血管瘤而不是 TSC 相关的癫痫网络，经手术中皮质脑电图监测证实癫痫发作来自海绵状血管瘤周围皮质，而不是其他区域，因而手术切除海绵状血管瘤，之后患者癫痫无发作。

综上所述，TSC 患者可同时伴有非 TSC 相关性癫痫，虽然发生概率很低，但对每一例 TSC 患者的癫痫发作都应进行责任病灶的鉴别，根据其癫痫发作症状学、头颅影像学以及电生理表现，甚至颅内脑电图监测结果进行鉴别分析。

（二）结节性硬化症相关癫痫的临床特征及主要发作类型

1. TSC 相关癫痫发作表现　癫痫发作是 TSC 最常见的症状之一，既往报道患病率为 62%～93%，并且 15% 的患者可作为首发症状。TSC 患者的癫痫发作在起病年龄、发作类型以及严重程度等方面具有高度异质性。TSC 患者的癫痫起病年龄较早，一项对 130 例 TSC 婴幼儿的前瞻性纵向研究发现，17% 的患者在 3 月龄前发生癫痫发作，39% 在 6 月龄前发作，57% 在 12 月龄前发作。与其他的报道类似，近 2/3 的 TSC 患者在出生后第 1 年内出现癫痫发作，近 80% 的患者在出生后 3 年内发生癫痫发作。尽管婴幼儿期是 TSC 患者癫痫起病的高发期，但有研究报道 6 岁以上无癫痫史的 TSC 儿童中有 8% 发生癫痫，12% 的成人 TSC 患者（既往没有癫痫发作病史）后来发展为癫痫，甚至有队列研究发现有的 TSC 患者 40 岁以上（占 0.6%）才诊断为局灶性癫痫发作，这表明 TSC 患者在其一生中均有发生癫痫的风险（主要是局灶性癫痫发作）。

TSC 相关癫痫患者可出现几乎所有的癫痫发作类型，包括局灶性发作、癫痫性痉挛发作、强直发作、失张力发作、肌阵挛发作、不典型失神发作以及强直-阵挛发作等。来自 TuberOus 硬化登记系统（TOSCA）的数据显示 TSC 相关癫痫患者最常见的癫痫发作类型是局灶性发作（67.5%），其次是癫痫性痉挛发作（38.9%）。虽然许多患者在发病时看似表现为全面性发作，但鉴于 TSC 相关癫痫发作的局灶性神经病理特点，往往看似全面性起源的发作很可能也是局灶起源很快继发全面性发作，当然这要有发作期脑电图记录加以证实。TSC 相关癫痫发作类型与年龄相关，低龄儿童以癫痫性痉挛发作和局灶性发作最多见，年长儿或成年起病者，则多表现为典型局灶性发作的电 - 临床特征。几乎所有婴儿期起病的癫痫性痉挛发作患者都会随年龄增长演变为其他发作类型，多为局灶性发作，也可为全面性发作，如不典型失神发作、强直发作、失张力发作、肌阵挛发作等，其中超过半数患儿演变为多种发作类型共存的癫痫或癫痫综合征，最常见为 Lennox-Gastaut 综合征（LGS），伴有不典型失神发作、肌阵挛发作和主要在睡眠期的强直发作等。

TSC 相关癫痫通常为药物难治性癫痫，有研究报道近 2/3 的 TSC 癫痫患者在生命中的某个阶段发展为药物难治性癫痫，远远高于一般癫痫患者（约 1/3）。一项对 2 034 例 TSC 患者的回顾性研究显示，在局灶性癫痫患者中，药物难治性癫痫占 59.6%，多因素分析显示 1 岁前起病的局灶性癫痫、之前有婴儿癫痫性痉挛综合征病史、药物治疗无反应者，发展为药物难治性癫痫的风险增加，且具有统计学意义。

尽管大多数 TSC 患者癫痫发作难以控制，但也有一些研究发现少数患者癫痫可缓解，甚至可成功减停抗癫痫发作药物（ASMs）达到持续无发作。一项针对 TSC 儿童的队列研究显示，14.2%（15/106 例）的患儿癫痫缓解（癫痫无发作 2～5 年），逐渐减停 ASMs 后 5 例（5/15 例，33.3%）患儿癫痫复发，其中 1 例重新服用 ASMs 后达到持续无发作，最终成功减停药物，因而最终 11 例（10.4%）患儿达到癫痫缓解。另一项对儿童和成人 TSC 患者的回顾性研究显示癫痫发作总缓解率（癫痫无发作至少 1 年）达 32%（16/50 例），并观察到缓解率随年龄而增加（6～18 岁缓解率 33.3%；18 岁以上缓解率 38.5%），这意味着在适当 ASMs 治疗后，随着时间的推移癫痫病情有可能趋于稳定。上述研究尽管病例数较少，但依然表明 TSC 相关癫痫的严重程度差异很大。

2. TSC 相关癫痫性痉挛的特征　癫痫性痉挛（epileptic spasms，ES）是一种独特的癫痫发作类型，其症状学表现为颈部、躯干以及肢体突发短暂肌肉收缩，双侧可对称或不对称，持续时间一般 0.2～2 秒，常常间隔数秒反复发作，每次痉挛发作的间隔时间大致相同，一般为 8～10 秒，也可短至 2～3 秒，最长不超过 1 分钟，这种成串发作是癫痫性痉挛发作的特征性表现。如果在一次痉挛发作前后 1 分钟内没有另一次痉挛发作出现，则称为孤立性痉挛发作，常常见于起病初期。癫痫性痉挛分为屈曲型痉挛、伸展型痉挛、混合型痉挛以及轻微痉挛，痉挛的类型取决于痉挛发作时受影响最大的是屈肌还是伸肌，或者屈肌伸肌均有，以及受累肌肉收缩的程度及范围。

癫痫性痉挛与 TSC 有着密切的联系，据报道，在 TSC 相关癫痫患者中，婴儿癫痫性痉挛综合征高达 69%，而在婴儿癫痫性痉挛综合征患者中，病因为 TSC 者占 7%～25%。癫痫性痉挛发作是 TSC 常见的癫痫发作类型，多于生后 3～11 个月龄起病，高峰起病年龄为 4～5 月龄，最初常常为孤立单个痉挛发作，数天或数周后演变为典型成串发作，特别是在刚睡醒时容易发作。癫痫性痉挛可以是全面性、局灶性或不明起源的，TSC 相关癫痫性痉挛发作通常是局灶性发作，其症状常常有侧向性特点，如眼强直性偏斜、口角向一侧歪斜、头向一侧扭转、肢体不对称强直等，而典型全面性癫痫性痉挛表现较少。在一些患者中，癫痫性痉挛发作是单侧症状，且常常伴有扭转成分。TSC 相关癫痫性痉挛发作，在痉挛发作前有相当一部分患者可有局灶性发作，如眼偏斜、一侧颜面部或肢体强直或阵挛发作，常常因症状表现较轻微以致不易被父母或看护者发现，直至出现痉挛发作才去就诊。局灶性发作可以在痉挛发作前，或与痉挛发作同时发生，或者在痉挛发作出现后发生，并且在一次癫痫发作过程中，可以既有痉挛发作，又有局灶性发作，两种发作类型先后出现或者同时出现，这也是 TSC 相关癫痫发作的一个特点。

TSC 相关癫痫性痉挛发作，具有年龄依赖性特点，随着年龄增长，绝大多数患者的癫痫性痉挛发作转变为局灶性运动性发作、伴有意识障碍的局灶性非运动性发作、全面性强直发作、失张力发作或者强直 - 阵挛发作等。

3. TSC 相关局灶性癫痫发作的特征　局灶性发作是 TSC 相关癫痫最常见的发作类型，发作起源于一侧大脑半球的网络，可以非常局限，也可以在一侧半球内比较广泛，这是由 TSC 相关癫痫的神经病理特点所决定的。

TSC 相关局灶性癫痫发作，分为局灶性运动性发作和局灶性非运动性发作，伴有或不伴有继发双侧强直 - 阵挛发作，发作症状具有高度变异性，不仅体现在不同患者之间，而且体现在同一患者的不同年龄阶段。有文献报道 TSC 相关局灶性癫痫发作症状与致痫区累及部位和患者的年龄相关。一项对 TSC 患者局灶性癫痫发作症状学的研究显示，其癫痫发作定位在额区、额中央区、额中颞区、颞区、中央顶颞区、颞枕区以及枕区，发作表现有主观感觉症状（如自主神经症状、头部感觉症状、躯体感觉症状以及视幻觉）和客观运动或非运动症状（如头眼的缓慢转动、颈部强直性偏转、眼偏斜、颜面部肌肉强直、动作行为停止、肢体局限性运动、眼睑抽动、过度运动以及自动症等），根据发作传播的脑区不同而表现不同的症状学特点。另外，研究者根据癫痫发作的定位脑区将患者分为三组，分别为额区 / 额中央区 / 额中颞区、颞区 / 中央顶颞区和颞枕区 / 枕区，对三组患者癫痫发作的起病年龄进行比较，发现年幼儿童的癫痫发作起源通常在后头部，即枕区或颞枕区，而年长儿童的癫痫发作起源通常在前头部，即额区或额中央区，尽管研究数据差异没有统计学意义（P=0.501），但提示 TSC 患者的年龄可能是影响癫痫致痫灶形成的因素之一。

（三）结节性硬化症相关癫痫综合征类型

（1）早发性婴儿发育性癫痫性脑病（early-infantile developmental and epileptic encephalopathy，EIDEE）：既往称为 Ohtahara 综合征和早发性肌阵挛脑病。其诊断标准见表 3-2-9。

表 3-2-9　早发性婴儿发育性癫痫性脑病诊断标准

要点	必备性标准	警示性标准	排除性标准 [a]
癫痫发作	强直和 / 或肌阵挛发作		
脑电图	间歇期：爆发 - 抑制或多灶性放电；弥漫性慢波		
发病年龄	生后～3 个月（早产儿纠正胎龄）		
发病时发育		发育正常，尽管从病史上精确评估存在挑战	

要点	必备性标准	警示性标准	排除性标准 [a]
发病时神经系统检查		神经系统查体正常，尽管从病史上精确评估存在挑战或因频繁发作和/或接受抗癫痫发作药物可能会影响婴儿检查	
早期共患病	在发作起始前或出现后不久出现发育障碍		
病程	异常神经发育包括智力障碍		

注：MRI 非诊断所必需，但为排除结构性病因强烈推荐；如婴儿具有特征性的临床特点，间歇期脑电图（EEG）显示爆发-抑制、弥漫性慢波伴多灶性放电时，发作期 EEG 非诊断所必需。无实验室证实的综合征：在资源有限的地区，无间歇期 EEG 则无法诊断该综合征。[a] 无早发性婴儿发育性癫痫性脑病排除性标准。

（2）婴儿癫痫性痉挛综合征（infantile epileptic spasms syndrome，IESS）：包括既往的 West 综合征、婴儿癫痫性痉挛综合征。这个术语的提出兼顾了既往 West 综合征和出现痫性痉挛但不完全符合 West 综合征诊断标准的患儿。其诊断标准见表 3-2-10。

表 3-2-10　婴儿癫痫性痉挛综合征诊断标准

要点	必备性标准	警示性标准	排除性标准
癫痫发作	屈曲性、伸直性或混合性癫痫性痉挛，常成串出现		
脑电图	间歇期：高度失律、多灶性或局灶性癫痫样放电（可能在痉挛开始后很快见到）	间歇期：EEG 正常；抑制-爆发型	发作期：记录到的可疑的痉挛性临床事件期间 EEG 正常
发病年龄	1~24 个月（但癫痫性痉挛可能后来才出现，此时不是 ISS）	发病年龄 1~2 个月	
共患病	痉挛出现后发育迟缓，但在病程早期可能无（在存在明显发育障碍的患儿中很难确定）		

注：MRI 非诊断所必需，但为评估潜在病因强烈推荐。如间歇期研究显示高度失律或癫痫样异常或发育迟缓，则发作期 EEG 非诊断所必需；但在无高度失律或癫痫样异常时，发作期 EEG 必需。

可能进展的综合征：既往有脑损伤、脑发育性异常或特殊遗传疾病，包括表现为明显间歇期 EEG 异常（高波幅背景慢波，和/或多灶性放电）的早发性婴儿 DEE 应高度关注其临床上癫痫性痉挛的发展。但是，在出现必备的发作类型前不能诊断为 ISS。

无实验室证实的综合征：在资源有限的地区，强烈建议间歇期 EEG 检查。但是，如果 EEG 不能获得，如果经验丰富的临床医生看到（亲自或通过视频记录）清晰的成串的典型癫痫性痉挛，同时具有其他的临床必备和排除标准，则可诊断为 ISS。

（3）Lennox-Gastaut 综合征（Lennox-Gastaut syndrome，LGS）：一种病因广泛的发育性癫痫性脑病，其诊断标准见表 3-2-11。

表 3-2-11　Lennox-Gastaut 综合征诊断标准

要点	必备性标准	警示性标准	排除性标准
癫痫发作	强直性发作：除强直性发作外，应至少存在以下任意一种发作： 不典型失神 失张力 肌阵挛 局灶性知觉损害 全面性强直 - 阵挛 非惊厥性癫痫持续状态 癫痫性痉挛		
脑电图	全面性 <2.5 Hz 慢棘慢复合波（或在既往脑电图中发现过）；睡眠中全面性阵发性快波活动（或在既往脑电图中发现过）	低频闪光刺激时出现光阵发反应（考虑神经元蜡样质脂褐质沉积症 2 型）	持续局灶性异常而无全面性棘慢波
发病年龄	<18 岁	>8 岁	
长期预后	药物难治性癫痫；轻 - 重度智力障碍		

注：MRI 非诊断所必需，但一般建议完善 MRI 以评估潜在病因。发作期脑电图也并非诊断所必需，但是如果患儿考虑或临床特征可能提示癫痫伴肌阵挛失张力发作综合征，应高度建议完善发作期脑电图；

综合征的演变：大约 50% 患严重 DEE 的婴儿，如 IESS 或早发型婴儿 DEE，随时间可演变为 Lennox-Gastaut 综合征。

无实验室证实的综合征：在资源有限的地区，诊断至少需要一次间歇期脑电图清醒期显示特征性的全面性慢棘慢复合波。

绝大多数患者中未见警示性标准，但如出现警示性标准则应谨慎诊断 LGS，并考虑其他情况可能。

综上所述，TSC 相关性癫痫是由遗传决定的发育性癫痫或癫痫性脑病，其癫痫发作具有年龄依赖性特点，癫痫性痉挛发作和局灶性发作是最常见的发作类型，婴儿癫痫性痉挛综合征和 Lennox-Gastaut 综合征是多见的癫痫综合征类型，并且通常为药物难治性。

六、结节性硬化症相关癫痫的抗癫痫发作药物治疗

癫痫的治疗是一个复杂的过程，包括药物治疗和非药物治疗，抗癫痫发作药物（ASMs）治疗是主要的治疗手段，同样也是对结节性硬化症（TSC）相关癫痫的首选治疗。掌握 ASMs 的作用机制、药效学、药代动力学以及药物相互作用和药物不良反应特征，对于癫痫患者选择最佳的 ASMs 治疗是至关重要的。

（一）抗癫痫发作药物

ASMs 的发展经历了一个漫长的过程，20 世纪 80 年代之前共有 7 种主要的 ASMs 应用于临床，称为第一代 ASMs，习惯上也称为传统 ASMs。在 20 世纪 80 年代以后多种抗癫痫新药陆续上市，称为第二代 ASMs，也是目前临床常用的 ASMs。在 2005 年以后上市的新型抗癫痫发作药物，称为第三代 ASMs。

1. 第一代 ASMs

（1）卡马西平（carbamazepine，CBZ）

1）药理作用：其抗癫痫作用机制主要是阻断细胞膜电压门控钠离子通道，当神经元有爆发性痫性放电时，其抑制去极化神经元中持续的电位放电以控制癫痫发作。另外，卡马西平可以通过 N- 甲基 -D- 天冬氨酸型谷氨酸受体（NMDA）降低钙离子通透性，以降低神经元兴奋性，并影响突触传递。

2）药代动力学：卡马西平为高度亲脂化合物，几乎不溶于水，在胃肠道吸收缓慢，生物利用度为 75%～85%，初次用药血药浓度达峰时间为 6～24 小时，长期用药为 3 小时。入血后很快分布到全身，在脑、肝、肾浓度最高，血浆蛋白结合率为 75%。卡马西平为线性药代动力学特征，初次用药消除半衰期为 15～30 小时，长期用药半衰期缩短为 7～15 小时。99% 的卡马西平在肝脏代谢，1% 的卡马西平原药经肾脏排泄。初次用药达稳态血药浓度时间为 7～14 天，变量后为 4～5 天。卡马西平能诱导细胞色素 P450（CYP450）活性加速自身代谢，称为肝药酶诱导剂，这种诱导作用是时间依赖性的，最大诱导发生在服药后 4 周左右，如果剂量不变，长期用药的稳态血药浓度只及开始用药时稳态血药浓度的一半或更少。

3）适应证：卡马西平是治疗成人和儿童局灶性发作癫痫的首选药物，也用于继发全面强直阵挛性发作癫痫。对肌阵挛发作和失神发作效果不佳，甚至可加重。此外，卡马西平还可治疗各种心理、精神和疼痛综合征。

4）用法用量：卡马西平起始剂量为 5～10 mg/（kg·d），每日 1～2 次口服，服药 1 周检查血卡马西平药物浓度，根据浓度高低酌情调整剂量，一般每周增加 5～10 mg/（kg·d），1～4 周内加至维持量 10～30 mg/（kg·d），儿童最大剂量为 1.2 g/d。成人起始剂量 200 mg/d，根据需要每周加量 200 mg/d，目标剂量 400～800 mg/d。卡马西平抗痫有效血药浓度为 4～12 μg/ml，中毒血药浓度为 12 μg/ml 以上。

5）不良反应：卡马西平一般耐受性良好，大多数不良反应是轻微的、短暂的、与剂量相关的，最常见的不良反应是嗜睡、共济失调、粒细胞下降、视力障碍、肝功能障碍、皮疹，其他还可有恶心、呕吐、胃肠不适、腹痛、眩晕、复视、眼震、头痛、肌张力障碍、血小板减低等。某些人类白细胞抗原（HLA）等位基因（*HLA-B*1502*，*HLA-A*3101*）阳性可导致严重的药物超敏反应综合征，如卡马西平诱导的 Stevens-Johnson 综合征（SJS）、中毒性表皮坏死松解症（TEN）。

6）药物间相互作用：卡马西平通过刺激细胞色素 P450 系统来诱导自身的新陈代谢，还可诱导丙戊酸钠、乙琥胺、拉莫三嗪、苯妥英钠、氯硝西泮、华法林等药物的代谢，使之血药浓度降低。肝药酶抑制药如红霉素、异烟肼、维拉帕米可增高卡马西平血药物浓度。

（2）苯巴比妥（phenobarbital，PB）

1）药理作用：其抗癫痫作用机制主要与 γ- 氨基丁酸（GABA）介导的抑制作用有关，其可延长 $GABA_A$ 受体门控的氯离子通道开放时间，从而增加突触后氯离子流量，使细胞膜超极化而达到止惊作用。此外，其还参与兴奋性神经递质的拮抗作用，并选择性作用于电压依赖性 Ca^{2+} 通道，抑制 Ca^{2+} 内流，减少兴奋性神经递质释放。

2）药代动力学：口服生物利用度为 80%～90%，达峰时间口服为 2～4 小时，肌内注射为 1～2 小时。血浆蛋白结合率为 45%～55%。苯巴比妥 50%～80% 经肝脏代谢，20%～30% 以原形经肾脏排泄。苯巴比妥是强有力的细胞色素 P450 酶系诱导剂，能加速其他合用药物的代谢，其半衰期呈年龄依赖性，新生儿为 100 小时，缺氧新生儿为 150 小时，1～5 岁儿童为 50～70 小时，成人为 80～100 小时。达稳态血药浓度时间，儿童为 14～20 天，成人为 14～30 天。

3）适应证：对所有年龄各型癫痫均有效，尤其对全面强直发作、阵挛发作以及全面强直阵挛性发作更有效，对局灶性发作的治疗效果与卡马西平类似，是新生儿惊厥的常用药。

4）用法用量：儿童口服剂量 3～5 mg/（kg·d），每日 1～2 次，服药 2～3 周达稳态血药浓度，有效血药浓度为 15～40 μg/ml，中毒血药浓度大于 50 μg/ml。成人起始剂量 30～60 mg/d，根据需要每 1～2 周加量 30～60 mg/d，目标剂量 120～180 mg/d。

5）不良反应：总体较轻，最常见的是嗜睡，有些儿童服用后可出现兴奋、多动和行为异常。少数可见短暂性皮疹，携带 *CYP2C19*2* 变异的患者发生严重皮肤超敏反应的风险更高。苯巴比妥也可引起叶酸缺乏症、巨幼细胞贫血、肝毒性和骨软化。

6）药物间相互作用：苯巴比妥是肝药酶诱导剂，可使其他合用药物如丙戊酸钠、卡马西平、苯妥英钠、拉莫三嗪、托吡酯、唑尼沙胺、奥卡西平、苯二氮䓬类药物、华法林、类固醇等代谢加快，血药浓度降低。联合使用中枢神经系统抑制剂（如镇静剂、催眠药、抗组胺药或酒精）可能引起附加的抑制作用。

（3）苯妥英钠（phenytoin sodium，PHT）

1）药理作用：动物实验证实，苯妥英钠能特异性抑制单突触传递的强直后增强，阻断癫痫灶对周围神经元的募集作用，从而防止脑异常放电传播。其可降低细胞膜对 Na^+、Ca^{2+} 的通透性，减少动作电位期间 Na^+、Ca^{2+} 内流，延迟 K^+ 外流，从而稳定细胞膜，降低神经兴奋性。另外，其可加强 GABA 介导的突触前和突触后抑制过程。

2）药代动力学：苯妥英钠生物利用度为 90%，口服后达峰时间为 3～12 小时，血浆蛋白结合率 80%～95%。其 95% 经肝脏代谢转化，小于 5% 的原药经肾脏排泄。肝脏对苯妥英钠代谢能力有限，在低浓度时，苯妥英钠呈线性速率（一级药代动力学）消除，在达治疗浓度过程中，苯妥英钠清除速率转变为非线性药代动力学消除，此时，肝脏不能提高代谢能力，剂量的少许增加就可导致其稳态血药浓度有很大增高，呈非线性速率消除，增加苯妥英钠中毒的风险。

3）适应证：用于治疗全面强直阵挛性发作、局灶性发作，对婴儿癫痫性痉挛综合征、Lennox-Gastaut 综合征无效，可加重肌阵挛发作、失张力发作和失神发作。

4）用法用量：口服初始剂量为 5～7 mg/（kg·d），每日 1～2 次口服，给药后 7～10 天检查血苯妥英钠药物浓度，根据药物浓度酌情调整药量，目标剂量 6～8 mg/（kg·d），最大剂量 10 mg/（kg·d），苯妥英钠血药浓度正常范围为 10～20 μg/ml。成人起始剂量 200～400 mg/d，根据发作控制情况酌情调量，每次剂量增加 30～60 mg/d，目标剂量 200～400 mg/d。

5）不良反应：胃肠道反应包括：胃肠道不适、恶心、呕吐、胃痛、便秘、肝功能障碍等；神经系统反应包括：眼震、眩晕、共济失调、构音障碍、嗜睡、头痛、复视、视物模糊等；过敏反应包括：皮肤瘙痒、皮疹；血液系统反应包括：粒细胞减少、血小板减少、再生障碍性贫血、巨幼细胞贫血；长期服用导致的慢性毒性反应包括：牙龈增生、皮肤粗糙、多毛症、骨软骨病、末梢神经炎、甲状腺功能减退、记忆力减退、注意力不集中以及精神行为和人格改变等。

6）药物间相互作用：其为肝药酶代谢强诱导剂，可加速其他合用药物代谢，如卡马西平、苯二氮䓬类药物、抗凝剂等。异烟肼可使其血药物浓度升高。

（4）丙戊酸钠（sodium valproate，VPA）

1）药理作用：丙戊酸钠为一种短链脂肪酸，具有多种抗癫痫作用机制：①通过增加 GABA 的合成，减少 GABA 的周转，抑制 GABA 的降解，从而增强 GABA 的传递；②减少兴奋性氨基酸 β- 羟丁酸的释放；③抑制 N- 甲基 -D- 天冬氨酸（NMDA）受体介导的兴奋传递；④阻塞电压门控钠离子通道和钙离子通道；⑤增强钙离子激活的钾离子电流；⑥调节 5- 羟色胺和多巴胺的神经传递。

2）药代动力学：胃肠道吸收迅速而完全，生物利用度 85%～100%，达峰时间为 1～4 小时，峰浓度维持 2～8 小时。丙戊酸钠易透过血脑屏障，也可透过胎盘屏障和血乳屏障。血浆蛋白结合率为 85%～95%。丙戊酸钠在肝脏中通过 β- 氧化（30%）、葡萄糖醛酸化（40%）和其他途径广泛代谢，少量原药（2%～3%）经肾脏排泄。消除半衰期为 8～15 小时，达稳态血药浓度时间约 2～4 天。在儿童患者，丙戊酸钠清除率受总体重、每日剂量以及与其他 ASMs 联合治疗的显著影响。

3）适应证：对各型癫痫发作均有效，尤其对失神发作、肌阵挛发作等全面性癫痫效果较好。

4）用法用量：丙戊酸钠口服液剂量 15～60 mg/（kg·d），从小剂量开始逐渐加量，最大剂量 2 g/d。丙戊酸钠缓释片剂量 15～25 mg/（kg·d）。全日剂量分 2～3 次口服。服药 1 周检查血丙戊酸药物浓度，酌情调量，丙戊酸血药物浓度正常范围为 50～100 μg/ml。丙戊酸钠注射液，成人剂量 400～800 mg 缓慢静脉推注，继以持续或重复静脉滴注，最大量 2 500 mg/d。儿童剂量为 10 mg/kg 静脉推注，继以 0.5 mg/（kg·h）静脉滴注，总量 20～30 mg/（kg·d），如情况允许，即应由静脉给药改为口服给药。

5）不良反应：消化道不良反应：厌食、恶心、呕吐、食欲减退、腹泻、肝功能障碍、高血氨、肉碱减低等。神经系统不良反应：嗜睡、疲劳、眩晕、复视、震颤、共济失调等。血液系统不良反应：白细胞减少、血小板减少、低纤维蛋白原血症等。还可有体重增加、脱发、肝坏死等。肝功能异常和有机酸血症患儿禁用丙戊酸钠，最严重的药物不良反应包括肝毒性和胰腺炎，可导致死亡。

6）药物间相互作用：丙戊酸钠具有药物相互作用的潜力。在使用肝药酶诱导药物（如乙琥胺、托吡酯和卡马西平等）和其他药物（如利福平、顺铂、甲氨蝶呤、抗生素和激素避孕药）时，丙戊酸的血药浓度较低。在与一些抗癫痫发作药物（如非氨酯、氯巴占、司替戊醇）和其他药物（如阿司匹林、异烟肼和舍曲林）合用时，可见丙戊酸血药浓度增高。丙戊酸钠可抑制细胞色素 P450 系统，因而可提高通过该系统代谢的其他药物水平，如拉莫三嗪、苯巴比妥、劳拉西泮、尼莫地平等，如不减少剂量可导致中毒。

（5）乙琥胺（ethosuximide，ETX）

1）药理作用：其作用机制是通过阻断丘脑神经元 T- 型钙通道而提高癫痫发作阈值，从而控制癫痫发作。

2）药代动力学：口服经胃肠道吸收迅速完全，2～4 小时可达血峰浓度，生物利用度 100%，其不与血浆蛋白结合，均匀分布在体内水中。80%～90% 在肝脏代谢，10%～20% 原药经肾脏排泄。半衰期儿童为 30～40 小时；成人为 50～60 小时，达稳态时间为 7～12 天。为一级药代动力学药物。乙琥胺主要由肝药酶 CYP3A4 代谢，少量为 CYP2E 和 CYP2C/B 代谢，对这些酶无自身诱导或异源诱导作用。

3）适应证：用于治疗失神发作癫痫（典型和不典型失神发作）。

4）用法用量：儿童初始剂量 10～15 mg/（kg·d），根据需要酌情调整药物剂量，每周加量 5 mg/（kg·d），目标剂量 20～30 mg/（kg·d），最大 40 mg/（kg·d），有效血药浓度为 40～100 μg/ml。成人起始剂量 500 mg/d，根据需要每周加量 250 mg/d，目标剂量 750 mg/d，最大剂量 1 500 mg/d。

5）不良反应：最常见不良反应包括治疗开始出现的轻度胃肠道症状（如恶心、呕吐、腹泻、厌食）和神经系统症状（如嗜睡、失眠、紧张、疲劳、共济失调、易怒），通常为浓度依赖性，除头痛外，这些症状可随剂量减少而消失。

6）药物间相互作用：酶诱导型 ASMs（如苯巴比妥、苯妥英钠和卡马西平）可降低乙琥胺的血药浓度。相反，肝微粒体酶抑制剂（如异烟肼）可增加乙琥胺的血药浓度。

（6）苯二氮䓬类药物：苯二氮䓬类药物是一药物家族，其中地西泮、氯硝西泮、硝西泮应用较广泛，其抗癫痫作用机制是通过 GABA$_A$/Cl$^-$ 复合物的 α 亚单位作用，增强 GABA 突触后膜抑制效应，导致神经元突触后膜超极化而达到对抗癫痫放电的作用。这些药物与其他 ASMs 相互作用很少。

1）地西泮（diazepam）

A. 药代动力学：地西泮口服吸收快而完全，0.5～2 小时可达血峰浓度，各组织分布均匀，脑组织浓度很快超过血浓度数倍。生物利用度 100%。血浆蛋白结合率 90%～99%。

99% 在肝脏代谢，小于 1% 的原药从尿中排出，消除半衰期 20～60 小时，反复应用可有蓄积作用。

B. 适应证：地西泮是治疗各型癫痫持续状态的首选急救用药。

C. 用法用量：癫痫持续状态时，需静脉注射，小儿开始剂量 0.2～0.3 mg/kg，注射速度不超过 2 mg/min，一次用量不超过 10 mg。成人一次剂量 0.15 mg/kg，最大量 30 mg。必要时 15～30 min 可重复一次。口服治疗癫痫效果较差，目前已不用。

D. 不良反应：可有一过性嗜睡、眩晕、疲乏、运动失调、头痛、恶心、兴奋、幻觉等。在小儿可见易激惹、肌张力低下、镇静等。静脉注射偶有呼吸暂停、低血压、心跳停止等。

2）硝西泮（nitrazepam）

A. 药代动力学：口服易吸收，1～2 小时可达血峰浓度，平均生物利用度 78%，个体差异较大。血浆蛋白结合率为 80%～90%。在肝脏代谢，代谢物 45%～65% 从尿中排泄，15%～20% 的原药经粪便排出，其余长期结合于组织或以不能测定的代谢物排出。

B. 适应证：可用于各型癫痫，尤其适用于婴儿癫痫性痉挛综合征，也可用于肌阵挛发作及 Lennox-Gastaut 综合征。

C. 用法用量：应从小剂量 0.25 mg/（kg·d）开始，酌情加量，有效剂量个体差异较大，儿童为 1 mg/（kg·d），成人为 0.5 mg/（kg·d），最大剂量为 3 mg/（kg·d）。

D. 不良反应：多与剂量相关，如嗜睡、共济失调、肌张力低下、呼吸道分泌物增加，少数可有兴奋不安、注意力不集中、意识障碍。重症肌无力者禁用。与其他 ASMs 相互作用很少。

3）氯硝西泮（clonazepam）

A. 药代动力学：口服吸收好，1～4 小时可达血峰浓度，并可持续 6～8 小时。生物利用度 80%～95%，易透过血脑屏障和胎盘屏障。血浆蛋白结合率为 85%。主要在肝脏代谢，代谢物 50%～70% 从尿中排出，24 小时内原药从肾脏排泄量小于 0.5%。消除半衰期小儿为 20～40 小时，成人为 30～50 小时。

B. 适应证：对各型癫痫都适用，尤其对失神发作、肌阵挛发作效果显著。

C. 用法用量：小儿开始剂量 0.01～0.03 mg/（kg·d），每天 2～3 次，以后每 3 天增加 0.25～0.5 mg，维持量为 0.05～0.2 mg/（kg·d）。成人开始用 1.5 mg/d，以后每 3 天增加 0.5 mg，直至有效剂量 1～4 mg/d。

D. 不良反应：多与剂量有关，如镇静、困倦、乏力、语言障碍、运动失调、肌张力低下、呼吸道分泌物增加，偶见焦虑不安、行为异常、呼吸抑制。长期应用易产生抗痫疗效降低和依赖性（突然停药可加重癫痫发作，甚至诱发癫痫持续状态）。

（7）扑米酮（primidone，PRI）

1）药理作用：其化学结构及作用机制类似于苯巴比妥，但比苯巴比妥更具有选择性。其在体内氧化代谢转变为苯巴比妥和 2- 乙基 -2- 苯基丙二酰胺，三者均具有抗痫作用，主要抗痫机制与苯巴比妥有关。

2）药代动力学：口服吸收快，生物利用度 80%～100%，口服血药浓度达峰时间为 2～6 小时，血浆蛋白结合率 20%～30%。扑米酮在肝内代谢，其中 20%～25% 转化为苯巴比妥，50%～90% 原药及其代谢产物经肾脏排泄。达稳态药物浓度时间为 2～4 天，有效血药浓度为 8～15 μg/ml。

3）适应证：用于治疗全面强直阵挛性发作、局灶性发作及肌阵挛发作癫痫。

4）用法用量：儿童起始剂量 1～2 mg/（kg·d），根据需要每 3～7 天加量 1～2 mg/（kg·d），维持剂量 10～20 mg/（kg·d）。成人起始剂量 50～125 mg/d，根据需要每 3～7 天加量 50～125 mg/d，目标剂量 750～1 000 mg/d。应用时需监测其本身和代谢物苯巴比妥的血药浓度。

5）不良反应：服药期间可出现胃肠道不适、恶心、呕吐、困倦、头痛、眩晕、皮疹，甚至幻觉或共济失调，偶见血小板减低和贫血。

6）药物间相互作用：苯妥英钠、卡马西平等酶诱导剂可降低扑米酮稳态血药浓度。

2. 第二代 ASMs

（1）非氨酯（felbamate，FBM）

1）药理作用：是氨基甲酸酯家族的广谱 ASMs，具有多种抗癫痫作用机制，包括拮抗 N- 甲基 -D- 天冬氨酸（NMDA）受体、增强 γ- 氨基丁酸（GABA）功能以及钠通道阻断等。

2）药代动力学：口服吸收快，生物利用度约为 90%，1～4 小时可达血峰浓度，为线性药代动力学，血浆蛋白结合能力低。在肝脏中代谢为无活性代谢物，半衰期为 20～23 小时。40% 的原药经尿液排出。

3）适应证：有效控制 Lennox-Gastaut 综合征的局灶性癫痫发作和全面性癫痫发作。虽然非氨酯被批准用于单药治疗，但由于其潜在的严重特殊毒性不良反应，目前不作为一线治疗药物。

4）用法用量：儿童起始剂量 15 mg/（kg·d），每周加量 15 mg/（kg·d），目标剂量 45 mg/（kg·d）。成人起始剂量 1 200 mg/d，根据需要每周加量 600～1 200 mg/d，目标剂量 3 600 mg/d。

5）不良反应：常见不良反应包括厌食、恶心、呕吐、体重减轻、失眠、易怒、头痛和头晕。本药在临床应用中有报道个别服药患者发生血小板减少症、白细胞减少症、再生障碍性贫血、全血细胞减少症和肝衰竭。

6）药物间相互作用：非氨酯是肝药酶 CYP2C19、CYP1A2 和 β- 氧化的抑制剂，抑制苯巴比妥、苯妥英钠、丙戊酸钠、环氧卡马西平、N- 去甲基氯巴占、华法林的代谢，使其血药浓度增加，也是 CYP3A4 的弱诱导剂，降低卡马西平水平以及口服避孕药的药效。

（2）拉莫三嗪（lamotrigine，LTG）

1）药理作用：通过阻断电压门控 Na+ 通道，稳定突触前膜，抑制兴奋性神经递质

（主要是谷氨酸）的释放，发挥其抗癫痫作用。拉莫三嗪还通过抑制电压激活的钙通道活性以抑制谷氨酸释放，并可增强新皮质钾电流。

2）药代动力学：口服吸收完全，2.5 小时可达血峰浓度，口服生物利用度 100%。血浆蛋白结合率为 55%。为线性药代动力学，大部分在肝脏代谢，8% 的原药从尿中排泄。半衰期 24～29 小时。拉莫三嗪诱导自身的代谢过程在 2 周内完成，导致血清拉莫三嗪水平的进行性下降。拉莫三嗪清除受到酶诱导剂和抑制剂的显著影响（70%）。它在肝脏中广泛代谢，主要是通过葡萄糖醛酸化，然后在尿液中消除。

3）适应证：为广谱抗癫痫发作药，在儿童患者中可作为全面强直阵挛性发作的单药治疗，也可作为失神发作、与 Lennox-Gastaut 综合征相关的癫痫发作和肌阵挛失神发作的添加治疗。

4）用法用量：儿童单药治疗第 1～2 周剂量为 0.3 mg/（kg·d），第 3～4 周为 0.6 mg/（kg·d），第 5 周以后，每 1～2 周加量 0.6 mg/（kg·d），单药治疗维持剂量 4.5～7.5 mg/（kg·d）。与丙戊酸钠合用，第 1～2 周为 0.15 mg/（kg·d），第 3～4 周为 0.3 mg/（kg·d），第 5 周以后每 1～2 周加量 0.3 mg/（kg·d），与丙戊酸钠合用维持剂量 1～5 mg/（kg·d）。与酶诱导剂合用第 1～2 周为 0.6 mg/（kg·d），第 3～4 周为 1.2 mg/（kg·d），第 5 周以后每 1～2 周加量 1.2 mg/（kg·d），与酶诱导剂合用维持剂量 5～15 mg/（kg·d）。每日剂量分 1～2 次服用。成人单药治疗，第 1～2 周剂量为 25 mg/d，第 3～4 周为 50 mg/d，以后每 1～2 周加量 50 mg/d，目标剂量为 200～300 mg/d。

5）不良反应：剂量相关的不良反应包括头晕、视物模糊、复视、恶心和呕吐、头痛和震颤。约 3% 的患者会出现皮疹，尤其是与丙戊酸钠合用时、滴定速度较快和剂量较高时。罕见的、严重的特发性不良反应是 Stevens-Johnson 综合征、中毒性表皮坏死松解症、超敏反应综合征和噬血细胞性淋巴组织细胞增生症。

6）药物间相互作用：联合应用有酶诱导作用的 ASMs（如卡马西平、苯妥英钠和苯巴比妥）可使拉莫三嗪的清除加速，而联合应用酶抑制剂丙戊酸钠可使其清除率降低约 50%。同时服用对乙酰氨基酚和激素避孕药也可使拉莫三嗪血药水平降低。与丙戊酸钠合用产生协同药效学相互作用，同时也可加大震颤和皮疹的发生风险。

（3）左乙拉西坦（levetiracetam，LEV）

1）药理作用：主要作用机制是在突触前膜末端结合突触囊泡蛋白 2（SV2），从而调节突触神经递质的释放。此外，研究发现一些可能的作用机制，认为左乙拉西坦可抑制高电压调控的钙离子通道以及可以对抗 GABA 受体的负调制器。

2）药代动力学：口服吸收迅速，口服生物利用度高（96%），空腹受试者的血浆药物浓度在 1 小时内达到峰值，血浆蛋白结合率不足 10%，呈线性剂量依赖性药代动力学特点。不经肝脏代谢，66% 原药从尿中排泄，其余部分在外周组织中代谢。在儿童患者，半衰期约为 6 小时，清除率受年龄影响较大，9 岁以下儿童的清除率比成人高 60%。

3）适应证：是一种广谱 ASMs，对局灶性癫痫发作、全面强直阵挛性发作和肌阵挛发作有效。

4）用法用量：儿童起始剂量 20 mg/（kg·d）[1～6 月龄婴儿为 14 mg/（kg·d）]，每日 2 次，每 1～2 周增加 10 mg/（kg·d）。目标剂量 4～16 岁为 60 mg/（kg·d），6 月龄～4 岁为 50 mg/（kg·d），1～6 月龄为 42 mg/（kg·d）。成人起始剂量 500 mg/d，根据需要每周加量 500 mg/d，目标剂量 1 000 mg/d，最大剂量 4 000 mg/d。

5）不良反应：常见的是嗜睡、头晕、虚弱、呕吐和厌食，儿童的行为和精神不良反应（如易怒和敌意）发生率高于成人，且往往发生在服药早期，停药后消失。

6）药物间相互作用：合用酶诱导药物可使其清除率提高 20%，左乙拉西坦既不影响细胞色素 P450 系统，也不受其影响，与其他 ASMs 以及非 ASMs（如华法林、避孕药）没有相互作用。

（4）奥卡西平（oxcarbazepine，OXC）

1）药理作用：通过阻断电压敏感钠通道，可稳定过度兴奋的神经元细胞膜，抑制神经元反复放电以及扩散，另外，还具有增加钾离子的传导，减少谷氨酰胺能传递以及调节钙通道的作用。

2）药代动力学：口服后完全被吸收，吸收不受食物的影响，具有良好的生物利用度，其蛋白结合率 38%。口服后几乎完全代谢为具有生物活性的 10- 单羟基代谢物（MHD），也是发挥药理作用的主要物质。口服奥卡西平后血清 10- 单羟基代谢物浓度在 4～6 小时内达到峰值，其半衰期约为 8～10 小时，呈线性药代动力学特点。奥卡西平通过还原途径在肝脏中代谢，10- 单羟基代谢物与葡萄糖醛酸酯化合物结合，此外还形成少量二羟基衍生物（DHD），代谢物主要由肾脏排出，只有不到 1% 的原药经尿液排出。

3）适应证：作为单药或辅助治疗，适用于局灶性发作伴有或不伴有继发全面强直阵挛性发作的癫痫患者。

4）用法用量：儿童的初始剂量为 8～10 mg/（kg·d），每天 2 次，根据需要每周增加 5～10 mg/（kg·d），目标剂量 30～50 mg/（kg·d），最大剂量不超过 60 mg/（kg·d）。成人起始剂量为 300～600 mg/d，每周增加 300 mg，目标剂量 600～1 200 mg/d，最大剂量为 2 400 mg/d。

5）不良反应：可引起嗜睡、头痛和疲劳，高剂量可引起眩晕、视物模糊、复视、恶心、呕吐和共济失调。奥卡西平比卡马西平更容易引起低钠血症，皮疹发生率较低（2%～4%），奥卡西平与卡马西平有 25%～30% 的交叉反应。

6）药物间相互作用：其有非常低水平的肝细胞色素 P450 酶诱导作用，通常不会影响其他常用的 ASMs 水平。相反，奥卡西平与酶诱导剂（如卡马西平、苯妥英钠和苯巴比妥）同时服用可降低 MHD 的生物利用度。奥卡西平已被证明与一些非 ASMs（如华法林、西咪替丁、红霉素、维拉帕米或右丙氧芬）无诱导代谢或相互作用。奥卡西平和 MHD 具有很小的 CYP2C19 抑制潜力，在高剂量时，可使苯妥英钠和苯巴比妥浓度增加。奥卡西平还具有轻度 CYP3A4 和 CYP3A5 诱导作用，可干扰钙通道阻滞剂、口服避孕药和 ASMs

的代谢，使其血药浓度及疗效降低。

（5）托吡酯（topiramate，TPM）

1）药理作用：具有多种抗癫痫作用机制：①阻滞电压依赖性钠离子通道；②增强γ-氨基丁酸（GABA）的抑制作用；③阻断兴奋性神经递质传递（谷氨酸）；④调节电压和受体门控钙离子通道。

2）药代动力学：口服吸收快，血浆水平通常在2~3小时内达到峰值，生物利用度超过80%，不受食物的显著影响。血浆蛋白结合率低（<14%），半衰期为18~24小时，在肝脏和肾脏药代动力学是线性和剂量依赖的。约70%原药经尿液排泄，其余的在肝脏中通过羟基化、水解和葡萄糖醛酸化过程被广泛代谢。婴儿托吡酯清除率是成人的3~4倍，随着年龄的增长逐渐减少，直到儿童晚期或青春期达到成年值。

3）适应证：在儿童和成人患者可作为单药或添加药物，用于治疗强直阵挛性发作和局灶性癫痫，或者作为添加药物治疗婴儿癫痫性痉挛综合征和Lennox-Gastaut综合征。

4）用法用量：儿童起始剂量0.5~1 mg/（kg·d），每天1~2次口服，每1~2周加量一次，每次加量0.5~1 mg/（kg·d），根据发作控制情况逐渐加量，目标剂量4~8 mg/（kg·d）。成人起始剂量25 mg/d，每周加量25 mg/d，目标剂量100 mg/d，最大剂量400 mg/d。

5）不良反应：包括认知能力、注意力和记忆力下降，执行功能受损、找词困难和语言流畅性下降。其他可能的不良反应包括镇静、疲劳、头晕、共济失调和抑郁。大约1.5%的人患有肾结石，食欲减退和体重减轻也可能发生。在儿童多见少汗症、体温过高和代谢性酸中毒。急性近视及继发性闭角型青光眼罕见报道。

6）药物间相互作用：托吡酯的清除率在肝药酶诱导剂存在的情况下适度增加24%~25%，但与丙戊酸联用时减少25%。托吡酯与合用的其他ASMs只有很弱的相互作用，托吡酯作为CYP2C19的弱抑制剂，可增加苯妥英钠的血浆浓度。此外，它还能降低地高辛和口服避孕药的血清水平。群体药代动力学研究显示，苯妥英钠、卡马西平、奥卡西平和苯巴比妥联合用药后托吡酯的清除率增加。

（6）氨己烯酸（vigabatrin，VGB）

1）药理作用：抑制性神经递质γ-氨基丁酸（GABA）的类似物，通过不可逆选择性灭活GABA转氨酶（GABA-T），阻止神经元突触间隙抑制性神经递质GABA降解，提高中枢神经系统中GABA水平，从而发挥抗癫痫作用。另外，研究显示氨己烯酸可以减少星形胶质细胞和神经元之间的谷氨酸/谷氨酰胺循环，这可能与其抗惊厥作用有关。此外，研究发现氨己烯酸在TSC中有下调哺乳动物雷帕霉素靶蛋白（mTOR）通路的作用，从而抑制mTOR系统的过度激活，具有抗癫痫或疾病修饰作用。

2）药代动力学：口服后吸收迅速，分布广泛，生物利用度高，60%~80%的药物可以在尿液中以原型排泄，氨己烯酸不与血浆蛋白结合，不在肝脏进行酶促代谢，故其排泄几乎都由肾脏完成。年轻人的半衰期为10.5小时，婴儿的半衰期为5~6小时。

3

3）适应证：婴儿癫痫性痉挛综合征、TSC 相关癫痫的一线治疗用药以及难治性局灶性癫痫的添加治疗。

4）用法用量：儿童癫痫（非婴儿癫痫性痉挛综合征）起始剂量 20 mg/（kg·d），每天 1～2 次口服，根据需要每周加量 20 mg/（kg·d），目标剂量 40～60 mg/（kg·d）。婴儿癫痫性痉挛综合征起始剂量 50 mg/（kg·d），5 天后加至 100 mg/（kg·d），目标剂量 100 mg/（kg·d），最大剂量 150 mg/（kg·d）。成人起始剂量 500 mg，每天 2 次，根据需要每周加量 500 mg/d，目标剂量 3 000 mg/d，最大剂量 6 000 mg/d。

5）不良反应：最常见的不良反应与剂量有关，严重程度从轻到中度，包括嗜睡、头晕、眼球震颤、疲劳、共济失调、精神错乱、腹泻、体重增加和神经精神障碍。氨己烯酸严重的不良反应是视网膜毒性作用，可导致不可逆的视野缺损。另外还可引起头颅 MRI 上累及丘脑、基底节区、脑干被盖和小脑齿状核的对称性异常信号。

6）药物间相互作用：与大多数 ASMs 无明显相互作用。其血药浓度不受其他药物的影响，但与肝药酶诱导剂同时使用时，其清除率略有增加。

（7）唑尼沙胺（zonisamide，ZNS）

1）药理作用：具有多重作用机制，①通过阻断钠离子通道和减少 T- 型钙电流，稳定神经元细胞膜，抑制神经元超同步化放电；②可改变许多不同神经递质的合成、释放和降解，包括谷氨酸、GABA、多巴胺、5- 羟色胺和乙酰胆碱，这可能导致突触抑制增强；③能清除羟自由基和亚硝酸盐氧化自由基，从而保护神经元免受自由基的损伤，稳定神经元细胞膜，具有神经保护作用。

2）药代动力学：是一种磺酰胺衍生物，口服后经胃肠道迅速吸收，生物利用度 95%，呈剂量依赖的线性药代动力学，血浆蛋白结合率 37%。在肝脏中通过 CYP3A4 还原为 2- 磺胺酰基乙酰基苯酚（SMAP），随后以 SMAP- 葡萄糖醛酸的偶联形式代谢，这是大约 50% 唑尼沙胺的消除途径，20% 被乙酰化为 N- 乙酰唑尼沙胺，大约 15%～30% 的原药经尿液排出。半衰期为 2～3 天，但多药联合治疗时其半衰期缩短为 1～2 天，当同时服用有肝药酶诱导作用的 ASMs 时其半衰期显著缩短。

3）适应证：广谱 ASM，对局灶性和全面性癫痫发作均适用。

4）用法用量：儿童起始剂量 1～2 mg/（kg·d），每日分 1～2 次口服，根据发作情况逐渐加量，目标剂量 4～8 mg/（kg·d），最大剂量为 12 mg/（kg·d）。成人起始剂量 100 mg/d，目标剂量为 100～600 mg/d。

5）不良反应：常见不良反应包括食欲减退、嗜睡、疲劳、头晕、体重减轻、易怒和头痛。皮疹、震颤、过敏反应、血细胞计数下降和肝药酶水平升高的发生率较低，发生肾结石、排汗减少的报道极罕见。

6）药物间相互作用：不诱导也不抑制肝细胞色素 P450（CYP450）同工酶，因此，对苯妥英钠、卡马西平、拉莫三嗪、丙戊酸钠等常用 ASMs 的稳态血药浓度无显著影响。但许多肝药酶诱导剂（如卡马西平、苯妥英钠、苯巴比妥）可降低唑尼沙胺血药浓度。

（8）氯巴占（clobazam，CLB）

1）药理作用：一种 1,5- 苯二氮䓬类药物，具有强效抗惊厥作用，同时也具有抗焦虑作用。氯巴占的主要作用机制与 1,4- 苯二氮䓬类药物相似，它们作用于苯二氮䓬类受体，通过与 γ- 氨基丁酸 A 受体（GABA$_A$）上的 α$_2$ 亚基相结合，增加氯离子通道的开放频率，进而增强 GABA 能神经元的抑制作用而发挥药理作用。此外，氯巴占的抗癫痫作用也与它参与 GABA$_A$ 的变构激活、海马 GABA 转运体（GAT）的上调（GAT3）和增强（GAT1）有关。

2）药代动力学：在体内可转化为 N- 去甲基氯巴占，其活性约为氯巴占的 1/5。氯巴占与 N- 去甲基氯巴占消除半衰期分别为 36～42 小时和 71～82 小时。口服吸收迅速且完全，受食物影响很小，口服 0.5～4 小时达血峰浓度，生物利用度接近 100%，吸收后很快分布全身，氯巴占和 N- 去甲基氯巴占的血浆蛋白结合率分别约为 80%～90% 和 70%，呈线性药代动力学。氯巴占大部分经肝脏代谢，在细胞色素 P450（CYP）同工酶 CYP3A4 的作用下发生 N- 去甲基化，转化为 N- 去甲基氯巴占，少部分经 CYP2C19 和 CYP2B6 代谢。N- 去甲基氯巴占主要由 CYP2C19 代谢为无活性产物。氯巴占的代谢物主要经肾脏排出，N- 去甲基氯巴占及其代谢物约占尿液中该药物相关总成分的 94%，约 2% 的原药经尿液排泄，1% 的原药经粪便排泄。

3）适应证：为广谱 ASM，对各种癫痫发作类型都适用，目前主要是作为药物难治性癫痫的添加治疗，尤其对 Lennox-Gastaut 综合征、Dravet 综合征效果较好。

4）用法用量：具体剂量目前尚不统一，但建议从小剂量开始给药，根据患者发作控制情况及耐受性调整氯巴占剂量，调整时间间隔不应小于 1 周。在 Lennox-Gastaut 综合征治疗中，说明书中推荐剂量为：体重≤30 kg 的患者，推荐起始剂量为 5 mg/d，若耐受性好可逐步增加至最大剂量 20 mg/d；体重 >30 kg，推荐起始剂量为 10 mg/d，根据耐受情况逐步调整至最大剂量 40 mg/d。

5）不良反应：不良反应与苯二氮䓬类药物一致，多为轻中度剂量相关性不良反应，如镇静、嗜睡、头晕、共济失调，其他少见不良反应如行为异常和流涎也有报道。与其他苯二氮䓬类药物不同的是，氯巴占可引起罕见、严重的皮肤过敏反应，如 Stevens-Johnson 综合征（SJS）、中毒性表皮坏死松解症（TEN）。

6）药物间相互作用：血液中有效浓度受肝药酶 CYP3A4 和 CYP2C19 活性的影响，而群体药代动力学分析结果表明，与 CYP3A4 诱导剂（如苯巴比妥、苯妥英钠和卡马西平）、CYP2C19 诱导剂（如丙戊酸、苯巴比妥、苯妥英钠和卡马西平）和 CYP2C19 抑制剂（如非氨酯和奥卡西平）等常用的 ASMs 合用时，氯巴占和 N- 去甲基氯巴占稳态时的药代动力学参数均无显著改变。

3. 第三代 ASMs

（1）拉考沙胺（lacosamide，LCM）

1）药理作用：与传统钠离子通道阻滞剂不同，拉考沙胺具有独特的作用机制，通过选择性地增强钠通道慢失活，从而稳定过度兴奋的神经元细胞膜，抑制神经元放电，降低长期钠通道可用性以抑制癫痫发作。

2）药代动力学：口服生物利用度 100%，食物摄入没有影响。血浆蛋白结合率低，随全身水分分布。呈剂量相关的线性药代动力学。半衰期大约 13 小时。在肝脏中转化为失活代谢物 o- 去甲基代谢物，40% 原药经尿液排出。

3）适应证：对局灶性发作和全面强直阵挛性发作均有效。

4）用法用量：儿童起始剂量 2 mg/（kg·d），每周加量 2 mg/（kg·d），目标剂量如体重≥30 kg 为 4～8 mg/（kg·d），如体重 <30 kg 为 6～12 mg/（kg·d）。成人起始剂量 100 mg/d，根据需要每周加量 100 mg/d，目标剂量 200 mg/d，最大剂量 600 mg/d。

5）不良反应：最常见的不良反应包括剂量相关的神经系统症状，如头晕、疲劳、镇静、复视和头痛，胃肠道症状如恶心和呕吐。另外，有报道可见 PR 间期轻度延长。抽动症状、行为障碍、癫痫发作恶化、抑郁症和自杀意念在青少年患者中都有报道。

6）药物间相互作用：不影响同时服用的其他 ASMs、口服避孕药、二甲双胍或华法林的血浆浓度。由于拉考沙胺的去甲基化是通过 CYP2C19 进行的，因此可能与 CYP2C19 抑制剂（如奥美拉唑、氟康唑等）发生药代动力学相互作用。另外，与单独用药相比，地高辛加拉考沙胺联合用药的 PR 间期略有增加。

（2）吡仑帕奈（perampanel，PER）

1）药理作用：选择性阻断 α- 氨基 -3- 羟基 -5- 甲基 -4- 异噁唑丙酸受体（AMPA）介导的突触兴奋以抑制癫痫发作，AMPA 受体是由谷氨酸激活的配体门控离子通道。在多种动物癫痫发作模型中显示出广谱抗癫痫活性。

2）药代动力学：口服后吸收迅速，给药后血浆浓度达峰时间为 0.5～2.5 小时，生物利用度约为 100%，血浆蛋白结合率为 95%。在肝脏中被广泛代谢。其半衰期很长，大约 105 小时。在临床相关剂量范围内（2～12 mg/d），呈线性药代动力学特点。吡仑帕奈在肝脏中被广泛代谢（>90%），通过一次氧化（由 CYP3A4 和 / 或 CYP3A5，或其他 CYP 同工酶介导）和随后的葡萄糖醛酸化代谢，代谢产物没有药理活性，70% 经粪便排出，30% 经尿液排出。

3）适应证：适用于局灶性癫痫发作（添加和单药治疗）和原发性全面强直阵挛性发作癫痫的添加治疗。

4）用法用量：儿童起始剂量 2 mg/d，根据需要每 2 周加量 2 mg/d，目标剂量 8～12 mg/d。成人起始剂量 2 mg/d，根据需要每 2 周加量 2 mg/d，目标剂量 4 mg/d，最大剂量 8 mg/d。

5）不良反应：包括头晕、嗜睡、头痛、疲劳、共济失调和视物模糊。剂量为 12 mg/d 时，可能会发生攻击和敌对行为，行为改变在智力障碍患者中更为常见。

6）药物间相互作用：具有较小的引起药代动力学相互作用的倾向。与肝药酶诱导剂（除肝药酶诱导的 ASMs）同服，其血浆浓度可降低。与肝药酶抑制剂酮康唑同服，其血浆药物浓度可升高（约 20%）。同时使用吡仑帕奈和中枢神经系统抑制剂，包括酒精，可能会增加中枢神经系统抑制作用。

（3）卢非酰胺（rufinamide，RUF）

1）药理作用：其作用机制尚未完全阐明，但可能是通过延长非激活状态来调节钠离子通道的活性。

2）药代动力学：从胃肠道吸收缓慢、不完全，卢非酰胺与食物配合使用时，生物利用度更高。卢非酰胺剂量与生物利用度之间不存在线性关系。其血浆蛋白结合率低，在肝脏水解为非活性代谢物后随尿液排出。半衰期约 6~10 小时，其清除率似乎与年龄有关，年龄较小的儿童清除率较高。

3）适应证：用于 Lennox-Gastaut 综合征相关癫痫的添加治疗。

4）用法用量：儿童起始剂量 10 mg/（kg·d），每隔 1 天增加 10 mg/（kg·d），目标剂量 45 mg/（kg·d）；如与丙戊酸钠合用，则起始剂量 5 mg/（kg·d），每隔 1 天增加 5 mg/（kg·d），目标剂量 20~30 mg/（kg·d）。成人起始剂量 400 mg/d，每隔 2 天增加 400 mg/d，目标剂量 3 200 mg/d。

5）不良反应：最常见的不良反应是头痛、头晕、疲劳、恶心、嗜睡和共济失调，儿童可出现呕吐，可引起 Q-T 间期缩短。其他少见不良反应有皮疹和药物反应伴嗜酸性粒细胞增多及全身症状（DRESS）综合征。

6）药物间相互作用：卢非酰胺是 CYP2E1 的弱抑制剂和 CYP3A4 的弱诱导剂，与苯巴比妥和苯妥英钠合用时使其血药浓度略有升高，与拉莫三嗪和卡马西平合用时使其血药浓度轻度减低。丙戊酸钠可增加儿童卢非酰胺的血药浓度。相反，卡马西平、氨己烯酸、苯妥英钠、苯巴比妥和扑米酮可使卢非酰胺血药浓度轻中度下降。

（4）大麻二酚（cannabidiol，CBD）

1）药理作用：大麻二酚确切作用机制尚不清楚，但它可能通过对 GABA 受体的变构调节和低 GABA 浓度引起的电流增强来增强 GABA 活性。它还可能具有调控细胞内钙离子的作用。

2）药代动力学：服用高脂肪食物可提高其口服时的生物利用度。血浆蛋白结合率高（>94%）。大麻二酚在肝脏中主要由 CYP2C19 和 CYP3A4 酶代谢，先转化为有活性的代谢物，然后再转化为无活性的代谢物。

3）适应证：大麻二酚被美国食品药品监督管理局（FDA）指定用于治疗 1 岁以上 Lennox-Gastaut 综合征、Dravet 综合征或 TSC 相关癫痫发作患儿。

4）用法用量：儿童起始剂量 5 mg/（kg·d），根据需要每周增加 5 mg/（kg·d），目标剂量 20 mg/（kg·d）。成人起始剂量 5 mg/（kg·d），根据需要每周增加 5 mg/（kg·d），目标剂量 10 mg/（kg·d），最大剂量 20 mg/（kg·d）。

5）不良反应：最常见的副作用是镇静、疲劳、食欲减退和腹泻。可能产生肝药酶增加，特别是与丙戊酸钠或丙戊酸钠和氯巴占联合使用时。

6）药物间相互作用：它与几种 ASMs 相互作用，最明显的是与氯巴占，可增加其活性代谢物 N- 去甲基氯巴占的浓度。

临床常用的 ASMs 的作用机制见表 3-2-12，药物适应证与严重不良反应见表 3-2-13。

表 3-2-12　抗癫痫发作药物（ASM）作用机制

ASMs		电压门控钠通道阻滞剂	电压门控钙离子通道阻滞剂	增强抑制性神经递质（GABA）功能	减弱兴奋性神经递质（谷氨酸）活性	其他[a]
第一代 ASMs	卡马西平	++	+（L 型）	–	+（NMDA）	
	苯巴比妥	–	+	++	+	
	苯妥英钠	++	+	+		
	丙戊酸钠	+	+（T 型）	++	+	+
	乙琥胺	–	++（T 型）	–		
	苯二氮䓬类	–	–	++		
	扑米酮	–		++		
第二代 ASMs	非氨酯	++	–	+	++（NMDA）	
	拉莫三嗪	++	++（T 型）	+	++（NMDA、AMPA）	
	左乙拉西坦	–	+	?	–	+（SV2）
	奥卡西平	++	+	–	+	
	托吡酯	++	+（L 型）	+	+（AMPA）	
	氨己烯酸	–	–	++	–	
	唑尼沙胺	++	++（T 型）	+	+	+
	氯巴占	–	–	++		
第三代 ASMs	拉考沙胺	++	–	–	–	
	吡仑帕奈	–	–	–	++（AMPA）	
	卢非酰胺	++				
	大麻二酚	–	?	++		

注：[a] 包括突触囊泡调节、碳酸酐酶抑制、钾通道激活和氯通道复合体相互作用。NMDA，N- 甲基 -D- 天冬氨酸；AMPA，α- 氨基 -3- 羟基 -5- 甲基 -4- 异噁唑丙酸受体；"+"继发作用，"++"主要作用，"–"无相关作用，"?"有争议。

表 3-2-13　抗癫痫发作药物（ASM）的主要适应证与严重不良反应

ASMs		主要适应证	严重不良反应
第一代 ASMs	卡马西平	局灶性发作癫痫的首选药物，也用于继发全面强直阵挛性发作癫痫	严重药物超敏反应综合征，如 Stevens-Johnson 综合征（SJS）、中毒性表皮坏死松解症（TEN）、粒细胞缺乏症、再生障碍性贫血
	苯巴比妥	各型癫痫发作均有效，对全面强直发作、阵挛发作以及全面强直阵挛性发作更有效	呼吸抑制、极少数患者发生严重药物超敏反应综合征，如 SJS、TEN
	苯妥英钠	全面强直阵挛性发作、局灶性发作癫痫	再生障碍性贫血、心律失常、心搏骤停、严重皮肤过敏反应
	丙戊酸钠	各型癫痫发作均有效，对失神发作、肌阵挛发作等全面性癫痫效果较好	肝坏死、胰腺炎、严重皮肤过敏反应
	乙琥胺	失神发作	骨髓抑制、粒细胞缺乏症、再生障碍性贫血、皮肤特异性反应，药物反应伴嗜酸性粒细胞增多综合征、SJS、系统性红斑狼疮
	苯二氮䓬类	各型癫痫发作都适用	呼吸抑制
	扑米酮	治疗全面强直阵挛性发作、局灶性发作及肌阵挛发作癫痫	血小板减低、贫血、皮疹、狼疮样综合征
第二代 ASMs	非氨酯	有效控制 Lennox-Gastaut 综合征的局灶性癫痫发作和全面性癫痫发作	再生障碍性贫血、肝衰竭
	拉莫三嗪	适用于全面强直阵挛性发作、失神发作、肌阵挛失神发作以及局灶性发作	药物超敏反应综合征（如 SJS、TEN）、噬血细胞性淋巴组织细胞增生症
	左乙拉西坦	对局灶性发作、全面强直阵挛性发作和肌阵挛发作有效	严重皮肤过敏反应、肝衰竭
	奥卡西平	适用于局灶性发作伴有或不伴有继发全面强直阵挛性发作	严重皮肤过敏反应
	托吡酯	适用于强直-阵挛性发作癫痫和局灶性癫痫，婴儿癫痫性痉挛综合征和 Lennox-Gastaut 综合征	闭角型青光眼，失明（罕见）
	氨己烯酸	婴儿癫痫性痉挛综合征一线用药、TSC 相关癫痫一线治疗、难治性局灶性癫痫的添加治疗	视网膜毒性作用，导致不可逆的视野缺损
	唑尼沙胺	对局灶性和全面性癫痫均适用	皮疹、肾结石、超敏反应综合征
	氯巴占	适用于各种癫痫发作类型，尤其对 Lennox-Gastaut 综合征、Dravet 综合征效果较好	严重皮肤过敏反应，如 SJS、TEN

The

续表

ASMs		主要适应证	严重不良反应
第三代ASMs	拉考沙胺	对局灶性发作和全面强直阵挛性发作均有效	过敏和严重皮肤反应、心律失常、自杀企图
	吡仑帕奈	适用于局灶性癫痫发作（添加和单药治疗）和原发性全面强直阵挛性发作癫痫的添加治疗	自杀意念和自杀企图
	卢非酰胺	用于 Lennox-Gastaut 综合征相关癫痫的添加治疗	药物反应伴嗜酸性粒细胞增多和全身症状
	大麻二酚	用于治疗 1 岁以上 Lennox-Gastaut 综合征、Dravet 综合征或 TSC 相关癫痫发作	不详

（二）TSC 相关婴儿癫痫性痉挛综合征的 ASMs 治疗

1. **TSC 相关婴儿癫痫性痉挛综合征国内外治疗指南** 2023 年中国抗癫痫协会编著的《临床诊疗指南·癫痫病分册》指出，对于由 TSC 引起的婴儿癫痫性痉挛综合征，氨己烯酸作为一线首选治疗药物，如果无效，再给予类固醇［促肾上腺皮质激素（ACTH）或者泼尼松］治疗。应用类固醇或氨己烯酸时要仔细考虑用药的风险 - 效益比。如果一线药物治疗无效或不能耐受，可以应用托吡酯、丙戊酸、氯硝西泮或拉莫三嗪作为添加治疗。婴儿癫痫性痉挛综合征不建议或慎用卡马西平、奥卡西平、苯妥英钠等药物。

2012 年美国神经病学学会及儿童神经病学学会和 2015 年国际抗癫痫联盟（ILAE）对婴儿癫痫性痉挛综合征的治疗推荐中也指出，ACTH 或氨己烯酸可用于婴儿癫痫性痉挛综合征的一线短期治疗，病因为 TSC 者首选氨己烯酸治疗。2021 年更新的《国际结节性硬化症诊断标准和监测管理建议》也推荐氨己烯酸为 TSC 相关婴儿癫痫性痉挛综合征的一线治疗药物，应用该药前应考虑到可能的副作用，特别是与周围视野缺失相关的潜在视网膜毒性作用，以及在用药期间如何监测这些副作用。

2. **氨己烯酸（VGB）** 是治疗婴儿癫痫性痉挛综合征的首选一线用药，一项针对氨己烯酸和口服类固醇在新诊断为 TSC 相关婴儿癫痫性痉挛综合征患儿中的有效性和安全性研究显示，氨己烯酸的短期疗效和安全性优于类固醇，氨己烯酸治疗组痉挛发作控制率为 100%，而糖皮质激素组为 45.4%，氨己烯酸治疗组痉挛发作消失平均时间为 3.5 天，糖皮质激素组为 13 天，两组差异有统计学意义。氨己烯酸治疗组药物不良反应率为 45.4%，糖皮质激素组为 81.8%。此项研究尽管样本量较小（两组病例各 11 例）和随访时间较短（3 个月），但对指导临床治疗具有重要作用，此后大量的临床研究也充分证实氨己烯酸治疗 TSC 相关婴儿癫痫性痉挛综合征的有效性。众所周知，癫痫性痉挛的早期控制被证明可以改善患儿的长期预后，而氨己烯酸通常可在治疗第一周内达到癫痫性痉挛发作停止，因此氨己烯酸起始治疗时间越早，患儿的认知预后越好。

氨己烯酸治疗 TSC 相关婴儿癫痫性痉挛综合征的剂量和疗程，目前仍存在较大差异。一项氨己烯酸治疗婴儿癫痫性痉挛综合征的前瞻性研究，探讨了氨己烯酸的剂量范围、治疗疗程以及病因对疗效的影响。结果显示，氨己烯酸高剂量治疗组 [100～148 mg/(kg·d)] 与低剂量治疗组 [18～36 mg/(kg·d)] 相比，在治疗 2 周时的治疗应答率（指氨己烯酸开始治疗 2 周内痉挛发作停止持续 7 天）显著增高（$P<0.001$），并且高剂量治疗组患儿治疗应答反应时间与低剂量组相比显著缩短（$P=0.04$），病因为 TSC 的患儿的治疗应答率与其他病因者相比显著增高（$P<0.001$），并且与其他病因患儿相比其治疗应答反应时间显著缩短（$P<0.001$）。此外，氨己烯酸治疗 2 周后，在 3 个月的随访期间治疗应答率仍持续增加，上述结果提示氨己烯酸治疗 TSC 相关婴儿癫痫性痉挛综合征具有显著优势，并且高剂量长时间治疗疗效更好。

虽然氨己烯酸治疗 TSC 相关婴儿癫痫性痉挛综合征疗效很好，但仍有 19%～21% 的复发率。一项针对 TSC 相关婴儿癫痫性痉挛综合征患儿经氨己烯酸治疗缓解后复发因素的前瞻性队列研究显示，大剂量氨己烯酸治疗可降低 TSC 患儿痉挛发作复发的风险。生存曲线（Kaplan-Meier）分析显示复发风险不受有无氨己烯酸治疗的影响（$HR=0.31$，95% CI：0.01～28.4，$P=0.61$），但氨己烯酸每日平均剂量与复发风险显著相关：剂量每增加 50 mg/(kg·d)，复发风险降低 61%（$HR=0.39$，95% CI：0.17～0.90，$P=0.026$）。研究结果提示氨己烯酸剂量至少为 150 mg/(kg·d)，平均氨己烯酸剂量至少为 100 mg/(kg·d)时，婴儿癫痫性痉挛综合征复发的风险更低。

尽管氨己烯酸疗效显著，但在临床应用中，由于其不可逆的视网膜毒性作用，其使用受到限制。一项系统综述报道在接受氨己烯酸治疗的婴儿癫痫性痉挛综合征患儿中，29% 的患儿观察到氨己烯酸相关视网膜毒性不良反应，并且氨己烯酸治疗时间越长，视网膜毒性的风险越高。因而，对于氨己烯酸治疗的时间以及剂量应谨慎评估风险 - 效益比，制定个体化治疗方案，并且在治疗过程中应定期进行眼科检查，以防出现视网膜功能损害引起不可逆性视野缺失。

3. ACTH 以及皮质类固醇、其他 ASMs 治疗 如果氨己烯酸治疗 TSC 相关婴儿癫痫性痉挛综合征 2 周内未控制发作，则推荐促肾上腺皮质激素（ACTH）或皮质类固醇治疗，其疗效低于氨己烯酸单药治疗，但高于其他 ASMs。在一线治疗（包括氨己烯酸和激素疗法）失败后，可选择二线 ASMs 治疗，如托吡酯、苯二氮䓬类药物、丙戊酸钠、唑尼沙胺、拉莫三嗪、左乙拉西坦、吡仑帕奈等，其中托吡酯、苯二氮䓬类药物、丙戊酸钠疗效略好于其他 ASMs，常常需要较大剂量或多药联合治疗，但效果难以持久维持。

（三）TSC 相关其他癫痫发作类型的 ASMs 治疗

TSC 相关其他癫痫发作类型的药物治疗需要根据不同的癫痫发作类型或不同的癫痫综合征选择相应的 ASMs，其中可增强 GABA 抑制作用的 ASMs 最常作为单药或添加治疗，如氨己烯酸、丙戊酸钠、托吡酯、唑尼沙胺、氯巴占。对于局灶性发作，氨己烯酸疗效最好，尽管由于其视网膜毒性作用没有被广泛接受，但氨己烯酸在欧洲被推荐用于 1 岁前起病的局灶性癫痫的一线治疗药物。对于跌倒发作和强直发作，特别是在 Lennox-Gastaut 综合征中，卢非酰胺被认为是一种有效的药物选择。其他对 TSC 相关癫痫有效的 ASMs 还有氯巴占、丙戊酸钠、卡马西平、奥卡西平、托吡酯、拉莫三嗪、左乙拉西坦、拉考沙胺等。目前还没有很好的证据证明其他 ASMs 对 TSC 相关癫痫的疗效，治疗通常遵循一般癫痫的治疗原则。已有研究显示新型 ASMs 大麻二酚（CBD）与安慰剂相比，可减少 TSC 相关癫痫的发作，目前 CBD 已被美国食品药品监督管理局（FDA）和欧洲药品管理局（EMA）批准用于治疗 TSC 患者的癫痫发作。

七、结节性硬化症相关癫痫 mTOR 抑制剂治疗

mTOR 抑制剂通过抑制 mTOR 信号通路的过度活化来调节神经网络的异常和过度兴奋，帮助减少 TSC 相关癫痫发作，在 TSC 相关癫痫的治疗中发挥着重要作用。结节性硬化症相关癫痫 mTOR 抑制剂治疗参见第十一章。

八、结节性硬化症相关癫痫的生酮饮食治疗

生酮饮食（ketogenic diet，KD）是一种高比例脂肪、足量蛋白质、低碳水化合物的饮食方式，其原理是通过限制碳水化合物的摄入，迫使身体进入酮症状态，即利用脂肪代替碳水化合物作为主要的能量来源，产生酮体。酮体不仅可以为身体的各个器官提供能量，还可以进入大脑，改善和保护神经元的正常功能。KD 治疗最初是用于药物难治性癫痫，后来发现对于其他一些神经系统疾病，如阿尔茨海默病、帕金森病、多发性硬化等，也有一定的效果。

（一）生酮饮食治疗的历史

人类有文字记载使用禁食来治疗疾病已有 2 000 多年的历史，古希腊和古印度的医生就已经进行了详细的研究。圣经中亦提到饥饿疗法作为癫痫的一种治疗方法。公元前 400 年左右，希波克拉底在《论神圣疾病》中反对将癫痫归因于超自然的原因，并指出通过改变饮食可以治疗癫痫。公元前 200 年左右，埃拉西斯特拉图斯建议易发癫痫者进行禁食或少量进食。1911 年，法国医生 Guelpa 和 Marie 报道了使用间歇性禁食治疗 20 例癫痫患者的效果。

1921 年，美国梅奥诊所的 Wilder 医生首次提出了 KD 的概念，并报道了使用高脂肪、低碳水化合物和适量蛋白质的饮食治疗 3 例癫痫患者的情况。20 世纪 20—30 年代，KD 在美国得到了广泛的应用，并被证实可以有效地控制儿童癫痫的发作。1938 年，第一种抗癫痫发作药物（ASMs）苯妥英钠问世，之后又出现了许多新型 ASMs，导致 KD 的使用逐渐减少。1994 年，好莱坞导演吉姆·亚伯拉罕创立了查理基金会，用来推广 KD。他的儿子查理患有药物难治性癫痫，在使用 KD 治疗后发作完全控制。1997 年，吉姆·亚伯拉罕制作了一部关于 KD 的电影《不要伤害我的小孩》，由梅丽尔·斯特里普主演。这部电影引起了公众对 KD 治疗的关注和兴趣。查理基金会成立 30 年来，癫痫饮食疗法的普及率发生了根本性转变。临床医生和基础科学家每年至少发表 100 篇关于饮食疗法的文章。自 2008 年开始，每年都举行以饮食疗法为主题的大型国际论坛。其中 2008 年在菲尼克斯、2010 年在爱丁堡、2012 年在芝加哥及 2014 年 10 月在利物浦。2008 年和 2009 年分别有一项证明

KD 疗效的前瞻性对照研究。此外，2009 年专门指导合理使用 KD 的国际专家共识出版。

近年来，KD 治疗的研究报道越来越多，不仅在癫痫领域，还涉及阿尔茨海默病、帕金森病、脑肿瘤、糖尿病、肥胖症、孤独症等多种疾病。同时，KD 成为了一种减肥和保持身材的方式。

目前，KD 有四种疗法："经典"的传统 KD、中链甘油三酯（medium-chain triglyceride，MCT）饮食、改良的 Atkins 饮食（modified Atkins diet，MAD）和低血糖生成指数治疗（low glycemic index treatment，LGIT）。在世界各地（包括发展中国家），KD 已经开始用于成人癫痫的治疗，治疗的时机也更加提前（甚至作为首选）。

（二）生酮饮食的抗癫痫作用机制

KD 的抗癫痫作用机制目前还不完全清楚，可能涉及多种因素和途径。以下是一些目前较为认可的作用机制。

1. 酮体的直接作用　KD 治疗过程中脂肪酸在肝脏中氧化分解为酮体，包括乙酰乙酸（ACA）、β-羟丁酸（BHB）、丙酮。酮体（主要是 ACA 和 BHB）经过血液循环通过血-脑脊液屏障被脑细胞摄取并在线粒体中转化为乙酰辅酶 A（CoA）参与三羧酸循环，最终通过线粒体氧化呼吸链产生 ATP 供能。酮体可能通过以下几种方式发挥抗癫痫作用：一是影响神经元的膜电位和离子通道，降低神经元的兴奋性；二是影响神经递质的合成和释放，特别是抑制谷氨酸的释放，增加 γ-氨基丁酸（GABA）的合成；三是影响基因表达和转录因子，调节神经元的可塑性和适应性；四是能直接降低快速点燃细胞如黑质网状部 GABA 能神经元的自发性点燃率，这种抑制作用几乎是正常脑细胞的 2 倍，因而对癫痫有强大的抑制作用。

2. 碳水化合物的限制作用　KD 的一个特点是严格限制碳水化合物的摄入，从而降低血糖和胰岛素的水平。碳水化合物的限制可能通过以下几种方式发挥抗癫痫作用：一是减少葡萄糖的代谢，降低糖酵解和乳酸的产生，从而改善神经元的能量平衡和酸碱平衡；二是减少胰岛素的分泌，降低胰岛素样生长因子-1（IGF-1）的水平，从而抑制细胞的增殖和分化，减少肿瘤的生长；三是增加腺苷的水平，腺苷是一种具有抗癫痫作用的神经调节物质，它可以激活腺苷受体，抑制神经元的兴奋性。

3. 脂肪酸的调节作用　KD 的另一个特点是高脂肪的摄入，从而增加脂肪酸的水平。脂肪酸可能通过以下几种方式发挥抗癫痫作用：一是提供更多的能量来源，增加线粒体的数量和功能，从而改善神经元的代谢状态；二是改变细胞膜的流动性和稳定性，影响离子通道的功能，降低神经元的兴奋性；三是产生一些具有生物活性的代谢物，如酮体、花生四烯酸（AA）和二十二碳六烯酸（DHA）等多不饱和脂肪酸（PUFA），这些物质可以抑制炎症反应，增强抗氧化能力，调节神经递质的平衡。

4. mTOR 信号通路的抑制作用　哺乳动物雷帕霉素靶蛋白（mTOR）是一种与细胞生长和增殖有关的蛋白激酶，主要参与细胞内能量、营养物质及生长因子信号等相关细胞基础活动的整合。同时 mTOR 信号通路还参与调节神经元发育、突触可塑性等神经生理功能。mTOR 信号通路异常与多种癫痫有关，而 mTOR 抑制剂能有效减缓癫痫发生的进程。

研究表明，KD 可能通过抑制 mTOR 信号通路发挥抗癫痫作用。进行 KD 的大鼠，其海马和肝脏中 mTOR 途径激活标志物核糖体蛋白 S6（pS6）和磷酸化蛋白激酶 B（pAKT）的表达降低。在海人藻酸癫痫模型中，KD 阻断了癫痫持续状态后海马中的 pS6 的升高。由于 mTOR 信号与癫痫的发生有关，提示 KD 可能通过抑制 mTOR 通路而具有抗惊厥或抗癫痫的作用。TSC1 基因编码的错构瘤蛋白与 TSC2 基因编码的结节蛋白是 mTOR 通路的上游调节因子。错构瘤蛋白和结节蛋白形成一个包含 GTP 酶激活蛋白（GAP）结构域的复合物，该复合物使鸟苷三磷酸（GTP）结合蛋白（Rheb）失活，从而关闭 mTOR 通路。TSC1 或 TSC2 基因的突变导致这种抑制机制丧失，从而导致 mTOR 信号通路的激活。因此，通过抑制 mTOR 信号通路能逆转或阻止 TSC 的病理生理表现。这也是 KD 能控制 TSC 患者癫痫发作及肿瘤生长的可能机制。

5. 改变肠道微生物群，发挥抗癫痫作用　2018 年，Oslon 等研究证实了 KD 可改变两种癫痫小鼠模型的肠道微生物群，而微生物群的变化对于提供癫痫保护是必要和充分的。通过微生物和代谢研究解释了肠道微生物群如何影响癫痫发作的机制。谢淦等研究发现药物难治性癫痫患者的肠道菌群分布与正常儿童不同，而 KD 后，肠道菌群发生很大变化。因此考虑肠道菌群的变化与 KD 的抗癫痫作用有关。

（三）生酮饮食的适应证与禁忌证

多年来，随着 KD 治疗疗效的证据逐渐增多，除了葡萄糖转运蛋白 -1（GLUT-1）缺乏症和丙酮酸脱氢酶缺乏症（PDHD）作为绝对适应证外，有研究表明 KD 对某些特别的情况有明确疗效，2018 年国际抗癫痫联盟（ILAE）生酮饮食小组制定的关于 KD 治疗的国际共识，对 KD 治疗的适应证和禁忌证作了说明（表 3-2-14，表 3-2-15），其中将适应证分为有特别疗效（反应率 >70%）和有一般疗效（反应率在 50% 左右）。禁忌证分为绝对禁忌证和相对禁忌证，前者主要是脂肪酸相关代谢障碍。

表 3-2-14　生酮饮食治疗癫痫的适应证

有特别疗效（反应率 >70%）
葡萄糖转运蛋白 1（GLUT1）缺乏症
丙酮酸脱氢酶缺乏症
Angelman 综合征
线粒体复合酶Ⅰ缺乏
婴儿严重肌阵挛癫痫（Dravet 综合征）
肌阵挛 - 失张力癫痫发作（Doose 综合征）
发热感染相关性癫痫综合征（FIRES）
流质喂养的癫痫儿童或婴儿
婴儿癫痫性痉挛综合征
大田原综合征
超级顽固性癫痫持续状态
结节性硬化症（TSC）

续表

有一般疗效（反应率在 50% 左右）

腺苷酸琥珀酸裂解酶缺乏症

CDKL5 基因相关早发性癫痫性脑病

儿童失神癫痫

皮质发育不良

婴儿游走性局灶性癫痫

伴 CSWS 的癫痫性脑病

糖原贮积症 V 型

少年肌阵挛癫痫

Lafora 病

Lennox-Gastaut 综合征

Landau-Kleffner 综合征

磷酸果糖激酶缺乏症

Rett 综合征

亚急性硬化性全脑炎（SSPE）

表 3-2-15　生酮饮食治疗癫痫的禁忌证

绝对禁忌证

肉碱缺乏症（原发性）

肉碱棕榈酰基转移酶（CPT）Ⅰ 或 Ⅱ 缺乏症

肉碱转移酶缺乏

β- 氧化缺陷：中链酰基辅酶 A 脱氢酶缺乏症、长链酰基辅酶 A 脱氢酶缺乏症、短链酰基辅酶 A
脱氢酶缺乏症、长链 3- 羟酰基辅酶 A 脱氢酶缺乏症、中链 3- 羟酰基辅酶 A 脱氢酶
缺乏症

丙酮酸羧化酶缺乏

卟啉症

相对禁忌证

维持营养的能力不足

视频脑电图或神经影像学证实有可手术切除的病灶

父母或监护人依从性不好

合并使用丙泊酚（出现丙泊酚输注综合征风险会增高）

（四）生酮饮食的实施方法与注意事项

1. **实施方法**　虽然 KD 治疗作为一种癫痫治疗的方法之一已经临床应用多年，但在我国由于多种原因的限制，一直没有被广泛应用。因此，在医患双方没有很多的临床经验的情况下，建议寻求 KD 治疗的患儿家长尽量配合医生住院治疗，尤其是婴幼儿和病情危重的患儿。具体实施方法如下。

（1）基本流程：①医生筛选合适 KD 治疗的病例，进行生酮前检查，排除禁忌证。②住院或门诊启动，签署《知情同意书》，填写《基础信息表》，营养师健康宣教。③计算热卡 1/3～2/3 全量，逐渐进食；家属记录《临床观察表》。④继续坚持 KD 治疗，定期检查，随访、管理。

（2）启动前检查：①必做检查：血常规、尿常规，空腹血脂，肝、肾功能，电解质，微量元素，血清氨基酸，尿有机酸，血清酰基肉毒碱。②选做检查：泌尿系超声（特别是有肾结石家族史时），脑电图，ASMs 的血药浓度，心电图（如果有心脏病家族史），左手腕关节 X 片。

（3）启动过程：①生酮检查结果出来后，根据检查结果评估是否可以进行 KD 治疗；②评估通过，对家长进行生酮前宣教，签《知情同意书》，一式 2 份；③计划 KD 比例、不禁食、门诊或住院启动，小于 2 岁的患者推荐住院启动；④根据患者情况计算 KD 每天需要热量，并填写《基础信息表》；⑤KD 治疗第 1 天，从总热量的 1/3 开始进食，将其平均分配为 3～4 餐；第 2 天，进食总热量的 2/3；第 3 天，全量进食；逐渐过渡为 KD；⑥KD 治疗期间自由饮水，推荐少量多次；⑦定期血酮、血糖监测：测血糖和血酮（β- 羟丁酸），直到酮体稳定（7:00，12:00、17:00、23:00）；⑧观察并及时处理患者 KD 治疗启动初期的不良反应，并记录《临床观察表》。

2. 注意事项

（1）启动 KD 治疗初期，低血糖或酮症过度的处理：出现低血糖症状，如嗜睡、出汗、无力、面色苍白，或血糖 <2.2 mmol/L，可饮用 30 ml 橙汁或 10% 的葡萄糖；半小时后如果症状未消失，可重复给予。如呼吸加快加深、呕吐、面色潮红、呼气有烂苹果味道，考虑酮症过度时，可以饮用 30 ml 橙汁或 10% 的葡萄糖即可；半小时后如果症状没有得到缓解，可重复给予。

（2）生酮治疗期间补充剂的使用：①补充多种维生素、矿物质和钙；②有消化系统症状（呕吐、腹泻、腹痛），可口服山莨菪碱；③KD 治疗期间每天口服枸橼酸钾预防低钾血症和结石病；④在肉碱水平低下或有明显临床缺乏表现的时候才予以补充肉碱。

（3）出院复查及回访家庭记录：每日饮食记录、发作记录、尿酮记录；每周测量身高、体重、血酮，血糖；门诊复查：第 1、3 个月，之后每 3 个月复查一次，每半年复查脑电图，总结评估；复查项目：血脂，尿酸，肝、肾功能，血、尿常规，钙、磷等电解质，微量元素，肾脏超声，骨密度等；减药：在启动 KD 治疗的时候，一般要求继续维持原有的 ASMs。如果有效，建议 1 个月后在医生指导下开始逐渐减药量，一次只能尝试减一种。

3. 常见问题分析与处理

（1）结石的预防：KD 治疗期间服用碳酸酐酶抑制剂（如托吡酯、乙酰唑胺）可能会增加出现结石的风险，必须按时补充枸橼酸钾，同时建议必要时可提前减量或停用这类药物。

（2）KD 治疗期间发生其他急性疾病时的处理：选不含糖或者含糖量低的药物，避免使用糖浆、冲剂、颗粒剂，可以选用片剂和胶囊剂；如需静脉滴注，选用生理盐水；如病情需要，可暂停 KD，优先考虑其他急性疾病的治疗，待病情稳定后，根据情况决定是否恢复 KD。

4. 不良反应的处理

（1）消化道症状：大约 30% 的患者在 KD 治疗过程中可能会出现呕吐、腹泻、腹痛等胃肠道不适的症状。这些症状通常在开始生酮的 3～5 天内出现，或者在出院后提高饮食比例时出现。可能的原因是中链脂肪酸对胃肠道的刺激，或者是总脂肪酸含量过高所致。为了预防和缓解这些症状，患者可以在饭前服用山莨菪碱，尝试不同口味的饮食治疗产品，如咸味的奇酮奶或饼干，这些产品相对不易引起呕吐，同时适当降低饮食比例，减少脂肪的摄入量。

（2）结石：大约 0.9% 的患者在 KD 过程中可能会出现肾、尿路结石的问题。这些问题一般在开始生酮后 1 个月左右出现。可能的原因是饮水量不足，导致尿液中的钙、草酸和尿酸等结晶物质沉积形成结石，或者是没有按时服用枸橼酸钾等预防性药物所致。为了预防和治疗这些问题，患者需要增加每日的饮水量，保持尿液的稀释度，同时增加枸橼酸钾的剂量，以增加尿液中的枸橼酸含量，防止结石的形成，另外减少钙的补充量，或停止额外补充含钙制剂，以降低尿液中的钙含量。

（3）低蛋白血症：大约 2% 患者 KD 治疗过程中可能会出现低蛋白血症。这种情况可能在开始 KD 治疗的 1～2 个月内出现，或者在 KD 治疗的中后期出现。可能的原因是无法完成计划的热量摄入，导致蛋白质摄入不足，或者是由于消化吸收功能差，导致蛋白质利用率低，以往发生低蛋白血症的大多数是 1 岁以内的婴幼儿。为了预防和治疗这种情况，患者需要尽量完成计划的热量摄入，改善生酮产品的口感和风味，增加蛋白质的补充量，使其达到 2 g/（kg·d）的标准，如果严重的话，需要静脉滴注蛋白质制剂。

5. 终止生酮　在治疗无效或坚持治疗 2～3 年后应当逐步终止 KD 治疗。

（1）启动 KD3～6 个月无效，每 1～2 周降低饮食比例，直到酮症消失。

（2）启动 KD3～6 个月后有效，继续坚持 2～3 年，根据复查结果逐渐降低饮食比例，直到酮症消失。

（五）生酮饮食的随访与疗效

1. KD 治疗的随访　在饮食开始的 1、2、3、6 个月、1 年时，患者应定期到医院与医生见面，汇报 KD 的相关情况，平时遇到事情可打电话与医生沟通（表 3-2-16）。

（1）癫痫发作情况：建立癫痫日记，根据每日精确的记录，使医患了解 KD 对癫痫发作治疗的效果：无发作、50%～90% 发作减少、发作减少 50%、发作增加或无效。

（2）KD 是否正确：根据家长每日记录尿酮情况推测 KD 实施是否正规。

（3）KD 不良反应：如果出现肾结石应立即停止 KD。

（4）检查生化指标：空腹血脂系列、尿钙/尿肌酐比例，如果尿钙/尿肌酐比例超过 0.2，给予口服枸橼酸钾片。

（5）生理指标监测：生活日记详细记录患儿体重、身高、睡眠、是否发热、饮食量，推测患儿是否完全适合进一步的 KD 治疗。如果患儿经常有饥饿感或拒绝 KD 治疗，医生应该根据具体病情，调整饮食味道、剂型、种类、进食时间等。

表 3-2-16　生酮饮食院外随访项目

营养评估（由营养师进行）
测量体重、计算对于身高来说的理想体重、生长速度、BMI（必要时）
对饮食构成合理性进行评价（热卡、蛋白质、液体量）
根据饮食摄入指导对维生素、矿物质补充进行评估
评估生酮饮食疗法的依从性如何
为了获得更好的癫痫控制率及患者依从性，必要时对治疗方案进行调整
医学评估（神经病学家）
生酮饮食的疗效（生酮饮食是否满足了家长的要求？）
减少 ASMs（如果可能的话）
评估生酮饮食能否继续？
实验室检查
包括血小板计数在内的全血常规
血清电解质，包括血清二氧化碳含量、总蛋白、钙、镁、磷水平测定
肝、肾功能测定（包括白蛋白、AST、ALT、血清尿素氮、肌酐）
空腹血脂系列测定
酰基肉碱谱测定
尿常规
尿钙、尿肌酐测定
ASMs 血药浓度测定（如果可能的话）
有选择性的检查
血清 β- 羟丁酸水平测定
血清锌、硒水平测定
肾脏超声检查
骨矿物质密度测定（DEXA 扫描）
EEG

注：实施生酮饮食第 1 年医院随访应该每 3 个月一次。

2. 生酮饮食治疗的疗效　关于 KD 治疗 TSC 的疗效，现有的研究如下。

2005 年 Kossoff 等对 12 例 8 个月～18 岁的 TSC 相关癫痫患儿进行了回顾性分析，KD 治疗时间为 2 个月～5 年（平均 2 年）。其中 11 例患儿（92%）在 KD 治疗 6 个月后癫痫发作减少了 50% 以上，8 例（67%）发作减少 90% 以上，5 例（42%）至少有 5 个月的无癫痫发作期。由此可见 KD 治疗 TSC 相关癫痫有效。

2015 年龙娓微等收集了 2008 年 3 月—2015 年 3 月在深圳市儿童医院接受 KD 治疗的 TSC 相关癫痫患儿 14 例。年龄 8 个月～7 岁，病程 4 个月～6 年，KD 治疗持续时间为 3 个月～3 年。KD 治疗 3 个月后，7 例（7/14 例，50%）患儿癫痫发作控制 >50%，其中 5 例（5/14 例，36%）患儿完全无发作。药物难治性癫痫 12 例（12/14 例，86%），有效者

6 例（6/12 例，50%）。2 例减停药物，1 例治疗期间未服用任何 ASMs。12 例患儿有发育迟缓，6 例（6/12 例，50%）KD 治疗后有发育及认知改善。

2017 年 Park 等对 12 例伴 TSC 的药物难治性癫痫患儿进行了回顾性分析，12 例患儿中男 5 例，女 7 例，KD 开始治疗年龄为 73.1 个月 ±38.0 个月。患儿对平均 4.8 种 ±1.7 种 ASMs 治疗无效。9 例（75.0%）有婴儿癫痫性痉挛综合征史。这 12 例患儿进行 KD 治疗 3 个月后，4 例（33.3%）无癫痫发作，10 例（83.3%）癫痫发作减轻 50% 以上，2 例因癫痫发作加重在 3 个月时停止 KD 治疗。其余 10 例继续进行 KD 治疗至 6 个月，6 例（6/10 例，60.0%）无癫痫发作，8 例（8/10 例，80%）癫痫发作减少 50% 以上。6 个月时，有 4 例退出 KD 治疗：2 例因疗效有限，1 例因全身无力和体质量减轻，1 例为父母意愿。在最初的 12 例患者中，50% 坚持饮食治疗超过 12 个月。饮食治疗超过 12 个月的 6 例患儿中，2 例（2/6 例，33.3%）无癫痫发作，2 例（2/6 例，33.3%）癫痫发作减少 90%，2 例（2/6 例，33.3%）在 12 个月后癫痫发作减少 <50%。此外，7 例患儿（7/12 例，58.3%）在 KD 开始后表现出认知和行为方面的改善。

2018 年国际抗癫痫联盟 KD 疗法专家共识及 2019 年的中国 KD 疗法在癫痫及相关神经系统疾病中的应用专家共识都指出，KD 治疗 TSC 相关癫痫的有效率高达 70%，建议临床在早期阶段实施 KD。

整体而言，KD 是治疗 TSC 和药物难治性癫痫患者的一种选择。开展 KD 治疗的多数患者可能会受益于其癫痫发作的控制和认知行为能力的提高。

（六）病例

男，5.5 岁，患者癫痫于 6 月龄起病。多种发作形式：第一种发作形式（6 月龄起病）：成串点头拥抱样发作，病初每天均有发作，约 30 下 / 串，3～4 串 /d，每串持续 3～4 分钟；第二种发作形式：头向右侧偏斜，眨眼，耸右肩，持续数秒缓解；第三种发作形式（1 岁 2 月龄起病）：呼之不应，口唇发绀，四肢强直抖动，持续时间约 30 分钟。予咪达唑仑镇静，缓解后较疲乏，无四肢活动障碍；第四种发作形式（1 岁 4 月龄起病）：进食中有咧嘴笑及歪头表现（多向左歪），持续 1～2 秒，1～2 次 /d。

辅助检查：2018 年 10 月头颅 MRI 提示：双侧大脑半球皮质及皮质下可见多发结节，室管膜下结节，考虑 TSC；脑电图提示：异常脑电图，大量棘慢波、多棘波，多棘慢波短程爆发出现；心脏彩色多普勒超声提示：心内多发错构瘤，最大 7 mm×5 mm；泌尿系超声提示：右肾高回声团 1.5 mm×1 mm，右侧囊肿无回声团，大小 2 mm×1 mm，考虑错构瘤。2020 年 4 月脑电图提示：不正常，双侧枕区未见明显优势节律，双侧枕区低波幅快活动发放，睡眠期枕区慢波阵发，监测到清醒期 1 次局灶性发作。2021 年 8 月学龄韦氏智力量表：智龄 27.6、发育商 66；格里菲斯发育评估：患儿在粗大运动，个人 - 社会，听力与语言、手眼协调、视觉表现、实际推理等领域发育迟缓。2023 年 8 月学龄韦氏智力量表：总智商 65。

曾服用氨己烯酸、西罗莫司（雷帕霉素）、丙戊酸钠、左乙拉西坦、拉莫三嗪等治疗。KD 治疗前服用西罗莫司、丙戊酸钠、拉莫三嗪、氨己烯酸，仍有频繁癫痫发作。2019 年

1 月住院启用 KD 治疗，生酮后癫痫发作逐渐控制，坚持生酮 3 年，脑电图及认知功能逐渐改善，特别是语言表达能力及模仿能力均有显著进步。ASMs 逐渐减停。2022 年 1 月停用生酮，患儿癫痫发作一直未复发，患儿的生酮期间的身高、体重跟踪见图 3-2-13，血糖、血酮水平监测见图 3-2-14。

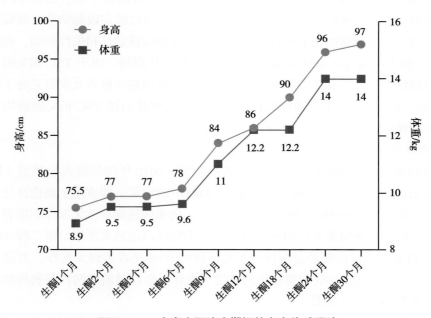

图 3-2-13 患者生酮治疗期间的身高体重跟踪

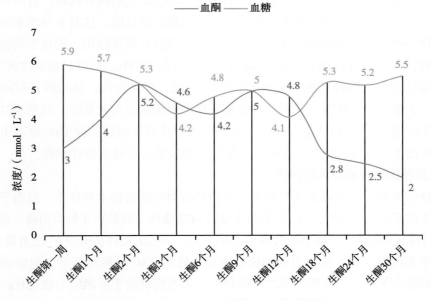

图 3-2-14 患者生酮治疗期间的血糖血酮监测

九、结节性硬化症相关癫痫的术前评估

术前评估是癫痫外科最重要的内容之一，致痫区的准确定位和治疗方法的正确选择取决于合理的术前评估。

（一）术前评估的适应证和基本原则

1. 适应证　癫痫外科术前评估的目的是明确患者是否需要手术、是否可以手术和如何手术三部分，而是否可以手术又包括两个方面：是否可以确定致痫结节、致痫结节是否可以切除。进行术前评估的癫痫患者多为药物难治性癫痫或病灶相关性癫痫，而结节性硬化症（TSC）相关癫痫与皮质结节相关，属于病灶相关性癫痫。由于 TSC 相关癫痫存在基因异常、双侧病变或多发病变，目前普遍接受的基本原则是在患者及家属充分了解手术的风险与益处，并准备接受手术治疗的情况下，所有药物难治性 TSC 相关癫痫均可以考虑癫痫外科术前评估。

2. 药物难治性癫痫

（1）药物难治性癫痫的概念：又称耐药性癫痫，2010 年国际抗癫痫联盟（ILAE）发表了药物难治性癫痫（drug resistant epilepsy，DRE）的定义，即应用正确选择且能耐受的两种抗癫痫发作药物（ASMs）（单药或联合用药），仍未能达到持续无发作的患者。前期研究显示，47% 的新发癫痫患者应用第一种 ASMs 治疗可以达到无发作，第二种 ASMs 可使 13% 患者达到无发作，也就是前两种药物可以使约 60% 患者达到无发作，而第三种或更多药物联合用药只能使 <10% 的患者达到持续无发作，所以目前以两种药物的治疗效果作为药物难治性癫痫的定义依据。

（2）药物难治性癫痫的诊断：根据药物难治性癫痫定义进行诊断时需要注意：①正确选择：指根据《临床诊疗指南·癫痫病分册》选择的一线、二线或添加用 ASMs，而没有应用可能加重癫痫发作或其他不适宜应用的药物。②能耐受的两种药物：这两种药物必须是应用了一定的时间，比如应用卡马西平后 1 周出现过敏反应，这时卡马西平则不能认定为其中一种药物。再比如应用丙戊酸钠 1 年后因肝药酶升高而停用，则这个药物需要认定为其中一种药物。另外，因 mTOR 抑制剂不是经典的 ASMs，所以目前在 TSC 相关药物难治性癫痫认定中，两种药物不包括 mTOR 抑制剂。③无发作：是指较长时间内无任何癫痫发作，无论是否有诱因，只要存在癫痫发作就不能认定为无发作，但持续时间没有标准，对于 TSC 患者，一般认定为 1 年。④假性药物难治性癫痫：在 TSC 患者中还要区别一些习惯性动作、生理性痉挛、心因性发作等 ASMs 治疗不佳的假性发作。

3. 术前评估的时机和风险评估

（1）评估时间：一旦诊断为药物难治性癫痫应当尽快进行术前评估。但由于婴儿脑白质髓鞘化发育不成熟等原因，到 12 月龄时 MRI 对皮质结节的显示才较为明确。所以，除出现明显进行性认知损害或巨大钙化皮质结节的婴儿，一般术前评估应当在 12 月龄后开展。

（2）手术风险评估：由于当前的研究主要是针对 TSC 病例组开展，但癫痫外科患者每个病例的特点不同，无法在手术之前得到单一患者明确的手术风险与收益比。因此，手术前应充分向患者及家属说明手术的风险与收益，包括总体术后癫痫继续发作与手术并发

症的概率等。同时，也要沟通手术方式与医疗费用等问题，特别需要向患者及家属说明，手术的目的不是修正基因、改善智力和停止 ASMs。医生也需要充分了解患者及家属对手术的期望，如果双方目标和要求不能达到一致时，慎重进行术前评估。

（二）致痫区和癫痫网络

1. 术前评估中致痫区的概念　Luders 等人将致痫区定义为能够引起癫痫发作所必需的皮质，而且是一个最小的脑皮质区域，切除（或毁损或离断）该皮质后可以使癫痫达到持续无发作。真正的致痫区不因定位方法或技术的不同而有差别。但这个概念存在几个问题，首先，致痫区是一个后置性的概念，需要切除（包括毁损或离断）后才知道是否为致痫区，而术前无法知道确切的致痫区；其次，最小的切除范围而达到无发作，就导致无法知晓真正的致痫区，如果一例 TSC 患者进行脑叶切除术后患者达到无发作，我们可以认为患者是皮质结节本身引起的癫痫，也可能是周边皮质或远隔皮质引起的癫痫，所以只能认为临床切除的脑叶里包含了致痫区，并不能说切除的区域都是致痫区。所以从这个意义上讲致痫区的概念还停留在理论上，实际临床工作中无法十分明确。

后期 Luders 等人又提出了潜在致痫区的概念，即同样能够引起癫痫发作，但其致痫性较真正的致痫区弱，在真正致痫区存在的情况下很难独立引起癫痫发作。如果切除了致痫结节，而没有切除或没有完全切除潜在致痫结节或邻近致痫皮质，可能会引起癫痫的复发。Madhavan 等对 TSC 患者采用颅内脑电图（EEG）监测确定致痫结节后进行切除，同时保留颅内电极，再次进行颅内 EEG 监测癫痫发作，进一步切除潜在致痫区取得了良好的疗效。

2. 术前评估中致痫区的五区理论　致痫区仍是一个理论上的概念，所以目前在临床工作中多参考 Luders 等人提出的五区理论来进行术前检查和评估，进而推测致痫区的位置和范围（表 3-2-17，图 3-2-15）。20 世纪 80 年代后，随着神经结构影像学、脑电图长程监测以及多种新技术的应用，人们对致痫区的理解不断深入。Luders 的致痫区理论体系对临床癫痫术前评估工作提供了很多指导。但由于致痫区仅为理论性概念，缺乏定位的金标准。人们只能通过不同角度来定位致痫相关区域，最终推导致痫区的定位假设，所以，临床中强调个体化原则。

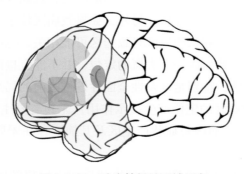

图 3-2-15　致痫灶相关区域示意

蓝色为症状产生区，红色为致痫结节（病灶区），紫色为起搏区，绿色为功能缺失区，黄色为激惹区。

表 3-2-17 致痫区相关概念及检查技术

相关区域	定义描述	主要定位手段	与致痫区关系
致痫病理灶区	引起癫痫发作的皮质结节	头颅 CT，MRI，神经影像后处理	可能小于致痫区，高致痫性病理灶位于致痫区内，低致痫性病理灶可能在致痫区邻近区域，也有少数在远隔部位
症状产生区	临床症状产生的区域	临床症状学	与致痫区可能重叠、毗邻或功能连接
激惹区	发作间歇期癫痫样棘波放电的产生区域	发作间期 EEG，MEG，SPECT；PET，fMRI	范围多超过致痫区，可能还包括潜在癫痫发作起始区，远离致痫区的激惹区手术可以不切除
癫痫发作起始区	临床发作起始的区域	发作期 EEG；发作期 SPECT	关系最密切
功能缺失区	在发作间期功能异常的区域	神经系统查体；神经心理评估；PET、SPECT	与致痫区相关，但不一定有直接关系，范围多较致痫区大

注：EEG，脑电图；MEG，脑磁图；SPECT，单光子发射计算机断层成像；PET，正电子发射体层成像；fMRI，功能性磁共振成像。

（1）致痫结节：指在 CT 和 / 或 MRI 图像上可见的皮质结节，皮质结节本身有致痫性可以引起癫痫发作，或联合有致痫性的结节周围皮质共同引起癫痫发作。由于 TSC 的皮质结节呈双侧多病灶表现，所以致痫结节的确定存在几个问题：一是致痫结节的部位和数量，二是致痫区与致痫结节的解剖关系。目前认为显著结节（存在囊变或钙化，边界清楚，体积明显大于其他结节的皮质结节）、皮质结节周边有脑发育不良样影像表现（白灰质界线不清、皮质增强等）时往往提示该结节为致痫结节。但是，致痫结节的数量及其与致痫区的解剖关系仅通过 MRI/CT 难以准确判断。

（2）症状产生区：指癫痫发作开始及发作中产生的临床症状所对应的激活脑区，特别是起始症状相对应的脑区。癫痫发作症状的出现需要两个条件：一是神经元同步化放电范围和能量足够大，二是累及症状相关脑区。如前所述，致痫区在起始阶段被激活的范围和能量都非常小，多不能引起临床症状。另外，如果致痫区位于相对的功能哑区，也不能在早期引起临床症状。所以，症状产生区与致痫区可能相关，也可能毗邻、重叠或只是功能连接。症状产生区仅是对致痫区一个大概的定位，并不能直接用于指导手术。通过仔细分析癫痫发作的第一个症状，特别是继发性全面性发作之前的局灶性癫痫发作症状及症状演变过程，仍然可以对致痫区的定位产生提示作用，尤其需要注意的是，如果通过 EEG、MRI 或 PET 等方法定位的致痫区与症状产生区及其演变存在矛盾时，需要对致痫区进行再次评估定位。

（3）激惹区：指发作间期脑电图记录到癫痫样放电发放的区域。发放间期癫痫样放电是局灶产生的，很少引起扩散，所以不会产生相应的临床症状，难以确定其和症状的关系。目前研究发现，一些 TSC 患者中激惹区和癫痫起始区有明显的相关性，无论在头皮 EEG、颅内 EEG，还是皮质脑电图（ECoG），如果出现连续棘波、节律性棘波、局灶性多棘波、重复性棘波、频繁节律性癫痫样爆发等典型的癫痫样放电，均提示局部可能就是癫痫起始区。其定位需要进行发作间期 EEG 的持续监测。另外，EEG-fMRI 可以帮助确定产生发作间期棘波的脑皮质或皮质下区域，也是定位激惹区的重要手段。癫痫发作起始区应当是激惹区的一部分，而激惹区可能也包含潜在癫痫发作起始区。

（4）癫痫发作起始区：指引起临床癫痫发作的脑皮质和 / 或脑皮质结节。目前临床上癫痫发作起始区应当更为准确地说是 EEG 发作起始区，仅能代表头皮电极或所置入的颅内电极所记录到的 EEG 放电起始区域。但头皮 EEG 对于脑沟、脑中线、脑底面和岛叶的皮质放电记录困难，单纯依靠发作期头皮 EEG 定位癫痫发作起始区并不十分可靠。颅内 EEG，特别是立体定向脑电图（SEEG），被认为是确定癫痫发作起始区的金标准。但同样存在一些问题，以 SEEG 为例，电极触点之间的间距为 1.5 mm，两个触点中心间的距离为 3.5 mm，有较高的空间分辨率，但电极与电极之间的距离较大，多在 2～3 cm，其空间分辨率并不理想，而且电极植入计划是依据头皮 EEG、MRI、症状学分析的结果等进行综合判断制订，并不知晓致痫区的准确位置，电极植入位置可能并非真实的致痫区（图 3-2-16）。尽管如此，目前临床仍认为这是与致痫区最接近、关系最为密切，且可监测到的癫痫发作相关皮质。

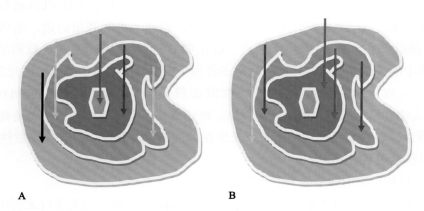

图 3-2-16　颅内电极定位致痫结节示意

棕色区域为真实致痫区，深蓝色为早期传导区域，浅蓝色为中期传导区域，灰色为晚期累及区域，红色箭头显示植入颅内电极记录到的癫痫发作起始区，紫色箭头表示颅内电极记录到的早期扩散区，黄色箭头表示颅内电极记录到的中期扩散区，黑色箭头表示颅内电极记录到的晚期扩散区域。A 显示为颅内电极准确植入真实致痫区，B 显示颅内电极未植入真实致痫区。

（5）功能缺失区：指脑功能存在异常的脑皮质区域，是通过神经系统查体、神经心理学测评和发作间期脑功能影像学检查（SPECT、PET 或 fMRI）发现异常的脑区。目前上述检查仅能提示脑皮质结节存在癫痫发作间期的功能缺失，但不能提示这些皮质结节均与癫痫发作相关。同时，皮质结节外的致痫区也不一定均存在发作间期的脑功能缺失，部分皮质的发作间期脑功能可能正常。脑功能缺失区的范围往往比致痫结节范围要大，如 PET 低代谢区域明显大于皮质结节在 MRI 上的显示范围，提示该结节为致痫结节可能性大。另外，结合发作间期与发作期的功能影像（PET、SPECT 等）结果的变化，SISOM（subtracted ictal-interictal SPECT co-registered with MRI）技术对确定致痫区与致痫结节有更大帮助。

3. 法国学派关于致痫区的概念　最初来源于 20 世纪 60 年代 Talairach 和 Bancaud 的工作设想。他们极为重视发作过程中的解剖 - 电 - 临床症状学信息，而不是发作间期的棘波；重视对临床发作症状学的仔细分析及根据症状学的演变推测癫痫样放电在脑内的空间演变。在此基础上，Talairach 和 Bancaud 创立了一套 SEEG 方法学，旨在实际临床病例中，研究发作起始的解剖结构。他们将致痫区定义为：癫痫发作时，癫痫放电起始和最初扩散的脑结构。因此，法国学派关于致痫区的定义实际上是一个发作期的电 - 临床定义，不仅强调发作期放电起始和发作期放电早期传播的精确解剖定位，更重视发作期放电的电 - 临床关系。

4. 癫痫网络　2010 年 ILAE 关于癫痫的分类中明确说明癫痫是一种网络性疾病，癫痫放电产生和传播过程中累及的脑区分别称为癫痫形成网络和传播网络，两者合称癫痫网络。癫痫网络与癫痫放电的传导和症状学的演变密切相关。癫痫是一种异质性疾病，且包括发作间期和发作期等不同状态。目前常用的方法还是基于图论的癫痫网络的定义，也就是癫痫网络是由节点和边组成的一种小世界网络。所以，基于头皮 EEG 的脑网络分析就是以每个电极（或触点）所代表的脑区为节点，建立节点间联络的边，组成网络，而 SEEG 同样是以每根电极上的触点为节点。而在 TSC 患者的术前评估中，皮质结节是致痫性局部网络中的一个关键，癫痫网络分析多将每个皮质结节定义为节点，通过头皮 EEG、SEEG、皮质 - 皮质诱发电位（CCEP）、弥散张量成像 / 弥散谱成像（DTI/DSI）、PET、fMRI 等方法建立网络的边，构建癫痫网络。癫痫网络不是一成不变的，而是处于动态变化之中。所以，随着癫痫病程的延长，至少在局部的某些脑区中，存在继发性的致痫过程，从而引起癫痫网络的泛化。

（三）TSC 相关癫痫的术前无创评估

TSC 相关癫痫的术前评估可分为无创评估和有创评估阶段，首先进行无创评估，主要包括神经科查体、头皮脑电图、结构影像学、功能影像学、症状学分析、神经心理评估、生活质量评估、基因检测等。并不是所有的患者均需要完成所有检查，要根据具体情况选择需要的项目。

1. 神经科查体　主要包括运动、感觉、颅神经、视力视野、听力、语言等检查。局灶性神经功能缺失往往提示可能存在相应脑区的皮质结节等结构性病变，而且提示局部脑功能损害，对于定位致痫结节有一定帮助，但不能作为主要的致痫结节定位指征。

2. 症状学分析　症状学分析可以帮助定位致痫区和致痫网络，但症状学往往缺乏特异性，而且症状学出现的时间和顺序特别重要。现将症状学的相关特点进行总结（表 3-2-18，表 3-2-19）。

表 3-2-18　不同脑叶的癫痫症状学

脑叶	分区	症状
额叶		持续时间短、发作频繁、夜间多发
	前额	愣神、过度运动Ⅰ型、对称性轴性强直、痉挛和 GTCS、可跌倒等
	运动区和 SMA	痉挛、抽搐、强直、不对称强直、4 字征等，可有失语
	外侧中部	前额叶辅助运动区症状兼有，且均不典型；姿势性发作、恐惧（可伴发声）、视幻觉、错觉、自动神经障碍等
	眶回	愣神、嗅幻觉、错觉、内脏感觉或自主神经症状、恐惧、过度运动、偏转或 GTCS
	SSMA	非对称强直、过度运动Ⅱ型、运动停止、言语重复、肢体异常感觉（发紧、牵动或被移动感等）
	前扣带回	恐惧、躲避、过度运动Ⅰ型、口角下撇、意识障碍等
颞叶	内侧	恐惧、嗅幻觉、错觉、胃气上升等先兆，口咽或手部自动症、部分意识障碍、持续时间长、发作不频繁
	外侧	听觉、前庭或视觉先兆、持续时间较内侧癫痫短，继发全面性 GTSC 发作
	内外侧	听觉、前庭或视觉先兆、恐惧、嗅幻觉、错觉、胃气上升等先兆，口咽或手部自动症、部分意识障碍、持续时间长，继发全面性 GTSC 发作
顶叶	外侧	躯体感觉症状（麻木、烧灼感、电击感、蚁行感、紧束感等）；一侧肢体失用或忽视现象、发作期和发作后（少见）语言障碍（语言优势半球）；四肢强直姿势（25%）、对侧的局灶性运动活动（57%）、头和眼偏转（41%，主要是对侧，可以双侧或同侧）
	后扣带回	复杂主观感觉（精神症状），包括灵魂出窍；不对称性的肢体姿势；凝视为特征的非惊厥性发作、口咽和手部自动症（17%），4% 有复杂自动症
枕叶	后部	发作性黑矇、眼花、简单视幻觉、眼阵挛或强直性偏斜（多向对侧强直）、明显的强迫性眨眼或眼睑扑动、头痛或呕吐
	前部	较复杂视幻觉、运动性感觉（一般没有可见的运动）、眼阵挛或强直性偏斜（多向对侧强直）、明显的强迫性眨眼或眼睑扑动
岛叶		症状复杂、症状累及区域多、可对侧、同侧或双侧
	前	嗅觉、味觉异常，恐惧、大量流涎
	中	味错觉、喉部胸部压迫感和呼吸困难感觉、构音障碍、运动症状、内脏感觉、嗅觉症状
	后	刺痛、发热、紧张或电流感、咽喉感觉异常，也可有内脏感觉（紧缩感、窒息感）、听错觉、听幻觉、心律失常

注：GTCS，全面强直阵挛性发作；SMA，辅助运动区；SSMA，辅助感觉运动区。

表 3-2-19　具有定侧意义的癫痫症状学

定侧	症状
同侧	肢体自动症、眨眼；发作晚期头和躯体偏转、发作晚期单侧痉挛
	肌张力障碍 + 对侧强直、"4 字征"屈曲侧
	单侧竖毛、发作后捂鼻子、发作后擦脸
对侧	单侧强直、痉挛、抽搐、失张力；发作早期头、眼、躯体偏转
	上肢非手部自动症、单侧肌张力障碍姿势、发作后瘫痪
	躯体感觉（60%）、单侧听觉、视觉症状
非优势侧	吐口水、尿急、呕吐、发作期发声
优势侧	发作后失语或语言障碍

3. 头颅 CT　是 TSC 术前评估中的必需性检查项目，主要帮助发现室管膜下钙化结节、皮质结节的钙化灶或囊性变。CT 往往与 PET 一并检查。常规的皮质结节可以表现为等密度、略低密度或略高密度。

4. 头颅 MRI　TSC 术前评估中的必需性检查项目。

（1）常规癫痫序列：通常应当包括常规的 T_1、T_2、DWI 轴位、层厚 1 mm 无间距 FLAIR 轴位、冠状位及矢状位扫描，MRI 设备应当为 1.5～3.0 T；考虑进行 SEEG 检查、有室管膜下巨细胞型星形细胞瘤的患者应当同时进行增强扫描。在笔者统计的 364 例切除性手术的患者中，77% 有至少 7 个皮质结节，15% 有 4～6 个皮质结节，而 7% 仅有 1～3 个皮质结节。TSC 患者可表现为灰质和白质体积的缩小，合并婴儿痉挛者更为明显。MRI T_1 像上结节显影多不明显，表现为等或略等信号，合并钙化时可有低信号，部分囊变时可以出现与脑脊液相近的局部低信号；T_2 像上表现为边界不清楚的略高信号影，合并钙化时也表现为低信号，部分囊变时可以出现明显的局部高信号；T_2-FLAIR 是 TSC 最重要的 MRI 成像方式，皮质结节表现为与脑组织有明显差异的高信号，边界较清晰，部分患者可以见到白质内移行线，并有皮质增厚，灰白质界线不清等脑皮质发育不良的影像。在婴儿期，由于白质髓鞘化问题，皮质结节表现为 T_1 高信号，而 T_2 低信号，所以 MRI 阅图时需要注意年龄段问题。钙化、囊变和髓鞘脱失在 TSC 皮质结节中的出现频率较局灶性脑皮质发育不良 IIb 型更高。但 TSC 皮质结节周围可以有脑皮质发育不良样影像学表现：皮质厚度增加、脑回异常、灰白质界线模糊、白质内移行线等，而 MRI 在皮质结节周边发现此类改变可以帮助定位致痫结节，其灵敏度、特异度和准确性都高于单纯观察皮质结节。笔者定义的显著结节为"具有钙化和 / 或囊性变，且体积明显大于普通结节且边界清楚的结节"（图 3-2-17）。

（2）影像后处理：由于 TSC 相关皮质结节几乎全部为 MRI 阳性病变，所以除 PET-MRI 融合（详见 PET 部分）外，对影像后处理技术依赖度并不高，而且多数情况下，常规影像学特点（显著结节除外）和影像后处理结果均对致痫结节的诊断帮助作用不明显。

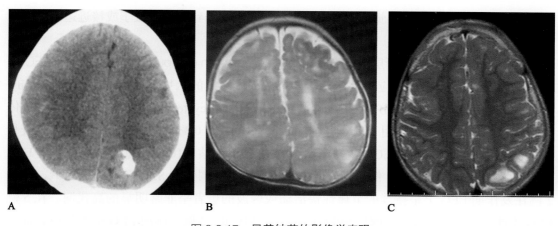

图 3-2-17　显著结节的影像学表现

A. 左顶钙化的显著结节；B. 左额低信号病灶，边界清楚的显著结节；C. 左顶囊变的边界清楚的显著结节。

（3）高场强 MRI：笔者首先将 7T-MRI 及白质抑制序列、灰质抑制序列和白灰质抑制边界增强序列应用于 TSC 相关癫痫患者术前评估中，可以检出 3T-MRI 不能发现的微小结节，并且还可以将皮质结节的边界显示得更加清楚，减少在颅内电极埋藏中对皮质结节的遗漏和增加全切除的可能性。

（4）弥散张量成像（DTI）：是一种近年来在弥散加权成像基础上在 6～55 个线性方向上施加弥散敏感梯度而获取的图像，它反映水分子的弥散运动，在活体内可以反映水分子在组织内的弥散特征。因此，一方面，可以通过平均弥散系数及各向异性分数（fraction anisotropy，FA）的改变，定位致痫区；另一方面，通过纤维束示踪技术能够清楚显示语言传导束、锥体束、视辐射等功能性传导束的形态、走行、移位及与邻近病灶的空间毗邻。Sener 在 2002 年首先报道的 DTI 用于 TSC 的研究，结节表现为各向异性分数降低和平均弥散系数增加，往往提供了比 FLAIR 更大的异常范围，而且致痫结节较非致痫结节有更高的平均弥散系数和更低的各向异性分数。致痫结节的表观扩散系数明显高于非致痫结节和非结节皮质，所以皮质结节在 DTI 的表观扩散系数图像上为高信号，而致痫结节表现为更高的信号。Yogi 对 23 个 TSC 相关癫痫患者的 33 个致痫结节和 512 个非致痫结节的 DTI 结果进行比较，发现致痫结节及其周围皮质的最大表观扩散系数远高于非致痫结节，其定位致痫结节的灵敏度为 81%，特异度为 44%。

（5）血氧水平依赖的磁共振成像（blood oxygen level dependent-fMRI）：BOLD-fMRI 是基于局部血液中氧合血红蛋白与脱氧血红蛋白比例变化，导致局部磁场性质变化来间接反映神经元活动。该技术利用局部脑组织的血流动力学变化可以间接反映脑组织局部的灌注改变情况。目前在癫痫领域，fMRI 主要用于运动、语言皮质功能区的识别定位，其次是致痫区的定位。任务态 fMRI 可在术前确认语言半球优势，用于优势半球颞叶切除术。美国神经病学学会推荐使用言语记忆或言语编码的任务态 fMRI 来预测术后语言记忆结果，非言语记忆编码的任务态 fMRI 来预测术后视觉空间记忆结果。fMRI 成像也可用于绘制初级运动皮质、躯体感觉皮质或视觉皮质，尤其是当致痫结节位于或接近运动性语言中枢时。

5. 单光子发射计算机断层成像（single photon emission computed tomography，SPECT）：可以提供脑血流的信息，应用的示踪剂包括 ^{99}mTc 标记的六甲基丙二胺肟（hexamethyl propylene amine oxime，HMPAO）或双半胱乙酯（ethyl cysteinate dimer，ECD），由于体外稳定性差异，ECD 更适用于癫痫患者。Koh 等对 15 例 0.3～15 岁的儿童 TSC 患者进行了发作期视频脑电图（VEEG）和发作期 SPECT 术前评估，10 例儿童可以依靠头皮 EEG 完成致痫结节定位，其中 5 例在相应区域显示低信号周围弧状 SPECT 高代谢区域，其中 2 例在发作期 EEG 上呈持续的节律性快活动或棘波的患者呈非常明显的高代谢。在 5 例 EEG 不能定位的患者中，1 例呈 SPECT 的局灶高代谢，2 例行颅内 EEG 检查的患者证实了 SPECT 定位的准确性。SISOM 技术的应用可以提高 SPECT 对致痫结节定位的准确性，其流程包括 SPECT 发作期与发作间期影像配准、密度归一化、减影、SPECT 减影图像与 MRI 配准融合。发作期注射示踪剂的时间影响 SISCOM 结果的准确性，通常认为癫痫发作开始后注射时间越早，发作期 SPECT 定位价值越高，注射时间控制在癫痫发作的前 30 秒内更有意义。对于有先兆的患者，更容易获得准确结果。

6. PET 利用 ^{18}F-FDG 等正电子核素作为示踪剂，PET 可以无创、动态、定量评价活体组织或器官在生理状态下及疾病过程中的功能状态，已经广泛应用于致痫区的定位诊断中。在癫痫的发作期，病灶中大量神经元同步放电，能量消耗增加，导致局部血流和葡萄糖代谢增多；而在发作间期，由于存在海马及大脑皮质萎缩、神经元减少，导致局部血流和葡萄糖代谢减低。检查时应当进行 24 小时素食，12 小时禁食，且应当在血糖正常的情况下完成。目前常用的显像剂有 ^{18}F 和 ^{11}C，原则上检查前 24 小时之内应无癫痫发作，特别是 8 小时内不应当有癫痫发作。

（1）^{18}F-FDG-PET：Nishida 对 11 例进行颅内电极埋藏的 TSC 患者的颅内 EEG 和术前的 PET 影像进行对比融合，发现 PET 影像上的低代谢与皮质脑电的高幅 δ 波和频繁的棘波活动相关，可能代表着棘波后的慢波发放。Chandra 利用 FDG-PET 和 MRI 融合及 DTI 技术对比了 27 个致痫结节与 204 个非致痫结节，发现如果 PET 低代谢范围超过 MRI，而且出现高的表观扩散系数提示致痫结节及周围皮质发育不良区域，其比单纯利用 MRI 发现大的结节和常规 DTI 的低各向异性分数准确性更高。

（2）^{11}C-AMT-PET：Asano 利用 ^{11}C- 甲基 -L- 色氨酸 -PET 对 TSC 患者进行检查显示，如果结节与皮质的摄取相近或更高，提示为致痫结节，其认为该方法可以明显提高致痫结节定位的准确性。但 Rubi 用 ^{11}C- 甲基 -L- 色氨酸 -PET 对 12 名 TSC 癫痫患者进行术前检查时发现 2 个明显摄取增高的结节和 5 个摄取轻微增高的结节，利用颅内脑电图验证 2 个明显摄取增高的结节为致痫结节，而摄取轻微增高的结节并非致痫结节，其灵敏度为 17%，特异度为 100%。所以应当将高摄取结节而不是摄取轻微增高的结节确定为致痫结节。Chugani 将 191 例 TSC 相关癫痫的 ^{11}C- 甲基 -L- 色氨酸 -PET 与发作期头皮 EEG 进行对比，发现病程越长色氨酸 PET 的高摄取区域越大，在 95 个两种检查均能进行癫痫灶定侧的病例中，68 例两者吻合，而色氨酸 PET 定位信息更多，同时色氨酸 PET 还可以帮助 EEG 无法定侧的患者进行癫痫灶的定侧。但由于其半衰期短，且大部分医院没有相应的示踪剂，所以在临床应用较少。

（3）PET-MRI：近年来，PET 与 MRI 的融合技术广泛应用，其是将 PET 的分子成像功能与 MRI 的三维成像功能结合起来的一种新技术，具有灵敏度高、准确性好的优点，并且可以大幅度降低对人体的放射性损伤，对于癫痫灶的精确定位，有着其他影像设备无可比拟的优势，可以实现解剖和代谢信息的互相补充、参考和印证，提高癫痫灶检测的特异度和灵敏度。

7. 头皮 EEG　是 TSC 术前评估中必选的检查项目。EEG 与 MRI 定位致痫区的一致性是 TSC 相关癫痫术后无发作的主要影响因素。TSC 相关癫痫的典型部分性发作 EEG 是局灶的棘波和多棘波起始，然后是全面不规则的一过性慢波和背景突然和弥漫的去同步化。Westmoreland 对各年龄段的 361 例 TSC 患者进行了 EEG 分析，发现 12% 患者正常，10% 出现慢波，78% 有癫痫样波（35% 局灶性棘尖波、10% 全面性异常、22% 高峰失律）。Ganji 和 Hellman 对 60 例 TSC 患者的 320 份 EEG 分析显示弥漫性慢波背景占 84%，慢棘慢波占 42%，局灶性和多灶性棘波均占 16%，而 8% 的患者脑电图正常。Koh 报道了 17 例明确癫痫灶的 TSC 患者 EEG 的特征，其中 14 例存在发作间期明显的棘波放电区域（其中 7 例棘波呈节律性发放），11 例在同部位出现多位相 δ 慢波和背景低电压活动。16 例患者发作期 EEG 中有局灶性起源，其中 8 例表现为节律性尖波，2 例表现为半节律性 δ 慢波，2 例为快的 α 节律，4 例为局部或广泛以局部为优势的全面性棘波发放。23 例 TSC 相关癫痫患者的 EEG 分析结果显示，22 例（96%）患者快速眼动期的发作间期 EEG 及 15 例（65%）发作期 EEG 可以对致痫区进行定侧，其中 14 例发作期 EEG 与快速眼动期的发作间期 EEG 定侧吻合，远高于其他时间发作间期 EEG 及发作症状学，其中 13 例行手术治疗（100% 为快速眼动期 EEG 定位侧），9 例术后无发作，提示了快速眼动期发作间期 EEG 对 TSC 相关癫痫灶定侧的重要意义。脑电信号后处理会对 TSC 相关癫痫的定位有进一步帮助，Leal 对 4 例 TSC 相关癫痫的发作间期与发作期头皮 EEG 进行独立成分分析，并利用标准化低分辨率脑电磁断层成像算法进行致痫区定位，均有定位部位发现皮质结节，其中 3 例进行了手术治疗，均达到术后无癫痫发作，而且发现发作间期的放电源可能与结节周围或较远区域相关，而发作期放电源多位于结节周围，提示发作间期存在更为广泛的癫痫网络。笔者统计了 364 例切除性手术患者术前的头皮 EEG 结果，其中发作间期 EEG 显示 39% 为全面性放电，31% 为多灶性放电，20% 为局灶性放电，10% 为半球性放电；而发作期 EEG 显示多灶性放电起源为 39%，局灶放电起源为 35%，全面性和半球性放电起源各占 13%。在药物治疗和神经调控治疗的患者中，全面性和多灶性发作间期和发作期放电起源更为多见。

8. 脑磁图（MEG）　脑磁图是一项对人体无创的脑功能检查技术，当前 MEG 设备具有上百个探测通道，可覆盖整个脑部，对大脑磁场信号进行全方位检测。通过高度灵敏的超导量子干涉仪实时检测脑部磁场信号的变化，将记录到癫痫患者发作间期异常放电的磁信号通过恰当的数学模型，计算出其位置、强度和方向，并将其与头颅 MRI 影像融合处理，即磁源性成像，定位致痫灶。大脑外周脑脊液、颅骨、头皮等组织具有不同的导电率，这会对脑电活动的扩布产生明显影响，因此利用脑电信号进行源定位，其准确性会受到影响。但磁场在脑组织、脑脊液、颅骨和头皮等介质中的穿透率几乎不受影响，所以利用磁信号进行源定位就相对准确得多。MEG 具有毫秒级的时间分辨率和毫米级的空间分辨率，能够实时、准确地反映不同脑区的功能变化。MEG 主要检测的是与传感线圈相互垂直的磁力线，因此记录的是脑沟内锥体细胞的细胞内电流产生的磁场，反映了皮质 - 皮质切线方向排列的锥体细胞的活动情况。MEG 通过源分析对癫痫灶进行定位，目前使用最广泛的源分析方法是等价电流偶极子模型。当头皮 EEG 显示为中线部位或双侧异常放电，左右侧别难以确定时，MEG 可能对定侧及定位有所帮助。MEG 偶极子的分布特征也可以为确定立体定向脑电图（SEEG）方案以及手术预后提供很多有用的指导。当 MEG 偶极子分布集中并且方向稳定时，手术预后较好，而当偶极子比较分散时，一般手术预后不佳。有研究发现，偶极子集中分布的部位被完全切除的患者，其术后无发作的概率要高于部分切除或未被切除的患者。MEG 还可用于定位皮质功能区，通过体感、视觉、听觉及语言诱发磁场确定相应的功能区，为癫痫手术评估提供帮助。但是 MEG 仍存在有一定局限性，由于检查时间较短，MEG 监测到患者发作的概率不高；即使偶尔监测到癫痫发作，发作时的运动伪差也会干扰 MEG 磁源定位的准确性，故 MEG 探测的多是发作间期异常磁信号，对致痫区的定位作用有限。另外，由于磁场强度随着检测线圈与信号源之间距离的增大而减小，MEG 很难检测到大脑深部的神经活动。

Jansen 对比了高分辨率的 85 导 EEG 和 151 导 MEG 对 TSC 致痫结节的定位，发现 19 个患者中 12 名患者的 EEG 棘波认定较为一致，而 14 名患者的 MEG 棘波认定较为一致，利用多偶极子分析显示 MEG 确定的致痫区较 EEG 确定的致痫区与致痫结节更为接近，提示了 MEG 对 TSC 相关癫痫定位的优势。Wu 对 6 例 TSC 儿童进行了发作期 EEG 和发作间期 148 导 MEG 定位的比较，发现发作期 EEG 的灵敏度 56%，特异度 80%，准确度 77%，而发作间期 MEG 分别为 100%、94% 和 96%，显示了 MEG 的良好定位价值。Kamimura 对 15 例 TSC 儿童进行了发作间期 MEG 和发作间期 SPECT 的对比，其中 MEG 发现 6 例患者为单个致痫结节、5 例为 2 个致痫结节，1 例致痫区域在皮质结节外区域，3 例未能定位致痫区域，而发作间期 SPECT 仅 2 例发现局限性低代谢区域，而且与 MEG 及 EEG 不吻合，其他均表现为弥漫低代谢改变或无代谢改变区域。

9. EEG-fMRI　同步进行 EEG 和 fMRI 的检查，可以分析癫痫放电或癫痫发作中不同时间内脑功能变化情况和相关的神经元活动。Jacobs 等人利用 EEG-fMRI 在 5 个患者的 13 次发作间期癫痫样放电中发现 12 次出现 fMRI 反应，其中 10 次记录到激活区域，5 次仅位于结节内，3 次位于结节内及周围皮质，2 次位于结节周围皮质。而 15 个记录到低

BOLD 值的区域，6 个位于结节内，4 个位于结节内及周围皮质，5 个位于结节周边区域。每个发作间期放电所在区域都至少有一个结节出现 BOLD 值改变，其中 4 例不同区域的间期放电出现同一个结节的 BOLD 改变。这些发现提示发作间期放电的网络累及范围广泛，不仅是结节本身，甚至超过 PET 和 SPECT 等定位的区域，可以指导颅内电极的置入。但由于受设备限制等因素，目前国内应用的报道非常少见。

10. 癫痫术前神经心理评估

（1）目的和意义：TSC 相关癫痫患者进行手术的目的是控制癫痫发作、提高生活质量和促进脑发育，所以癫痫手术的效果除了评估癫痫控制情况，还应当包括生活质量和其他神经心理评估，因此，术前需要完善神经心理的基线评估。同时，神经心理评估还对致痫区的定位和定侧有帮助。此外，也可以预测癫痫手术对患者脑功能损害的潜在风险，为患者及其家庭做术后功能预后咨询提供客观依据。

（2）评估内容：①生活质量：成人可采用癫痫患者生活质量 -31（QOLIE-31）量表、儿童可以采用儿童癫痫患者生活质量（QOLCE）量表，同时可行社会适应能力评估和日常生活能力量表评估。②发育商：0～6 岁患儿可使用格塞尔发育量表，其包括大运动、精细运动、语言、个人 - 社交行为和适应能力 5 个方面；格里菲斯发育评估量表，适用于 0～8 岁患儿，包括运动技能、个人 - 社会互动、语言、手眼协调、表现、实际推理等 6 个方面。③智商：表述为语言智商、操作智商和总智商，2.5～7 岁可以应用婴幼儿韦氏智力量表 -Ⅲ 版，6～16 岁可采用儿童韦氏智力量表，>16 岁采用成人韦氏智力量表。④记忆商：韦氏记忆量表，适用于 7 岁及以上的儿童和成人，包括常识、定向、数字顺序关系、逻辑记忆、数字广度、视觉记忆、成对词联想学习等。⑤其他神经心理评估：孤独症评估、情绪评估、命名能力评估、空间记忆等。

（3）定位功能缺失区：神经心理受损提示有功能缺失，如果出现言语记忆或言语智商损害，提示可能有优势侧半球，特别是颞叶受损。空间记忆受损提示为非颞叶损害，而操作智商受损多为额叶损伤。TSC 患者除了致痫区外，多发的皮质结节均可能造成功能损害，使神经心理受到影响，所以神经心理评估对 TSC 相关癫痫致痫区的定位意义有限。

11. 致痫结节的判断 经过无创评估，可以将致痫结节定位分为三类（表 3-2-20）。第一类综合分析结果，可以确定致痫结节；第二类综合分析结果，确定有 2 个或多个致痫结节，但不能准确定位，需要手术植入颅内电极；第三类综合分析结果，不适合切除性手术或进一步颅内电极置入检查。如果符合以下其中之一者认为该结节为致痫结节：单个皮质结节，且临床症状或 EEG 放电与相应部位吻合或不矛盾；显著皮质结节（见图 3-2-17），且临床症状或 EEG 放电与相应部位吻合或不矛盾；皮质结节，且临床症状和 / 或 EEG 放电与之吻合，且无矛盾定位提示。

12. 全身相关检查 TSC 患者应当常规进行心脏超声、腹部超声、肺部 CT、视力及眼底等相关检查，如果存在相关问题应当根据专科要求进一步完善上腹部 CT/MRI、肺功能等相关检查。

表 3-2-20　TSC 相关癫痫致痫结节一期检查结果分析及定位结果分类

定位结果	症状学	EEG	MRI/PET
单致痫结节（不需行颅内EEG，一期手术切除）	局灶性或一侧性发作症状	局灶性癫痫发作起始，与症状学提示位置（侧别）一致；	显著结节与症状学及EEG提示部位一致
		>50％的发作间期局灶性EEG局限于一个脑叶，与症状学提示位置（侧别）一致，全面性癫痫发作起始；	
		局灶性癫痫发作起始和>50％的发作间期局灶性癫痫放电局限于1个脑区，与症状学提示位置一致	皮质结节与EEG及症状学提示部位一致
	全面性发作症状	局灶性癫痫发作起始和>50％的发作间期局灶性癫痫放电局限于1个脑区	显著结节与EEG提示位置一致
多个可能致痫结节（需行颅内EEG检查，二期手术切除）	局灶性或一侧性发作症状	局灶性癫痫发作起始，与症状学提示位置一致	显著结节与症状学及EEG提示部位矛盾
		局灶性癫痫发作起始，与症状学提示位置矛盾	显著结节与症状学或EEG提示部位一致
			显著结节与症状学及EEG提示部位矛盾
		全面性发作期EEG起源与发作间期癫痫样放电	≤7个结节，缺乏显著结节；
			显著结节与症状学提示部位矛盾
	全面性癫痫发作症状	局灶性癫痫发作起始和>50％的发作间期局灶性癫痫放电局限于1个脑区，与症状学提示位置一致	≤7个结节，缺乏显著结节；
			显著结节与EEG提示部位矛盾
		全面性发作期EEG起源与发作间期癫痫样放电	≤7个结节，缺乏显著结节；
			存在显著结节
广泛可能致痫结节（不能行颅内EEG与切除性手术）	一侧性发作症状	全面性发作期EEG起源与发作间期癫痫样放电	>7个结节，缺乏显著结节
		一侧性EEG发作间期癫痫样放电	
	全面性癫痫发作症状	全面性发作期EEG起源与发作间期癫痫样放电	

（四）TSC 相关癫痫的术前有创评估

1. 颅内脑电图 头皮 EEG 对于脑沟、脑中线、脑底面和脑岛叶的皮质放电记录困难，而且目前认为 4～6 cm² 的皮质同步化放电（约 3 000 万个神经元）才能在头皮记录到异常 EEG，而整个 2 200 cm² 的脑皮质中仅有不到 1/6 为凸面皮质，如果常规 19 导联 EEG 每个电极代表范围约 20 cm²，而密集 EEG 可以达到每个头皮电极代表范围 4 cm² 甚至更小，但由于放电传导和颅骨厚度等问题，头皮电极代表的区域并不一定是相应颅骨下的脑皮质，而且头皮 EEG 的电极位置是用国际 10-20 脑电极安置系统固定安置的，如果致痫区的位置深在或位于多个头皮电极的中间位置可能会出现复杂的放电起始形式。TSC 相关癫痫患者有多个皮质结节，且有存在多个致痫结节的可能性，为了准确确定放电的位置，30%～40% 的患者需要置入颅内电极进行 EEG 检查。

（1）颅内脑电图的适应证（见表 3-2-20）：颅内脑电图的应用并不能提高手术疗效，其应用的目的是帮助术前不能确定致痫区，但考虑为局灶性或多灶性癫痫的患者确定致痫区，进而拓展切除性手术的适应证。其在 TSC 相关癫痫临床应用的适应证主要包括：① TSC 相关药物难治性癫痫患者，年龄≥2 岁；②拟行切除性手术治疗，无创的术前评估无法确定致痫区，但认为通过颅内电极可确定致痫区的位置和范围；③存在显著结节，但其定位与脑电图和/或症状学定位相矛盾；④无显著结节，脑电图、症状学存在矛盾；⑤脑电图与症状学不能定位，且不存在显著结节，但皮质结节数量较少（中国专家共识推荐不超过 7 个）；⑥致痫结节位于运动、躯体感觉或语言功能区者。对于脑电图主要为全面性放电、临床发作为全面性发作，无显著结节，且存在双侧较多（中国专家共识推荐超过 7 个）的皮质结节者，不建议进行颅内电极置入检查。

（2）颅内电极的选择：目前常用的颅内电极包括硬膜下电极、脑深部电极和 SEEG 电极，其中硬膜下条状电极和脑深部电极可以钻孔置入。而硬膜下片状电极需要进行开颅置入，并可以根据需要和条状电极、脑深部电极联合应用。SEEG 电极是目前国内最常用的颅内电极，特别是对 TSC 相关癫痫这种双侧多灶性、常合并脑深部病变的患者更为适合，所以本书重点介绍 SEEG 电极的置入。

（3）SEEG 电极置入流程：①置入前应完善必要的无创检查，并经过多学科会议讨论后，基于头皮脑电图、发作症状学、MRI 分析，建立结节-电-临床的相关性，形成关于致痫网络的一个或几个工作假设，考虑 1 个或多个致痫结节的可能性。②颅内电极覆盖范围包括：≤6 个皮质结节时应当全覆盖，6 个以上的皮质结节时，应当包括局部性症状产生区（如果有）、体积大且有钙化的结节、头皮 EEG 提示的发作期放电起始结节、发作间期 EEG 确定的主要放电的皮质结节、脑磁图棘波区域相关结节、其他影像学提示可疑的致痫结节；海马硬化、皮质发育不良等其他可疑病理灶；可疑致痫结节累及的功能区。③确定电极置入计划：根据致痫网络假设和覆盖范围，利用术前扫描的 3D-FLAIR 图像设计置入方案，并根据增强的 3D-T$_1$ 序列进行置入方案的调整以避开血管结构，确定置入计划。④手术实施：利用术前 3D-CT 进行头颅三维重建，利用机器人设备进行注册配准，在机器人导航下，经皮颅骨钻孔，单极电凝热凝硬膜，在颅骨中拧入双头中空电极固定螺丝，导针探测穿刺道，观察无出血后，测量电极长度，置入 SEEG 电极，螺母将电极固定于中空螺丝的颅外端，然后逐个置入。

（4）颅内脑电图的监测与人工分析：参见第三章第三节中的脑电图部分。

（5）颅内脑电图的后处理

1）高频 EEG：指相对于常规 EEG 而言，记录的 80 Hz 以上的脑电活动。1989 年在大鼠癫痫模型上记录到了高频放电，1992 年 Fisher 等人首先在癫痫患者的皮质记录到高频电活动，此后应用微电极在动物癫痫模型及癫痫患者的 EEG 上记录到高频放电，并命名为高频振荡（HFO），提出了涟波及快速涟波（fast ripples，FRs）的分类（图 3-2-18）。2006 年加拿大蒙特利尔神经外科研究所首次报道了应用临床普通电极可以记录到 HFO。经过 80～500 Hz 带通滤波之后，出现至少 4 个的连续振荡即为 HFO，其中 80～250 Hz 的为涟波、250～500 Hz 为 FRs。HFO 在临床应用中存在两个问题：首先，缺乏确切的指标区分生理性和病理性 HFO，一般认为在中央区附近、海马和枕区连续性的 HFO 发放多为生理性 HFO，另外生理性的 HFO 多为 250 Hz 以下的涟波，与 0.5～1 Hz 慢波关系更为密切。FRs 则被认为均为病理性，且与棘波或 3～4 Hz 慢波关系密切。其次，HFO 放电频率（采样频率或滤波范围），除了涟波、FRs，还有报道 500～1 000 Hz 的非常快速涟波、1 000～2 000 Hz 的超快涟波，总体 HFO 频率越高、放电区域越局限、对致痫区的定位意义越大。神经元一个动作电位的时程一般为 0.5～2 毫秒，神经元放电最多可以达到 500～2 000 Hz，所以对于 2 000 Hz 以上的记录没有必要，也有一些研究者认为 500 Hz 以上的放电与干扰较难以区别，所以非常快速涟波和超快涟波的特异性和稳定性还需要更多研究验证；同时，记录越高的放电频率就需要越高的采样频率，也需要更大的数据量和分析时间，且一个置入了颅内电极的患者往往有 100 多个触点，这种情况下的人工分析耗时过长，所以就需要自动分析。当前发作期与发作间期 HFO 均有记录，采用发作期的优点是能记录高频放电的起源和传导过程，而采用发作间期的优点在于可以减少发作的动作伪差和干扰。如果发作间期记录 HFO，多在非快速眼动睡眠期完成，已经证实非快速眼动睡眠期的 HFO 出现频率明显高于快速眼动睡眠期或清醒期，不过也有研究发现致痫区的 HFO 放电受睡眠影响相对较小，但基于非快速眼动睡眠期动作伪差等干扰较小，推荐在该段时间记录 HFO。SEEG 中的 HFO 已经成为一个重要的致痫区标志。笔者应用 SEEG 对 TSC 患者的 HFO 进行分析，发现 HFO 在 TSC 患者颅内电极监测中非常广泛，高达 60% 和 24% 的 SEEG 触点监测到涟波、FRs 放电。同时，涟波的定位意义有限，但切除 FRs 发放频率高的区域对术后无发作非常重要。此外，TSC 患者确定 FRs 发放频率高低的标准与海马硬化或局灶性皮质发育不良（FCD）患者存在差异，根据研究结果，笔者以 FRs 发放频率指数 >0.5 作为发放频率高的标准。发放频率指数 = 该触点上单位时间内 HFOs 发放的数量 / 该患者相同时间内 HFO 发放数量最高的触点的发放数量。

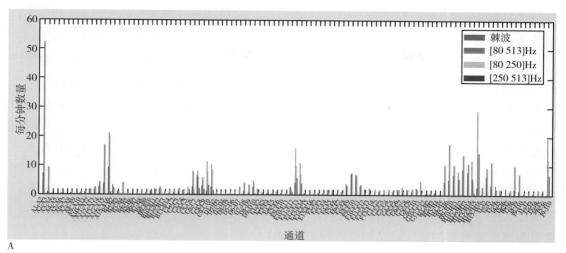

A

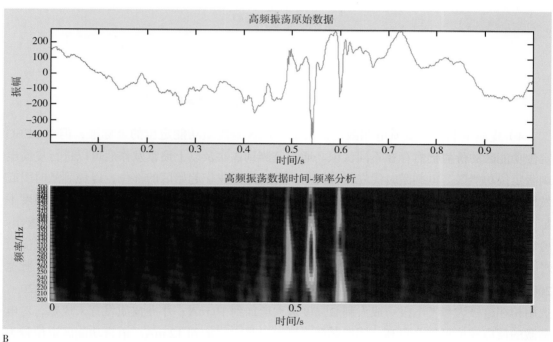

B

图 3-2-18 一例 TSC 患者发作间期 SEEG 的高频放电分析

A. 各触点高频放电、涟波和 FRs 的数量；B. 高频放电分析中一个涟波的功率谱图。

2）皮质 - 皮质间诱发电位：通过电刺激皮质的同时在其他皮质记录诱发电位，进而判断两皮质间是否存在寡突触或多突触的联系。笔者团队利用 SEEG 进行皮质 - 皮质间诱发电位定位致痫结节的研究，在致痫结节、非致痫结节和邻近皮质等组成的癫痫网络中，致痫结节介入中心度（与其他皮质结节或皮质联系的程度）最高。

3）致痫指数（epileptogenicity index，EI）：选择发作期及发作前 10 秒左右脑电图进行 EI 分析。EI 分析采用 AnyWave 软件。EI 值也同样进行标准化，将 EI 最高的数定义为 1，其他的导联对比后确定为 0~1，EI 大小反应结构的致痫性（图 3-2-19）。如果 EI ≥0.3，则认为其是致痫区，如果 EI=0 则认为该触点与癫痫发作无关。EI 分析的基本公式如下。式中，EI 代表致痫指数，ER 代表能量比，i 代表不同脑区域结构通道，H 代表滑动窗口时间长度，在该窗口上分别对高频信号和低频信号能量进行累积（或平均），然后计算这两个累积能量的比值为 ER，是用于衡量快速放电中的高频成分的相对强度。N_0 被定义为任意一个脑区域结构检测到快速放电活动的时间为参考时间，N_{di} 指的是在 i 上检测到快速放电活动的时间点。U_N 定义为累积到步骤 N 为止的 $ER[n]$ 与其平均值 ER_n 的差值减去一个正偏差 v。k 表示时间序列中的离散时间点的索引，是一个整数，用于标记每一个采样点在时间序列中的位置。τ 代表最先出现快速放电活动的脑结构（$N_{di}=N_0$），通常设置成 1。致痫指数用于评估不同区域在发作过程中的同步性和时序特征，从而帮助确定致痫区域，越早参与癫痫发作的脑区域结构，致痫指数越高。

$$ER_n = \frac{1}{n}\sum_{k=1}^{n}ER[k]$$

$$U_N = \sum_{n=1}^{N}(ER[n]-ER_n-v)$$

$$EI_i = \frac{1}{N_{di}-N_0+\tau}\sum_{n=N_{di}}^{N_{di}+H}ER[n], \quad \tau>0$$

4）皮质电刺激：皮质电刺激定位大脑功能区是皮质功能定位的金标准，但对 SEEG 定位功能区的价值仍然存在不同认识。通常监测到 3 次及以上惯常发作后可以进行皮质电刺激定位功能区。电刺激时优先刺激远离颅内脑电图发作起始区的部位，以免刺激时引起发作。在进行皮质电刺激时，如果刺激强度过高，可能会诱发癫痫发作；如果刺激强度不足，则不能刺激出功能反应。因此，要逐渐增加刺激强度，避免增加过快导致癫痫发作。患者病史越长，皮质的兴奋性越高，出现后放电的阈值越低，此时刺激强度增加更应缓慢，待后放电消失后再进行下一次刺激。最常用的刺激参数为频率 50 Hz 或 60 Hz，脉宽 200~300 μs，刺激强度 1~12 mA，每串刺激持续时间 2~5 s，每次刺激间隔 10~20 s。选用相邻电极为参考电极。成人刺激强度最大增加到 10 mA；小儿皮质发育未成熟，对电刺激的反应阈值可能会更高，因此刺激强度可以最大增加到 12 mA。语言功能区定位较为复杂，需要联合应用多种语言任务来进行综合定位。基本的语言任务包括自发语言、言语理解和命名；附加的语言任务包括复述、阅读和书写。在进行皮质电刺激时，先进行基本语言任务测试，再进行附加任务测试。如果出现语言停顿、命名错误或命名障碍，而无后放电现象出现，则语言定位可靠；如果出现语言的流利性降低、言语错乱和语调改变，则术中还需再次进行语言功能确认。值得注意的是，出现语言紊乱时要仔细甄别是由于刺激引起了舌/喉肌痉挛还是刺激到了真正的语言运动中枢，此时可以嘱患者张口，观察刺激时患者舌肌有无回缩。皮质电刺激除了用于定位功能区，刺激中患者出现的各式各样的感觉或其他症状均应引起高度重视。最为重要的是较低强度的电流刺激或 1~2 Hz 的低频刺激时出现发作症状的电极触点，这些关键的电极触点如果与颅内电极记录到的发作起始区不一致，应综合考虑判断术中是否需要一并切除。电刺激出现发作先兆的部位，与颅内 EEG 发作起始区一致，可以认为先兆症状产生区及颅内 EEG 结果可靠；如不一致，则综合其他检查结果，辨别刺激引出的先兆与发作的关系。

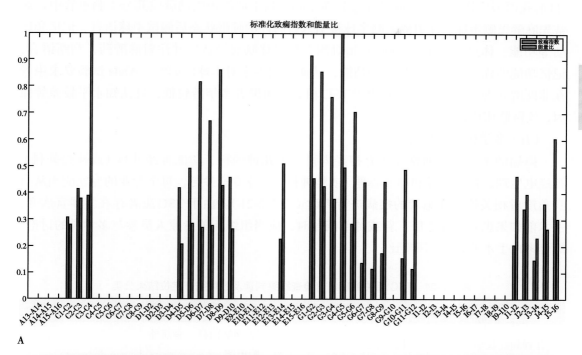

A

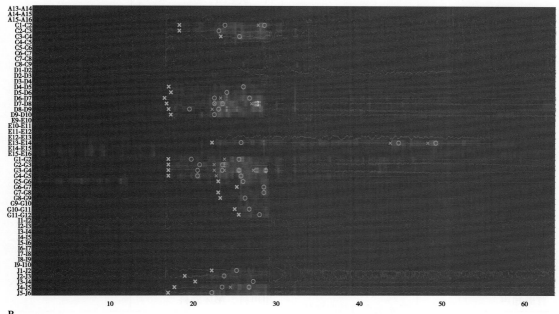

B

图 3-2-19 一例 TSC 患者发作期 SEEG 的致痫指数分析
A. 各触点癫痫指数和能量比；B. 不同时间点不同触点的癫痫指数。

2. Wada 试验 又名颈内动脉异戊巴比妥钠注射试验，主要用于 TSC 相关癫痫术前评估中语言、记忆、运动功能区的定位和优势半球定侧。Wada 试验需要在药物注射前开始脑电图记录，经股动脉插入导管至一侧颈内动脉行脑血管造影，继之将异戊巴比妥钠（目前我国多应用丙泊酚）通过导管分别注入大脑半球的颈内动脉或其分支脑血管中，通常先麻醉患侧半球，注射侧大脑半球被引入暂时性的睡眠状态后测试半球语言、记忆和运动等功能，休息 20~45 分钟后开始对侧大脑半球脑血管造影并注射麻醉药，判断语言、记忆功能的优势半球，评估运动功能，从而预测手术对半球的影响。Wada 试验要求患者在非麻醉状态下配合检测，而由于 TSC 相关癫痫患者多年龄较低，且认知水平较差等原因，实际临床应用较少。

（五）多学科评估会议

癫痫的术前评估通常需要有神经内科、小儿神经科、功能神经外科（或神经外科）、神经电生理、神经影像和神经心理（或精神科）专业专家参与，每个专业的专家应当从自身角度对相关检查和患者的疾病进行判读（表 3-2-21）。由于 TSC 患者存在多器官病变，手术前如果患者存在心脏、肾或肺部问题时，应当组织相关专业人员参与多学科的讨论，综合考虑手术的获益/风险比。

表 3-2-21 TSC 相关癫痫术前检查结果判读及致痫结节定位结果分类

检查项目	定位区域	判读人员专业	重要性
发作视频症状学	症状产生区	（儿童）癫痫内科、癫痫外科、脑电图	必需性检查
发作间期脑电图	泛化区	脑电图、（儿童）癫痫内科	
发作期脑电图	起搏区	脑电图、（儿童）癫痫内科	
MRI	病理灶	影像、癫痫外科	
神经心理（根据需要选择检查内容）	功能缺失区 疗效评估	精神心理	
基因	病因学诊断	遗传、儿童癫痫内科	
PET	功能缺失区	影像、癫痫外科	80%需要
功能 MRI	功能区	影像、癫痫外科	70%功能区需要
颅内脑电图	起搏区	脑电图、（儿童）癫痫内科、癫痫外科	约 1/4~1/3 患者需要
肺部 CT	不用于定位致痫区，用于术前全身情况评估	影像、呼吸科	建议常规检查
心脏超声		超声科、心脏外科	
肾脏超声		超声科、泌尿外科	
呼吸功能		呼吸科	根据呼吸科要求
上腹部 CT		泌尿外科	根据泌尿外科要求

十、结节性硬化症相关癫痫的切除性手术治疗

结节性硬化症（TSC）虽然是一种遗传相关性癫痫，但目前研究显示 TSC 相关癫痫主要是与颅内的皮质结节相关，所以如果可以切除引起癫痫的皮质结节，大部分的患者可以控制癫痫发作。同时 TSC 相关癫痫的手术治疗面临另外一个问题，也就是皮质结节为多发结节，但通过术前评估可以发现，许多的患者中仅有 1～3 个结节引起癫痫发作，如果通过上述的术前评估可以确定引起癫痫发作的这 1～3 个致痫结节，则可以考虑进行切除性手术，而随着术前评估技术和手段的进步，目前切除性手术已经成为药物难治性 TSC 相关癫痫外科治疗的最重要方法之一，近年来在我国得到了快速的发展。

（一）手术适应证

1. TSC 相关癫痫进行切除性手术的可行性和必要性　TSC 相关癫痫可以进行手术治疗已经成为共识，主要是基于以下原因。

（1）手术目的是控制癫痫，并不是 TSC 疾病本身：TSC 相关癫痫与皮质结节（和周围皮质）相关，所以尽管切除性手术不能根治 TSC 疾病，但可以控制相关癫痫发作；TSC 相关药物难治性癫痫常出现进行性认知损害，有明确的手术指征。

（2）TSC 相关皮质结节不具有生长性：目前虽然有专家认为皮质结节可能会随着年龄增加发生一定变化，但已经有影像学和临床研究证实这种所谓的生长其实与影像扫描角度、图像对比度和低龄患者的髓鞘化发育等相关，皮质结节在患者 12 月龄时达到稳定状态，无明显生长性（图 3-2-20）。

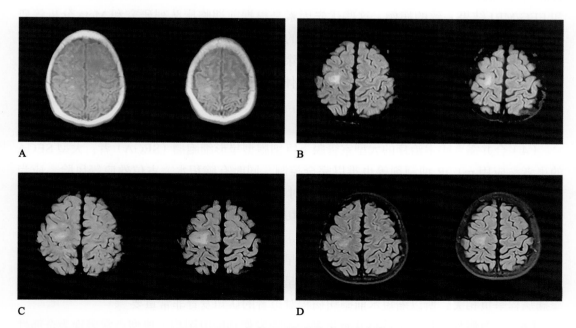

图 3-2-20　患者不同年龄的皮质结节情况

患者 2018 年（A）、2021 年（B）、2022 年（C）、2023 年（D）颅脑 MRI 的情况，显示随年龄增长，皮质结节无明显增大。

（3）不是所有皮质结节均有致痫性：Jansen 等通过 TSC 相关癫痫患者的头皮脑电图进行长期随访发现，TSC 相关癫痫患者的放电模式和部位较为恒定，提示放电结节不会发生明确转移和变化。笔者对 35 例 TSC 相关癫痫进行切除性手术后 1～3 年随访发现，术后 1/3 的患者脑电图恢复正常，另外有半数的患者出现放电部分减少，而仅有约 10％的患者出现新的放电模式和放电部位，提示约 90％的患者不会出现新的致痫结节。

（4）保护脑发育：目前已经证实 TSC 相关癫痫患者的认知发育水平差与癫痫发作有明确相关性。TSC 相关癫痫患者以儿童多见，儿童处于脑发育的关键时期，术后无发作或一段时间的无发作会明显改善长期认知发育，另外术后抗癫痫发作药物（ASMs）数量减少也会促进认知改善；最重要的是既往切除性手术治疗 TSC 相关癫痫在癫痫控制和认知改善方面具有良好效果（详见术后效果部分）。

2. 手术适应证　目前尚无统一的 TSC 相关癫痫切除性手术的准确适应证，但根据《结节性硬化症相关癫痫外科治疗中国专家共识》，适应证应当包括以下几点。

（1）根据《临床诊疗指南·癫痫病分册》（2023 修订版）和国际通行的原则，切除性手术的主要适应证是药物难治性癫痫和病灶相关性癫痫。大部分 TSC 相关癫痫为药物难治性，且皮质结节是其致痫的病理灶，因此药物难治性 TSC 相关癫痫均可以列入切除性手术的适应证。

（2）优先考虑手术的 TSC 相关癫痫包括：起病年龄晚（超过 1 岁）、无婴儿痉挛病史、智商≥70、病程短（<10 年）、头皮 EEG 提示单侧或 1～2 处癫痫灶、合并显著皮质结节者和 EEG/MRI 结果一致的病例。这些优先因素是根据前期临床队列研究和 Meta 分析等研究中切除性手术后癫痫控制较好的病例确定的。所以，这些患者在确定为药物难治性 TSC 相关癫痫后，应当优先进行术前评估考虑切除性手术治疗。

（3）通过无创评估或者无创评估联合立体定向脑电图（SEEG）检查确定致痫结节者：切除性手术的前提是准确定位致痫皮质结节，所以必须通过全面的术前评估进行致痫结节定位后才可以考虑切除性手术治疗。

（4）合并需要手术治疗的大型室管膜下巨细胞型星形细胞瘤（SEGA）者：大型 SEGA 的患者，应用 mTOR 抑制剂等也难以完全控制，同时有脑积水、占位效应等风险，应当考虑手术切除（参见 SEGA 的治疗部分）。对于合并有药物难治性癫痫时，如果通过术前评估可以定位致痫结节，而且一次手术可以切除 SEGA 和致痫结节时，应当进行一期手术切除。

（5）确定为药物难治性癫痫患者应当尽早进行术前评估与手术治疗，减少不可逆性脑损害，癫痫患者术前认知损害与癫痫的病程呈明显的正相关，而术后认知发育水平与术前癫痫病程呈负相关，所以缩短术前癫痫病程对患者的认知发育非常重要。

（6）儿童癫痫，特别是低龄儿童患者的癫痫发作和脑电图均不典型，常表现为全面性癫痫放电和全面性癫痫发作类型，所以，婴儿癫痫性痉挛综合征病史、全面性异常放电、全面性发作类型和患者年龄均不是排除癫痫发作的因素。

（7）TSC 疾病本身的特点为双侧多发皮质结节，所以结节数量、双侧结节、智商、*TSC* 基因异常种类等并不是排除癫痫外科手术的因素。

3. TSC 相关癫痫切除性手术的禁忌证　TSC 相关癫痫没有切除性手术的绝对禁忌证。但有些情况下应当考虑慎重进行手术。

（1）皮质结节较多（>7 个）、没有显著皮质结节、脑电图呈全面性或多灶性放电、临床癫痫发作症状学不能提示定侧或定位意义的患者。

（2）1～2 种 ASMs 可以控制癫痫发作或每年仅有极少见的癫痫发作（<3 次）。

（3）家属不接受切除性手术相关风险者。

（4）运动区、边界不清楚（ET-Ⅱ、ET-Ⅲ 型）致痫结节。

（5）1～6 月龄婴儿。

（6）心肺肾等全身情况不能耐受开颅手术的患者。

（二）切除性手术方法

目前常用的方法有大脑半球切除术、多脑叶切除术、脑叶切除术、致痫结节切除术、多致痫结节切除术、脑叶切除 + 致痫结节切除术。手术的原则是在功能保护和手术安全的前提下，尽可能切除全部致痫结节。同时，致痫结节切除包括两种手术方案，致痫结节切除术和致痫结节扩大切除术（致痫结节 + 周围皮质切除）。

1. 不同数量致痫结节切除的方法

（1）单致痫结节：致痫结节切除术、致痫结节扩大切除术和脑叶切除术（图 3-2-21）。

（2）多致痫结节：需要进行组合手术，包括多致痫结节切除术、多致痫结节扩大切除术、脑叶切除术、致痫结节切除术 + 致痫结节扩大切除术、多脑叶切除术、脑叶切除术 + 致痫结节切除术、脑叶切除术 + 致痫结节扩大切除术、大脑半球切除术（图 3-2-21、图 3-2-22）。

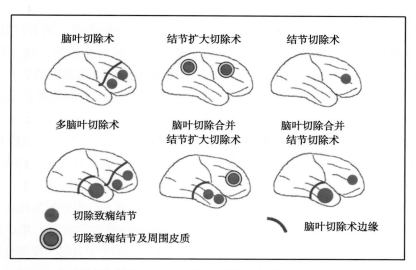

图 3-2-21　不同切除性方法示意

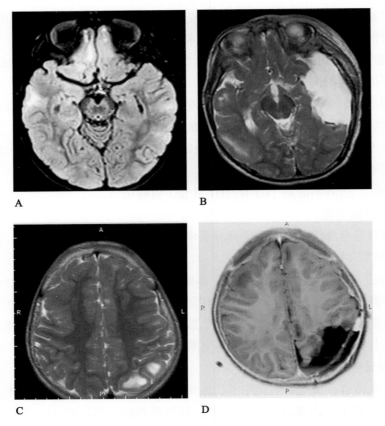

图 3-2-22　脑叶切除与致痫结节扩大切除术

在术前轴位 FLAIR 图像（A）上发现左侧颞叶存在 2 个致痫结节；左侧颞叶切除范围包括颞叶
外皮质（包含结节），保留海马（B）；另一位患者发现左顶叶有致痫结节（C）；结节扩大切除术
范围包括结节本身和周围皮质（D）。

　　2. 致痫结节的分类　　根据致痫结节周边与脑沟、脑回的关系，笔者将其分为三型：
ET-Ⅰ、ET-Ⅱ和 ET-Ⅲ 型。ET-Ⅰ 型致痫结节周边基本上以脑沟为边界，脑皮质表面与其
他脑回无明显连续，但可在脑沟深处与其他脑回相延续；ET-Ⅱ 型致痫结节是指部分边界
以脑沟为界，而其余边界在脑回中间；ET-Ⅲ 型致痫结节是指全部边界都是在脑回中间
（图 3-2-23）。

　　3. 致痫结节切除术　　指切除引起癫痫的致痫结节，其切除范围应当包括 FLAIR 像中
显示的致痫结节本身；致痫结节的全切除术除了切除致痫结节本身外还应当将所累及的脑
回切除至外侧脑沟（图 3-2-24）。

　　大量研究显示皮质结节本身具有致痫性。免疫组织化学和分子分析发现皮质结节内的
神经元有内在的致痫性，通过释放神经递质等参与部分性癫痫的起源。TSC 的致痫主要
是由于巨细胞和异形神经元内的 γ- 氨基丁酸（GABA）受体改变引起的抑制性因素下降和
异形神经元内谷氨酸受体改变导致的兴奋性增高。GABA 能中间神经元的缺乏程度是影响

早期发作和癫痫严重程度的重要因素。此外，还存在其他的致病机制，星形胶质细胞在许多病灶相关性癫痫和皮质兴奋性增高方面起关键作用，星形胶质细胞功能障碍也参与 TSC 相关癫痫的致病机制。Kannan 等对 15 例 TSC 患者的 48 个皮质结节的颅内脑电图研究发现：发作间期、发作前期和发作期癫痫放电均起源于结节内部，并向结节周围和结节外传导，并且发作间期存在节律性放电的结节和发作期有传导的皮质结节均可能是致痫结节。

致痫结节 I 型　　　　　　　**致痫结节 II 型**　　　　　　　**致痫结节 III 型**

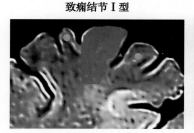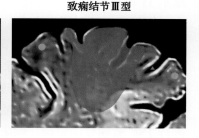

图 3-2-23　致痫结节的分型示意

红色区域代表致痫结节，边缘表示结节与皮质的分界，绿色三角形代表脑沟，橙色圆点代表致痫结节周围脑回。

致痫结节切除术　　　　　　　　**致痫结节扩大切除术**

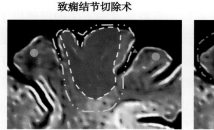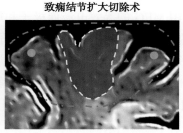

图 3-2-24　II 型致痫结节切除与致痫结节扩大切除示意

白线表示结节与皮质分界，绿色三角形代表脑沟，橙色圆点代表致痫结节周围脑回，黄线为致痫结节切除术切除区域，绿线表示致痫结节扩大切除术切除区域。

单纯的致痫结节切除术多用于功能区致痫结节，手术时可以沿脑回结节在脑皮质表面的长轴中部电凝后剪开蛛网膜和软脑膜，用显微剥离子或显微棉片从软膜下逐步分离致痫结节边界到脑沟底部或脑白质水平，离断底部后将致痫结节完整取出，如果脑皮质下结节断面面积显著大于皮质切口，无法完整切除或显露时，可以分块切除，但需要注意分块切除后局灶结节硬度对比就会不明显，可能影响致痫结节切除完整性。对于 ET-II 或 ET-III 型致痫结节，在非功能区时，还应当向外吸除累及的残存脑回，建议保持软膜下切除，确定脑沟内血管结构完整不受影响。

4. 致痫结节扩大切除术

（1）扩大切除的依据：致痫结节与癫痫密切相关是共识，但许多证据显示结节周围异常皮质参与引起癫痫发作：①脑电图证实致痫结节周围皮质是致痫区：Madhavan 等对 TSC 患者进行了三期开颅手术（电极埋藏—结节切除、电极保留—再次切除），发现第一次致痫结节切除后，患者再次癫痫发作的起源在切除范围边缘，提示致痫结节周围皮质有致痫性。Koh 报道 6 例 TSC 患者颅内电极埋藏的结果，4 例患者的皮质脑电显示癫痫起源于结节上的皮质，而 2 例置入结节内针状电极的患者显示 1 例起源于结节内部、1 例同时起源于结节与表面皮质。Ma 等回顾性分析了 12 例 TSC 患者的发作期颅内脑电图资料，显示 11 例在结节内置入电极者中有 9 例起源于结节内，9 例覆盖结节周围皮质的病例中有 7 例起源于结节周围皮质，7 例同时覆盖结节内和结节周围皮质的患者，两部分的起源比率相近。总体认为致痫结节与周围皮质共同致痫的可能性大，Krsek 通过对 33 例 TSC 患者手术预后的分析发现，除了头皮 EEG 的局限性放电、发作间期和发作期 EEG 定位的一致性外，手术切除 MRI 病理灶和颅内脑电图定位的癫痫灶也是术后无发作的重要因素。② PET 显示致痫结节周围皮质是致痫区：Chandra 等利用 FDG-PET 和 MRI 表观扩散系数进行 TSC 致痫灶的定位，结果发现 PET 低代谢灶超过了结节本身，而 MRI 表观扩散系数值也显示结节周围异常皮质明显增高。Juhasz 等利用对癫痫灶特异性高的 ^{11}C- 甲基 -L- 色氨酸 -PET 对 TSC 进行检查，发现结节周围皮质有高致痫性。③ MRI 显示致痫结节周围皮质是致痫区：Jahodova 发现周围有皮质发育不良的皮质结节更可能是致痫结节，说明结节周围的皮质存在致痫性。④脑磁图（MEG）显示致痫结节周围皮质是致痫区：Hunold 对 TSC 患者利用 MEG 的等效电流偶极子和最小范数估算的方法确定偶极子位置，然后利用弥散张量成像（DTI）分别构建经过偶极子区域和皮质结节的传导束，显示致痫区域主要位于结节周围，而不是结节本身。⑤高频放电的证据：笔者团队利用 SEEG 进行了 TSC 患者高频放电的分析，显示 24.2% 的 SEEG 触点监测到高频放电，其中皮质结节内触点记录到高频放电比例为 30.4%，结节边缘及周边皮质内触点记录到高频放电比例为 30.8%，而结节外远隔皮质触点记录到高频放电比例为 15.7%。而记录到频繁出现的高频放电的触点比例分别为：结节中 4.7%、结节边缘及周边皮质 8.3%、结节外远隔皮质中 0.2%，而且切除频繁出现的高频放电的触点是术后无发作的影响因素，提示周边皮质参与致痫区形成。⑥皮质 - 皮质间诱发电位的证据：笔者团队利用 SEEG 进行皮质 - 皮质间诱发电位定位致痫结节的研究，在致痫结节、非致痫结节和邻近皮质等组成的癫痫网络中，致痫结节介入中心度最高，而在致痫结节中，结节边缘及周边皮质介入中心度显著高于致痫结节中心区域和非致痫结节，提示周边皮质具有高致痫性。⑦病理结果显示致痫结节与周围皮质的共同致痫性：Ruppe 通过组织学、免疫组织化学和分子特征的分析，发现了结节与结节周围皮质异常结构的相似性，且 mTOR 含量及异形细胞的数量等显著高于皮质结节远隔部位皮质，提示结节与结节周围皮质均有致痫可能。⑧切除性手术的效果证实致痫结节扩大切除术疗效优于致痫结节切除术（具体见疗效部分），提示结节周围皮质有致痫性。综上所述，认为致痫结节与周围皮质共同致痫可能性大，所以手术应当在保护功能的前提下对结节连同周围异常皮质进行扩大切除。

（2）适应证：切除范围不累及初级运动区、初级感觉区和距状沟的致痫结节。

（3）切除范围与方法：致痫结节扩大切除术的范围应当包括致痫结节本身、累及的脑回结节和周边扩大一个脑回，也就是在致痫结节全切除的基础上扩大一个脑回进行切除（表 3-2-22、见图 3-2-22、见图 3-2-24）。手术中可以直接从需要切除的脑回中开始电凝，然后剪开蛛网膜和软脑膜进行软膜下分离切除，不必先切除致痫结节再行扩大切除。也可以从脑回外侧脑沟分离，电凝切除供应侧脑回的动脉，保护好其他血管，尽可能整块切除。

表 3-2-22　致痫结节全切除和扩大切除的切除范围

分型	致痫结节全切除术	致痫结节扩大切除术
ET-I	沿脑沟切除	+周围脑回切除
ET-II	切除一侧受累脑回	+周围脑回切除
ET-III	切除全部受累脑回	+周围脑回切除

5. 脑叶切除

（1）脑叶切除的依据：Karadag 利用 DTI 进行检查，发现结节周围白质内 DTI 明显异常，而且显示结节与结节周围皮质有广泛的联合，另外磁共振波谱成像（MRS）研究发现白质内的微小病变比常规 MRI 上可见的范围要大。Wang 利用膜片钳对 TSC 患者切除的病理组织进行研究，发现在非结节皮质兴奋性显著升高，并且这一结果在 *TSC1* 基因敲除小鼠中得到了证实。2013 年的一项 Meta 分析显示脑叶切除术优于单纯病灶切除术。Jansen 等的系统分析显示 71 例行局灶性切除，90 例行脑叶切除（其中多脑叶切除 16 例），但未见两者存在疗效的差异。Wu 等人对 18 例 MEG 和 PET-MRI 结果与脑电图及症状学相吻合的患者进行了手术治疗，结果显示全切除 MEG 的簇性偶极子区域（包括结节外的远隔皮质）是术后无发作的相关因素。上述研究显示，除了致痫结节和邻近皮质外，TSC相关癫痫患者可能有更广泛的致痫区域。但笔者进行的大宗队列回顾性研究显示，脑叶切除术的效果并不优于致痫结节扩大切除术，而术后认知改善情况差于致痫结节扩大切除术，所以是否存在远隔部位的皮质参与 TSC 相关癫痫的形成仍存在争议。

（2）适应证：致痫结节较大且累及一个或多个脑叶的大部分、一个脑叶内多个结节或邻近脑叶内多个结节、颅内电极脑电图或 MEG 等确定致痫区域较为广泛者，且在切除术后不影响功能或不明显影响功能时，可以进行脑叶或多脑叶切除术。

（3）切除范围与方法：前颞叶切除术时多数情况下不切除杏仁核和海马结构，如果颞极致痫结节累及杏仁核，可以切除杏仁核，而致痫结节极少累及海马结构，所以尽可能保留海马复合体，特别是优势侧手术（见图 3-2-22）。中后颞叶切除时切除范围包括全部致痫结节、致痫结节邻近皮质等结构，均进行颞叶外侧和颞底切开，优势侧手术时要注意感觉性语言区域的保护。颞叶外皮质切除术时切除范围也应当包括全部邻近致痫结节、致痫结节邻近皮质等结构，要注意保护中央沟前后的初级运动区、初级感觉区及距状沟两侧的视觉皮质。切除方法同致痫结节扩大切除术，应当整块切除，不单独进行致痫结节切除术后再行脑叶切除。如果一个脑叶切除术不能包括所有致痫结节时可以进行多脑叶切除或者脑叶切除+致痫结节切除或扩大切除术。

6. 大脑半球切除术　对于 TSC 患者可以考虑进行大脑半球切除术或大脑半球离断术等。Wu 报道对 2 例 TSC 儿童进行半球切除术后达到无癫痫发作，Jansen 在 2007 年报道了 9 例大脑半切除术后患者，癫痫控制良好。目前大脑半球离断术少有报道，笔者曾对 2 例 TSC 患儿进行了大脑半球离断术，术后均无癫痫发作。但大脑半球切除术仅适应于一侧半球巨大或连片结节且对侧肢体偏瘫的低龄儿童，病例选择需要慎重。因为大脑半球切除术头骨切口、骨瓣大，术中出血多，且术后脑积水等并发症较多见，所以目前包括 TSC 在内的半球性病变多采用半球离断术，可以采用经外侧裂环岛叶离断术，也可采用经矢状窦旁皮质切口进行半球离断手术。

7. 术中全切除与功能保护技术的应用　致痫结节切除不全是影响术后癫痫继续发作的主要因素，对脑功能区的保护是手术安全的关键。

（1）术中影像导航：对致痫结节定位非常重要，对于低龄儿童无法进行头架固定时，应当应用电磁导航进行致痫结节及其邻近皮质的定位（图 3-2-25）。另外，由于进行多致痫结节扩大切除或脑叶切除术，术中脑组织移位会比较明显，影响影像导航定位的准确

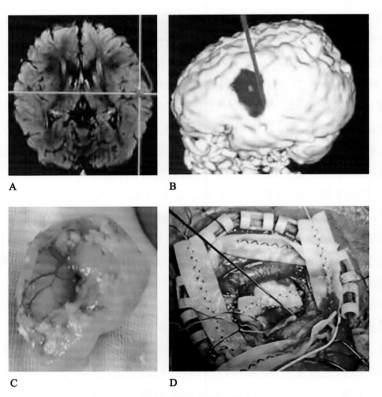

图 3-2-25　导航下致痫结节切除术

术前轴位 FLAIR 图像发现左侧额盖部致痫结节，在影像导航系统中进行标记（A、B），术中切除致痫结节（C）后再用导航棒探查（D）确定切除完整。

性，笔者开展了基于结构毗邻关系的无创影像导航，基于脑沟、脑回和血管结构等确定致痫结节及其临近皮质位置，效果良好（图3-2-26）。同时通过术中三维影像导航，可以清楚显示中央沟、中央前回、中央后回、Broca区、距状沟等功能区与致痫结节的关系。

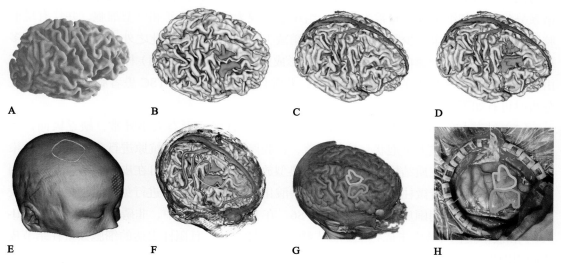

图 3-2-26　无创影像导航下致痫结节切除术手术计划

术前轴位 FLAIR 图像三维重建脑结构，显示中央沟（A）、病变位置（B）、重要血管（C），并可以融合显示（D），确定手术部位（E）和病变的位置毗邻关系（F），将术前勾勒的皮质结节位置（G）与开颅后显示部位进行匹配，确定术中病变位置（H）。

（2）术中神经电生理监测在运动功能保护中的应用：术中神经电生理监测（intraoperative neurophysiological monitoring，IONM）是最直接客观反映感觉运动功能的"金标准"，也是术中进行运动功能保护的有效手段。对于累及中央区的致痫结节切除术，可以首先应用躯体感觉诱发电位位相倒置技术确定中央沟位置，并通过术中皮质运动诱发电位确定初级运动皮质的解剖关系，然后在切除致痫结节过程中进行持续运动诱发电位监测。术中持续运动诱发电位的波幅稳定性与术后的运动功能情况呈明确相关性，如果术中持续运动诱发电位为稳定状态，预示术后可能出现运动功能受损。IONM 受到患者年龄的影响，特别是需要电生理人员与手术医生和麻醉医生有良好的配合，合理应用麻醉药物，及时对监测结果作出正确反应、解释和沟通，以保证监测结果的可靠性和有效性。

（3）术中皮质脑电图（electrocorticogram，ECoG）：可以对未行颅内电极埋藏 EEG 检查的 TSC 患者进行 ECoG 监测。ECoG 应用于：确定癫痫灶的边界和术中癫痫灶切除的范围、核实癫痫灶（致痫区）是否切除完全。但由于 ECoG 监测时间和范围有限，且只能检查发作间期脑电图，受麻醉影响大，所以，实际临床工作中极少单纯依靠 ECoG 来确定癫痫起源区，需要与术前 EEG 等结合进行综合判定，并进行切除前后的对比。

（4）在体漫反射光谱法：致痫结节具有血供少、氧合血红蛋白含量低的特点，采用术中在体漫反射光谱法观察结节和正常皮质的边界，帮助结节全切除，提高手术效果。

（三）病理表现

皮质结节是 TSC 患者脑内三大主要病变之一。皮质结节大小不一，可单个或多个存在于同一脑叶或分散在各个脑叶，主要位于脑回顶部，颜色灰白，质地较硬。切面可见皮质与白质的分界不清。皮质结节以不同程度的皮质分层结构紊乱，细胞生长和形态异常、谱系分化改变和细胞成熟异常为特征。组织学表现为异形神经元和巨型细胞，并伴有星形胶质细胞的异常增生，少突胶质细胞和髓鞘减少，可见钙化。除此之外，室管膜下结节多表现为脑室周围多个突向脑室腔的结节，形成影像学上"烛滴（泪）样"改变，镜下结节由巨细胞和具有多形性的胶质细胞构成，并常伴有钙化。在对 TSC 患者脑组织进行相关分析时可有如下发现（图 3-2-27）。

（1）结节与结节周围皮质神经元发育不成熟：神经元形态大小异常，缺乏极向，且存在较粗尼氏体，核大呈泡状，核仁显著，核膜厚。对神经元核抗原进行免疫组织化学染色时，发现在婴儿皮质结构中持续存在的典型放射微柱样结构也可在皮质结节以及结节周围结构中存在，后者微柱样结构较少。对磷酸化 S6 蛋白（PS6）进行免疫组织化学染色发现，在结节和结节周围皮质中均匀表达 PS6。在 PS6 阳性细胞中，非磷酸化神经丝（SMI-311）和波形蛋白（脑内未成熟细胞标志物）均阳性表达，且阳性表达的细胞数量在结节皮质和周围皮质中无明显差异。

（2）巨型细胞：细胞大小不一，胞质嗜酸性呈毛玻璃样，或呈气球样，淡粉染或红染，核常偏心且大小不一，可见双核或多核，可有明显核仁，偶见核内包涵体，在白质区成簇或成片分布伴明显原纤维性神经胶质细胞增生。

（3）星形胶质细胞异常增生：TSC 皮质结节病理显示反应性星形胶质细胞增生，出现大的嗜酸性胞体，边界不清，形状扭曲，围绕在巨细胞周围，且波形蛋白、神经胶质细胞原纤维酸性蛋白（GFAP）、PS6 蛋白阳性表达。星形胶质细胞变性是 mTOR 相关神经病理学的另一个病理特征，mTOR 失调与星形胶质细胞的形态和功能改变相关。星形胶质细胞的活化与涉及小胶质细胞和巨细胞的炎症改变相关。神经炎症是 TSC 神经病理和巨细胞的早期标志。

（4）轴突异形性：用全轴突标志物磷酸化神经丝（SMI-312）对轴突表现进行研究，发现结节和结节周围皮质中轴突更长，分支更多，尤其在邻近胞体区域。大量轴突节段明显增粗，轴突轨迹完全紊乱。并且在邻近结节和结节周围皮质的浅表白质存在大量侧支轴突分支和肥大轴突节段。而轴突异常与上述神经细胞异常相关，共同导致突触功能异常，促进炎症反应。

（5）轴突兴奋性增强：因为大多数异常轴突分支的兴奋性神经递质标记囊泡谷氨酸转运体 1（VGluT1），突触前标志物突触蛋白 I 和突触蛋白均有免疫阳性表达。

（6）轴突脱髓鞘化明显：TSC 皮质结节病理分析显示少突胶质细胞和髓鞘含量减少，并且与白质和灰质中 CD3 活性 T 细胞的数量呈负相关。髓鞘碱性蛋白（MBP）和 SMI-312 的双标记免疫组织化学显示，MBP 在结节和结节周围组织中的表达均明显减少。在 TSC 中，MBP 阳性纤维散在分布于整个皮质，表明有相当比例的轴突无髓鞘。虽然这些

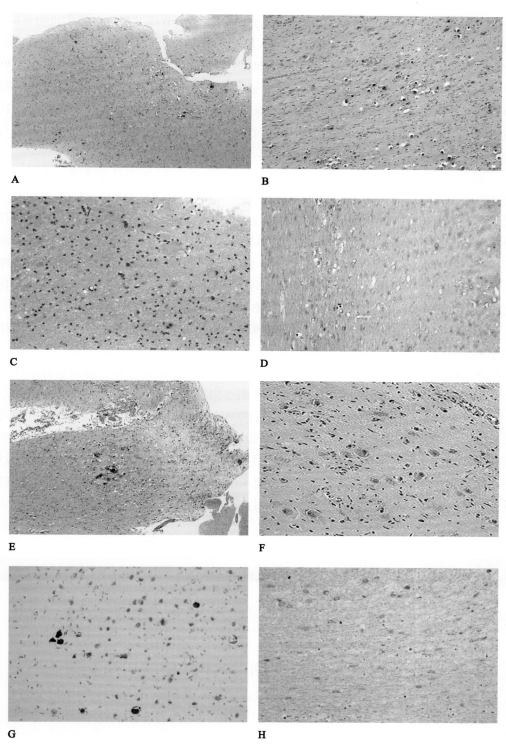

图 3-2-27 皮质结节的病理表现

A、E. HE 染色，×40；B、F. HE 染色，×100，C.HE 染色，×200；D.GFAP 染色；G. 神经元核蛋白（NeuN）染色，×200；H. 神经丝蛋白（NF）染色，×200。

髓鞘化缺陷在皮质中更为明显，但 MBP 的表达在结节和结节周围邻近白质中也明显减少。髓鞘变化是 TSC 中 mTOR 相关病理学的一大特征。髓鞘数量的减少与少突胶质细胞和少突胶质前体细胞数量的减少有关。由于 mTORC1 对产生髓鞘的少突胶质细胞的分化至关重要，这种关联支持髓鞘数量减少可能与大脑发育过程中 mTORC1 参与少突胶质细胞减少的病理过程相关。皮质结节髓鞘的病理改变可以延伸到白质以外，这可能强调了 mTOR 相关病理中灰质和白质髓鞘形成的作用及其对同时发生的神经发育障碍的贡献。

（四）随访与预后评估方案

1. 随访　TSC 患者术后应当进行长期随访，常规术后 3～6 个月完成第一次随访，重点关注患者的致痫结节切除完整性、手术并发症、癫痫控制、ASMs 与 mTOR 抑制剂治疗情况，需要进行头部 MRI、短程头皮 EEG、血药浓度、血液化验等检查；术后 12 个月进行第二次随访，重点关注患者的癫痫控制、ASMs 与 mTOR 抑制剂治疗情况、生活质量变化、认知变化等，需要进行短程头皮 EEG、血药浓度、血液化验、生活质量评估、神经心理评估等；以后应当每年进行一次评估，评估内容与术后 12 个月评估内容相近。其他系统的评估见第十二章第一节结节性硬化症患者的全流程管理部分。

随访应当由患者到医院进行随访，但特殊情况也可以由患者根据医嘱在当地完成相关检查和化验后通过视频进行网上门诊随访。

2. 预后评估　癫痫外科切除性手术的根本目标是终止癫痫发作，提高患者的生活质量，所以癫痫患者术后的疗效评估包括癫痫控制、生活质量和认知发育三个方面。

（1）癫痫控制：癫痫外科切除性手术术后癫痫控制的效果评定有谭启富癫痫疗效评估方案、Engel 教授四级分类法和国际抗癫痫联盟（ILAE）六组分类法。由于谭启富教授四级分类法主要适用于颞叶癫痫术后癫痫控制的评估，Engel 分类法中第 II 组为罕见癫痫发作，原则不好把握，各家评估方案不一，而且对于痉挛发作、肌阵挛发作等单日发作频繁的癫痫发作类型的癫痫发作次数较难统计，所以目前 ILAE 六级分类法应用最广（表 3-2-23）。

表 3-2-23　术后癫痫控制情况的 ILAE 分类

ILAE 分级	癫痫控制情况
1 级	无发作，术后发作完全消失
2 级	仅有先兆；无其他形式发作
3 级	1～3 个发作日 / 年；伴或不伴有先兆
4 级	≥4 个发作日 / 年，但每年发作日较术前发作减少≥50%；伴或不伴有先兆
5 级	每年发作日较术前癫痫发作数量减少 <50% 到增加≤100%；伴或不伴有先兆
6 级	每年发作日较术前发作数量增加 >100%；伴或不伴有先兆

（2）生活质量评估：生活质量多采用 QOLIE-31 或 QOLCE 生活质量量表，一般术后 1 年以上开始评估，如果术后评分较术前提高≥10 分，可认为有生活质量改善，而降低

>10 分，则认为有生活质量损害。另外，对于一些低龄和严重低智商的患者，笔者多采用 QOLIE-16 量表，直接进行术后一次测评，主要由医生和家属共同完成，如果评分≥4，认为术后生活质量有改善，而评分 <-4，则认为生活质量有下降（表 3-2-24）。

表 3-2-24　QOLIE-16 量表

术前术后对比项目	明显下降	下降	无变化	好转	明显好转
	-2	-1	0	1	2
日常生活能力 　独立性 　沟通能力					
学习能力 　言语学习 　动作模仿					
动作能力 　灵敏性 　协调性					
精神异常 　情绪异常 　行为异常					

（3）智商与发育商评估：<6 岁的儿童应当进行格塞尔发育量表评估，2.5～7 岁的患者可以进行幼儿韦氏智力量表评估，6～16 岁的儿童可以进行儿童韦氏智力量表评估，≥16 岁患者可以进行成人韦氏智力量表评估。在相应年龄段时，尽可能应用与术前相同的发育商或智商评估工具。如果术后智商或发育商较术前评分改善≥10，可认为发育商或智商有改善，而降低≤-10，则认定发育商或智商损害。但需要注意的是发育商和智商之间不能换算，所以如果术前应用发育商，术后超过 6 岁时应用的韦氏智力量表评估不能直接与发育商进行换算，从而了解手术前后的差异。

（4）精神症状的评估：参见第四章结节性硬化症相关精神障碍。

（五）手术疗效

1. 癫痫控制

（1）术后癫痫控制情况：目前国际上的多个 Meta 分析的结果相近。1960—2006 年的 177 例 TSC 相关癫痫患者行切除性手术，平均随访 3.7 年时无发作率为 59.4%；英文文献报告的 1990—2012 年 229 例 TSC 相关癫痫患者的 Meta 分析结果显示，随访 1 年以上的无发作率为 59%。而 2011 年报告的另一个关于 181 例 TSC 儿童癫痫患者的研究显示切除性手术后中位随访 2.3 年的无发作率为 56.4%。笔者完成了 364 例 TSC 相关癫痫患者的术后长期随访，结果显示 1 年无发作率为 70.8%，4 年无发作率为 60.2%，10 年无发作率为 50.7%（图 3-2-28、表 3-2-25、表 3-2-26）。

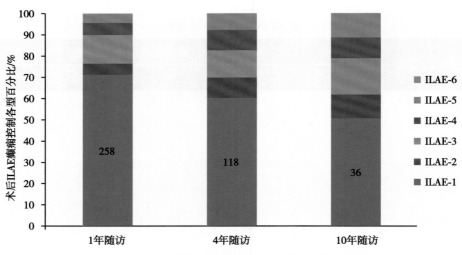

图 3-2-28　中国多中心 TSC 相关癫痫切除性手术后癫痫控制情况

表 3-2-25　中国学者发表的病例研究中切除性手术术后癫痫控制情况及其影响因素

研究者 / 发表年份	研究类型	标本量	术后无发作率（随访时间）	术后无发作的影响因素
梁树立 /2010	单中心回顾性研究	25	72 %（1 年）、60 %（2 年）、54.5%（5 年）	手术年龄小、术前癫痫病程短
刘仕勇 /2010	单中心回顾性研究	21	61.9%（平均 3.2 年）	
刘仕勇 /2012	单中心回顾性研究	17	64.7%（平均 3.2 年）	
翟锋 /2013	单中心回顾性研究	16	68.8%（1～5 年）	
梁树立 /2017	单中心回顾性研究	51	74.5 %（1 年）、58.8 %（5 年）、47.8%（10 年）	术前癫痫病程 <10 年、术前 IQ>70
刘仕勇 /2020	全国多中心回顾性研究	364	71 %（1 年）、60 %（4 年）、51%（1～10 年）	显著结节、致痫结节全切除、致痫结节扩大切除、术前癫痫发作频率低
黄琦 /2021	单中心回顾性研究	81	69.0%（2 年）、61.9 %（5 年）、55.0%（10 年）	整块切除、起病早、发作间期局限性放电
贺晶 /2021	单中心回顾性研究	41	75.6%（2～11.5 年）	
袁柳 /2022	单中心回顾性研究	35	65.7%（1 年）	术后未出现新的 EEG 放电区域

表 3-2-26　大宗病例报道或 Meta 分析的术后癫痫控制情况及其影响因素

第一研究者 / 发表年份	术后无发作率（cases/n，随访时间）	术后无发作影响因素	病例组情况
Jansen/2007	57.0%（101/177，平均随访 3.7 年）	术前智商高、术前无全面性癫痫发作	1960—2006 年英文文献报告的 177 例患者 Meta 分析
Madhavan/2007	52.9%（37/70，平均随访 5.2 年）	致痫结节全切除、癫痫起病晚、术前发作期 EEG 无全面性癫痫放电、发作间期 EEG 单侧放电	美国 6 个中心，70 名患者
Zhang/2013	59.0%（135/229，平均随访≥1 年）	发作间期 EEG 无全面放电、致痫结节扩大切除或脑叶切除、起病晚、发作间期 EEG 单侧放电	1990—2012 年英文文献报告的 229 例患者 Meta 分析
Fallah/2013	56.4%（102/181，中位随访 2.3 年）	术前发作期 EEG 无全面性癫痫放电、术前智商高、术前无全面性癫痫发作、MRI/EEG 吻合	2011 年报告的 181 例儿童患者的 Meta 分析
Arya/2015	56.8%（21/37，平均随访 5.7 年）	术前智商高	37 例儿童患者
Fallah/2015	65%（48/74，随访 1 年）	显著结节、致痫结节全切除、癫痫起病晚	美国和加拿大 6 个中心，74 名患者
Liu/2020	71%（258/364，随访 1 年）；60%（118/196，随访 4 年）；51%（36/71，随访 10 年）	1 年随访：显著结节、致痫结节全切除、致痫结节扩大切除或脑叶切除、术前癫痫发作频率低；4 年随访：显著结节、致痫结节全切除、致痫结节扩大切除或脑叶切除	中国 26 个中心，364 名患者

（2）影响切除性手术临床效果的因素：目前各研究报道的预后影响因素存在一定差异。Romanelli 等总结认为术后效果好的 TSC 患者多具有：单个结节或单个结节的头皮脑电图放电；多结节但有一个较大且有钙化的结节，并且主要的棘波发放位于该结节区域；临床症状与影像学吻合。Jansen 报道的 Meta 分析显示提示术后无发作的因素包括：无强直发作、智商 >70、SPECT 上无多灶性异常；Madhavan 的多中心病例报道显示婴儿痉挛病史是影响术后无发作的主要因素；2013 年的一项 Meta 分析显示 1 岁以后起病、无婴儿痉挛病史，发作期与发作间期脑电图提示单侧癫痫灶为术后无发作的预测因素。2013 年 Fallah 专门对儿童 TSC 术后疗效的 Meta 分析显示：无全面性癫痫发作、EEG/MRI 结果一致、无或轻度的精神发育迟滞、头皮脑电图显示的单一致痫灶均提示患儿术后无癫痫发作的可能性大。Liang 等报道了术前智商≥70 和病程 <10 年是切除性手术后 10 年的长期无发作率的相关因素。Jansen 等分析了 21 例 TSC 患者 10 年的脑电图，发现 8 例患者有 1～2 个致痫结节，而 13 个患者有多个致痫结节，而 1～2 个致痫结节的患者发病年龄

较大、婴儿痉挛病史和全面强直阵挛性发作（GTCS）较少、认识水平较高且复杂部分性发作较多，这是癫痫外科治疗的合适病例。2010年Wu报道了18例TSC相关药物难治性癫痫患者的手术治疗结果，病程短、手术年龄小是术后无发作的相关因素。笔者牵头完成的大宗回顾性研究显示，术后1年的无癫痫发作因素主要是存在显著结节、致痫结节全切除、致痫结节扩大切除或脑叶切除、术前癫痫发作频率低；术后4年无癫痫发作的主要影响因素是存在显著结节、致痫结节扩大切除或脑叶切除与致痫结节全切除；术后10年无癫痫发作的患者大多存在显著结节（见表3-2-25、见表3-2-26）。

总体而言，显著结节、致痫结节全切除、致痫结节扩大切除或脑叶切除和MRI/EEG吻合是术后癫痫控制的主要影响因素，而是否应用SEEG、结节数量、双侧结节等均不是术后癫痫控制的影响因素。

2. 生活质量与精神心理变化　笔者对364例TSC相关癫痫患者的回顾性研究显示患者术前韦氏智力量表评估的总智商为64.84 ± 16.68，术后1年提高了6.10 ± 5.58，其中28%术后有改善。其中术后无癫痫发作（38%改善），术前低智商（35%改善）和致痫结节扩大切除术（36%改善）的患者改善明显。而所有患者的术前整体生活质量评分为53.99分 ± 12.57分，术后1年提高了8.32分 ±6.12分，其中43%术后改善。其中术后无癫痫发作（57%改善），术前低智商（51%改善）和致痫结节扩大切除术（45%改善）的患者改善明显。

笔者对比了药物治疗组和手术组药物难治性TSC相关癫痫患者在治疗后2年的生活质量和智商变化。手术组平均总智商提高5.60，其中言语智商提高4.95，操作智商提高6.80，而药物组平均总智商下降3.25，其中言语智商下降4.13，操作智商下降3.38，两组均存在显著差异。同样，手术组术后总体生活质量评分提高4.95分，显著高于药物组（下降4.13）。

由Vannicola等负责的一项有关TSC相关癫痫外科手术治疗的研究，发现在接受手术治疗的35名患者中，接受脑叶切除术、结节切除术、结节扩大切除术的有效率（术后达到Engle Ⅰ级）分别为80%、45%、62%。TSC患者的全面智商评分由术前的60（46.00～89.00）提高至术后的64（42.25～81.75）。轻度、中度与重度智力缺陷患儿比例由术前的22.9%、20%、8.6%变至术后的14.3%、20%、14.3%。总体智力缺陷患儿比例术后下降2.9%。

Freitag关于学前儿童癫痫术后认知情况的研究发现，术后2～3年随访时仅有2.5%的患儿出现严重认知损害，20%的患儿智商显著改善，77.5%的患儿智商同术前无明显变化。

Kadish对48名小于3岁的药物难治性癫痫儿童外科术后的癫痫控制情况和认知情况的研究表明，14%的患儿术后认知水平明显改善，57%的患儿术后认知水平与术前相当，29%的患儿术后认知水平下降。

癫痫最普遍的精神共患病是抑郁症（23.1%）和焦虑症（20.2%），而全球一般人群中上述疾病的比例为4.4%和3.6%（目前没有研究发现手术可使患者精神症状发生变化）。

（六）结节性硬化症相关癫痫诊疗病例报告

1. 病例1　男，9.5岁，右利手。患者于3.5岁起病，服用丙戊酸、左乙拉西坦、氯硝西泮、氨己烯酸、西罗莫司和奥卡西平等治疗。第一种发作形式（7.5岁后少有发生）：

成串点头，伴意识障碍，有时发出"哼哼"声，持续 10 余秒，每日发作 2~3 次；第二种发作形式（5 岁时出现）：口角向右歪，双眼左斜，有憋气，可发出"哼哼"声，伴站立不稳、肢体发软，有意识障碍，发作多于白天出现，发作后可入睡，每次持续时间 30 秒至 1 分钟，每日均有发作，多时每日发作 3~4 次；第三种发作形式（5.5 岁时出现，6.5 岁后控制）：双眼凝视 2~3 秒，随后四肢颤动，伴意识丧失，持续时间为 1 分钟，1 周出现 1 次左右。出生史、家庭史、既往史无特殊。

查体：皮肤多发色素脱失斑，发育迟缓，肢体活动基本正常，语言欠流利。

检查：学龄期韦氏智力量表：整体智商 40（其中言语智商 38，操作智商 55）；社会生活适应能力：7 分；$TSC2$ 新发错义突变；3T-MRI-T_2-FLAIR 图像示以双额、岛叶为著的多发皮质结节；发作间期 FDG-PET 显示以双颞、右额、双顶、双额为著的全脑低代谢异常；头皮 EEG：发作间期 EEG 见双侧额颞部、左颞后及顶枕部棘慢波，发作期 EEG 示双侧前头部起源。

术前评估：第一次术前评估确定诊断为癫痫、药物难治性癫痫，癫痫性痉挛发作、局灶性伴知觉损害的运动性癫痫发作、局灶进展为双侧强直阵挛发作、结节性硬化症、中-重度精神发育迟滞；症状学提示致痫结节可能位于前头部；MRI 未见显著结节，右岛叶和双额可能性大（图 3-2-29）；PET 定位不明显、右侧明显（图 3-2-30）；头皮脑电图提示

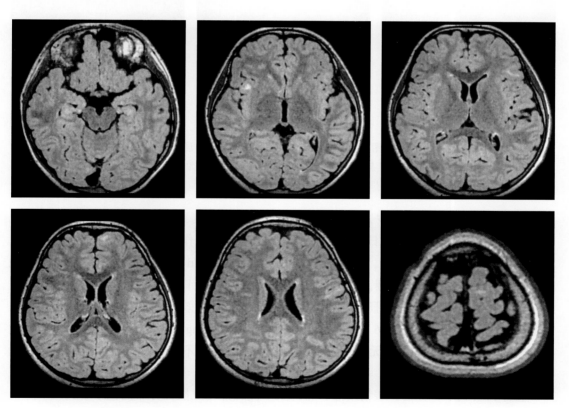

图 3-2-29　患者的 MRI FLAIR 图像显示双额、右岛叶等多发皮质结节

致痫结节可能位于双侧前头部（图 3-2-31）。总体认为双侧额颞叶癫痫发作可能性大，右侧著，且无显著脑皮质结节，需要进行颅内电极埋藏，以右额岛颞为主，覆盖其他左侧额岛叶皮质结节（图 3-2-32A～C）。经过第二期颅内电极监测后发现右额叶起源的癫痫发作（图 3-2-32D～J），行开颅右额 - 岛叶皮质结节切除术。

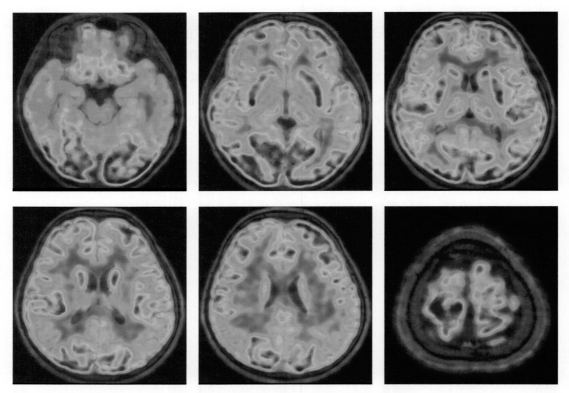

图 3-2-30　患者发作间期 PET/CT 表现

患者发作间期 PET/CT 显示为以双颞、右额、双顶、双额为著的全脑低代谢异常。

2. **病例 2**　男性，4.5 岁，右利手。起病年龄 2 个月。发作形式一：3 月龄时出现痉挛发作，3～4 次 / 串，每日 1～2 串，至今未控制；发作形式二：近 1～2 年愣神后出现双眼上翻，口唇无发绀，持续数秒后缓解，1～2 次 /d；发作形式三：近 1 年出现意识丧失，双眼凝视并上翻，四肢屈曲抖动，伴或不伴口唇发绀，持续 1～2 分钟缓解，1 年内共 5～6 次。曾经服用足量左乙拉西坦和托吡酯效果差，入院前每日服用氨己烯酸 2 000 mg，西罗莫司 0.6 mg，丙戊酸钠口服液 320 mg，硝西泮片 2.5 mg。体力发育可，智力发育明显落后，无自主语言，频繁尖叫，尿便不能自理。既往史和家庭史无特殊。

查体：右利手，神清，表情呆滞，背部及双侧腿部可见散在分布的色素脱失斑。牙齿发黄，表面有凹陷。

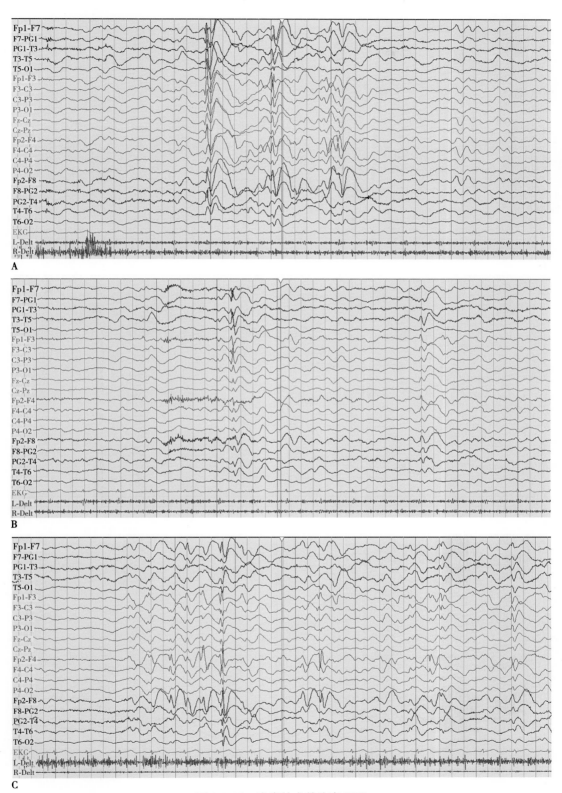

图 3-2-31 患者的术前头皮 EEG

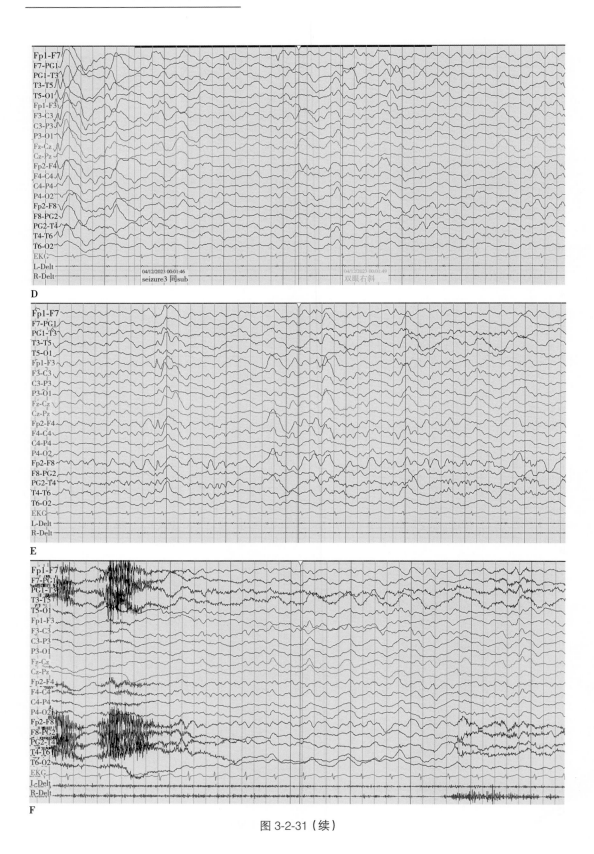

图 3-2-31（续）

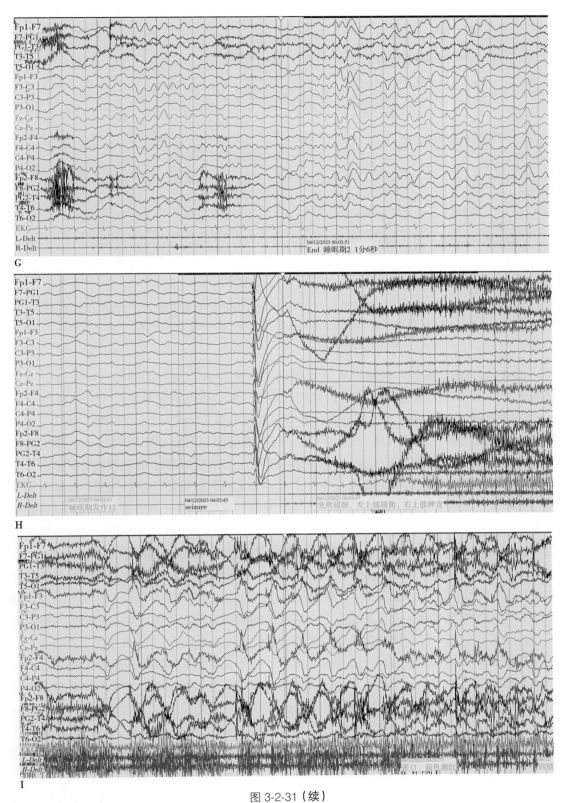

图 3-2-31（续）

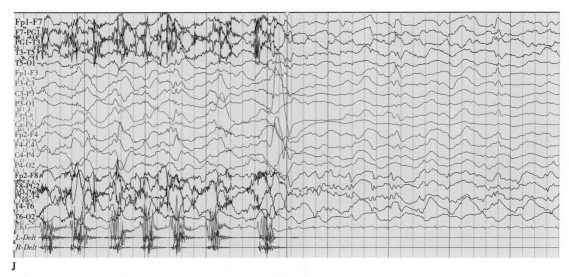

J

图 3-2-31（续）

发作间期 EEG：A 为双侧额颞部棘慢波；B 为左颞后及顶枕部棘慢波；C 为右额部棘波及棘慢波；发作期 EEG：D 显示双侧前头部起源，E、F、G、H、I 为 D 的延续，J 为发作期结束。

检查：心脏彩色多普勒超声可见室间隔右室面及右心室心尖部等回声结节；腹部 B 超未见异常；智力测查不能配合；基因检测示 *TSC1* 基因新发无义突变［c.1525C>T，p.（Arg509*）］。头颅 MRI 示右额及右顶叶等多发皮质结节（图 3-2-33）；PET-MRI 示双额顶、右颞枕低代谢，右额明显（图 3-2-34）。视频脑电图监测示（图 3-2-35）：间歇期持续性弥漫性慢波，左侧颞区著；脑区性（双侧后头部，双侧前头部）或弥漫性（双侧后头部著）癫痫样放电；发作期可见临床发作，①为伴知觉损害的局灶性运动性发作，脑电图可见右侧前头部起始的癫痫样放电发放；②强直发作→阵挛发作→伴知觉损害的局灶性运动性发作（左侧著）→痉挛发作（左侧著），脑电图提示双侧中央顶 - 颞区起始的癫痫样放电发放；③临床下脑电图发作：脑电图提示局限于右侧前头部的癫痫电活动。

术前评估：诊断符合癫痫、药物难治性癫痫、癫痫性脑病，Lennox-Gastatut 综合征，伴知觉损害的局灶性发作、强直发作、痉挛发作，TSC，重度精神发育迟滞。药物难治性癫痫和结节相关性癫痫明确，有手术适应证。同时致痫结节定侧定位考虑为右侧额叶，所以决定在神经导航引导下行一期右额致痫结节扩大切除术。患者的术后 MRI 图像见图 3-2-36。

病例分析：两例患者的诊疗过程显示出结节性硬化症相关癫痫的复杂性，经过多种抗癫痫发作药物治疗未见明显效果，脑皮质存在致痫结节是致痫的关键因素，使得患者癫痫发作难以通过药物控制。结节性硬化症相关癫痫手术治疗的挑战在于结节多发，且可能分布于不同脑区，需要通过详细的术前评估定位致痫结节并进行手术切除，手术切除致痫灶为控制癫痫发作提供了有效手段。当存在多个结节，临床症状、影像学和无创脑电图检测无法准确定位致痫结节时，可以选择通过颅内电极脑电图监测确定致痫结节位置，从而帮助神经外科医生更加准确地进行手术规划，获取术后良好的癫痫控制。此外，手术切除致痫灶不仅为控制癫痫发作提供了有效的途径，还具备许多潜在的长期益处。通过减少或消除癫痫发作，切除性外科手术可以帮助患者减少抗癫痫发作药物的使用，可能有助于改善儿童患者发育轨迹，优化神经认知结果，提升生活质量。

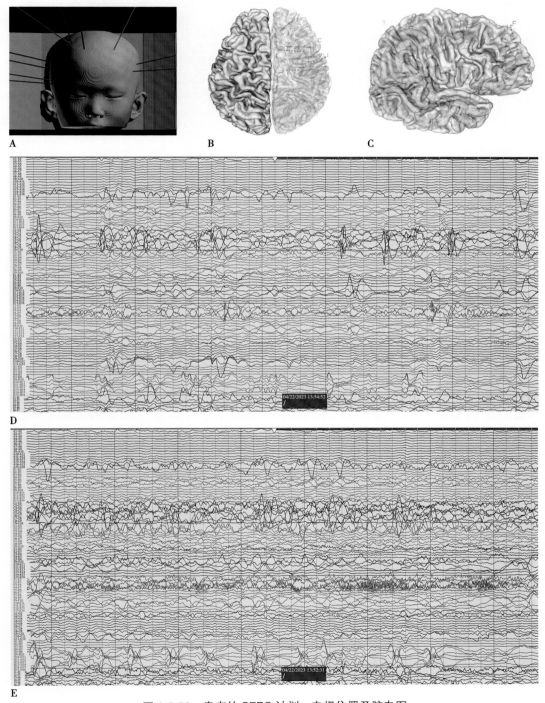

图 3-2-32　患者的 SEEG 计划、电极位置及脑电图

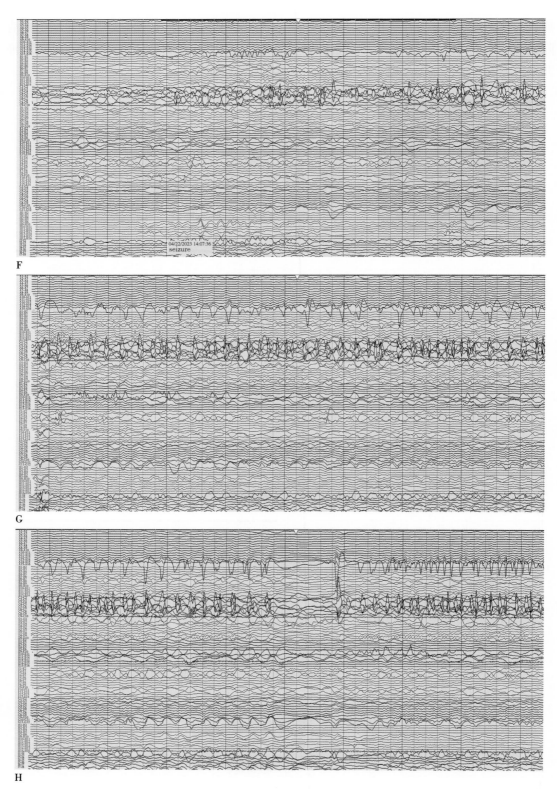

F

G

H

图 3-2-32（续）

3

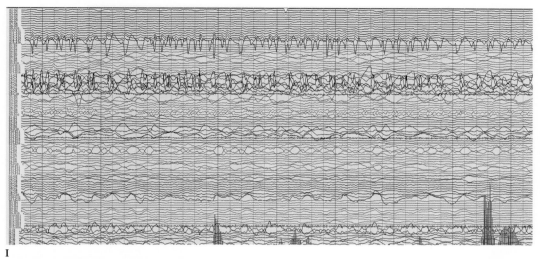

I

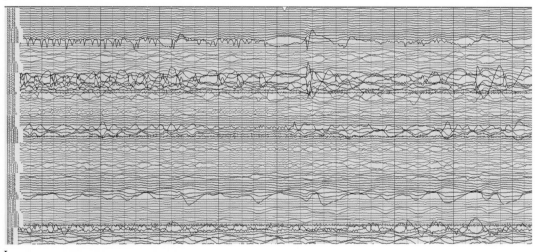

J

图 3-2-32（续）

A 示 SEEG 手术计划；B、C 示 SEEG 术后 CT 重建电极位置图；D 示 SEEG 发作间期电极
A13～A15、C1～C8、F3～F6 放电；E 示 SEEG 发作间期电极 D1～D3、F3～F6、H6～H16
放电；F 示 SEEG 发作期起始（岛叶结节）；G 为 E 的延续；H 为 F 的延续；I 为 G 的延续；J
为 SSEG 发作期结束。

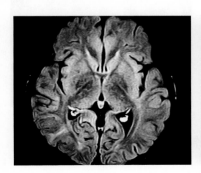
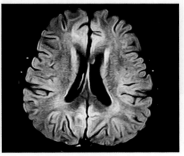

图 3-2-33　患者的术前 MRI FLAIR 表现

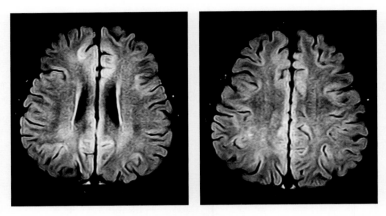

图 3-2-33（续）

患者的术前 MRI FLAIR 图像显示右额及右顶叶等多发皮质结节。

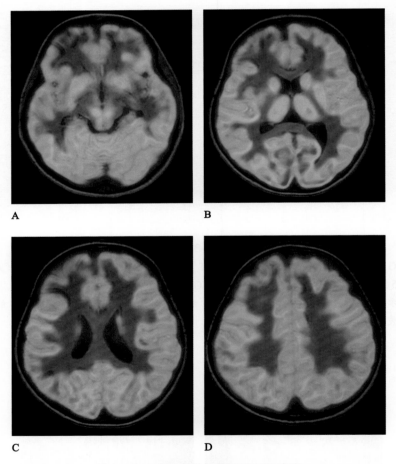

图 3-2-34 患者发作间期 PET-MRI 表现

患者发作间期 PET-MRI 图像。A. 双额，双颞部低代谢；B. 双额，右颞枕部低代谢；C. 右额，右顶部低代谢；D. 右额，右顶部低代谢。

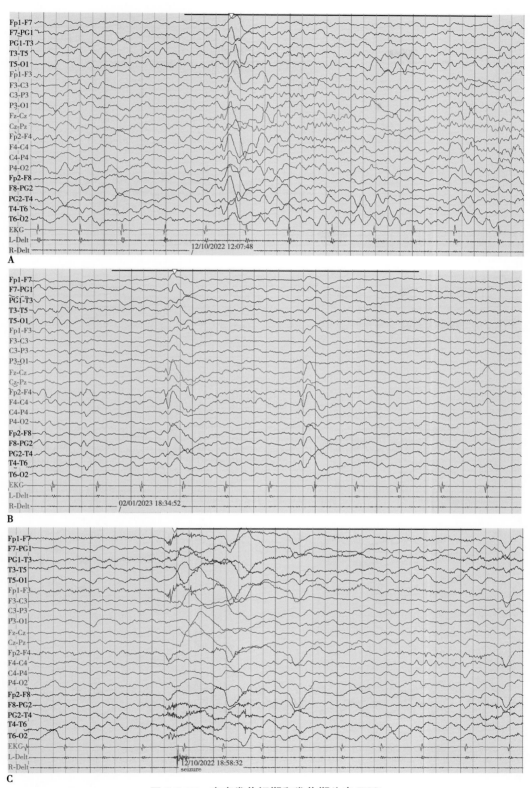

图 3-2-35　患者发作间期和发作期头皮 EEG

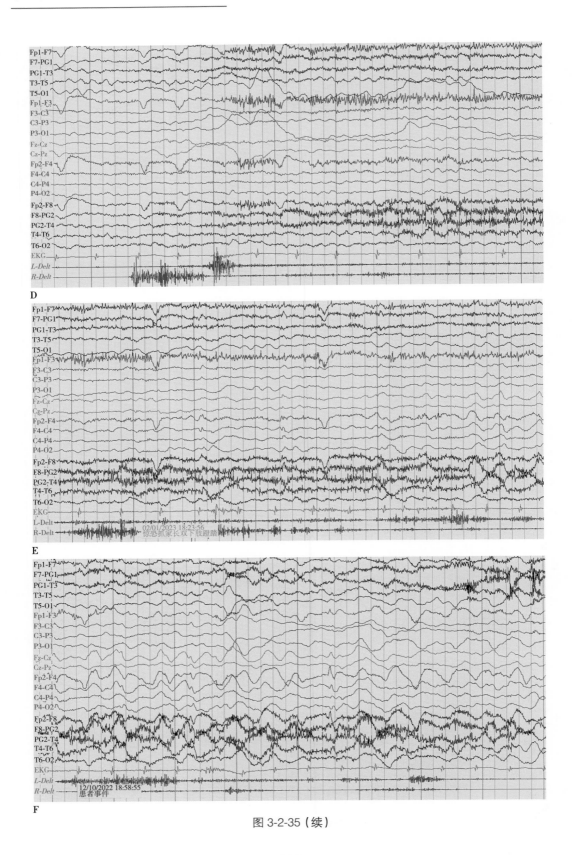

图 3-2-35（续）

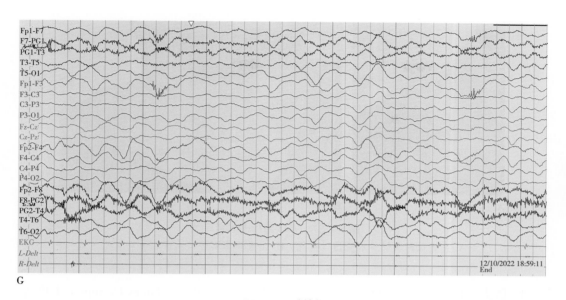

G

图 3-2-35（续）

发作间期 EEG：A 为右额尖慢波，B 为右额中线尖慢波；发作期 EEG：C 为右额局灶起源，D、E、F 为起源后延续，G 为发作期结束。

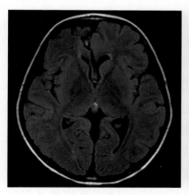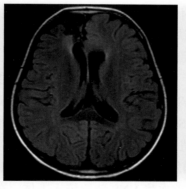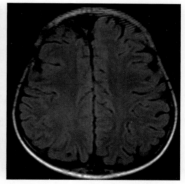

图 3-2-36　患者的术后 MRI 表现

右额致痫结节叶扩大切除。

十一、结节性硬化症相关癫痫的神经调控治疗

（一）迷走神经电刺激治疗

迷走神经刺激术（vagus nerve stimulation，VNS）是通过电刺激一侧颈部迷走神经（一般为左侧）治疗药物难治性癫痫的一种手段。手术方式常见为颈部及胸部双切口及适合儿童的改良单切口手术（图 3-2-37），将刺激电极绑定于颈部迷走神经，并连接到胸部植入的脉冲发生器。VNS 具有微创（免开颅）、并发症少等优点。

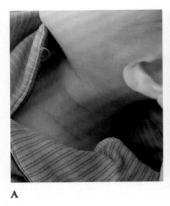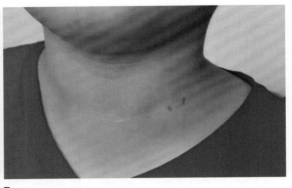

图 3-2-37　VNS 治疗手术切口

A. 儿童颈部双切口术后伤口情况；B. 儿童颈部单切口入术后伤口情况。

1. 历史　19 世纪末，纽约的神经学家詹姆斯·科宁博士（James Corning）主攻研究大脑血流及其在癫痫中的作用，发明了一种颈动脉"电压缩器"，这是一种叉状的仪器。科宁认为大脑血流失调导致癫痫发作，他的设备旨在双侧挤压和电刺激颈动脉鞘。这是 VNS 用于任何医学目的——准确地说是癫痫——的第一份报告。该设备早期在治疗急性癫痫发作和预防癫痫方面取得了成功，但由于机制不明，在 1932 年科宁去世后，此技术淡出了人们的视野。当时仍不清楚刺激迷走神经是否通过传入投射直接影响大脑功能。1938 年，Bailey 和 Bremer 解决了这个问题，他们使用电描记图利用猫模型研究了 VNS 的皮质激活情况，证明了 VNS 激活了大脑的眶额区域，因此可能对大脑有直接的传入投射电调节。Zanchetti 及其团队于 1952 年使用猫科动物模型证明 VNS 可以减少士的宁诱发的癫痫波形。这是第一个表明 VNS 可以消除或暂时中止皮质过度兴奋的报道。Jacob Zabara 教授于 20 世纪 80 年代在 VNS 领域进行了开创性的工作，他也被认为是现代 VNS 的发明者。Zabara 的团队开发了可植入的 VNS 系统，他们最初将其称为"神经控制假体设备"，并将此系统植入化学诱发癫痫发作的犬科动物模型中，可以终止癫痫发作。

Penry 和 Dean 于 1988 年首次将 VNS 装置植入人体，在首次植入 VNS 系统的 4 名患者中，有 3 名患者的癫痫发作频率有所降低。1997 年，美国食品药品监督管理局（FDA）批准 VNS 治疗癫痫，此前对 310 名患者进行的关键试验表明，VNS 治疗 3 个月后癫痫发作减少了 23％。FDA 随后于 2005 年批准 VNS 用于治疗抑郁症，并于 2015 年批准用于治疗病态肥胖。2008 年，我国国家食品药品监督管理局（现国家药品监督管理局）批准 VNS 产品用于辅助治疗部分性或全身性发作的药物难治性癫痫患者，2014 年国产 VNS 进入临床试验，2016 年国产 VNS 产品开始应用于临床。

2. 机制　迷走神经为内脏提供广泛的传入和传出神经支配网络，并作为高级中枢神经系统回路和脑干自主控制回路之间的连接发挥着重要作用。它是一种混合自主神经，起源于延髓，从脑干两侧沿颈部和食管伸出，然后广泛分支以支配内脏。VNS 手术通常缠绕在左颈部迷走神经周围。研究表明，在左侧迷走神经不适合手术的情况下，可以使用右侧迷走神经。由于右侧迷走神经支配窦房结，因此最好在心电监测下刺激右侧迷走神经。在 VNS 期间，迷走神经的无髓鞘 C 型纤维会被刺激。关于 VNS 作用机制的假设包括通过迷走神经核和延髓网状结构通路实现电信号的去同步化以及减少兴奋性 / 增加抑制性神经传递。迷走神经向额叶皮质和扣带回等区域的投射可能与 VNS 在抑郁症治疗中的有效性有关。具体常见假说如下。

（1）抗炎机制：炎症是对外界刺激的一种保护性反应。然而，过度的炎症会导致或加速癫痫、抑郁症等各种脑部疾病的发展。大量研究表明，VNS 可以通过抑制全身或局部炎症来缓解临床症状。虽然 VNS 的确切抗炎机制尚不完全清楚，但其抗炎作用已被证明与免疫细胞外周细胞因子释放的调节、小胶质细胞的状态、血脑屏障通透性的改变等有关。

（2）神经递质：VNS 的中枢神经机制还与单胺能和 γ- 氨基丁酸能神经递质的水平有关，脑单胺系统的神经递质包括去甲肾上腺素（NE）、5- 羟色胺（5-HT）和多巴胺（DA）。多项研究表明，VNS 能够促进蓝斑和基底核杏仁核中 NE 的释放，并显著增加前额叶皮质和海马中的 NE 水平。GABA 是一种抑制性神经递质，与多种脑疾病的发展有关，它主要分布在孤束核、迷走神经背核、中隔和海马。此外，一项研究显示，在药物难治性癫痫患者中，VNS 后总 GABA 和游离 GABA 的水平显著增加。Marrosu 等报道，VNS 调节癫痫及其治疗反应相关的脑区域的皮质兴奋性，与 $GABA_A$ 受体密度的正常化有关。

（3）脑血流量：一些研究表明，VNS 可能通过增加双侧丘脑、下丘脑、小脑下半球、右侧中央后回、额叶皮质和扣带皮质的脑血流来发挥作用。此外，Henry 等人发现短期 VNS 引起的脑血流变化主要在皮质区，而长期 VNS 引起的脑血流变化主要在皮质下区，两者都能改善临床症状。尽管大多数研究都表明 VNS 的治疗效果可能与脑血流的改变相关，但是还需要更大规模的研究来证实 VNS 如何通过影响脑血流来发挥其临床效果。

（4）脑网络：值得注意的是，VNS 可以改变健康人及患者大脑区域的功能网络。有研究发现，VNS 可以增强丘脑与前扣带皮质和左岛叶的脑连接，增加右侧颞上回或中颞回的区域一致性，从而改善癫痫患者的临床表现。

3. VNS 刺激器设备进展　VNS 设备起初是单纯发放固定频率、电流、脉宽的脉冲发生器及电极组件。2015 年 FDA 批准一款心率监测反馈刺激的 VNS 设备上市。82% 患者癫痫发作时有心率变化，该设备具有自动刺激模式，探测心率增加、自动反馈刺激，给予临时电刺激，避免或终止发作，反馈式电刺激可以使超过 60% 癫痫发作终止，疗效优于普通固定电脉冲刺激器。2023 年国产反馈式 VNS 设备已经获得国家药品监督管理局（NMPA）批准上市，同年，国产可充电 VNS 设备也获得 NMPA 批准。

4. 适应证和禁忌证　《迷走神经刺激治疗药物难治性癫痫的中国专家共识》推荐 VNS 治疗癫痫适应证（需满足以下两项）：①符合国际抗癫痫联盟 2010 年发布的药物难治性癫痫的诊断标准。②未发现可治疗的癫痫病因，或针对病因治疗失败。可治疗的病因包括：经过合理术前评估适合进行外科手术治疗的结构性病因；药物或特殊饮食治疗可控制癫痫发作的代谢性病因，如维生素 B_6 治疗吡哆醇依赖性癫痫，KD 治疗 I 型葡萄糖转运体缺陷所致癫痫；通过免疫性治疗可控制癫痫发作的免疫性病因等。

VNS 治疗的禁忌证包括：①双侧迷走神经损伤或切断史；②植入部位存在局部感染；③特异性排异体质，不能耐受异物植入；④全身一般情况差不能耐受手术；⑤植入部位需微波或短波热疗、严重心脏传导阻滞、严重消化系统疾病、快速进展的危及生命的遗传代谢性疾病以及阻塞性睡眠呼吸暂停等为相对禁忌。体内存在可调压分流管等磁控设备者需要注意其与 VNS 设备间可能的相互影响。

临床研究显示 VNS 治疗癫痫与癫痫综合征的类型包括：部分和全面性特发性癫痫、多灶性癫痫、跌倒发作（痉挛 / 失张力发作）、全面强直阵挛性发作、Lennox-Gastaut 综合征等。

TSC 是一种基因结节性癫痫，其基础机制是 *TSC* 基因的变异，属于不可治疗的病因，但许多 TSC 相关癫痫与 1 个或少数几个皮质结节相关，可以通过切除性手术进行治疗，而另外一些患者虽然也与皮质结节相关，但无法准确定位致痫结节或者无法进行切除或无法切除主要的致痫结节，这时也不适合进行切除性手术。而多数 TSC 患者会出现发育迟缓和神经精神症状，有效治疗 TSC 相关癫痫对于患者的认知发育至关重要，但 50% 的TSC 相关癫痫为药物难治性，如术前评估发现局部致痫灶，首选治疗为外科根治性切除手术。对于致痫灶定位为双侧、不明确、致痫结节过多或切除手术不成功的患者，可以行VNS 治疗。另外，VNS 可作为胼胝体切开替代方案或在其失败后使用，特别是对于 TSC相关的全面强直阵挛性发作、Lennox-Gastaut 综合征等。然而，根据文献报道，VNS 在TSC 相关癫痫中的应用率并不高，其使用率在 21 世纪初达到峰值（报告为 6% 的婴儿痉挛患者，7.8% 的局灶性癫痫发作患者），此后占比逐步下降，总体有效率为 50%～60%，并随时间推移疗效增加。

5. 手术步骤　全麻生效后，患者取仰卧位，肩下垫高，保证头后仰并头右偏约 10°。常规消毒、铺无菌巾。

（1）单切口手术：若为低龄儿童，建议单切口手术，取左侧锁骨上两横指水平横切口。切开皮肤、皮下、钝性分离横断颈阔肌及深筋膜；牵开切口，向下方游离皮下腔隙达锁骨下方，以容纳刺激器发生器。沿胸锁乳突肌内缘向深部分离并显露颈动脉鞘。沿颈动脉鞘纵行切开约 3～4 cm，可见外侧颈内静脉，给予保护，内侧为颈总动脉，沿两血管中间向后分离、可见迷走神经主干。显微镜下游离迷走神经主干约 3 cm，将刺激电极固定于迷走神经主干，顺序为负极靠近头侧，固定电极靠近近心端，固定牢固。将电极线固定于颈动脉鞘、并形成一个襻状结构，保证电极线在颈动脉鞘内走行 1 cm，缝合颈动脉鞘，并预留 2 个电极线襻状结构，固定于筋膜上，以防颈部活动时牵拉电极。在锁骨下腔隙植入刺激发生器，连接刺激电极线和刺激发生器。

（2）双切口手术：双切口手术时，在胸骨和下颌骨之间大约 1/2 处近环状软骨水平，从胸锁乳突肌到近中线处取颈部横切口，并在胸前锁骨下或腋下增加一个皮切口。颈部神经暴露和电极缠绕同单切口。双切口手术胸前锁骨下或腋下皮切口囊袋完成后，使用隧道装置从颈部切口由皮下通至胸部切口，然后电极导线穿过隧道。将导线的刺激器端连接到刺激器。多余的导线盘绕在刺激器后面。监测电极线阻抗，监测植入刺激系统是否稳妥，固定刺激发生器于深筋膜上，缝合颈部切口，再次检测阻抗。

6. 术后程控　VNS并不是做完手术就一劳永逸，手术后还需要神经调控，调控的原则是最少的电刺激，达到最大的治疗效果并且最小化副作用。VNS通常在植入后2周开始，可以根据患者情况提前开启刺激，常用刺激参数采用推荐的刺激设置（1.0～2.0 mA；500 μs脉冲宽度；20～30 Hz；30 s开启，5 min关闭）。VNS程控需要根据不同的患者的个体情况制定个性化治疗。手术后通常从低参数开始，随着时间逐渐调整参数。根据神经的大小，VNS治疗电极不可能完全包围的神经，如果敏感的纤维处在较远位置，则可能需要更大的电流刺激。术后8～12周内建议每1～2周进行随诊及程控，此后建议每3个月左右进行随诊并程控。对于远程程控的患者，建议每6个月进行面诊。

根据《迷走神经刺激治疗药物难治性癫痫的中国专家共识》，程控模式有两种：一种模式为固定占空比，第一阶段以缓慢增加电流为主，如术后每1～2周增加0.1～0.3 mA至治疗量（一般<3 mA）；第二阶段主要以上调占空比为主，即刺激器开启时间及关闭时间的比值，反映了一次刺激中刺激时间所占的比例；另一种模式为固定输出电流，通过调整刺激及间歇时间而上调占空比（建议<50%），如果仍无效再上调输出电流。

更广泛的证据支持，VNS治疗儿童癫痫群体目标输出电流设置接近1.625 mA，250 ms的脉冲宽度。如果采用较窄的脉冲宽度，则需要增加输出电流。目前没有可靠的数据支持在癫痫中使用20 Hz、25 Hz或30 Hz以外的频率可以更好地改善临床结果，建议目标占空比为17.1%。与滴定到较高或较低水平的患者相比，滴定到接近目标水平1.61 mA的可用输出电流的患者报告的刺激相关不良事件较少。输出电流应是滴定中个体化最佳剂量时的主要考虑因素，个体患者的最佳VNS输出电流可能高于或低于该人群水平目标，取决于患者个体情况的不同。

除此之外，部分迷走神经刺激器型号具备远程调控功能，一项研究表明门诊程控及远程调控，两者在癫痫控制及不良反应方面并无特殊差异，但远程调控可减轻患者的经济负担。

此外，还有程控磁铁配备给患者，部分患者发作前有预兆，当预感到癫痫发作时，可将程控磁铁刷过刺激器，给予一次临时的大电流刺激，从而阻止发作。此外，磁铁具有临时关机功能，解除副作用对生活的影响。刷磁铁后刺激参数通常大于常规刺激参数，可为下次调机参数选择作参考。

7. 随访与疗效评估方案　疗效评估主要包括，癫痫发作的控制情况（Engel标准、McHugh）（表3-2-27）、神经心理疗效（术后至少1年，评估记忆、语言、认知、情绪等）、脑电图情况。根据一项VNS治疗TSC相关癫痫的报道，接受VNS治疗的17名患者的随访时间从0.5年到10年不等，70.6%的患者癫痫发作频率至少减少了50%，3名患者完全没有癫痫发作，且随访1年，心理评估较术前有明确改善。总结2008—2019年报道的52例VNS治疗TSC相关癫痫患者的资料，发现其中癫痫发作平均减少超过50%者达到75%，其中4例（8%）无发作，有31%～46%的患者认知得到不同程度改善。2022

年另一项研究纳入了 16 名 TSC 患者，VNS 术后随访 3 例（19%）被评为 Ⅰ 级（癫痫发作频率减少 >80%），5 例（31%）被评为 Ⅱ 级（癫痫发作频率减少 50%～79%），8 名患者（50%）间歇性使用磁铁可有效控制癫痫发作。除了对癫痫的影响外，接受 VNS 治疗的患者通常报告心情改善、白天嗜睡减少、认知能力提高、记忆改善以及生活质量提升；有报道称儿童在言语沟通和学校表现方面表现更佳。VNS 对 TSC 相关癫痫及改善认知的有效性需要更多前瞻性的研究证实。VNS 疗法还可减少不明原因癫痫猝死（SUDEP）的发生率，减少抗癫痫发作药物（ASMs）的数量和剂量。

表 3-2-27　迷走神经刺激术治疗癫痫术后疗效的 McHugh 分级标准

级别	标准
Ⅰ 级	癫痫发作减少 80%～100%
Ⅰ A	发作症状严重程度有所改善
Ⅰ B	发作症状严重程度没有改善
Ⅱ 级	癫痫发作减少 50%～79%
Ⅱ A	发作症状严重程度有所改善
Ⅱ B	发作症状严重程度没有改善
Ⅲ 级	癫痫发作减少 <50%
Ⅲ A	发作症状严重程度有所改善
Ⅲ B	发作症状严重程度没有改善
Ⅳ 级	只有用磁铁装置时才有所减轻
Ⅴ 级	没有任何改善

8. 并发症　VNS 治疗的并发症分为早期并发症（与手术有关）和晚期并发症（与设备和迷走神经的刺激有关）。早期并发症包括：术中测试阻抗时导致的心动过缓和心律失常、气管周围血肿、感染（3%～8%）和迷走神经损伤，其次是左声带麻痹导致的嘶哑、呼吸困难和吞咽困难。该设备导致的延迟并发症包括晚期感染或伤口愈合问题；其他更罕见的不良事件为神经后期损伤。神经刺激引起的晚期并发症包括迟发性心律失常、喉咽功能障碍（声音嘶哑、呼吸困难和咳嗽）、阻塞性睡眠呼吸暂停、膈神经刺激、舌咽神经痛以及长时间气管插管时的声带损伤。暂时性的喉咽功能障碍发生率约为 66%。晚期左声带麻痹相对少见（1%～2.7%），通常是短暂的，可能是由之前的手术创伤（即神经纤维和 / 或其血液供应受损）或刺激期间所谓的慢性去神经所致。在设备故障（4%～17%）、VNS 治疗失败、不能耐受副作用或患者强烈要求的情况下，应考虑完全移除和 / 或更换设备。

9. VNS 治疗结节性硬化症相关癫痫病例报告

（1）病史：患儿，女，1 岁 10 个月，因"间断抽搐 11 个月余"入院。发作形式一：发热抽搐或无热抽搐，表现为呼之不应，双眼右斜或上翻，口微张、口唇苍白、四肢僵硬，持续 1～10 分钟缓解；5 月内发作 3 次。发作形式二：无热抽搐，表现为点头伴双上肢内收 1 下，成串发作，1～2 串 /d，2～10 下 / 串或表现为愣神，口角歪斜（左侧可能），点头样动作，伴或不伴双上肢轻微屈曲抖动及右腿抖动，每次 3～10 下可缓解，每天 3～6 次。先后口服丙戊酸、氨己烯酸、西罗莫司、托吡酯，癫痫发作控制不佳。

（2）查体：智力及体力发育落后，目前会独走，不会说话。全身多发色素脱失斑，其中直径大于 5 mm 的 10 余处。神经系统查体（-），右利手，双手精细运动欠佳。

（3）辅助检查：心脏彩色多普勒超声（彩超）示左室中下段肌小梁回声偏粗多，可见多条肌束样回声（左室假腱索），左室假腱索近心尖处探及大小约 4.3 mm×2.5 mm 异常强回声，呈长条状，形态规则，边界尚清，位置固定；另右室室间隔近心尖处探及大小约 6.9 mm×2.1 mm 强回声，呈长条状，形态规则，边界尚清，位置固定。房间隔缺损或卵圆孔未闭。腹部超声可见双肾多发高回声及小囊，符合 TSC，余腹部实质脏器未见异常。胸部 CT 示两肺背侧间实质病变，背侧胸膜影略厚，左肺背侧胸膜下少许泡性气肿。家系全外显子测序发现 *TSC2* 基因有 1 个杂合突变，c.5147C>A（p.A1716D），患儿父亲该位点无变异，患儿母亲该位点无变异。患者 MRI、PET/CT 及脑电图检查分别见图 3-2-38、图 3-2-39、图 3-2-40。

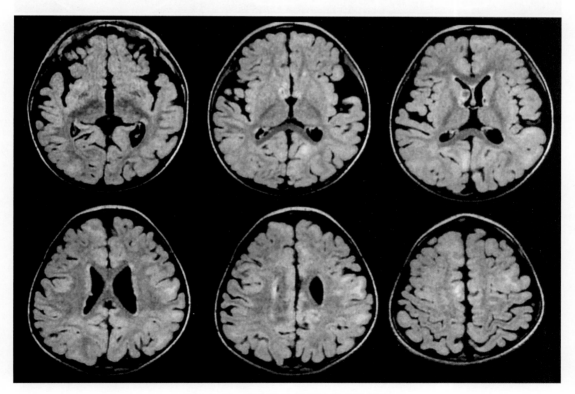

图 3-2-38　患者的头颅 MRI FLAIR 表现

双侧大脑半球皮质可见多发片状 T_2 FLAIR 高信号，双侧脑室壁见大小不等结节状稍长 T_1 长 T_2 信号，FLAIR 呈内低外高信号，局部向侧脑室内突入。

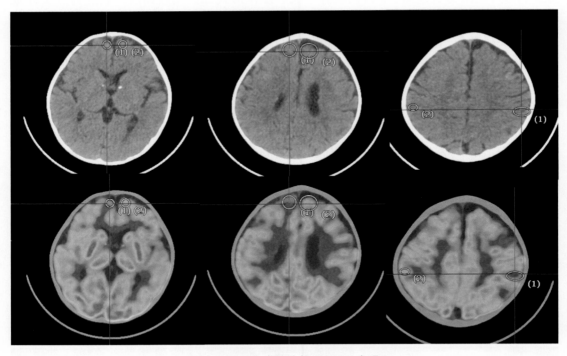

图 3-2-39　患者的头颅 PET/CT 表现

双侧额叶、左侧额顶叶交界区、双侧顶叶、左侧枕叶多发局灶性 FDG 代谢减低，双侧室管膜下钙化。

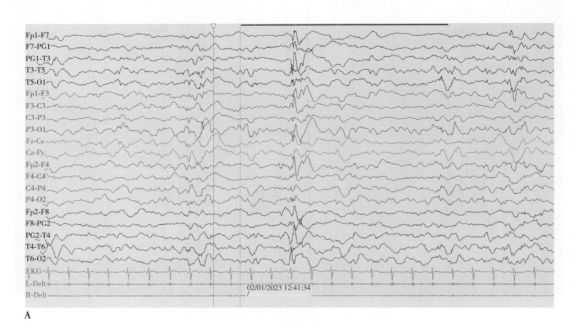

A

图 3-2-40　患者的发作间期与发作期脑电图

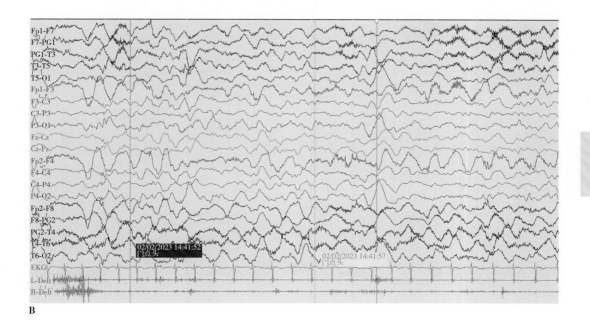

B

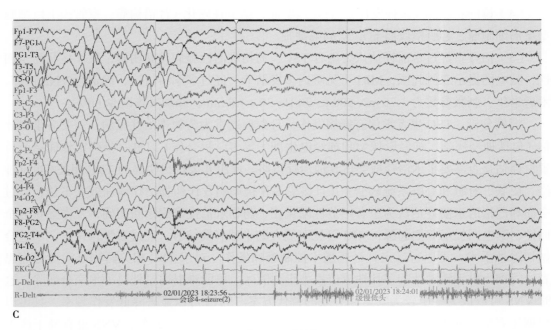

C

图 3-2-40（续）

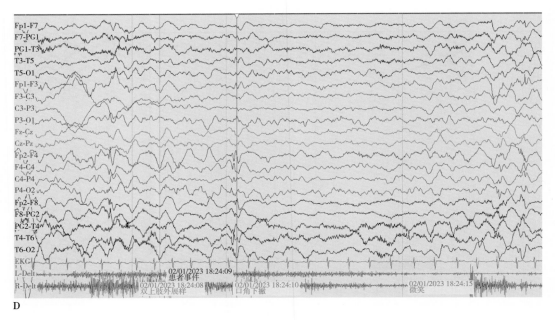

图 3-2-40（续）

A. 发作间期，双侧前头部、双侧后头部中高波幅尖（棘）- 慢复合波、多棘慢复合波；B. 发作形式一：成串清醒期双上肢外展，点头一下或嘴角下撇一下，相应脑电图表现为双侧半球各导联高波幅慢波复合快波活动；C. 发作形式二：缓慢低头，双侧半球各导联广泛性电压降低；D. 发作形式二：演变为双上肢外展或上抬、成串口角下撇、微笑，同期脑电图波幅逐渐增高，波形逐渐演变为双侧前头部、双侧后头部为著的慢波、棘 - 慢复合波。

（4）诊断：癫痫（多种发作），婴儿痉挛症，结节性硬化（肾错构瘤、室管膜下巨细胞型星形细胞瘤、心脏横纹肌瘤），房间隔缺损。

（5）治疗：经过术前评估认为患者 TSC、药物难治性癫痫诊断明确，发作症状为全面性，脑电图提示双侧起源，MRI 可见脑内多发结节。经过多学科讨论，确定行 VNS 治疗。术后半年，刺激参数为 1.75 mA-500 μs-30 Hz-30 s-1.8 min，癫痫发作减少 60%。

病例分析：TSC 患者常伴有癫痫发作，且癫痫通常为药物难治性癫痫，需要多学科评估（包括神经病学、神经影像学和神经电生理学等多学科合作）以进一步确定致痫结节位置，评估是否需要手术治疗或尝试其他治疗策略。此患儿表现出明显的 TSC 相关症状（神经、皮肤、肾脏和心脏系统病变）并且接受多种抗癫痫发作药物治疗癫痫效果不佳，经过全面和严格的术前评估认为患者结节性硬化症、药物难治性癫痫诊断明确，发作症状为全面性，脑电图提示双侧起源，MRI 可见双侧大脑半球多发结节，经过多学科讨论，不适合做切除性手术，可以行迷走神经刺激术控制癫痫发作。对于 TSC 相关药物难治性癫痫患者的管理，由于致痫灶的多灶性或位置处于功能区，可能难以通过外科手术完全切除，这时 VNS 可以成为一个较为安全和有效的替代方案。VNS 可以显著降低发作频率，且可以根据患者的癫痫发作情况调整刺激参数，具有较大的灵活性。此外，VNS 也有助于改善部分 TSC 患者的情绪稳定性和行为问题。值得注意的是，VNS 主要用于控制 TSC 患者癫痫频繁发作的替代方案，无法取代可定位致痫结节的外科切除性手术。

（二）脑深部电刺激

在 TSC 相关癫痫患者中，大约有超过 60％的患者表现为药物难治性癫痫。手术治疗是药物难治性 TSC 相关癫痫的重要治疗手段，通过无创评估及必要时联合有创术前评估，可以帮助精准定位致痫灶的大小和位置，从而指导术中切除病灶。而对于部分患者，术前评估不能精准定位致痫灶或者致痫灶累及重要功能区难以行切除性手术治疗。针对这些患者，神经调控可以作为一项重要的姑息性治疗手段。

1. 历史 脑深部电刺激（deep brain stimulation，DBS）是一种前沿的神经调控疗法。1980 年 Brice 和 McLellan 报道了首个应用 DBS 成功改善震颤症状的病例，此后，DBS 在治疗运动障碍类疾病中的安全性和有效性得到了广泛临床实践的验证。2002 年，美国 FDA 正式批准 DBS 作为一种辅助疗法，用于改善药物治疗无法充分控制的帕金森病相关症状。由于其具有可调节和可逆性的优点，这种疗法在帕金森病、肌张力障碍和特发性震颤等运动障碍类疾病的临床应用日益成熟。随着 DBS 在临床实践中的大量应用和检验，其技术流程和硬件设施在过去 20 年内也发生了重大的飞跃。这为 DBS 拓展治疗疾病谱提供了坚实的基础。目前 DBS 的临床应用逐渐被开拓至药物难治性癫痫领域。2010 年，Fisher 和 Robert 等人开展了一项临床随机对照试验，该研究纳入了 110 名药物难治性癫痫的患者。这些患者顺利接受了丘脑前核（ANT）电极植入术。随后试验人员将他们随机分为两组，试验组按照常规治疗流程接受电刺激。对照组则接受"假刺激"。试验 3 个月随访结果显示，对照组术后癫痫发作次数中位数相比术前基线水平下降了 14.5％，试验组的癫痫发作次数中位数水平则下降了 40.4％。该试验的长期开放拓展研究统计了 DBS 术后 5 年和 10 年随访结果，DBS 术后 7 年癫痫发作次数较基线水平下降 74％，18％的患者有超过 6 个月未出现癫痫发作，8％的患者超过两年未出现癫痫发作。这项长期随访的临床试验表明，DBS 能够长期发挥作用降低癫痫发作频率并改善患者生活质量。针对 TSC 相关癫痫，DBS 的临床应用经验还相对缺乏，目前已经有部分病例报道证实 DBS 在 TSC 相关癫痫中的疗效。

2. 手术适应证

（1）药物难治性癫痫致痫结节存在于脑功能区，经评估后存在手术禁忌，或者是切除性手术后癫痫控制疗效不佳的患者。

（2）影像学检查未发现异常，致痫区难以明确，无法行根治性切除。

（3）不接受切除性治疗，不接受手术风险的患者。

3. DBS 在药物难治性癫痫中的靶点选择 多项随机对照试验证实了 DBS 在药物难治性癫痫中的疗效。近些年，各医疗中心在寻找合适的大脑结构作为 DBS 目标方面进行了大量的前沿研究。常用的靶点包括丘脑前核、丘脑中央中核、海马、尾状核、小脑等结构。

（1）丘脑前核（ANT）：目前，ANT 是唯一获得美国 FDA 批准用于治疗药物难治性癫痫的 DBS 靶点。2010 年，Fisher 和 Robert 等人开展的 SANTE 实验是支持 ANT-DBS 临床疗效的有力证据。2020 年，Kaufmann 和 Elisabeth 等人总结了单中心 8 年 ANT-DBS 治疗药物难治性癫痫的临床经验，23 例接受 ANT-DBS 治疗的患者，在平均时间为 46 个月的随访时间内，17例（73.9%）患者癫痫控制良好，癫痫发作频率减低>50%，3例（13.0%）患者实现了癫痫完全缓解。丘脑前核是边缘系统环路的一部分，其通过乳头丘脑束接受来自乳头体的纤维投射刺激，并且投射到扣带回及杏仁核、海马等结构。在癫痫大鼠模型中，接受长时程ANT-DBS能够明显减少大鼠癫痫发作的频率；组织学和形态学分析表明DBS对癫痫小鼠的海马结构具有保护作用；结构MRI处理结果显示，癫痫大鼠的岛叶-海马和丘脑底核-海马的功能性连接被长时程DBS后产生了可逆性调控。在人体中，丘脑前核控制癫痫发作的作用机制现尚未明确，功能性成像研究表明刺激丘脑前核能够激活大脑中默认模式网络。有学说推测DBS治疗癫痫的机制与治疗肌张力障碍的机制类似，针对特异核团的高频刺激能够干扰致痫网络与大脑活动的同步，从而起到控制癫痫发作的作用。在药物难治性癫痫中，ANT是临床应用最为广泛的一个靶点。

（2）丘脑中央中核（CMT）：CMT属于丘脑内髓板内核团，解剖学研究表明，CMT与大脑皮质和皮质下结构有广泛的纤维连接。因其特殊的解剖学特点，该核团整合多种纤维联系，在感觉运动功能、疼痛、觉醒和注意力方面发挥重要作用。近些年，大量研究探索了CMT作为DBS的治疗靶点的可行性。在2000年，Velasco等纳入了13名药物难治性癫痫患者，他们顺利接受CMT-DBS，结果分析表明CMT-DBS对全面强直阵挛性发作和不典型失神发作都有显著效果，尤其是对Lennox-Gastaut综合征（LGS）患者。2006年，该团队招募了13名LGS患者并顺利实施CMT-DBS，8名患者在术后长期随访中表现出了明显病情改善，患者癫痫发作整体减少了87%。多项报道表明，CMT-DBS在全面性癫痫发作中有良好的临床应用前景，尤其是LGS。

（3）丘脑底核（STN）：目前DBS在肌张力障碍、帕金森病等运动障碍疾病中已经发展为一种常规疗法，拥有极其丰富的临床经验。STN是DBS治疗运动障碍最常用的靶点之一，全球现已完成数万例运动障碍病的DBS治疗。DBS的广泛临床应用催化影像学技术和神经电生理学的进步，帮助在DBS手术中更加精确定位STN。由于其定位方面的优势，多项研究开始探索STN-DBS在癫痫治疗方面的潜力。动物模型研究提示基底神经节通过黑质纹状体和苍白球内侧部两个核团调节癫痫发作易感性，癫痫发作期间，对STN进行深部刺激抑制这些核团异常放电，可以起到抗癫痫发作的作用。Benabid等的研究结果显示，5名接受STN-DBS治疗的患者中有3名癫痫发作频率降低了67.1%～80.7%。Wille等对5名进行性肌阵挛性癫痫（PME）患者使用了SNr/STN-DBS，1年后随访发现癫痫发作频率降低了30%～100%。目前的研究表明，STN-DBS针对特定癫痫类型或发作类型的患者有较好的长期疗效，如PME或致痫区与功能区重叠的患者。但是，若想进一步在临床应用，还需要进一步的大样本随机试验来证明STN-DBS的安全性和有效性。

（4）海马（hippocampus，HC）：海马是边缘系统的重要结构，在癫痫的发生及传导中具有重要作用。海马被选择作为DBS的刺激靶点是因为动物模型研究发现海马区是癫痫放电的重要中转站和放大器。电刺激海马能够明显减少癫痫大鼠模型的癫痫发作次数。目前该靶点在临床上多用于治疗颞叶内侧癫痫合并海马硬化。Lim等纳入了5名药物难治性颞叶癫痫患者，5名受试者接受了海马区电极植入并长期接受刺激，在研究期间，5名患者海马刺激后癫痫发作频率平均降低 45%（22%～72%）。2016 年，Arthur Cukiert 等报道了一项 16 名颞叶癫痫患者的随机对照试验，主要目的为评价海马区 DBS（HIP-DBS）改善难治性颞叶癫痫的疗效。相比于对照组，实验组接受刺激的患者癫痫发作频率有了明显下降，其中有 4（50%）名患者实现了癫痫发作的控制。目前，HIP-DBS 的临床报道大多关注于其在难治性颞叶癫痫尤其是合并海马病变时的疗效。该靶点在药物难治性癫痫治疗方面适应证的扩大仍需进一步探索。

4. 手术方法

（1）术前评估：DBS 围手术期需要完善一系列影像学检查评估病情，选择并定位合适的靶点为电极植入做好准备。目前大多 DBS 手术仍然是在全身麻醉下开展的，术前需要行实验室检查、影像学检查、心电图检查等明确患者各系统功能状态并排除威胁手术安全的疾病。协助麻醉科进行麻醉评估，最大程度保证患者在手术期间的安全和术后顺利恢复。

（2）术前规划：患者需在术前接受 CT/MRI 扫描，将影像学图像上传导航系统，由术者根据靶点位置进行导航规划。

（3）立体定向支架放置：患者在手术当天提前进行立体定向头架放置。头架前缘固定在眉弓上约 1 cm，框架尽量保持倾斜的角度，平行于眼睛外角到外耳道的连线，这是前后连合的外部投影平行线。

（4）图像配准：在头架安装状态下，患者接受 CT 扫描，通过影像学扫描将患者颅脑与头架的坐标体系匹配起来，这样患者颅脑的每个位置都有了一个以头架为基准的精准坐标。将患者的 MRI 图像与 CT 图像进行融合，得到刺激靶点在头架中的精准坐标。

（5）手术放置电极：术者在得到刺激靶点的精准坐标后，通过导航系统对靶点和电极路径进行规划，尽量避开重要血管。全身麻醉后，手术台上固定头架并根据规划路线调节头架参数，常规消毒术区铺巾，取手术区域头皮切口，依次切开皮瓣，颅骨钻孔，切开硬脑膜。根据导航系统确定的电极植入路径，缓慢穿刺到距离靶点 10 mm 的位置。通过微电极记录穿刺终点的电生理信号，通过电生理信号识别目标靶点。记录靶点上 10 mm 到靶点的电生理信号无误。拔除微电极，植入深部电极后固定电极。逐层缝合切口。

（6）放置脉冲发生器（IPG）：变换体位，再次消毒铺巾，取锁骨下切口，在浅筋膜层钝性分离形成囊袋埋置 IPG，取耳后切口，将电极导线从胸部 IPG 经皮下隧道引导至耳后切口，再次经过皮下隧道延长至头部切口，从而将电极与 IPG 通过皮下导线连接，随后固定各装置，分层缝合切口。

（7）术后开机：患者麻醉苏醒完毕后，复查 CT/MRI 确认电极及导线固定位置，在确认位置理想，植入术后未出现并发症后可择期开机行电刺激。

5. 术后程控　神经调控疗法的特点除了可逆性，还有另一大特点是疗效可以调控。术后程控是患者 DBS 疗法的重要环节，规范化的术后程控可以明确最佳刺激参数，缓解患者的症状，从而提高患者的生活质量。可根据患者不同的临床表现和严重程度，通过调整刺激参数（电压、脉宽和频率）及不同刺激形式达到最佳的疗效和最少的副作用。患者接受 DBS 后需先观察一段时间确定无植入物并发症。大部分患者会在术后 3～4 周开机行电刺激治疗改善症状，对于危重症患者，可以选择在术后早期开机。神经调控程控参数主要包括触点、电压、频率、脉宽。2020 年，为了指导 DBS 在临床中的实际应用，Fasano 和 Alfonso 等对 144 位神经科医生进行了调研和问卷调查，结果显示，在 DBS 治疗药物难治性癫痫的术后程控方面，多数医生的程控方案以模仿 SANTE 研究参数（电压 5 V、频率 145 Hz、脉宽 90 μs）为基础，根据个人临床经验不断调整参数。在开启刺激后，神经科医生会定期随访观察疗效，并根据疗效调整控制参数。

（1）刺激触点：癫痫的 DBS 电极设备一般有 4 个触点，需要通过测试选择电极上最合适的触点，DBS 治疗药物难治性癫痫时，一开始一般选择单极刺激模式，随着程控参数的不断调整可改为双极。

（2）刺激电压：电压是 DBS 术后程控最重要的调控参数，电压的大小决定了 IPG 对靶点产生脉冲的刺激强度。在 Fasano 和 Alfonso 等人的研究中，许多神经科医生以较低的电压（如 2～3 V）启动刺激，并在几周内增加到 5 V。在初始刺激效果不佳的情况下，72.6% 的人增加了幅度，5.3% 的人改变了脉冲宽度，1.1% 的人改变了频率。调查数据显示患者初始电压平均为 2.5 V ± 1.7 V（$n=78$，范围为 0～6.4 V）。

（3）频率与脉宽：根据 DBS 在癫痫治疗中的临床应用经验，刺激频率和脉宽推荐 SANTE 试验中的频率 145 Hz 和脉宽 90 μs。在 Fasano 和 Alfonso 的研究中，在初始刺激效果不佳的情况下，经验性调整频率和脉宽的场景不多见，仅有 5.3% 的人改变了脉冲宽度，1.1% 的人改变了频率。可在以下范围内根据患者的症状及副反应程度调整，频率：130～180 Hz，脉宽 60～90 μs。

6. 手术疗效评估方案　DBS 的术后程控是神经调控治疗的最大特点之一，也是其发挥长期疗效的重要环节。神经科医生对 DBS 患者进行程控时，最重要的一项参考指标是术后疗效。DBS 术后患者的疗效评估主要包括三个方面：癫痫控制效果、生活质量改善和认知功能改善。

（1）癫痫控制效果：DBS 最主要的目标疗效是癫痫控制，术后癫痫疗效控制的评估方法主要有记录癫痫发作频率和发作程度（与术前基线水平比较）、分析癫痫发作类型的变化、癫痫无发作情况、利物浦癫痫严重程度评估量表（LSSS）等，这些方法可用于客观判断癫痫控制程度。

（2）生活质量改善：在术后随访期间，通过癫痫患者生活质量评定量表（QOLIE-31）评估患者术后生活质量改善情况，并与术前作对比。

（3）认知功能改善：严重及难治性精神障碍者是 DBS 疗法的禁忌证，通常术前神经科医生会采用汉密尔顿抑郁量表、汉密尔顿焦虑量表评估情绪障碍，神经精神量表、简明精神病量表评估患者认知功能的基线水平。大量 DBS 治疗药物难治性癫痫的报道显示，DBS 能够改善患者的认知功能，同时 DBS 对核团的刺激会带来一系列认知功能相关的并发症。因此，在接受 DBS 手术后，通过上述量表随访者认知功能改善效果并与基线水平做对比，这是术后疗效评估的一个重要方面。

7. DBS 治疗癫痫的相关并发症

（1）手术相关并发症：①颅内出血：DBS 手术是一种有创操作，在颅内深部植入电极有一定的风险损伤小血管导致颅内出血。术中通过电凝止血和明胶海绵压迫可减小出血风险。术后积极行心电监护、复查 CT 可早期发现出血并及时干预。如果术后出现大量出血，需及时行开颅手术止血。②电极移位：DBS 手术对电极的放置有极高的精确度要求，电极的精确植入是远期疗效的保证。电极移位的常见原因有术前定位错误和术中数据读取错误。通过术前精确定位，术中精细操作、多次核对可保证电极植入的精确度。

（2）植入物相关并发症：①术后切口感染：外科手术中植入物术后最常见的并发症，感染常见于埋置 IPG 的皮下口袋处和皮下隧道处。主要表现为切口红肿，存在少许脓性分泌物，同时伤口愈合不良。深部感染通常较严重，表现为蜂窝织炎，通常出现高热，伤口明显红肿，有波动感，严重时感染会通过皮下隧道广泛蔓延。通过局部清创结合抗生素一般能够有效控制感染，必要时需拆除植入设备。DBS 术后感染隐患巨大，极大地影响术后恢复和设备正常运行，极大增加患儿的痛苦和治疗成本。其防治重心在于术前和术中的严格预防。②术后切口血肿：DBS 术后血肿原因多为创面渗血和伤口活动性出血。表现为切口处明显的肿胀、瘀血、青紫，局部有胀痛感。术中务必仔细操作充分止血，避免这种紧急状况的发生。

（3）术后刺激相关并发症：大部分患者在 DBS 开机后表现为对刺激耐受良好，少数患者可因脑深部核团刺激表现出感觉异常、头晕目眩、行走不稳、抑郁等刺激相关并发症。在患者长期随访程控的过程中，神经科医生需要评估患者症状改善情况及刺激并发症情况进行刺激参数调整，大部分刺激并发症通过降低刺激幅度可得到改善。

总体而言，针对 TSC 相关癫痫，符合 DBS 手术适应证的患者可采用这种姑息性的神经调控疗法。神经调控疗法最大的特点是可逆性，可调控性，其作为一种新兴疗法逐渐被用于治疗药物难治性癫痫，疗效得到了广泛的临床验证。目前可选择的靶点有 ANT、CMT、STN、海马等核团。根据致痫机制的不同，各靶点能改善特定类型的癫痫发作。在接受 DBS 手术后，疗效的评估包括癫痫控制效果、生活质量改善和认知功能改善。DBS 手术可发生一系列并发症，需要在术前术中着重预防。术后程控是 DBS 长期治疗的重要环节，规范化的术后程控可以明确最佳刺激参数，最大程度改善患者的症状、减少并发症，从而提高患者的生活质量。总的来说，DBS 作为一种治疗药物难治性癫痫的新兴疗法，成功的关键因素包括患者选择、精准定位以及术后程控。

十二、结节性硬化症相关癫痫的其他手术治疗

在结节性硬化症（TSC）相关药物难治性癫痫的外科治疗方案中，首选是切除性手术，另外还有神经调控手术和其他手术治疗方案，其他手术治疗方案主要包括胼胝体切开术、射频热凝毁损手术和激光间质热凝手术。

（一）胼胝体切开术

1. 胼胝体解剖　胼胝体位于大脑纵裂底部，上面与扣带回相邻，下面构成侧脑室的顶

部，全长约 7.5～8.2 cm，其平均宽度分别为：嘴部 3.2 cm、膝部 3.4 cm、体前部 3.7 cm、体后部 4.1 cm、压部 4.5 cm，从前向后分为嘴、膝、体、峡、压部 5 个部分（图 3-2-41A）。胼胝体是人类最大的大脑半球间连合纤维，约 70% 的大脑皮质由胼胝体纤维连接。胼胝体大概由 2 亿～3 亿条神经纤维组成，向两侧辐射并连接两侧大脑的额、颞、顶、枕叶皮质。最近的解剖学和 MRI 弥散张量成像研究显示，胼胝体前部主要连接前额叶皮质，体后部、峡部和压部主要有初级运动纤维、初级感觉纤维、初级听觉纤维和视觉纤维，与双侧半球相连。在正常生理状态下，胼胝体的作用是协调双侧大脑的同步化功能活动。但在癫痫患者脑中，一侧大脑半球癫痫放电主要通过胼胝体扩散至对侧大脑半球，导致全面性癫痫发作。

2. 胼胝体切开术原理与发展过程　　胼胝体切开术是一种针对全面性或者多灶性药物难治性癫痫的姑息性神经外科手术治疗方式。其原理是通过切断双侧大脑半球间主要连合纤维胼胝体，阻断一侧大脑半球癫痫放电向对侧传导，从而减少或阻止癫痫发作。1940 年 Van Wagenen 和 Herren 首次将胼胝体切开术用于药物难治性癫痫的治疗，1962 年 Joseph Bogen 和 Philip Vogel 首次对全面性癫痫的患者进行了胼胝体全段切开。之后经历过流行的高峰和低谷，伴随着科技和外科技术的不断创新和对该手术的不断认识，其适应证不断变化，手术方式和方法也不断更新。目前该手术针对不适合切除手术的多灶性或弥漫性药物难治性癫痫患者，是一个重要的治疗方法，尤其适用于以跌倒发作为主要特征的严重的药物难治性癫痫。具有跌倒发作的癫痫主要包括全面强直阵挛性发作、强直发作、不典型失神发作、肌阵挛发作、失张力发作等发作形式的药物难治性癫痫以及一些癫痫综合征，如 West 综合征、Lennox-Gastaut 综合征、Doose 综合征、Dravet 综合征等。当前的手术方法包括胼胝体切开术的单独应用和联合应用，手术一期全段切开、分期全段切开、前段切开、后段切开等。手术方式也多种多样，包括传统的开颅显微镜下切开、神经内镜下切开、激光间质热疗胼胝体切开和放射外科胼胝体切开等。尽管近些年胼胝体切开术发展较快，但在手术方法和适应证等方面仍存在一定争议。

3. 手术适应证　　根据《结节性硬化症相关癫痫外科治疗中国专家共识》和相关文献的报道，手术适应证包括：①经过综合术前评估无法定位致痫结节的药物难治性 TSC 相关癫痫；② TSC 合并 West 综合征或 Lennox-Gastaut 综合征；③部分伴有精神症状和明显智力低下的 TSC 相关癫痫；④以跌倒发作（包括全面强直阵挛性发作、强直发作、不典型失神发作、痉挛发作、肌阵挛发作、失张力发作等）为主要特征的 TSC 相关癫痫。

4. 胼胝体切开术的手术方法

（1）胼胝体前段切开：手术切口通常是发际内，冠状缝以前，皮切口为非优势侧 U 形或弧形切口；开颅手术的骨窗直径约为 5～6 cm，额骨骨瓣内侧在中线旁 1 cm，目的是避免损失中线部位的引流静脉。患者仰卧位或者侧位，侧卧位是为了借助重力作用对大脑的影响来增加大脑纵裂间隙，以利于手术操作。分离大脑纵裂时应锐性分离，尽量保留额叶内侧面蛛网膜，防止损失软脑膜及血管；轻柔牵拉额叶脑组织；仔细识别胼周动脉并予以保护，在胼周动脉之间辨出胼胝体。纵行切开胼胝体前 2/3（嘴部至峡部）或 1/2（嘴部至中体部）(图 3-2-41B)。

（2）胼胝体全段切开术：在一次手术中将胼胝体全部切开称一期胼胝体全段切开术，第一次先行部分切开后再次接受全段切开手术时称二期胼胝体全段切开术。胼胝体一期全段切开的步骤与前段切开相同，但切断范围包括整个胼胝体，在切断胼胝体压部时，注意不要突破蛛网膜层，避免损伤 Galen 静脉。对一期胼胝体前部切开疗效不理想的，可考虑二期全段切开，二期手术时由于第一次手术的骚扰使纵裂内结构粘连，正常解剖结构可能不易辨别，二次手术再次进入纵裂容易产生相应损伤，因此，二期全段切开手术时应小心操作，仔细辨别（图 3-2-41C）。

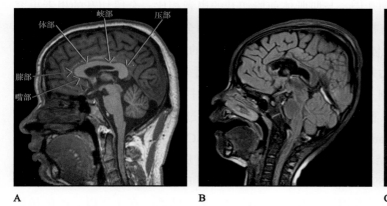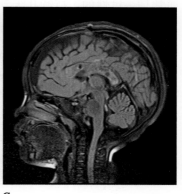

图 3-2-41 胼胝体解剖图及胼胝体切开术后 MRI 表现
A. 胼胝体解剖图；B. 胼胝体前段切开；C. 胼胝体全段切开。

（3）胼胝体后段切开：非优势侧顶枕部入路，向下的 U 形皮瓣，围绕人字缝长约 5 cm 的骨窗，沿纵裂进入即可看到胼胝体压部，从压部的后缘向前切开胼胝体，切开长度至后体部；其余步骤与胼胝体前段切开类似。

（4）胼胝体切开的单独应用和联合应用：对综合术前评估无法定位致痫结节的药物难治性 TSC 相关癫痫患者，适合单独应用胼胝体切开术。对于部分伴有精神症状和明显智力低下的 TSC 相关癫痫患者，可进行胼胝体切开术联合致痫结节（或脑叶）的切除性手术，术后认知和行为问题改善优于单纯切除性手术。值得注意的是，对于部分癫痫病灶位于一侧半球的快速继发双侧同步化的药物难治性癫痫患者，在进行胼胝体切开术后，由于癫痫病灶被局限在一侧半球，此时可进一步定位局灶性致痫灶，从而进一步行切除性手术，提高整体疗效。

5. 手术疗效评估方案　胼胝体切开术的癫痫控制、生活质量及认知改善情况所用分级方式和量表与切除性手术相同（参见本章节结节性硬化症相关癫痫的切除性手术治疗部分）。复查时需复查高分辨率磁共振，了解胼胝体切开程度，为后续治疗提供参考依据。

6. 术后随访和手术疗效

（1）在胼胝体前段切开术中，与前 1/2 胼胝体切开术相比，前 2/3 胼胝体切开术效果更好。大多数文献报道在控制跌倒发作方面，一期全段切开的跌倒发作术后无发作率明显高于前段切开术（54.2%～86.4% vs. 42.2%～71.5%），胼胝体全段切开术治疗效果优于胼胝体前段切开。最近的研究表明运动前皮质和初级运动皮质的胼胝体纤维，最可能是在胼胝体体部的后方、峡部和压部的位置，胼胝体全段切开术比胼胝体前段切开术效果更好可能是因为切断了起源于运动前皮质和初级运动皮质的纤维，所以选择后段切开术可以达到与胼胝体全段切开术相当的治疗效果。失连接综合征是胼胝体切开术后最常见的神经系统并发症（7.0%～12.5%），其相关的症状包括缄默/轻瘫、异己手综合征、阅读困难和/或失读症、失用症、触觉和/或视觉障碍、失写和/或偏盲等，大多数失连接综合征的症状通常是一过性的，持续几天到几周。与胼胝体前段切开的患者相比，全段切开的患者更容易发生失连接综合征。但也有报道显示胼胝体前段切开术和全段切开术之间失连接综合征的发生率没有显著差异。胼胝体后段切开术因保留额叶之间的连接，术后失连接反应较轻。

（2）胼胝体切开术作为治疗 TSC 相关癫痫的辅助治疗手段，术后随访文献报道较少。Okanishi 等人报告在 7 名双侧多发性皮质结节的 TSC 患者中，他们进行了胼胝体切开术治疗，在这些患者中，3 名患者获得了无发作，2 名患者通过附加治疗获得了无发作。对于低智商、伴有 Lennox-Gastaut 综合征或 West 综合征的 TSC 相关癫痫患者，笔者中心对进行胼胝体切开术联合致痫结节（或脑叶）切除手术的患者进行随访，术后 1 年、4 年和 10 年的癫痫无发作率分别为 59%（27/46）、48%（15/31）和 36%（8/22），与同期单纯致痫结节（或脑叶）切除手术的患者相比，差异无统计学意义。然而，在 1 年以后的随访期内，接受胼胝体切开术联合致痫结节（或脑叶）切除手术的患者的平均生活质量改善显著高于接受单纯切除手术的患者。

7. 病例报告　患者杨某某，男，4 岁 10 个月，慢性起病，病史 4 年 5 个月。

（1）主要症状：患者于出生后 5 个月开始出现癫痫发作，有两种表现形式：一种表现为突发点头伴双上肢拥抱样动作，成串发作，每串发作十几下，每天发作 5～10 次；另一种发作表现为发作性意识障碍伴肢体强直、抽搐，持续 10～20 秒缓解，每周发作 3～4 次。

（2）查体：神志清楚，智力差，不能言语，需家属喂食，无法与外界交流，走路不稳，全身可见纤维斑块及皮肤色素脱失斑。

（3）辅助检查：MRI 和 CT 显示双侧多发皮质和皮质下结节和室管膜下结节，左中央顶区可见一相对较大的结节，无钙化及囊变（图 3-2-42）。视频脑电图检查显示：双侧散在痫性放电，以左侧额中央区稍显著（图 3-2-43）。

（4）诊疗经过：根据患儿典型体征、结合癫痫发作及各项辅助检查结果，TSC、癫痫、症状性癫痫诊断明确。药物治疗方案为"左乙拉西坦、西罗莫司、丙戊酸钠、氨己烯酸"，另外给予生酮饮食治疗，癫痫发作控制差。经过手术评估患者符合难治性 TSC 相关癫痫，并未找到明确致痫结节，向患儿及家属充分告知胼胝体切开术联合皮质结节切除术治疗方案和风险，患儿家属签署知情同意书后，手术治疗，术程顺利，术后恢复良好，无失连接综合征。

（5）术后随访：术后继续口服原药物治疗，治疗 6 个月后患者癫痫发作次数明显减少，走路较前平稳。2年的随访，癫痫发作的频率降低了81.5％，患儿可说3~5个字；可简单交流。QOLIE-31评分显示患儿生活质量明显提高。随访至目前，患儿家属对治疗效果满意。

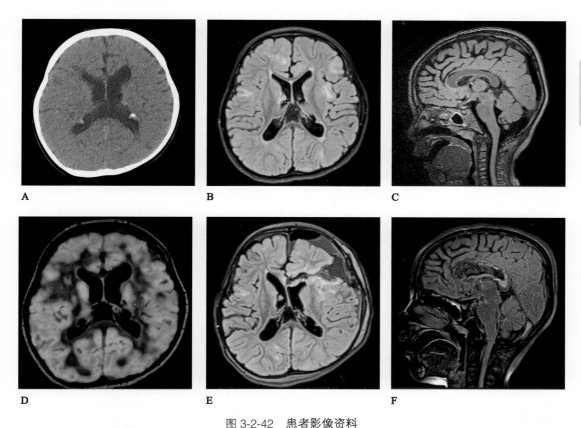

图 3-2-42　患者影像资料

A. 术前 CT 显示室管膜下钙化结节；B、C、D. 术前影像显示双侧多发结节，左额结节体积较大；E、F. 术后影像显示胼胝体切开联合左额结节切除。

病例分析：结节性硬化症相关癫痫往往表现为药物难治性癫痫，多种抗癫痫发作药物难以控制，患者的癫痫表现形式多样，且具有较高的发作频率。本病例中多种药物及生酮饮食联合应用仍未能有效控制发作，突显了 TSC 相关癫痫在药物治疗中的局限性。由于 TSC 患者的癫痫病灶常为多发结节且分布广泛，因此术前评估定位致痫灶至关重要。此 TSC 患者虽未明确致痫灶，但术前影像学提示双侧大脑半球多发结节，左额结节体积较大且脑电图提示双额非同步放电，左额为著，选择胼胝体切开术与皮质结节切除术的联合治疗提供了新的解决方案，有助于减少跨半球的癫痫发作传播，改善癫痫发作情况。此外，患儿术后的生活质量也得到了大幅提高。该病例显示出不同治疗手段（药物治疗、生酮饮食、外科手术）在 TSC 中的联合使用，表明多学科协作和个体化治疗在 TSC 相关癫痫中的重要性。

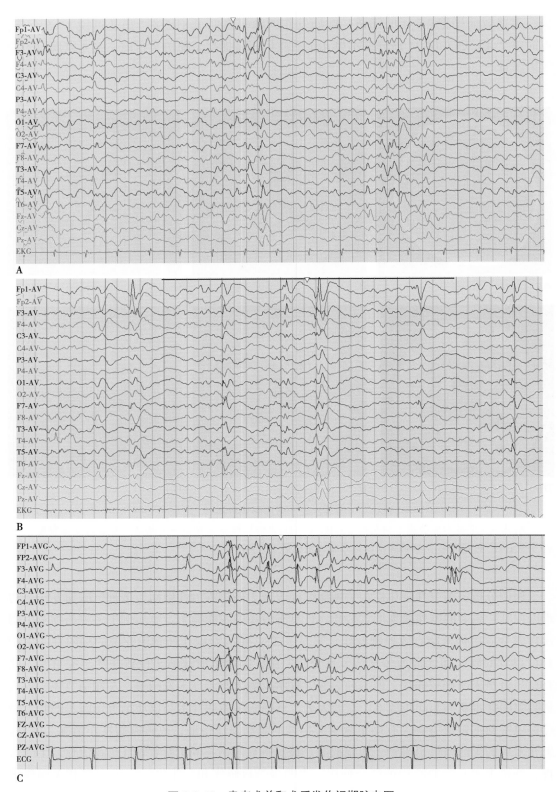

图 3-2-43 患者术前和术后发作间期脑电图

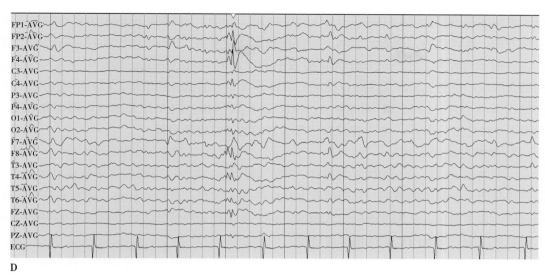

D

图 3-2-43（续）

A、B.术前发作间期脑电图显示双额非同步放电，左额著；C、D.术后发作间期脑电图显示双额非同步放电，左额放电减少。

（二）TSC 的射频热凝治疗

1. **射频热凝技术介绍**　射频热凝（radiofrequency thermocoagulation，RFTC）毁损术是指通过立体定向方法，将热凝探针或立体脑电图电极置入脑内指定靶点，通过射频电流产生局部热效应以破坏脑组织，从而达到阻止癫痫灶异常放电的目的。20 世纪中叶，癫痫领域的学者们便提出可以对致痫灶或致痫环路的重要节点进行毁损，以达到控制癫痫发作的目的。对于 RFTC 而言，第一例报道可追溯至 1965 年 Schwab 所发表的有关选择性杏仁核毁损治疗癫痫的文献，由于效果不确切，20 世纪 60—70 年代，立体定向毁损基本处于废弃状态。在我国，20 世纪 70—80 年代，毁损手术曾经风靡一时，毁损靶点多种多样，但技术和癫痫理论的不完备使得该种治疗手段的效果乏善可陈。而随着技术的不断进步，立体定向脑电图（SEEG）为热凝毁损带来了新的机遇，SEEG 引导下的 RFTC 应运而生。换言之，该技术利用 SEEG 电极的相同触点发挥 RFTC 的功效，使记录到异常放电或起始演变的电极触点成为毁损这一致痫灶的热凝源，令探查诊断与针对性治疗一体化。在这一过程中，通过电极触点间施加的一定功率的射频电流，使目标组织迅速升温，其核心温度达到 78~82℃，令局部神经元和胶质细胞的蛋白质变性和凝固性坏死，从而达到毁损致痫区或致痫网络重要节点的作用。此外，不但同一电极的相邻触点或近隔触点间可以热凝，不同电极间的相近触点也可以热凝，从而大大增加了毁损的灵活性及范围。Guenot 教授所领导的法国里昂癫痫外科团队率先于 21 世纪初开展了这一方向的研究与应用，迄今已完成了大量病例。我国也已于近年推出了这一技术的中国专家共识，旨在对各级癫痫中心广泛开展该技术的过程中起到一定指导及规范的作用。

2. **手术适应证**　在我国所公布的 RFTC 专家共识中，将 TSC 归类为 B 类适应证，即对于致痫区明确且局限的 TSC，SEEG 引导的 RFTC 可作为经典切除性手术之外的补充性治疗方式。笔者认为，随着激光间质治疗在我国逐渐开展，RFTC 由于其较小的毁损范围及边界的不可控性，已不适宜作为直接毁损治疗 TSC 的首选方式。但是由于其与 SEEG 相结合的这一优势，可作为 SEEG 监测后高度怀疑结节的试验性治疗，以及后续切除手术前的诊断性治疗。因此，针对 TSC 的 RFTC 适应证选择，应充分考虑该病例埋藏 SEEG 的指征（参见相关章节），并不建议以治疗为目的的孤立电极埋藏。

3. 手术方法

（1）兼顾 RFTC 的 SEEG 方案设计：TSC 因其复杂的致痫网络和多个致痫灶的可能，需要详尽的多学科术前评估，从而确定 SEEG 的埋藏方案。电极的分布一定要充分覆盖致痫网络的相关脑区，从而准确确定致痫区。对于高度怀疑的结节，可以适当增加病灶内的电极数量，为后续 RFTC 的应用提高效果。

（2）SEEG 置入：患者全身麻醉，连接头架，使用机器人注册或使用立体定向框架，消毒铺巾，切开皮肤，使用单极止血，颅骨钻孔，使用柱状单极或克氏针等刺破硬膜，置入导向螺钉，使用钝头探针穿刺，形成隧道，最后按计算长度置入电极，并依次重复置入全部电极。电极置入完毕后，常规评估神经功能状态，复查颅脑 CT。对于后续需要 RFTC 的病例，应采用术后薄层扫描 CT 与术前 MRI 融合的办法，准确定位靶点位置，以免造成非病灶区域的损伤。

（3）靶点选择与热凝毁损：基于上述术后薄层扫描 CT 与术前 MRI 融合的结果，可以准确定位某一触点所在脑区，以此利用 SEEG 监测后，即可获得发作间期及发作期的异常脑电结果及相应定位。在有充足证据的情况下，确定拟毁损的触点。将电极连接至射频仪，即可在患者清醒状态下，对其进行热凝。热凝靶点一般为同一电极的相邻触点，也可以选择同一电极的近隔触点，或不同电极间的邻近触点。热凝参数根据电极的不同而有所差异。以法国 Alcis 电极为例，可逆毁损的参数为 1.5 W、30 s，不可逆毁损的参数为 3.0～3.5 W、60 s。不可逆毁损主要用于观察热凝病灶是否会产生不良反应，后续可逆毁损可根据复查的 SEEG 结果，决定是否需要再次或多次毁损。

4. 手术疗效评估方案　RFTC 的手术疗效、生活质量改善及认知改善情况所用分级方式和量表与切除性手术相同。复查时除常规脑电图外，建议复查高分辨率磁共振，以确认毁损情况，以便为后续治疗提供依据。

5. 术后随访和手术疗效　由于切除手术是 TSC 外科治疗的首选及最有效手段，因此 RFTC 治疗 TSC 的报道并不多见。法国里昂团队曾于 2018 年在 *Epilepsia* 上发表过关于 SEEG 引导下 RFTC 治疗癫痫的 Meta 分析，在纳入的 296 例患者中，仅有 7 例 TSC 患者。我国学者于 2021 年发表过一篇相关研究，利用 RFTC 治疗了 9 例 TSC 患儿，在半年随访期时有 8 例保持无发作状态。在这一系列患者中，研究者采用高密度电极排布的方法对仍有发作的患者进行二次毁损，最终使得 RFTC 术后无发作率从 66.7% 提高到 88.9%，且无患者出现并发症。这一结果虽然显示了 RFTC 治疗的安全性及有效性，但也反映了 RFTC 毁损范围的局限性，同时相关结果尚需要更多的研究进行验证。

（三）TSC 的激光间质热疗术治疗

1. 激光间质热疗术介绍　激光间质热疗（laser interstitial thermotherapy，LITT）于 1983 年由 Bown 首次描述，并于 1990 年由 Sugiyama 首次用于治疗脑部病变。由于早期技术不甚完善，无法有效控制热疗对周围脑组织的热损伤，因而使得该技术的应用受到限制。随着磁共振技术的进步，MRI 引导下的 LITT 技术应运而生，实现了在 MRI 监测下对温度和毁损范围的实时监控，从而大大提高了 LITT 技术的安全性。2007 年美国食品药品监督管理局（FDA）批准该治疗手段在颅内疾病中的应用，并于 3 年后首次应用于临床。2012 年美国得克萨斯州儿童医院首次报道了 LITT 在 5 例癫痫患者中的应用，其中就有 1 例为 TSC 患儿。我国于 2020 年 8 月开始进行 LITT 的多中心临床试验，目前该技术已经获得批准上市并投入临床使用。

LITT 的原理是激光通过使生物分子吸收射到组织中的光子能量而加剧其振动和转动，从而达到将光子能量转化为分子动能即热能的目的。当能量密度很大的脉冲激光作用于生物组织局部时，分子在短时间内获得大量能量而来不及传递出去，从而使局部组织温度迅速上升。持续升高的温度会导致蛋白质变性，酶失活，细胞膜破裂，线粒体功能紊乱等现象，从而灭活细胞。随后通过机体的免疫系统在一段时间内将死亡组织吸收，最终实现对癫痫病灶区域的消除。一般 LITT 的治疗温度控制在 50～90℃之间，此区域内的温度既可以实现组织在数分钟之内的消融，又可以避免因核心区域过热而炭化，从而造成探头粘连等问题。

基于以上原理，LITT 的毁损范围直径能够达到 20 mm 左右，远大于 RFTC 的热凝范围，但这也从另一方面增加了该技术对病灶周围组织损伤的概率。近年发展起来的 MRI 监测下的 LITT，是基于 MRI 得到实时温度成像，结合三维重建的立体三维结构和消融评估算法，对待消融部分的热量积累和消融情况进行计算和预估，从而实现对组织消融的进度进行实时监控并准确圈定消融范围的目的，最终减少周围组织受累情况的发生。MRI 实时监测与 LITT 激光技术的融合，使毁损治疗致痫灶的安全性及有效性大大提高，即将甚至已经成为一些适宜疾病的首选治疗手段。

2. 手术适应证　LITT 由于其微创、安全及消融范围大等特点，适用于几乎全部表浅及深部适当病变体积的致痫灶。但鉴于 TSC 的特殊特点，作为 LITT 的适应证亦有优劣。其优势在于 LITT 的消融微创且范围大，能够满足 TSC 致痫结节多发以及存在深部病变如室管膜下巨细胞型星形细胞瘤（SEGA）的治疗需要。而其劣势在于不能像 RFTC 一样实现 SEEG 对病灶的电信号记录，换言之，需要评估甚至需要单独的 SEEG 过程确定某一结节的致痫性。

与其他毁损手术一样，本技术对年龄的要求除了麻醉等围手术期考量外，主要是受限于颅骨厚度对导航及 LITT 颅骨部分固定的要求。目前有报道的年龄最小的接受 LITT 的 TSC 患儿为 6 月龄，完成这一手术的杜克大学 TSC 中心采用了一种覆于头皮的附加支撑设备，从而确保了光纤通过立体定向方式置入的稳定性。

3. 手术方法

（1）术前规划：手术医师需在术前通过薄层扫描 MRI 和定位 CT 等基础影像数据获

得患者病灶资料，然后进行三维重建，通过本系统集成的软件，设定激光消融过程中光纤的消融路径和消融参数（如功率和时间等），从而勾画消融区域。

（2）光纤置入：患者进入手术室后常规全身麻醉，利用神经外科手术导航系统进行靶点及入点定位，电钻打孔，利用穿刺通条等形成具有确定长度的路径，借助手术配件防止冷却套管，将治疗光纤按照术前规划放置到指定位置。在此步骤之前需根据消融病灶大小选择合适的光纤探头，长度包括 5 mm、10 mm、15 mm 和 20 mm 等。

（3）激光消融：完成光纤置入后，到术中或手术外 MRI 室行头部 MRI 检查，根据光纤探头深度选定合适的温度成像断层，而后将光纤连接至主机，在消融区域外围的正常组织设定温度监测点，系统自检，确定冷却循环工作正常。将低功率激光升温到 42℃ 以确定消融位置准确和激光工作正常，然后开始进行消融。利用磁共振监测边界，待达到消融范围后停止操作，进行术后 MRI 扫描确认消融范围。

4. 随访与手术疗效评估　由于 LITT 对致痫结节的毁损类似于手术切除，所以其手术疗效、生活质量改善及认知改善情况所用分级方式和量表与切除性手术相同。复查时除常规脑电图外，建议复查高分辨率磁共振，以确认消融范围与病变范围的关系。

5. 手术疗效及预后相关因素　LITT 作为较新的手术技术，其在 TSC 中的应用仍然较少，病例数量有限。在目前检索到的 8 项研究中，共有 23 例 TSC 患者接受了 LITT 治疗，且全部为儿童患者（表 3-2-28）。在这 23 例患者中，共有 12 例（52.2%）报道为 Engel I 级预后。有 7 例患者因考虑其他结节存在致痫性而再次或多次接受 LITT，其中 3 例再次接受治疗后获得 Engel I 级预后，证实对其他致痫结节的再次消融仍可以提高预后。关于预后相关因素，目前证据较少，有一项研究认为消融体积与病变体积的比值越大，越有可能获得良好预后。此外，对于既往接受过切除手术的患者，LITT 治疗并无差异。值得一提的是，所有患者中仅有一例出现了消融相关脑水肿，余下全部患者均未出现术后并发症，且绝大部分患者术后次日即出院，可见 LITT 的微创性及安全性。虽然目前 LITT 术后无发作率的结果距离我国多中心大宗报道的 71%（258/364）的切除术后无发作率仍有差距，但相信随着病例数量的不断增多及消融经验的不断积累，LITT 可以成为 TSC 切除治疗的有效辅助手段或适宜病例的其他选择。

表 3-2-28　目前关于 LITT 治疗 TSC 的相关研究

研究者/年份	患者类型	TSC 数/病例总数	既往其他手术	多次 LITT 例数	平均住院天数	平均随访时间/月	Engel I 级患者数	术后并发症
Curry/2012	儿童	1/5	无	—	1	13	1	无
Lewis/2015	儿童	5/17	2 例既往手术	—	1.8	13.5	2	1 例术后脑水肿
Dadey/2016	儿童	2/2	1 例切除手术	0	5	8	2	无
Tovar/2018	儿童	7/7	无	5	2.6	19.3	3	无

续表

研究者 / 年份	患者 类型	TSC 数 / 病例总数	既往其他 手术	多次 LITT 例数	平均住院 天数	平均随访 时间 / 月	Engel Ⅰ 级 患者数	术后 并发症
Ibrahim/2018	儿童	2/17	—	—	—	—	0	—
Fayed/2018	儿童	2/12	无	1	1	1	2	无
Hooten/2018	儿童	1/1	无	0	—	5	0	无
Stellon/2019	儿童	3/3	2 例切除 手术	1	1	18	2	无

（编写：陈述花　袁　柳　张利为　翟　锋　何柏坚　韦志荣　陈春红
彭　镜　操德智　宋子扬　梁树立　刘仕勇　姜　涛　刘婷红
孙　轲　于博文　张　楠　张绍辉　丁　平　刘　畅；
审核：梁树立　周　东　林卫红　杨　光　刘仕勇）

第三节　室管膜下巨细胞型星形细胞瘤

室管膜下巨细胞型星形细胞瘤（SEGA）是结节性硬化症（TSC）脑内的主要病理改变之一，与 *TSC1* 或 *TSC2* 基因发生突变、激活 mTOR 信号通路、细胞增殖失控相关。

一、流行病学

1. TSC 与 SEGA　SEGA 曾被称为星形细胞瘤、室管膜瘤、海绵状母细胞瘤以及类神经节胶质瘤。为了与其他类型的颅内肿瘤区分开来，Russell 等人于 1959 年提出了"室管膜下巨细胞型星形细胞瘤"这一术语。SEGA 通常与 TSC 相关，占所有儿童颅内肿瘤的 1%～2%，占儿童 TSC 相关颅内肿瘤的 90% 以上。约有 5%～20% 的 TSC 患者会发生 SEGA。某些散发的 SEGA 病例，也可能没有明确的 TSC 家族史。据统计，TSC 相关死亡的 25% 是由 SEGA 引起的。

TSC2 基因突变与更严重的 TSC 临床表型之间存在相关性，*TSC2* 突变的患者发生 SEGA 的概率是 *TSC1* 突变患者的 1.64 倍。还有研究显示与 *TSC1* 突变患者相比，*TSC2* 突变患者更容易发生 SEGA 和婴儿痉挛，这可能提示 *TSC2* 基因突变是这两种疾病发生的共有遗传学因素。据报道，80% 的 SEGA 患者在新生儿时发现患有心脏横纹肌瘤，虽然这一结果有待进一步证实，但它可能反映了新生儿心脏受累的高患病率。*TSC2* 突变患者 SEGA 手术的平均年龄为 6.8 岁，比 *TSC1* 突变、未发现突变的 SEGA 患者明显更小，后两者行 SEGA 手术的平均年龄分别为 12.9 岁和 11.3 岁。早期发生的 SEGA 与 *TSC2* 基因型之间有很强的相关性。如果 *TSC2* 基因缺失较大并影响邻近 *PKD1* 基因，患儿早期发生 SEGA 的风险极高。就先天性 SEGA 而言，几乎都与 *TSC2* 基因突变有关，而且伴有 *PKD1* 连续缺失的 SEGA 要比伴有基因序列突变的 SEGA 生长得更快、低龄儿童期发病的

SEGA 也要比大龄儿童期发病的 SEGA 生长得更加迅速。

2. SEGA 的年龄分布　SEGA 主要见于儿童和青少年，并有男性优势。大多数患者在 8～19 岁期间表现出临床征象，也有报道为 5～15 岁期间；总体来看，SEGA 主要发生在生命的前 20 年，平均发病年龄约为 11 岁。少数病例在儿童早期、新生儿期、产前甚至妊娠 19 周时就被诊断出来；也有病例推迟到青春期以后发病，还有少量新生的 SEGA 在成年期继续出现。流行病学趋势显示，越年轻的患者也越容易表现出 SEGA 的生长。SEGA 生长大多发生在 1～9 岁之间，平均年龄为 4 岁；接受手术的平均年龄为 10 岁。然而，在成人期或手术后，仍有部分 SEGA 呈现生长的趋势。患者年龄与 SEGA 大小未显示存在相关性。

二、临床表现

1. 临床症状　SEGA 是一种良性的、生长缓慢的混合性神经胶质肿瘤。SEGA 几乎只发生在侧脑室的室间孔附近，而且通常认为 SEGA 起源于室间附近的室管膜下结节。SEGA 通常只发生于一侧，但也有两侧同时出现的情况；极少情况下可以发生在第四脑室和第三脑室等部位。约有 15.4% 的单侧 SEGA 在后期发展成为双侧病变或多个不同部位病变。SEGA 起病隐匿，往往需要 1～3 年才出现临床症状；因此，患者不易早期被诊断，尤其是患者合并智力障碍时，早期的颅内压升高迹象更容易被掩盖。在治疗前，SEGA 可以呈现不同的生长速度，增长速度范围可以为 1.0～65.2 mm/ 年。多项研究显示，SEGA 的平均增长速度为 2.5～6.0 mm/ 年；这明显有别于室管膜下结节的生长速度。随着 SEGA 瘤体的生长，患者发生脑积水的结局通常是不可避免的；此时，激素治疗一般无效。

伴有 SEGA 患者的常见临床表现包括：癫痫发作（全面强直阵挛性发作或局灶性运动癫痫发作）、智力低下、认知障碍、视觉障碍（视力下降、复视或失明）、头痛和恶心呕吐等。癫痫是 TSC 患者中最常见的神经系统症状，发生率为 60%～96%，往往持续存在并且药物治疗效果不理想。精神发育迟滞也是一类常见的临床症状，累及 40%～80% 的 TSC 患者。TSC 患者的智商呈双相分布，在 20 分左右出现一个峰值，在 80 分左右出现另一个峰值；认知障碍的程度一般为中度或重度。当 SEGA 占据并阻塞室间孔时，造成脑脊液流通中断、引发脑积水，患者出现视觉障碍、头痛和恶心呕吐等颅内压增高症状。虽然 SEGA 被定义为良性的中枢神经系统肿瘤、WHO 分级 I 级，但其临床病程并不总是良性的。急性梗阻性脑积水或急性肿瘤内出血可以使 SEGA 患者急性发病，这类情况多见于较大的 SEGA 瘤体，病情迅速进展时可能危及生命；因此一旦出现急性发病、需要及时进行外科治疗。另外，少数 SEGA 有可能发生恶性变。因此，根据美国国立卫生研究院相关共识，诊断为 TSC 的患者应每 1～3 年进行一次脑部 MRI 检查；一旦检测到可疑 SEGA，应进行更频繁的脑 MRI 监测。

2. 影像学表现　头颅 MRI 扫描是目前 SEGA 筛查的推荐检查方式，另外也可以通过 CT、产前和产后超声进行诊断。SEGA 在 MRI 中显示为界限清晰的占位，呈等 T_1 或长 T_1 信号、等 T_2 或长 T_2 信号，可被强化。在 CT 上，SEGA 表现为密度均匀的结节影，病变内常伴有部分性钙化。无论使用何种检查方式，几乎所有的 SEGA 都位于侧脑室室间孔区域，极少数发生在第三脑室或第四脑室等部位。其他 SEGA 影像学表现包括脑脊液通路阻塞相关的脑室扩张和室管膜周围水肿征象。一系列神经影像学研究表明，在室管膜下结节和 SEGA 的生长之间存在影像学连续性，这表明室管膜下结节可以逐渐转变为 SEGA。室管膜下结节转变为 SEGA 的危险因素包括结节大小 >0.5 cm、不完全钙化和钆对比剂强化。与结节大小相比，钆对比剂强化更能够提示室管膜下结节向 SEGA 转化的趋势。

3. 病理学表现　早期的研究认为，SEGA 是由单纯的星形胶质细胞构成；但是后期大量研究证实，SEGA 是由混合胶质神经元构成，而非单纯的星形胶质细胞。具体来说，SEGA 由三种类型的细胞组成：星形胶质细胞、异形神经元和少量巨大神经节样细胞。肿瘤血管周围炎性细胞通常是肥大细胞和 T 淋巴细胞的混合物，这也是 SEGA 的一个特征表现。在一些 SEGA 中存在不同程度的中心结构血管化和钙化。另外，还可以在一些 SEGA 中观察到有丝分裂和坏死，核内假包涵体和玫瑰花结也存在于某些病例中，但这些并不表明这些肿瘤是恶性的。在超微结构水平上，SEGA 细胞具有一些显示神经元分化的特征，包括微管的存在、丰富的糙面内质网状囊胞、游离核糖体以及在结节巨细胞轴突终末之间的突触；中间纤维束的存在提示了胶质细胞分化。然而，类似恶性胶质瘤病理表现的 SEGA 病例也有报道，这类 SEGA 具有与间变性特征一致的非典型组织学模式，这些特征包括坏死灶、微血管增生、频繁的有丝分裂和 15%～20% 的高 Ki-67 指数，这些特征共同表明，早期发生的 SEGA 在最初的 12 个月中可能更具侵袭性。

免疫组织化学研究表明，SEGA 显示出神经元和胶质细胞分化。SEGA 中表达神经元特异性烯醇化酶（NSE）、神经丝（NF）、神经细胞黏附分子（NCAM）、P 物质（SP）和 S100 等神经元标志物，以及胶质细胞原纤维酸性蛋白（GFAP）等胶质标志物。NSE 表达于神经元分化过程的早期阶段。GFAP 存在于星形胶质细胞中。免疫组织化学结合超微结构研究表明，SEGA 的组织发生与干细胞的分化潜力有关，尤其是在其分化为神经元和胶质细胞的能力上。

三、SEGA 的形成机制

1. 室管膜下结节与 SEGA 差异　在组织病理学上，室管膜下结节和 SEGA 无法区分，它们均由大型神经节样星形胶质细胞组成，具有胶质 - 神经元混合特征。其分子特征包括 mTORC1 下游细胞质磷酸化 S6k、磷酸化 Ss6 和磷酸化 Stat3 蛋白水平升高，还有炎症和细胞外基质的失调。稳定的室管膜下结节和转变为 SEGA 的结节，在 MRI 图像中也不具有明显的可区分性。

2. 室管膜下结节向 SEGA 的转变影响因素　在脑内，与不生长的皮质结节相反，室管膜下结节和 SEGA 可能随着时间的推移而增大，并可能引发危及生命的情况。室管膜下结节通常显示为较小病变，被看作 SEGA 的前驱病变。多项研究表明，未钙化的室管膜下结节也可缓慢转化为 SEGA。但是这种转化发生的确切时间还不能够明确。室管膜下结节向 SEGA 的转变通常是一个渐进的过程，其进展速率最快的时期是生命的前二十年，青春期达到顶峰，并在生命的第三十年末趋向稳定。从室管膜下结节发现到其显著生长之间的最小时间间隔为 1~3 年。直径 >0.5 cm、周围钙化不完全、使用钆对比剂后影像检查有增强，被认为是室管膜下结节向 SEGA 转变的危险因素。

3. 室管膜下结节向 SEGA 转化的机制　虽然 SEGA 由室管膜下结节发展而来的观点被广泛接受，但其转变机制目前尚不完全清楚。一种假设认为，这可能与 SEGA 的位置有关，因为 SEGA 发生的最常见位置是靠近侧脑室室间孔的丘脑尾状核沟。脑脊液营养因子通过室间孔时流量较多，可能会加速室管膜下结节的生长并向 SEGA 转变。然而，这不能解释生长在其他位置的 SEGA，如第三、四脑室。SEGA 生长的分子学背景也不十分确定。几项研究证实了 SEGA 中 *TSC1* 或 *TSC2* 的二次失活，这表明 SEGA 发展的一个因素是功能性 Tuberin-Hamartin 复合体的完全丧失和随后的 mTORC1 激活。这与肿瘤发展的二次突变假说是一致的，在其他与 TSC 相关的病变中也有类似发现。室管膜下结节向 SEGA 进展很可能由几个触发因素引起。另外，一种激活 MAPK/ERK 和 mTORC1 通路的基因复合体在 SEGA 中过度表达，但在室管膜下结节中没有发现。基于这一情况，针对 mTOR 和 ERK 信号通路的药物治疗可能比单独使用 mTOR 抑制剂治疗 SEGA 效果更好。

4. SEGA 的形成机制　RNA-seq 分析显示，HMX3、HMX2、IRF6、SIX3、EOMES、VAX1、ZBTB20 等 7 个转录因子在 SEGA 中表达量高且相对独特。HMX3 和 HMX2 是 NKL 同源盒转录因子，参与神经元细胞类型的分化和器官发育。SIX3 是一种参与眼发育的正弦眼同源盒转录因子，通过激活 *CCND1* 和 *CCND2* 的转录调节神经祖细胞的增殖和分化。ZBTB20 也仅在 SEGA 中高表达，它是一种转录抑制因子，在神经发生、葡萄糖稳态和出生后生长中发挥作用。IRF6 在调节乳腺上皮细胞增殖中发挥作用；与其他脑肿瘤相比，IRF6 在 SEGA 中特异性表达。笔者认为这些转录因子可能反映了神经上皮细胞独特的发育状态，在这种状态下，*TSC1/TSC2* 双等位基因的缺失导致了 SEGA 的产生。它们也可能是 SEGA 生长的转录驱动因子，其表达是必需的。关键转录因子包括 HMX2、HMX3、VAX1、SIX3 和 IRF6，被认为可能是独立于 mTORC1 抑制剂，或与 mTORC1 抑制剂联合治疗 SEGA 的潜在靶点。

TSC 中的 SEGA 可能来源于杂合性缺失（LOH）机制，触发 mTOR 激酶的激活。许多报道表明，TSC1/TSC2 复合体的翻译后失活是通过蛋白激酶 B（AKT）激活引起的。AKT 是磷酸肌醇 3- 激酶（PI3K）的下游效应物，并已知它能够激活 mTOR 依赖性翻译。TSC 中发生 SEGA 的另一种机制是，细胞外信号调节激酶（ERK）等多种激酶的磷酸化，引起错构瘤蛋白 Tuberin 复合物失活。ERK 激活在 SEGA 中普遍存在，可能是 SEGA 生成的分子学触发因素。此外，TSC1/TSC2 复合体的稳定性也可能受到死亡相关蛋白激酶（DAPK）的影响；DAPK 在多种生物学途径中发挥作用，包括肿瘤坏死因子（TNF）调节的细胞死亡、应激诱导的细胞凋亡和自噬。免疫组织化学研究表明，mTOR 激活似乎是 SEGA 发病机制的核心事件；在培养的 *TSC1/TSC2* 基因突变细胞中检测到不同蛋白水平的增加，这些蛋白水平表明 mTOR 激活。SEGA 基因表达谱显示，一些参与肿瘤发生和神经

系统发育的基因如 *ANXA1*、*GPNMB*、*LTF*、*RND3*、*S100A11*、*SFRP4* 和 *NPTX1*，可能是 SEGA 中的 mTOR 效应基因，它们的表达在 SEGA 衍生细胞中受到 mTOR 抑制剂西罗莫司的调节。

四、诊断

1. SEGA 的定义　最初提出 SEGA 术语的目的是区别于其他颅内肿瘤。此后，在相当长的时期内 SEGA 的定义一直很不规范。国际 TSC 共识会议（2012 年）专家小组对 SEGA 进行了定义，即位于丘脑尾状核沟区域的肿瘤，且直径超过 1 cm；或者，在任何部位的室管膜下肿瘤并呈现生长趋势、无论肿瘤大小。同年，欧洲 TSC 会议（2012 年）专家小组对 SEGA 给出的明确定义为：TSC 患者合并侧脑室室间孔附近肿瘤，肿瘤直径 >0.5 cm，并记录到肿瘤生长，影像学可见强化征象。这一定义强调了 SEGA 需有肿瘤生长的证据，将诊断标准明确为肿瘤直径 >0.5 cm，而不是通常认为的 1 cm，这使诊断的时间提前，为早期干预、提高疗效奠定了基础。依维莫司临床试验研究中 SEGA 的纳入标准为：经多期 MRI 评估最大直径为 1 cm 以上，病变体积增长超过 25%，脑积水恶化或与先前扫描相比存在新的病变证据。虽然这些对 SEGA 的定义大体相似，但仍存在一些细小的差异。这说明，到目前为止仍然没有完全一致的 SEGA 定义。现有的大多数文献使用"肿瘤直径至少 1 cm 和瘤体生长"的标准作为 SEGA 诊断依据。大多数人认可，即使 SEGA 瘤体在 MRI 上没有增强，但只要直径超过 1 cm 且有生长趋势，也符合 SEGA 诊断。但在记录 SEGA 瘤体增长所需的时长上，尚没有达成共识。

2. SEGA 的影像学诊断　SEGA 的初步诊断通常是在影像学监测中确定的。几乎所有的 SEGA 都位于侧脑室室间孔附近，CT 上表现为均匀密度的病变，病变周围可见高密度钙化。SEGA 在 MRI T_1 序列上呈现等信号或低信号，T_2 上呈现等信号或高信号，边界清晰；注射钆对比剂后，肿瘤呈均匀或不均匀强化。少数不典型的 SEGA 呈双侧或多部位发病，甚至侵蚀穹窿、下丘脑、基底节或内囊等部位。通过横向或纵向分析，发现 MRI 强化扫描和 MRI 平扫对 SEGA 的诊断未显示出显著差异；MRI 平扫对 SEGA 具有较高的特异性和灵敏度，MRI 强化扫描对诊断提供的帮助比较有限。

在 SEGA 的诊断过程中，最困难的是与室管膜下结节鉴别。在组织病理学上，SEGA 和室管膜下结节具有相同的组织病理学表现，两者难以区分。对 SEGA 和室管膜下结节的鉴别诊断，尤其依赖于影像学标准。室管膜下结节通常位于侧脑室室管膜衬层，呈现为小的无症状结节并伴有钙化。SEGA 通常位于丘脑尾状核沟；在 MRI 增强对比扫描中，室管膜下结节通常不显示强化、而 SEGA 呈现明显强化。然而，目前许多研究人员认为，SEGA 早期病变较小而且某些室管膜下结节在 CT 和 MRI 上可能有轻度的增强，仅参考影像强化特征进行鉴别是不太可靠的。

3. 临床诊断　对 SEGA 的诊断，还要与临床标准相结合。当瘤体逐渐生长导致脑脊液循环受阻时，患者会出现颅内压升高和脑积水的表现包括头痛、恶心、呕吐、癫痫发作、行为异常、视力障碍（视物模糊或重影），这样的邻近室间孔区的病变即可被诊断为

SEGA。当现有条件不足以诊断为 SEGA 时，必须进行连续监测随访；病变是否连续增长是室管膜下结节和 SEGA 非常重要的鉴别证据，SEGA 通常会发生增长，而室管膜下结节在大小上保持稳定。根据病变影像学特征，即室间孔周围的病变在 CT 和 / 或 MRI 有明显增强，结合上述诊断条件包括脑积水、病变直径 >1 cm、新发局灶性神经功能缺损和 / 或颅内压增高症状，可更加明确地诊断 SEGA。虽然室管膜下结节见于绝大多数 TSC 患者，但只有一部分室管膜下结节会继续生长形成 SEGA。目前为止，还没有确定哪些影像学特征能够预测室管膜下结节会继续生长并需要干预治疗。一般认为，当室管膜下结节直径 >0.5 cm，位于室间孔附近，并且钙化不全的时候，很可能发展并形成 SEGA。

4. 非 TSC 相关性 SEGA　非 TSC 患者中 SEGA 的发生罕见，这些患者应进行详细的临床检查以了解 TSC 的其他特征，包括 *TSC1/TSC2* 基因遗传分析，寻找 TSC 的引发证据。那些 TSC 表现不足以明确诊断的患者，可能存在低水平的 *TSC1/TSC2* 突变嵌合体，只有通过深度测序方法才能检测到。然而，在某些健康人群中也有 SEGA 的报道，这些病例所有 TSC 检查包括口腔黏膜上皮、尿液沉积物和血细胞的 DNA 基因检测均为阴性；但 SEGA 肿瘤的基因分析证实了 *TSC2* 基因杂合性缺失和等位基因突变。从遗传学的角度来看，这些独立的 SEGA 被认为是由局限于肿瘤的 TSC 基因之一（*TSC1* 或 *TSC2*）的单纯体细胞突变引起的。类似的现象，在散发性视网膜母细胞瘤等肿瘤中也有报道。在这种情况下，排查其他组织中的低水平嵌合现象是至关重要的。

五、治疗

（一）评估与观察

SEGA 由混合胶质神经元细胞组成，生长缓慢，属于 WHO 分级 I 级肿瘤。少数具有侵袭性的 SEGA 可以浸润丘脑、下丘脑和基底神经节，并在瘤体周围产生明显的血管源性水肿。SEGA 患者的常见临床表现包括癫痫发作、智力低下、认知障碍、视力障碍、头痛和呕吐等。由于肿瘤发生部位的特殊性和潜在的生长性，SEGA 还可以导致梗阻性脑积水、局灶性神经功能损害、出血，甚至猝死。SEGA 生长监测依赖于神经影像学。目前关于 SEGA 自然病程的文献有限，对 SEGA 筛查和随访扫描频率应根据患者不同的临床表现来决定。例如，出现新的相关症状如头痛、视觉不适、恶心或呕吐，或癫痫发作活动增加，应提前启动影像扫描检查；不断增长的 SEGA，也应该进行更频繁的随访检查。许多TSC 患者明显发育迟缓，因此可能无法传达早期或微小的症状。因此，需要对患儿或家长进行教育，使其了解 SEGA 相关症状的特点，以便及时就诊评估。

鉴于 TSC 合并 SEGA 是一个连续发展的疾病，长期规律的神经影像学监测是疾病管理的重要组成部分，对疾病的早期诊断和及时治疗干预都有重要意义。根据患者的年龄和肿瘤大小，对 SEGA 神经影像学的监测频率推荐如下：TSC 患者在 20 岁以前，需每 2 年进行一次神经影像学检查；30 岁以后，由于 SEGA 在成年患者中少见，且已有的 SEGA 继续生长的可能性也降低，故对于肿瘤稳定的 SEGA 患者无需监测，如果 SEGA 仍在生长，则需持续监测；对于肿瘤直径 >1 cm 的 SEGA 患者，监测频率需要提高到每 6 个月一次 MRI 扫描。SEGA 较大或不断增长的患者，或无症状的 SEGA 导致脑室增大的患者，应更频繁地进行 MRI 扫描。对于发育迟滞患者（特别是智力障碍的患者）或患者出现新发症状时，应增加扫描频率。SEGA 肿瘤大小的评估方法有多种。传统的常用方法是平面体积分析法，还有半自动的肿瘤扫描方法。ITK-Snap、3D Slicer 和 NIRFast 可以较好地评估 SEGA 的增长情况。

（二）mTOR 抑制剂治疗

手术和 mTOR 抑制剂（参见第十一章结节性硬化症的三级预防）是 SEGA 常用的治疗方法。在手术和／或药物治疗之间进行选择时，应充分考虑每种选择的风险和益处。

（三）**手术治疗**

手术切除一直是 SEGA 的标准治疗方法，肿瘤如能完整切除，可以达到临床治愈的目的。

1. **手术适应证** 肿瘤生长的影像学证据以及新出现的症状均提示了 SEGA 进行外科治疗的必要性。在手术决策时，必须考虑另外的一些重要因素包括患者的年龄、认知状况以及合并症等。

（1）通常采用的 SEGA 手术适应证包括：①无症状 SEGA 患者，如记录到肿瘤生长或观察到脑室增大，无论肿瘤大小；②出现临床症状，早期症状包括轻微的行为改变或癫痫加重，后期则包括颅内压升高的症状。

（2）国际 TSC 会议共识的建议：①对于急性症状性 SEGA 应进行手术切除；②对于生长但无症状的 SEGA 可以采用手术切除，或采用 mTOR 抑制剂药物治疗，同时要密切随访监测。

（3）当 SEGA 患者接受手术时已发生明显的脑积水，手术后再次发生脑积水的风险非常大，可能需要二次手术分流。据此，一些学者建议在 SEGA 有生长迹象但无明显脑积水前进行手术切除，旨在降低手术后期脑积水的发生风险。

（4）对于 SEGA 术后肿瘤复发的病例，可以再次进行手术治疗。

2. **手术时机** 手术时机的选择对 SEGA 预后有一定的影响。历来，手术切除的适应证主要集中在影像学监测中肿瘤生长的证据上。早期手术切除仍然是神经影像学显示连续生长的 SEGA 的标准治疗方法，特别是伴有进展性脑室扩大或症状性脑积水的证据时。有报道称无症状 SEGA 的直径可达 1～2.2 cm，但无脑室扩张，所以仅把 SEGA 肿瘤大小作为手术参考指征尚未形成共识。较年轻的 SEGA 患者，在手术后的效果也相对较好；11 岁以前手术的患者，整体预后效果要好于手术年龄在 11 岁以后的。如果 SEGA 患者手术时伴有症状性颅内高压或大量脑积水，那么术后出现并发症的概率也会相应增加。因此，一些学者对 SEGA 生长或出现临床症状的患者，采取积极手术干预的处理措施。对无症状患者应关注肿瘤生长的动态，以便在梗阻性和症状性脑积水发生之前安排手术切除。通过 MRI 监测可以早期明确肿瘤生长情况，从而确定手术时机。在出现症状性脑积水之前、较小的 SEGA，手术全切肿瘤是比较容易的，术后很少发生脑积水，SEGA 复发的机会也很低。

3. **手术入路** 手术入路的选择是由肿瘤大小、肿瘤在脑室内的位置和偏侧性决定的。由于肿瘤常见于室间孔附近，经皮质造瘘和经胼胝体侧脑室入路是主要的两种手术入路，关于哪一种入路更加适合目前仍没有统一的意见。当脑室扩大且病变主要位于侧脑室体部时，首选前者。后者通常用于以中线附近为中心或累及第三脑室的较小病变，尤其是脑室没有发生扩大的情况。然而，近年来随着术中导航的应用，那些脑室没有明显扩张的病例也可以使用经皮质入路。一些研究者仍倾向于选择经胼胝体入路，他们认为这种方式有利于处理双侧病变，而经一侧皮质入路切除双侧 SEGA 容易损伤穹窿、增加手术风险和术后并发症的概率。如肿瘤位于内囊膝部的内侧，会增加面部或上肢运动障碍的风险，也可使用术中神经生理监测。考虑到肿瘤附着于尾状核区，手术切除肿瘤时应先识别前、中、后游离缘，使用棉片以保护周围正常的结构；切除突出到侧脑室的部分，然后再切除剩余部分。肿瘤底部通常伴有严重的钙化，可以使用超声吸引器或显微剪刀谨慎地切除肿瘤，沿肿瘤界面周围剥离、降低进入基底节区的风险。识别和保护穹窿对于防止术后记忆损伤也很重要。

笔者认为，在侧脑室 SEGA 手术切除的过程中，应该把保护好丘纹静脉放在最为重要的位置。丘纹静脉通常位于 SEGA 肿瘤下后方，大部分丘纹静脉比较容易与肿瘤分离，但如果肿瘤包裹血管，特别是有钙化时，切除会有困难，这时可以选择残留部分肿瘤。笔者通常会在肿瘤切除后常规行透明隔造瘘术，打通双侧脑室脑脊液循环以减少后期脑积水的概率。

近年来，神经内镜下肿瘤切除术受到了越来越多的关注；采用神经内镜的相对禁忌证是肿瘤体积较大、肿瘤和基底节的附着广泛。在微创手术技术中，锁孔概念法也值得一提，它通过相对更小的开颅骨窗进入颅内深部病变，大大降低了手术损伤风险，有利于外观美容。

（1）神经内镜：自 20 世纪 90 年代末以来，神经内镜技术在 SEGA 的治疗中颇具吸引力。早期肿瘤向侧脑室增大时，首选神经内镜治疗，肿瘤直径一般限于 2 cm 以内。更大的病变需要花费比显微手术更长的手术时间、风险也较高，此时采取该手术方法缺乏合理性。有一些学者建议对大于 2 cm 的 SEGA 病变采用双入口神经内镜切除，但这一提议很快受到了较多的批判。另外，神经内镜的轨迹相对于 SEGA 可能是切向的、不垂直于肿瘤生长轴线，这时神经内镜手术的优势就无法显示出来。

近年来，显微外科技术和神经内镜技术相结合的策略日益受到关注。与显微外科肿瘤切除相比，神经内镜辅助显微外科手术对周围脑结构的损伤程度没有显著差异。事实上，神经内镜辅助显微外科手术使得神经内镜治疗比显微手术更具侵袭性。21 世纪初随着磁神经导航技术的发展普及，以及新的手术工具如内镜超声吸引器、接触式激光热凝、侧面切割/吸引装置等的应用，内窥镜技术在 SEGA 以及其他脑室内实体肿瘤的治疗中得到了更广泛的应用。与过去相比，现在肿瘤大小对实施神经内镜手术的限制性已经降低了；神经内镜下成功切除肿瘤的最大直径达 3 cm 的病例已被报道。与神经内镜辅助显微外科手术不同，神经内镜手术通常只需要一个"锁孔"切口，为最小的开颅手术；手术是在内窥镜的视野下使用显微手术器械进行的，通过更小的手术通道照亮手术视野，而且内窥镜的位置比任何显微镜都更接近手术部位。但其与显微外科肿瘤切除相比的一个缺点是操作空间减小。神经导航被大多数学者认为是神经内镜切除脑室内肿瘤的必要辅助工具；基于神经导航技术，在脑室大小正常或较小的情况下可以考虑使用内镜式，并根据肿瘤在脑室系统内的生长情况，正确规划钻孔位置和最佳轨迹。大多数中心遵循的一般规则是，如果侧脑室不对称扩张，则通过较大的侧脑室进入病变。在第三脑室偏心病变和侧脑室对称增大的情况下，可以考虑采用肿瘤附着基底对侧的侧脑室入路，以便首先切断病变的供血血管。然而，由于肿瘤出血导致的视野清晰度下降是意料之中的一个事件，所以当反复冲洗和电凝止血无法控制或清除出血时，很多学者建议用空气代替脑脊液，这种方法可以迅速改善术者视野、有利于观察出血部位并止血。内镜治疗 SEGA 的另外一个优点是，可在肿瘤切除的基础上增加透明隔造瘘术。这种处理在所有情况下都必须考虑，因为它代表了一种安全防范措施，可以防止室间孔水平发生瘢痕粘连、导致单侧急性脑积水。

（2）伽马刀立体定向放射手术（GK-SRS）：GK-SRS 对包括胶质瘤在内的许多类型的良性脑肿瘤疗效良好，副作用发生率低，但其在 SEGA 中的作用仅在零星病例中报道，既往笔者的研究显示伽马刀对于残存 SEGA 效果较差，肿瘤往往会继续生长。鉴于 GK-SRS 后肿瘤体积缩小缓慢，如果患儿已经有脑积水或进行性脑室肿大，不推荐使用这种治疗。此外，SEGA 接受辐射可能诱导肿瘤恶性变和胶质母细胞瘤的发生，这使得这项放射外科治疗方式的应用进一步复杂化。

目前 GK-SRS 在 SEGA 中的作用仍然不明确，对于小的但逐渐增大的 SEGA 肿瘤、术后残留或复发的肿瘤，GK-SRS 可能是一种治疗选择。但是随着现代神经外科技术的进步和 mTOR 抑制剂在临床中的应用，GK-SRS 的使用越来越少。

（3）立体定向消融（stereotactic ablation，SA）：无论是使用激光、射频还是超声，都为我们提供了一种安全、微创和有效的选择，可以有效地治疗位于大脑深部的病变。这些方法已被广泛用于治疗药物难治性癫痫，特别是下丘脑错构瘤、灰质异位、局灶性皮质发育不良（FCD-Ⅱb）以及 TSC 皮质结节。与开颅手术相比，立体定向消融具有微创、低并发症发生率和同等疗效的独特之处。立体定向消融技术可用于以下情况：①脑深部病变；②良性病变，如上述的下丘脑错构瘤、灰质异位、FCD-Ⅱb 或 TSC 皮质结节等；③高级别胶质瘤和低级别胶质瘤、SEGA 及其他小的脑室内病变。激光间质热疗（LITT）是一种经皮立体定向手术操作，用于病变靶点的热凝消融。LITT 通过光纤导管产生光能，最近还结合了术中 MRI 测温技术，实时观察传递到周围组织的热能。对于手术切除困难的深部病变或不能耐受长时间全身麻醉的患者，适宜选择这种手术方式。MRI 引导下 LITT 可以治疗多种病变，包括深部肿瘤、放射性坏死和癫痫性病变。迄今为止，只有少数研究评估了 LITT 对 SEGA 的疗效；80% 以上的病例中肿瘤缩小达 80%，但随访时间太短（6～12个月），尚无法得出明确结论。由于肿瘤组织在激光加热后不久就会发生肿瘤水肿，因此在室间孔已经发生部分阻塞的情况下，术后短期内发生急性脑积水的风险很高，此时应谨慎考虑这种手术方法。基于这个原因，一些学者建议在手术时选择性置入脑室引流管作为安全工具，或者在脑室不对称扩张的情况下借助立体定向引导进行透明隔造瘘术。控制术后水肿的另一个建议是，使用较低功率（15 W 的 60%）、更长时间（980 nm 激光 15 min），以便更广泛地及时将能量传递到肿瘤组织。

（4）LITT：最近颇受关注的治疗方法；它的相对禁忌证与内镜入路相仿，即肿瘤大小超过 2 cm、肿瘤与基底节广泛附着。LITT 治疗有发生急性脑积水和基底节水肿的风险，因此活动性脑积水是 SEGA 患者进行 LITT 治疗的禁忌证。虽然 LITT 这项新的微创技术有着很好的应用前景，但目前还缺乏关于 SEGA 进行 LITT 治疗后的长期效果资料。

4. SEGA 术后并发症和复发　早期和完全切除肿瘤与较好的预后相关。有经验的手术团队，也是取得良好结果的重要因素。对于已出现症状的患者，术后并发症的发生概率会增加。当 SEGA 侵犯邻近结构以及双侧和较大肿瘤，术后并发症概率和术后死亡率增加。一项 263 例 SEGA 手术病例的分析显示，81.1% 的病例获得肿瘤全切除，术后死亡率和术后长期并发症发生率分别为 4.9% 和 6.1%；30.8% 的病例需要脑脊液分流术，11.5% 的病例肿瘤复发；肿瘤复发病例大多数为肿瘤切除不全的病例。据报道，直径超过 4 cm 的 SEGA 肿瘤手术的并发症发生率高达 73%。当肿瘤不能完全切除或肿瘤直径超过 4 cm 时，建议优先进行药物治疗。常见的并发症是短暂或永久性运动障碍、脑积水、记忆缺陷和颅内出血，3 岁以下儿童最常见。急性致死性脑积水是一种罕见的术后并发症，通常继发于术后感染或出血。SEGA 术后复发的危险因素，包括不全切除和病理学提示恶性变。绝大多数 SEGA 为良性肿瘤，病理学恶性变罕见。对于浸润性或较大的病变，几乎不可能安全地实现完全切除。

如果 SEGA 肿瘤未能完全切除，推荐术后持续监测肿瘤情况。儿童不完全切除的残余肿瘤，要么保持稳定，要么更频繁地重新生长、需要后续手术。

5. mTOR 抑制剂与手术治疗的比较　mTOR 抑制剂（依维莫司、西罗莫司），可使肿瘤体积缩小或保持稳定，适用于不适宜手术治疗的患者。SEGA 侵犯邻近结构如穹窿（尤其是优势侧）、下丘脑、基底节或内囊膝部，以及较大的瘤体，预示了较高的术后并发症发生率；SEGA 复发，可能提示了肿瘤具有相对较强的侵袭性；少数 SEGA 呈多发（通常是双侧）或不能完全切除；患者心、肾或肺功能有明确的手术禁忌证等；上述这些情况，可能提示了 mTOR 抑制剂的治疗需求。

通过 mTOR 抑制剂治疗 SEGA 将导致大多数患者 SEGA 肿瘤体积减小。然而，mTOR 抑制剂仅具有暂停作用，不能提供持久的反应；停止药物治疗后，肿瘤会再次生长。因此，这就意味着这类患者可能需要长期或终身用药。相比之下，完全手术切除 SEGA 是一种永久性治愈的策略；而且，还要权衡早期手术的低风险与 mTOR 抑制剂已知的副作用，如与 mTOR 抑制剂相关的免疫抑制性感染。同时，mTOR 抑制剂具有普遍的靶点，不仅对 SEGA 有效，而且对 TSC 相关病变（皮肤纤维瘤、血管平滑肌脂肪瘤）也有效；但后一种病变在儿童时期很少见。此外，mTOR 抑制剂目前尚未被批准用于 3 岁以下儿童的治疗。如果患儿没有其他相关 TSC 病变需要 mTOR 抑制剂治疗，小儿神经科医生（有时是患儿家属）不倾向于采取长期或终身药物治疗的策略。依据国际 TSC 共识会议（2012 年）SEGA 专家小组的建议，每个患者的治疗方案应该根据个人情况、外科医生的经验以及每个中心使用 mTOR 抑制剂与手术的经验来权衡；对于小但生长的肿瘤，手术也无须立即进行，即使目前认为手术完全切除小肿瘤与良好的临床结果、低并发症发生率和低死亡率相关；药物治疗的目的是减小肿瘤，同时利于进行手术切除；笔者报道过在手术切除肿瘤前口服 mTOR 抑制剂，肿瘤体积缩小后再考虑手术治疗，其风险会明显减少。

据研究报告，西罗莫司、依维莫司等 mTOR 抑制剂可明显降低 SEGA 体积（缩小比例最高可达 50%），改善脑室扩张和梗阻性脑积水症状，为 SEGA 有效药物治疗提供了希望。目前，依维莫司在美国被批准用于不能手术切除的 SEGA 患者。有影像学证据表明，肿瘤生长的无症状 SEGA 可推荐 mTOR 抑制剂药物治疗。mTOR 抑制剂也可用于 SEGA 侵犯白质深部结构、双侧 SEGA 病变或非典型部位 SEGA 的手术前治疗。此外，在第一次切除后再生长的情况下，考虑到第二次手术的高风险，可以使用 mTOR 抑制剂来控制病变大小。然而，西罗莫司的病例报告和依维莫司的 II 期临床试验均显示患者在停药几个月后 SEGA 肿瘤复发。药物治疗的持续时间可能是慢性的，也可能是终身的；mTOR 抑制剂在 TSC 相关 SEGA 中的长期疗效和安全性也需要评估。因此，最佳用药时间和剂量的问题有待进一步地研究。

六、临床病例

（一）病例一

病史：患儿，12 岁男性，主诉出生后 1.5 岁开始出现癫痫发作，表现为四肢抽搐、双眼发直、牙关紧闭、呼之不应等症状，发作时伴有小便失禁，多于睡眠中出现发作，类似症状每日均有出现，外院就诊行脑电图检查显示清醒和睡眠期左前颞、中颞导联可见较多中高波幅尖波和尖慢波，口服奥卡西平后，发作略减少，约每月发作 1～2 次。就诊前 4 年开始出现视物模糊，外院查头颅 MRI 发现颅内占位，具体不详。患儿视力进行性下降，出现双目失明，来笔者所在医院就诊，急诊收入院。

检查：嗜睡，反应迟钝，查体不配合，双颊可见蝶形分布的粉红色丘疹、质地硬，压之褪色，瞳孔左：右 = 4 mm：4 mm，圆形，对光反射消失，前胸及左前额可见淡棕色皮疹，腰背部可见鲨鱼皮斑，颈部抵抗，心肺腹无明显异常，四肢刺痛可活动，生理反射存在，病理反射阴性。头颅 CT 平扫可见肿瘤位于左侧脑室和第三脑室，伴有梗阻性脑积水，可见多发室管膜下钙化（图 3-3-1A）。肾脏超声可见多发肾脏囊肿，基因检测可见 *TSC2* 基因 NM_000548.3:EX18-22del 改变。

诊断与治疗：结合患儿面部血管纤维瘤、腰骶部鲨鱼皮斑、癫痫病史、颅内肿瘤、室管膜下钙化等临床症状、体征、辅助检查，结合基因检测结果，可以明确诊断为结节性硬化症。患儿入院后立即给予脑室腹腔分流手术，手术后患儿逐渐苏醒，但视力未恢复。其后患儿口服西罗莫司 2 mg/d，定期检测药物浓度，患儿耐受性良好，3 个月后复查头颅 CT，可见肿瘤明显缩小（图 3-3-1B）。

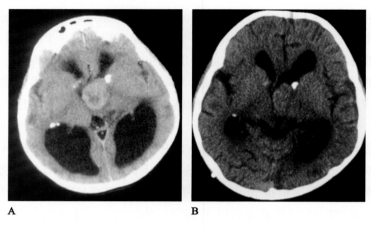

图 3-3-1 一例 SEGA 患者头颅 CT 表现

A.腹腔分流术和西罗莫司口服治疗前；B.腹腔分流术和西罗莫司口服治疗后。治疗后 SEGA 体积较治疗前明显缩小，脑积水明显减轻。

（二）病例二

病史：7 岁男性，主诉体检发现颅内肿瘤 3 年，视力下降伴头痛、呕吐 20 余日。患儿约 3 年前外院检查发现颅内占位，诊断为 SEGA，口服西罗莫司 1 mg/d，未检测血药浓度。近 20 日来患儿主诉视力逐渐下降，伴有头痛、恶心、呕吐等，来笔者所在医院就诊，行头颅 CT、MRI 等检查显示双侧脑室占位，拟收入院行手术治疗。

检查：神志清楚，精神差，可正确回答问题，瞳孔左：右＝3 mm：3 mm，对光反射灵敏，视力眼前数指，额纹鼻唇沟对称，颈软，心肺腹无异常，四肢可活动。面部可见多发血管纤维瘤，腰背部可见鲨鱼皮斑。头颅 CT（图 3-3-2A）、MRI T_1 加权（图 3-3-2B）、T_2 加权（图 3-3-2C）可见双侧脑室各有一个占位，强化明显，合并梗阻性脑积水，室管膜下可见钙化结节。

治疗：患儿入院后采用胼胝体入路，分别进入双侧脑室，切除双侧肿瘤，肿瘤切除满意（图 3-3-2D）。手术后患儿脑积水缓解，视力有好转，顺利出院。

病例分析：SEGA 是 TSC 常见的颅内肿瘤，通常位于侧脑室莫氏孔附近，随着肿瘤的增大，可能引发梗阻性脑积水等症状（视觉障碍、头痛和恶心呕吐）。第一例患者因双目失明急诊入院行脑室腹腔分流术缓解颅高压情况，该手术对于缓解脑积水和降低颅内压效果显著，尤其在急性恶化时，是有效降低颅内压力的手段。术后服用西罗莫司治疗并监测药物浓度，头颅 CT 显示肿瘤明显缩小。第二例患者出现逐渐视力下降、头痛、恶心等症状，提示脑积水已对颅内压力产生明显影响。影像学检查确诊双侧脑室占位并引发梗阻性脑积水，说明肿瘤体积大，且单靠药物治疗已无法有效控制病情，因此需要手术切除肿瘤，以缓解脑积水、改善颅内压。对于难以通过药物控制的颅内肿瘤，手术切除是有效手段，可显著缓解症状。此患者虽在最初确诊时接受西罗莫司治疗，但未进行血药浓度监测，对于 SEGA 的药物治疗，需定期监测血药浓度，以确保药物对于 SEGA 的治疗效

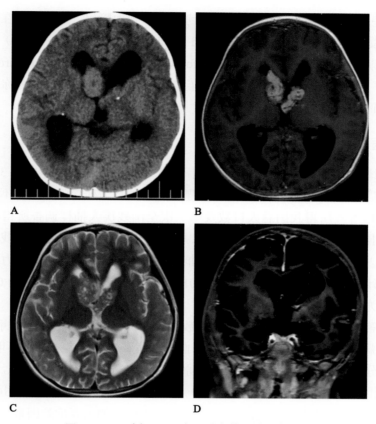

图 3-3-2　一例 SEGA 患儿手术前后影像学变化

A. 术前头颅 CT；B. 术前 MRI T_1 加权；C. 术前 MRI T_2 加权；D. 术后头颅 MRI T_1 加权。可见双侧脑室各有一个占位，强化明显，合并梗阻性脑积水，室管膜下可见钙化结节；术后肿瘤切除满意。

果。此外，SEGA 患者 mTOR 抑制剂治疗需定期复查影像，监测肿瘤体积变化，及时调整治疗方案，避免严重并发症的发生。综上，TSC 患者的治疗往往需要长期、多方面的管理，强调了多学科联合管理、手术干预和 mTOR 抑制剂药物治疗在 TSC 患者中的关键作用。

（编写：徐金山　姜　涛　葛　明　周佳敏；审核：梁树立　刘仕勇）

第四节　精神发育迟滞和智力障碍

结节性硬化症（TSC）作为一种多系统疾病，表现为身体各器官中的良性肿瘤和病变。自从 TSC 由法国医生 Désiré-Magloire Bourneville 在 1880 年首次描述以后，由 Heinrich Vogt 在 1908 年提出的第一个 TSC 的诊断标准是癫痫、精神发育迟滞（mental retardation）和面部血管纤维瘤（Vogt 三联征）。由此可见，精神发育迟滞是 TSC 的重要表现。在过去，"精神发育迟滞""智力障碍（intellectual disorder，ID）"和"学习障碍（learning disorder）"这些术语曾经并存过 15 年。因为考虑到"智力障碍"这一术语在专业界和社会中越来越被接受，世界精神病学协会（World Psychiatric Association，WPA）和欧洲智力障碍患者心理健康协会（European Association for Mental Health in Mental Retardation）两个国际组织曾就这一术语展开讨论，并在 2005 年采用了"智力障碍"这一名称。因此本节将采用"智力障碍"一词进行描述。

一、发病率与自然病程

1. 智力障碍的发病率　据估计，2017 年全球每 10 万儿童青少年中有 3 207 人患有智力障碍，智力障碍已成为重大的公共卫生问题。我国的智力残疾问题同样不容小视。根据第六次全国人口普查所得我国总人口数及第二次全国残疾人抽样调查所得我国残疾人占全国总人口的比例和各类残疾人占残疾人总人数的比例，推算 2010 年末我国有 568 万人患有智力障碍。2006 年第二次全国残疾人抽样调查结果显示，我国的智力障碍患病率为 7.5‰，占全部调查残疾的 11.9%（1990—2019 年）。城市地区的患病率为 0.4%，而农村地区的患病率为 1.0%。

通过分析第一次全国残疾人抽样调查的数据发现，智力障碍最常见的病因是包括 TSC 在内的基因疾病，其次是脑炎、脑膜炎、脑血管疾病和营养不良。病因不明者占 40.1%。Gao 等人重点分析 0～14 岁儿童智力障碍的原因，报告产前原因占 20.3%，围产期原因占 3.6%，产后原因占 33.3%，不明原因占 42.9%。Yi 等人于 1993 年在一个山区村庄进行了研究，发现地方性甲状腺肿、近亲结婚和贫困是智力障碍的主要危险因素。在第二次全国残疾人抽样调查（2006 年）中，不明原因的智力障碍下降到所有智力障碍原因的 29.5%，这反映了近年来我国医学发展带来的进步。而且，营养不良引发智力障碍的比例也下降了，但是因出生损伤/窒息和脑病引起的智力障碍的比例增加。

2. 癫痫患者中智力障碍的发病率　在患有癫痫的人群中，约 16% 的患者具有某种程度的智力障碍（轻度、中度、重度或极重度），远高于总体人群报告的 <1% 患病率。

3. TSC 患者中智力障碍的发病率　TSC 患者的智力水平各不相同，从智力正常到极重度智力障碍不等。超过一半的患者出现智力障碍，大约一半的患者出现孤独症。即使是智力正常的患者也有各种各样的行为、认知和心理社会问题，这些问题统称为 TSC 相关神经精神障碍（tuberous sclerosis complex-associated neuropsychiatric disorders，TAND）（相关内容详见第四章结节性硬化症相关精神障碍）。而且，即使有正常的智力，至少 30% 的 TSC 学龄期患者在阅读、作文、写字和数学方面有学习困难的风险。我国有两个较大病例组报道，一组 223 个 TSC 患者中有 120 名（53.8%）患者存在智力障碍，另外一个报道中 124 名 TSC 患者中有 81 名（65.3%）诊断为智力障碍。

值得注意的是，TSC 患者的智商（IQ）分布是双峰的，可将 TSC 患者分为两组：智商低于 25 的极重度智力障碍，以及较平均智商（90）略有下降的正常智商及边界智商（图 3-4-1）。流行病学研究表明，出现早发性癫痫（以 West 综合征为代表）的 TSC 患者在前一组中比在后一组中常见得多。

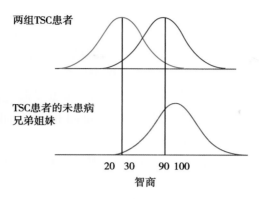

图 3-4-1　TSC 患者智商的双峰分布

极重度智力障碍的 TSC 患者（红色）和较平均智商略有下降的及边界智商的 TSC 患者（蓝色），其未患病兄弟姐妹为正常智商（黑色）。

4. TSC 患者出现智力障碍的危险因素　从病理学角度来看，TSC 的特征是存在于不同器官（如皮肤、脑、眼、心脏、肺和肾脏）的多发性的良性肿瘤和局灶性皮质发育不良病变。在绝大多数器官中，这些形态学病变（尤其是肿瘤）是导致功能问题的唯一原因，如畸形、破裂和对周围正常组织的压迫。在较早期的研究中，研究者认为皮质结节数量或"结节负荷"与智力障碍的严重程度相关。但是，随着对 TSC 了解的深入，研究者开始发现许多存在脑功能障碍（如智力障碍和孤独症谱系障碍）的 TSC 患者，并没有与解剖学病变相关的因果关系。大量研究认为，TSC 患者的智力落后与早发性癫痫有关。英国研究者 Bolton 等人进行的 TSC2000 研究是一项针对 TSC 自然病程的前瞻性研究，共纳入了125 名出生于 2001—2006 年间的 0～16 岁英国儿童，并在患者≥2 岁时评估其智力。这些研究者发现与 *TSC1* 突变相比，*TSC2* 突变的患者皮质结节数量显著增加。而且，大脑受累的程度（以结节负荷为指标）与癫痫发病年龄的提前和严重程度有关。智力损害的程度与癫痫的严重程度密切相关。该研究认为严重的早发性癫痫可损害 TSC 患者的智力发育。波兰的一项单中心回顾性研究同样证明了该观点，他们对 62 名患者进行了回顾性分析以后发现，发育迟缓与早年出现初次癫痫发作显著相关。该研究发现 TSC 的认知结果更多地取决于癫痫发作的年龄，而不是皮质结节数量。Wang 等人进行了 TSC 患者基因型与智力障碍发生相关因素的研究，在对 223 名 TSC 患者进行了智力评估、基因突变分析和癫痫严重程度评估后，发现对于 TSC 儿童，智力障碍的主要原因可能是癫痫，而不是遗传因素。伴有智力障碍的 TSC 患者往往癫痫发作起病较早，服用更多的抗癫痫发作药物（ASMs），癫痫发作类型更多，癫痫发作频率更高。在四种认知功能中，社交能力和语言能力比精细运动能力和粗大运动能力更容易受到影响。在另一项纳入了 102 名患者的研究中发现，癫痫发作时的年龄是独立预测认知程度的唯一变量，癫痫发作年龄越大，认知程度越好。当前，一些研究者认为 TAND 和 TSC 中颅内皮质结节的相关性呈非特异性，且存在争议。越来越多的证据表明，认知功能障碍和孤独症与大脑中与结节无关的异常更直接相关，如白质功能连接受损。

二、智力障碍的病因

1. **遗传性病因**　遗传因素约占智力障碍病因的 2/3，包括染色体异常、单基因病（如 TSC）、多基因病 / 表观遗传异常、先天性代谢缺陷疾病等，约 65% 中 - 重度智力障碍患者及 20% 轻度智力障碍患者由遗传因素致病。根据文献统计，重度智力障碍患者中，染色体异常约占 25%，X 连锁智力障碍（X-linked intellectual disability，XLID）约占 10%～12%，新生突变（denovo mutation）占 16%～39% 不等，常染色体隐性智力障碍（autosomal recessive intellectual disability，ARID）约占 10%～20%，余下的为多基因病 / 表观遗传异常。

2. **非遗传性病因**　智力障碍病因具有高度异质性，既有外在的环境因素又有内在的遗传因素，外在的环境因素约占 20%，包括孕期营养不良、围产期感染、缺氧、外伤、早产、神经毒性药物暴露（胎儿酒精综合征）以及各种原因造成的文化教育缺乏等，这些因素是轻度智力障碍的主要病因。

3. **TSC 相关智力障碍的病因**　TSC 相关智力障碍与癫痫有关，当 TSC 患者在 2 岁之前出现癫痫发作时，智力障碍出现的概率和严重程度更高。

三、临床表现

智力障碍儿童通常引起儿科医生关注的原因，是父母反映孩子语言发育迟缓、行为不成熟、生活自理能力欠佳或学习困难等问题。当一个儿童在发育监测和筛查中不能达到预期的发育标志时，临床医生也可能会觉察到该儿童可能有智力障碍。

重度智力障碍的儿童往往比轻度智力障碍的儿童就医早。大多数有严重智力损害的儿童会出现语言发育迟缓。智力障碍儿童的早期表现如下。

1. 2 月龄未出现微笑，不注意别人说话，伴有运动发育落后。

2. 视觉功能发育不良，超过 3 月龄还不注视周围，常被误诊为目盲。

3. 超过 2 月龄对声音缺乏反应，又常误诊为耳聋。

4. 吞咽和咀嚼能力差，以致喂养困难，当给固体食物时，出现吞咽障碍并可引起呕吐。

5. 6 个月后，注视手的动作持续存在。

6. 用口的动作持续存在，有时到 1 岁半后还常将积木等玩具放进口中。

7. 1 岁半后还常乱扔东西，没兴趣玩玩具。

8. 1 岁半后还滴口水。

9. 在清醒时，智力障碍的孩子可见磨牙动作。

10. 需反复或持续刺激后才能引起啼哭，有时哭声无力。经常发喉音、哭声尖锐或呈尖叫，哭声无正常的音调变化。

11. 缺乏兴趣及精神不集中是两个很重要的特点。缺乏兴趣表现在对周围事物无兴趣，对玩具兴趣也很短暂，反应迟钝。

12. 智力障碍儿童在婴儿期常表现为多睡和无目的的多动。

四、诊断

智力障碍的诊断基于确定智力功能和适应性活动的局限性，发病年龄在 18 岁以前。

1. 临床诊断　智力障碍是一种以智力功能（学习、逻辑推理、解决问题等功能）和适应性行为（概念、社交及实践活动方面）显著受限为主要特征的发育性障碍。这些智力障碍在成年之前开始，对儿童发育有持久的影响。智力障碍是儿童期常见的致残性疾病，指各种原因导致的发育过程中（18 岁以前）出现智力功能明显低于同龄水平和社会适应能力明显障碍；一般以韦氏智力量表智商（intelligence quotient，IQ）低于人群均值两倍标准差（人群的 IQ 均值定为 100，一个标准差的 IQ 值为 15），即 IQ 在 70 以下为智力障碍；适应性行为包括个人日常生活能力和履行社会职责两方面。美国智力与发育障碍协会（the American association on intellectual and developmental disability，AAIDD）建议从智力功能、适应性行为和给予个体的支持系统（systems of supports afforded the individual）等 3 个方面来定义智力障碍。即使孩子的智商 <70，如果没有明显的适应性障碍，也可以排除智力障碍的诊断。适应性障碍比智力缺陷更容易被察觉。适应性障碍的性质和程度是定义智力障碍及其严重程度的关键（而不是 IQ 评分）。因此，不能单纯依赖 IQ 评分诊断智力障碍。

（1）智力功能：智力功能是指一般的心理能力，如学习、推理、解决问题等。衡量智力功能的一种方法是智商测试。一般来说，智商测试分数在 70 左右表明智力功能存在重大限制。智力障碍患者在一般心理能力或智力方面存在障碍（例如，在学习、推理、解决问题、抽象思维和判断方面）。这通常对应于智商低于平均值两个标准差或更多。虽然标准化的智商测试仍然与记录智力缺陷有关，但智商分数不再用于分类智力障碍严重程度。重要的是要认识到，在估计孩子的真实智力功能时，智商分数可能是有限的或不精确的。综合发育评估的多维度测试结果，比智商分数更能够反映一个儿童的总体智力状况，还能更好地描述该个体的强项和需要干预的弱项。智力功能的标准化测试将测量的表现与年龄预期的表现进行比较。最常用的儿童智力标准化测试是韦氏智力量表。测试项目和管理、检查的特定技能或功能以及评分表征（包括测试的最低可报告 IQ 评分）在工具之间或同一工具的不同版本之间存在差异。必须选择合适的测试工具以避免误诊，为了使测试结果有效，测试必须考虑儿童的年龄、文化、语言、社会经济地位以及运动、感觉和沟通功能等方面。

（2）适应性行为：适应性行为是人们在日常生活中学习和执行的概念，社会和实践技能的集合。包括以下几项内容：①概念技能：语言和识字，金钱、时间和数字概念，自我指导等。②社交技能：人际交往能力、社会责任感、自尊、警惕心、解决社会问题的能力，以及遵守规则/遵守法律和避免受侵害的能力。③操作技能：这些技能包括个人护理及日常活动，如进食、穿衣、如厕以及行动能力。更高的技能则包括职业技能、医疗保健、旅行/交通、遵循计划或常规/惯例、安全、使用金钱、使用电话等方面的能力。标准化测试也可以确定适应行为的局限性。由于智力障碍的诊断需要智力和适应性缺陷，因此缺乏显著适应性障碍的儿童，即使智商 <70，也不会被认为患有智力障碍。虽然大多数 IQ<70 的儿童存在适应性缺陷，但通过经过适当的干预，他们的适应性功能可能会得到改善，因此一些儿童将不再符合智力障碍诊断的标准。适应功能评估应使用标准化、有效和

可靠的工具进行。所使用的工具应适合儿童的功能水平，并考虑到儿童的年龄、语言、文化、沟通、社会经济地位和残疾状况。也可以考虑其他因素，如给药的容易程度和检查者的经验。该工具应该有当前的规范，因为过时的规范会错误地夸大分数。评估工具在可靠性、适应性领域、技能和它们衡量的功能方面各不相同。在应用相应评估工具前往往需要培训。各个评估工具不能简单地互换；不同工具或不同版本的相同工具之间的分数可以是不同的，有时候，即使有更新的评估工具可用，也可以继续使用旧的版本。

2. 婴儿和幼儿的评估　年龄 <5 岁的患儿采用全面精神发育迟缓（global developmental delay，GDD）诊断。GDD 是指在两个或两个以上的发育方面明显延迟（低于同龄人两个标准差），包括大运动或精细运动、说话 / 语言、认知、社会 / 个性、日常活动能力等多个方面。GDD 的临床诊断需要有经验的儿科专家采用与患儿年龄相适应的方法进行准确的评估，并以正常参照作为对比。GDD 患儿表现为对应年龄段发育里程碑事件的明显延迟，往往预示随后可被诊断为智力障碍。然而，对于仅有某一个方面发育迟缓或表现为轻度发育迟缓的患儿，其症状持续时间往往相对短暂，很少被诊断为智力障碍。5 岁以上患儿进行智力测试更为可靠，往往采用智力障碍的诊断。对于与 GDD 诊断一致的婴儿和幼儿，进行正式评估可能有助于早期识别，并提供必要的支持服务。然而，早期评估并不能准确预测长期的智力。通过适当的支持服务，一些轻度受影响的儿童在 5 岁时会有所进步，将来他们可以不再符合智力障碍的适应性和智力诊断标准。用于评估婴儿或两岁以下儿童认知、适应和其他发育功能的测试如下。

（1）贝利婴幼儿发展量表第 4 版（Bayley-4）：贝利量表被广泛使用，提供认知、语言和运动评分，并评估 16 天至 42 个月大的婴幼儿的社会情感和适应行为。Bayley-4 可以被各种专业人士应用，并且具有更少的认知和运动项目，更为迅速和高效。

（2）格里菲斯儿童发展量表第 3 版（Griffiths Ⅲ）：Griffiths Ⅲ 适用于从出生到 72 个月的儿童，检查内容主要有学习基础、语言和沟通、手眼协调（包括精细运动和视觉感知）、粗大运动、个人 - 社会 - 情感及适应性优势和需求。

（3）护理人员问卷：这两种工具都包括护理人员问卷（Bayley-4 社交情绪和适应行为量表及 Griffiths Ⅲ 父母问卷），可在无法进行面对面评估时使用（例如，通过远程医疗进行实践）。这使得临床医生可以进行非正式或临时诊断（从而产生支持服务），直到可以完成正式的亲自评估。

智力障碍是高度异质性的，并且包括功能、优势、劣势、损伤、残疾和需求的不同范围。然而，在考虑需求和干预措施时，识别严重程度的类别是有帮助的。智力障碍的严重程度根据适应性损害的水平和所需的支持水平来定义。虽然美国精神障碍诊断与统计手册（第 5 版）（the diagnostic and statistical manual of mental disorders，DSM-5）和美国智力落后协会（the American association on intellectual and development disability，AAIDD）对 ID 的定义相似，但却使用不同的类别来定义其严重程度。DSM-5 将严重程度分类为轻度、中度、重度和极重度，而 AAIDD 根据所需支持水平将严重程度分为：间歇性、有限性、广泛性和普遍的智力障碍。

标准化智力障碍测试不再是分类智力障碍严重程度的关键特征［尽管 2018 年国际疾病分类第 10 版（ICD-10）代码继续使用 IQ 评分］。但智力障碍的严重程度通常上被分类如下：80 分为低于正常；70～79 分为边界值；小于 70 分考虑智力障碍；50～69 分为轻度智力障碍；35～49 分为中度智力障碍；20～34 分为重度智力障碍；小于 20 分，为极重度智力障碍。

3. 遗传学诊断　智力障碍发病率较高，病因复杂、遗传异质性高，临床上仍有一半以上患者不能获得病因诊断。为提高智力障碍的遗传诊断率，指导患者预后评估、治疗及家庭成员生育，美国儿科学会在总结一系列文献基础上提出了智力障碍遗传诊断流程。具体包括以下步骤（TSC 的诊断方法详见其他章节）。

（1）采集完整的病史、绘制三代家系图，进行详细的体格检查，重点注意有无身体畸形及神经系统异常体征。

（2）若患者临床资料强烈提示为明确的某种单基因病（如 TSC）或染色体病（如唐氏综合征），则首先进行对应的遗传学检测，明确诊断后提供遗传咨询，包括治疗、预后及生育指导等。

（3）若患者为不明原因智力障碍，则进行以下遗传学评估：①染色体微阵列分析（CMA），怀疑平衡染色体重排可进行 G 显带核型分析；②先天性代谢缺陷筛查；③ FMR1 基因分析。

（4）经过上述遗传学评估仍然没有明确诊断，则进行以下遗传学评估：①对于男性患者和家系分析提示 X 连锁遗传者，考虑进行非综合征型 X 染色体连锁智力障碍（NS-XLID）基因 panel 和高分辨率 X-CMA 分析，对先证者母亲进行 X 染色体失活分析；②女性患者完成 MECP2 基因缺失、重复和序列分析。

（5）若患者合并小头畸形、巨颅或神经系统异常（锥体束征、锥体外系体征、顽固性癫痫或局灶性癫痫），则进行头颅 MRI 扫描。

（6）若完成所有检测仍不能明确病因，则应与患者父母进行交流，提供必要的医疗服务和建议。

五、治疗与预后

1. 智力障碍患者的治疗　早期应用干预措施可以最大程度地提高智力障碍婴儿和儿童的功能并促进其进步。大多数智力障碍患者需要多种针对其需求和功能缺陷的干预措施，具体如下。

（1）言语和语言治疗：大多数智力障碍个体都有一定程度的语言障碍，可影响其概念适应功能及其他日常生活功能和活动。言语和语言治疗可以提高儿童的语言、言语、发音和交流能力，还可促进其他技能的提高。

（2）技能训练：技能训练可提高手眼协调能力和其他运动技能。

（3）躯体训练：躯体训练可以改善活动和其他运动技能，并为受累个体提供体位支撑装置和其他辅助器具。

（4）听觉和视觉服务，以及早期教育评估。

（5）功能性生活技能：应该从小训练儿童的功能性生活技能。通常需要提供解决问题和计划方面的帮助。在教室里，相应策略可能包括优选座位（如让儿童的座位靠近老师）、提供额外的时间、将儿童的注意力引导回任务上、尽量减少干扰、用兴趣和优势推进薄弱的功能、将复杂的任务分解成有序的步骤、运用观察和多感官学习方法（如视觉呈现和实景演示）、检查理解情况以及加强和泛化所学内容。智力障碍儿童和青少年在没有理解时不太会寻求帮助或让别人知道。

（6）行为干预：行为干预可能旨在处理问题行为或特定合并症，如注意缺陷多动障碍（attention deficit hyperactivity disorder，ADHD）、孤独症谱系障碍（autism spectrum disorder，ASD）、焦虑、抑郁和睡眠问题。行为干预可以改善日常活动和其他干预过程中与行为相关的功能、表现和参与度。不建议采用缺乏充分证据基础的干预措施，如感觉治疗。

（7）营养咨询：有些情况可能需要咨询营养师，以解决营养不良相关膳食需求。

（8）家族治疗：以家庭为中心的综合治疗。

（9）社会支持：着重改善社会参与度的干预措施对智力障碍儿童很重要。这些支持可改善独立能力，并提高生存质量。与典型发育的同龄人相比，智力障碍幼儿往往更少与其他儿童玩耍，朋友更少，友谊质量更差，社会参与度也更低。可以在教育环境和其他环境中提供社会支持。社区融合干预可促进友谊的发展和融入典型发育同伴们的娱乐活动中。通过选择适合儿童能力和兴趣的活动，结合个性化指导和同伴互动，可以提高儿童的参与度。

2. TSC 患者的治疗与预后　TSC 患者相关的智力障碍与基因本身及 TSC 相关的病理结构及其疾病都有关系，在基因无法改变的情况下，积极进行 TSC 相关疾病的治疗对改善智力障碍有积极的意义。

（1）尽早控制癫痫发作：大多数 TSC 患者在生命的第一年内发生癫痫发作。早期有针对性的干预措施增加了癫痫无发作的可能性，并可能保护神经发育。尽早控制癫痫可降低智力障碍的发生率。

（2）合理应用 ASMs：ASMs 本身可能与心理行为不良事件以及对认知和睡眠的影响（负面或正面）有关。Strzelczyk 等人为讨论 ASMs 对行为、情绪、认知、镇静和睡眠的影响，进行了一项有针对性的文献回顾。研究者发现，左乙拉西坦、吡仑帕奈和较小剂量的布瓦西坦与包括攻击性和易怒在内的心理行为不良事件有关；托吡酯和较小剂量的唑尼沙胺与语言障碍和认知迟钝/记忆问题有关。有行为和精神合并症病史的患者可能更容易发生心理行为不良事件。大麻二酚、左乙拉西坦、布瓦西坦和拉莫三嗪可能有一些积极的影响，而剩余的 ASMs 似乎没有不利的影响。

（3）预防性治疗：在一项对 94 名 TSC 患者进行的 EPISTOP 研究中，与在癫痫发作后才接受治疗的 29 名患者相比，25 名采用了氨己烯酸作为预防性治疗的患者的婴儿癫痫性痉挛综合征和药物难治性癫痫的发生风险降低了。而且，在患者年龄达到 2 岁时，在预防性治疗组 13 名患者中出现智力障碍的患者有 4 名（31%），低于常规治疗组 12 名患者中的 6 名（50%）。因此，可以考虑在诊断 TSC 后，预防性给予氨己烯酸。

（4）迷走神经刺激术（VNS）：对于伴有药物难治性癫痫的 TSC 患者，VNS 是一种常用的治疗方案。VNS 由可编程脉冲发生器递送，向迷走神经进行慢性间歇性电刺激。Vázquez-Oliver 等人发现耳廓经皮 VNS 可改善幼稚小鼠和智力残疾模型的记忆持久性。有研究表明，短期 VNS 在正确的时间和剂量下可改善言语记忆识别。慢性 VNS 对阿尔茨海默病患者群的认知状态有积极的影响。但是慢性 VNS 在癫痫患者中对整体认知功能的积极作用不太令人信服。目前仍没有形成 VNS 对认知功能影响改善的共识。

（5）切除性手术控制癫痫，改善智力障碍：TSC 患者在接受切除性手术后可出现智力的改善。我国一项多中心回顾性研究纳入了 364 名接受了癫痫手术的 TSC 患者，其中 242 名患者获得了手术前后 IQ 数据，术后平均 IQ 总体提高了 6.12±5.58，67 例（28%）患者的 IQ 比术前有所提高。术后平均智商评分的显著改善与术后癫痫无发作、手术年龄≤10 岁、术前智商 <70 及致痫结节扩大切除手术（tuberectomy plus）有关（$P<0.01$）。

（编写：王旸烁　李申申；审核：梁树立　杨　光）

参考文献

[1] 邹丽萍. 结节性硬化症的治疗进展 [J]. 中华儿科杂志，2023，61（8）：766-768.

[2] 彭芸，程华，刘玥. 实用儿童磁共振诊断学 [M]. 北京：人民卫生出版社，2019.

[3] BERNASCONI A, CENDES F, THEODORE W H, et al. Recommendations for the use of structural magnetic resonance imaging in the care of patients with epilepsy: a consensus report from the International League Against Epilepsy Neuroimaging Task Force[J]. Epilepsia, 2019, 60(6): 1054-1068.

[4] RUSSO C, NASTRO A, CICALA D, et al. Neuroimaging in tuberous sclerosis complex[J]. Childs Nerv Syst, 2020, 36(10): 2497-2509.

[5] SALUSSOLIA C L, KLONOWSKA K, KWIATKOWSKI D J, et al. Genetic etiologies, diagnosis, and treatment of tuberous sclerosis complex[J]. Annu Rev Genomics Hum Genet, 2019, 20: 217-240.

[6] ARONICA E, SPEECHIO N, LUINENBURG M J, et al. Epileptogenesis in tuberous sclerosis complex-related developmental and epileptic encephalopathy[J]. Brain, 2023, 146(7): 2694-2710.

[7] EICHMULLER O L, CORSINI N S, VÉRTESYK Á, et al. Amplification of human interneuron progenitors promotes brain tumors and neurological defects[J]. Science, 2022, 375(6579): eabf5546.

[8] WIRRELL E C, NABBOUT R, SCHEFFER I E, et al. Methodology for classification and definition of epilepsy syndromes with list of syndromes: report of the ILAE Task Force on Nosology and Definitions[J]. Epilepsia, 2022, 63(6): 1333-1348.

[9] ZUBERI S M, WIRRELL E, YOZAWITA E, et al. ILAE classification and definition of epilepsy syndromes with onset in neonates and infants: position statement by the ILAE Task Force on Nosology and Definitions[J]. Epilepsia, 2022, 63(6): 1349-1397.

[10] SPECCHIO N, WIRRELL E C, SCHEFFER I E, et al. International League Against Epilepsy classification and definition of epilepsy syndromes with onset in childhood: position paper by the ILAE Task Force on Nosology and Definitions[J]. Epilepsia, 2022, 63(6): 1398-1442.

[11] DE RIDDER J, VERHELLE B, VERVISCH J, et al. Early epileptiform EEG activity in infants with

tuberous sclerosis complex predicts epilepsy and neurodevelopmental outcomes[J]. Epilepsia, 2021, 62(5): 1208-1219.

[12] YU X M, DING P, YUAN L, et al. Cortico-cortical evoked potentials in children with tuberous sclerosis complex using stereo-electroencephalography[J]. Front Neurol, 2019, 10: 1093.

[13] GUPTA A, DE BRUYN G, TOUSSSEYN S, et al. Epilepsy and neurodevelopmental comorbidities in tuberous sclerosis complex: a natural history study[J]. Pediatr Neurol, 2020, 106(5): 10-16.

[14] WEI Z R, FALLAH A, WANG Y S, et al. Influence of resective extent of epileptogenic tuber on seizure outcome in patients with tuberous sclerosis complex-related epilepsy: a systematic review and meta-analysis[J]. Seizure, 2023, 108: 81-88.

[15] PERUCCA E, BRODIE M J, KWAN P, et al. 30 years of second-generation antiseizure medications impact and future perspectives[J]. Lancet Neurol, 2020, 19(6): 544-556.

[16] FANG Y, LI D, WANG M, et al. Ketogenic diet therapy for drug-resistant epilepsy and cognitive impairment in children with tuberous sclerosis complex[J]. Front Neurol, 2022, 13: 863826.

[17] 中国抗癫痫协会癫痫中心规范化建设工作委员会. 癫痫外科治疗术前评估规范（草案）[J]. 癫痫杂志，2020，6（4）：273-295.

[18] 中国抗癫痫协会. 影像学技术 [M]// 中国抗癫痫协会. 临床诊疗指南·癫痫病分册（2023 修订版）[M]. 北京：人民卫生出版社，2023.

[19] SUN K, CUI J, WANG B, et al. Magnetic resonance imaging of tuberous sclerosis complex with or without epilepsy at 7T[J]. Neuroradiology, 2018, 60(8): 785-794.

[20] WANG Y, YUAN L, ZHANG S, et al. Fast ripples as a biomarker of epileptogenic tuber in tuberous sclerosis complex patients using stereo-electroencephalograph[J]. Front Hum Neurosci, 2021, 15: 680295.

[21] YU X, DING P, YUAN L, et al. Cortico-cortical evoked potentials in children with tuberous sclerosis complex using stereo-electroencephalography[J]. Front Neurol, 2019, 10: 1093.

[22] LIU T, CHEN F, ZHAI F, et al. Progress of clinical researches on tuberous sclerosis complex-related epilepsy in China[J]. Acta Neurol Scand, 2022, 146(6): 743-751.

[23] 中国抗癫痫协会结节性硬化专业委员会. 结节性硬化症相关癫痫外科治疗中国专家共识 [J]. 中国当代儿科杂志，2019，21（8）：735-742.

[24] LIU S, YU T, GUAN Y, et al. Resective epilepsy surgery in tuberous sclerosis complex: a nationwide multicentre retrospective study from China[J]. Brain, 2020, 143(2): 570-581.

[25] LIANG S, ZHANG J, YANG Z, et al. Long-term outcomes of epilepsy surgery in tuberous sclerosis complex[J]. J Neurol, 2017, 264(6): 1146-1154.

[26] CURATOLO P, SPECCHIO N, ARONICA E. Advances in the genetics and neuropathology of tuberous sclerosis complex: edging closer to targeted therapy[J]. Lancet Neurol, 2022, 21(9): 843-856.

[27] 中国医师协会神经外科分会功能神经外科学组，中国抗癫痫协会，国家神经外科手术机器人应用示范项目专家指导委员会. 立体定向脑电图引导射频热凝毁损治疗药物难治性癫痫的中国专家共识 [J]. 中华医学杂志，2021，101（29）：2276-2282.

[28] BAROT N, BATRA K, ZHANG J, et al. Surgical outcomes between temporal, extratemporal epilepsies and hypothalamic hamartoma: systematic review and meta-analysis of MRI-guided laser interstitial thermal therapy for drug-resistant epilepsy[J]. J Neurol Neurosurg Psychiatry, 2022, 93(2): 133-143.

[29] TONG X, WANG X, QIN L, et al. Vagus nerve stimulation for drug-resistant epilepsy induced by tuberous sclerosis complex[J]. Epilepsy Behav, 2022, 126: 108431.

第四章

结节性硬化症相关
精神障碍

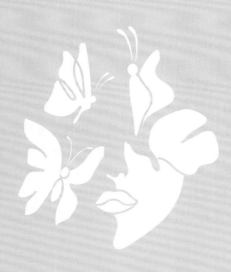

第一节 概 述

结节性硬化症（tuberous sclerosis complex，TSC）作为一种常染色体显性遗传性疾病，常导致中枢神经系统、皮肤、肾脏等多个器官的受累。其中，中枢神经系统的结构受累及功能改变已被家属认为是所有 TSC 相关表现中最大的疾病负担，可以导致一系列精神障碍，即 TSC 相关神经精神障碍（TSC-associated neuropsychiatric disorders，TAND）。

1. **历史** 最早在研究中被提到的 TAND 是于 1908 年提出的"三联征"中的智力障碍（intellectual disorder，ID）。随后的一百年内，不同研究逐渐揭示了 TSC 与孤独症谱系障碍（autism spectrum disorders，ASD）、行为问题、记忆力、注意力与执行功能等问题的关系。1998 年第一届国际 TSC 共识会议（international consensus conference for TSC）制定诊断标准及临床管理指南时仍未给予 TAND 足够重视。21 世纪之后，随着对 TAND 的认识不断加深及分子假说理论的提出，人们对 TAND 逐渐重视起来。在 2012 年的第二届国际 TSC 共识会议上 TAND 被创造性提出，其目的在于统一 TAND 的不同分类水平和术语。会议上提出的 TAND 内容涵盖了在 TSC 的 6 个维度中所观察到的一系列神经精神表现，包括行为水平、精神水平、智力水平、学习水平、神经心理水平和社会心理水平（表 4-1-1）。之后为了方便开展年度筛查及诊疗方案的制定，TAND 检查量表（the TAND checklist lifetime version，TAND-L）也随后面世，它是一项由临床工作者和患者/患者家属合作完成的，用于筛查 TAND 情况的筛查表。

2. **病因与致病机制** TAND 的发病原因可能是多因素的。有研究表明遗传因素可能是 TAND 致病的原因之一，功能和结构因素的组合作用导致的遗传畸变足以引起 TAND 的临床表现。此外，*TSC1*（编码错构瘤蛋白）或 *TSC2*（编码结节蛋白）基因的突变也可能是引发 TAND 的原因，有报道称携带 *TSC2* 基因突变的个体比携带 *TSC1* 基因突变的个体更易患有智力障碍，而 *TSC1* 和 *TSC2* 的任一基因突变导致的哺乳动物雷帕霉素靶蛋白（mammalian target of rapamycin，mTOR）通路异常激活也是 TSC 的致病原因之一。随后有研究提出了 GRIPP 假说，即 TSC 的结构和电生理学特征不能充分解释 TAND 的表现，mTOR 失调可能通过直接途径导致 TAND。尽管目前有动物模型和早期人体实验证明 mTOR 抑制剂对 TAND 的改善有一定效果，但整体而言好坏参半，TAND 的发病机制仍需在未来进一步明确。

表 4-1-1 TAND 的 6 个维度

级别名称	说明	症状
行为水平	包含观察到的所有行为	攻击性、焦虑症状、抑郁症状、过度活跃、冲动、缺乏目光接触、重复性和刻板性行为、睡眠问题等
精神水平	由临床医生对"行为水平"中观察到的症状进行评估，是否符合 DSM-5 或 ICD-10 的精神疾病的标准	注意缺陷多动障碍、孤独症谱系障碍、焦虑障碍、抑郁障碍等

续表

级别名称	说明	症状
智力水平	衡量标准化智商水平所定义的智力能力	智力水平正常、轻度智力低下、中度智力低下、重度智力低下及极重度智力低下
学习水平	指与学业表现相关的特定学习障碍	阅读障碍、书写障碍、拼写障碍等
神经心理水平	使用神经心理学仪器检查大脑	执行功能缺陷、视觉空间缺陷等
社会心理水平	探讨 TSC 在个体、家庭和社区方面的影响	自尊心水平低、家庭压力大、父母间矛盾、社会关系不良等

3. **临床特征** TAND 的特征独特且不固定，这种高度异质性和多变性给疾病的识别和治疗带来了极大的挑战性。有研究表明 TAND 的表现与 TSC 的其他症状相似，存在着与生命周期不同年龄阶段相关的表现，如孤独症谱系障碍和注意缺陷多动障碍在婴儿期或儿童期更为普遍；而焦虑、抑郁障碍在青春期和成年期更为普遍。然而对于婴儿的研究案例并不多，且多集中于孤独症谱系障碍等神经发育障碍，涉及老年人的研究案例也相对较少。也有研究提到，在患有智力障碍的儿童和青少年组中，多种 TAND 症状的发生率，如自伤、重复性和刻板行为、睡眠问题等，明显高于无智力障碍的儿童和青少年组，这表明 TAND 可能与智力能力水平存在相关性。为了应对疾病的异质性和多变性，便于进行个性化干预，一项涉及数百名参与者的大规模研究结果揭示了 7 个 TAND 症状簇（表 4-1-2），包括学习症状、神经心理学症状、行为症状、过度活跃 / 冲动、饮食 / 睡眠症状、情绪 / 焦虑症状以及类孤独症谱系症状簇。TAND 的 6 个维度与 TAND 检查量表一致，是对 TAND 进行的简单分类，但各级别之间可能存在一定重叠。而 TAND 的 7 个症状簇是在考虑了级别和症状重叠基础上，为对 TAND 进行个性化干预及管理而进行的基于数据的建模。整体而言，7 个症状簇能够更精确地在临床中概括不同的 TAND，但 TAND 的 6 个级别能够更全面涵盖所有分类，包括 7 个症状簇中所没有的社会心理水平。

表 4-1-2　TAND 的 7 个症状簇

症状簇	TAND 项目
学习症状	阅读、书写、拼写困难
神经心理学症状	记忆、定向、注意力缺陷、视觉空间缺陷、执行功能缺陷
行为症状	攻击性、发脾气、自残
过度活跃 / 冲动	过度活跃、冲动、烦躁
饮食 / 睡眠症状	饮食困难、睡眠困难
情绪 / 焦虑症状	焦虑、抑郁、过于内向、情绪不稳
类孤独症谱系症状	刻板思维、刻板言语、语言发育延迟、重复性行为、缺乏目光交流、社交困难

4. 临床与研究现状 尽管 TAND 对患者的健康影响广泛，并给患者及家属带来了家庭及社会中巨大的经济和心理负担，但它并没有像 TSC 造成的一系列躯体损害那样得到足够关注。2010 年对英国 TSC 协会成员的一项调查显示，只有约 18% 的 TSC 患者曾接受过 TAND 的评估或治疗。然而，早期有指南建议在关键的发育时间点，如婴儿期、学龄前期、青春期、成年早期等，对 TSC 患者的认知和行为问题进行综合评估；而 2012 年第二届 TSC 国际共识会议的神经精神病学小组建议，所有 TSC 患者应每年进行 TAND 筛查，特别是当存在 TAND 特征时，还应当进行 24 小时视频脑电图监测，以评估是否有癫痫发作等问题。这一巨大差距表明目前人们对于 TAND 的认识及干预仍有较大不足。

虽然过去数十年中对 TAND 的研究取得了一定进展，但是 TAND 是一个广泛而又复杂的症状群，迄今为止尚未对目前的研究进行全面的整合以规范性地指导临床决策。此外，对于 TAND 研究的样本量均相对较小，且多数基于人群的研究来自高收入国家，如美国、英国、瑞典、意大利等，对于中低收入国家的社会经济、家庭文化等原因没有充分体现，而这也会影响对 TAND 相关心理健康问题的关注和对相关疾病的筛查机会等。因此，对于研究结论能否在全球范围内，尤其是中低收入的国家中进行推广仍有待商榷。此外，对于 TSC 患者的学习水平、神经心理水平等方面的衡量标准目前缺乏一种标准化的评估工具，这也限制了 TAND 研究的进一步完善。由此可见，目前在我国 TAND 仍是我们亟待探索和完善的领域，对于 TAND 症状范围的界定仍需进一步探讨。

第二节 发病率

TSC 患者的 TAND 发病率及发病形式差异很大。约 90% 的 TSC 患者在其一生中表现出一定程度的 TAND 特征。根据不同文献记载，现将 TAND 的 6 个维度中各症状 / 疾病的发病率总结如下。

1. 行为水平 约 36% 的 TSC 患者在一生中报告至少存在一种行为问题。不同研究对行为问题的发生率报道不一。对于情绪症状而言，焦虑症状的发生率大于抑郁症状的发生率，二者分别波动于 41%～56% 和 19%～43%。对于攻击他人 / 自己的行为而言，自伤与攻击性行为的发病率高值相仿，但攻击性行为有着较高的低值，二者分别波动于 17%～69% 和 37%～66%。对于精神运动增强的一些症状而言，发脾气、过度活跃和冲动行为的发病率整体相似且均在较高状态，依次分别达到 47%～70%、22%～73% 和 36%～62%。其他的一些行为问题，如重复性和刻板行为、缺乏目光接触和睡眠问题，其发病率的变异性较大，分别波动于 20%～83%、23%～71% 和 15%～74%。

2. 精神水平 在 TAND 精神水平所包含的精神障碍中，孤独症谱系障碍的发病率最高，平均为 40%～50%。注意缺陷多动障碍（attention deficit hyperactivity disorder，ADHD）紧随其后，其发病率约为 20%～50%，较普通人群的 ADHD 患病率高出约 10

倍。焦虑障碍和抑郁障碍也是较常见的 TAND，与行为水平相一致，焦虑障碍的发病率稍高于抑郁障碍，二者分别波动于 9.1%～28% 和 6.1%～27%。其他精神障碍的临床案例报道较少（如强迫症），与 TAND 的关系如何仍需进一步明确，在此不进行赘述。

3. 智力水平　TSC 患者可表现出一系列的智力问题。在 TSC 患者中，智力障碍［智商（intelligence quotient，IQ）<70］的发生率可高达约 50%～60%，只有约 40%～50% 的 TSC 患者处于正常智力范围内。虽然超过半数的 TSC 患者可能存在智力问题，但有研究指出伴有 TSC 的患者的平均智商仍在正常范围内（IQ=93.6），然而相比于不伴 TSC 的患者而言，其平均智商低约 12%。有研究曾提到 *TSC2* 基因突变患者的智力障碍发病率较高，认为智力障碍的发病率与 *TSC2* 基因突变有关，但基因表型在智力障碍的发病中是否存在明确的作用仍有待进一步明确。

4. 学习水平　大多数 TSC 患者在学习或学习技能方面存在一定困难。据不完全统计，智力正常的 TSC 患者约 36% 在阅读、写作或算术等方面存在困难。另一项调查的数据显示，在小于 18 岁的 TSC 患者中有 60.5% 的患者存在学习困难，在大于 18 岁的 TSC 患者中这一数据为 54.8%。其中，数学障碍在伴有 ADHD 的 TSC 患者中尤其常见。不同调查得出的学习困难的发生率有所出入，但整体而言均保持在较高的发病水平，即使是具有正常智力的 TSC 患者也存在学习困难的风险。除原发的学习水平问题以外，TSC 患儿也面临着较高的继发性学习问题，如对上学感到焦虑、拒绝上学以及自卑等，因此及时评估潜在的学习困难对 TSC 患者而言至关重要。

5. 神经心理水平　TSC 患者在沟通和语言方面存在重大问题，只有约 28% 的 TSC 患者语言能力正常。究其原因，除 TSC 患者的孤独症谱系障碍发病率较高以外，神经心理发育问题也有一定影响。约 55% 的患者在神经心理测量中的表现低于第 5 个百分位，这表明 TSC 患者存在特定的心理缺陷。约一半的 TSC 患者存在语言发育延迟的问题，这种语言发育延迟与智力水平相关。智力正常的 TSC 患者中报告语言发育迟缓的比例为 27.8%，轻度/中度智力障碍的患者中报告比例为 62.4%，重度/极重度智力障碍的患者中报告比例为 88.2%。无论成人还是儿童，TSC 患者在执行双重能力时的缺陷非常明显，且被认为是潜在的神经心理学特征。除此以外，记忆缺陷、执行功能缺陷等也是影响 TSC 患者生活和工作能力的神经心理缺陷，但是由于不同患者间的差异性较大，因此往往难以被发现。

6. 社会心理水平　TSC 患者的社会心理表现较为复杂，横向而言，不同患者由于个人环境和经历等原因的差异，社会心理问题存在一定区别；纵向而言，同一患者在不同的生长发育阶段也会面临不同的社会心理问题。在众多的社会心理问题中，TSC 患者的自尊水平是需要我们重点关注的领域。除此以外，对未来的恐慌/焦虑、家庭矛盾及负担压力、社交问题、生活质量等方面也是困扰 TSC 患者及其家属的社会心理问题。

总体而言，TSC 相关精神障碍的发病率变异程度较大，多是由于不同研究的样本量有所差异，因此未来对 TSC 患者的精神障碍的发病率进行大样本调查势在必行。

第三节　常见临床表现与治疗

一、行为问题

1. 行为问题的概念及常见种类　TAND 的行为问题指本身不属于精神疾病，但可能引起 TSC 患者、家属或医务工作者关注或担心的一些行为。TAND 的行为问题往往是TSC 患者被转诊至精神科接受心理或精神病学评估或干预的最常见原因。TAND 常见的行为问题包括情绪问题（焦虑、抑郁）、攻击他人/自己的行为（自伤、攻击行为）、精神运动增强的行为（发脾气、过度活跃、冲动行为）、其他行为问题（重复性和刻板行为、缺乏目光接触、睡眠问题等）。

2. 行为问题的临床表现及影响因素　过度活动、冲动和睡眠问题是最常见的行为问题，影响了大约 20% 的 TSC 患者。对于过度活动和冲动进行检查时需主要考虑是否合并注意缺陷多动障碍（attention deficit hyperactivity disorder，ADHD）的诊断。有研究表明此类问题可能与智力水平和年龄密切相关，且随着年龄的增长而逐渐减少，在未来有必要对这些因素进行更加细致的研究，以便于在未来的干预中明确优先顺序。睡眠问题的报告差异性很大，其原因可能是对该问题测量的措施/工具不同，既往对于睡眠问题的报告中，常见的睡眠问题包括夜间早醒、睡眠时间短、白天嗜睡等。

情绪问题（焦虑和抑郁症状）也相对常见且通常在青春期早期便被发现，其原因可能来自对疾病的恐慌感，感觉到自己被疾病剥夺了更多的权利，对疾病严重程度的担忧等。对于焦虑和抑郁症状的筛查可以使用量表进行，如 Beck 焦虑量表（BAI）、Beck 抑郁量表（BDI）等。但需注意的是任何量表对症状的评估不应作为最终的结论，结构化或半结构化访谈才是心理或精神问题诊断的金标准。攻击行为、重复和刻板行为可能与共病孤独症谱系障碍相关，其中，攻击行为在儿童和青少年中的发生率高于成人且似乎与智力水平无关，这表示年龄在攻击行为方面起到了更大的影响作用，随着年龄的增长，攻击行为的情况会逐渐改善。整体而言，年龄和智力水平会影响 TAND 行为问题的发生率，智力障碍的儿童往往会遭遇更多的 TAND 问题。

3. 行为问题的治疗

（1）药物干预：目前尚无正式批准上市用于治疗 TAND 行为问题的药物。虽然对于TSC 小鼠模型的几项研究发现 mTOR 抑制剂可以改善神经症状、重复行为等问题，对于依维莫司的一项 Ⅲ 期试验表明该药可以减少患者的自伤行为发生频率，但是迄今为止，没有足够的证据支持使用 mTOR 抑制剂来治疗 TAND 的行为问题。根据患者的自身情况给予小剂量药物对症处理或可取得一定疗效（如癫痫合并过度活跃、冲动的患者给予适量丙戊酸盐控制症状），但目前而言临床证据较少。整体而言，临床中对于 TSC 患者行为问题的治疗应基于证据来进行干预，并针对每位患者进行个体化治疗。对于 TAND 行为问题的药物治疗的有效性及安全性仍需进一步的研究明确。

（2）心理干预：积极倾听、引导并鼓励患者表达其情绪问题可以帮助建立良好的医患关系，增进患者在治疗过程中的合作。给予患者正确的疾病健康教育，使患者客观地认识疾病的性质，有助于患者在问题发生时对困境有正确的认知，避免问题的进一步加重。针对性地给予生活或情绪调节上的建议可以增强患者信心，帮助患者在家庭生活和社会功能的恢复中更快地明确个人角色，提高患者的社会适应能力，进而改善其社会功能。

（3）康复训练：对于 TSC 患者的部分行为问题无法通过药物和心理治疗解决，康复训练便成为一种更加有效的办法。康复训练的目的是纠正患者错误的行为，提高其社交能力，掌握基本的生活和学习技能。此外，给予患者家属培训，使其正确地认识疾病，为患者提供良好的支持性环境，帮助患者制定明确的奖惩规定可以有效地避免矛盾和冲突，通过正性强化的方式鼓励患者养成良好的行为，通过惩罚的方式消除不良行为。

二、孤独症谱系障碍

（一）概述

1. **概念** 孤独症谱系障碍（autism spectrum disorder，ASD）是一类起病于发育早期，以持续的社交互动与社交交流能力缺陷及受限的、重复的行为模式和兴趣为主要临床特征的神经发育障碍。ASD 患病率日益增高，美国疾病控制与预防中心 2002 年报道为 1/150，2018 年报道升为 1/59，2021 年报道升为 1/54。我国患病率低于美国的报道，但也呈上升趋势。男性更易罹患。ASD 通常为慢性终生性病程，常常严重损害患者的社会功能，是导致儿童精神残疾的最重要疾病，并导致严重的疾病负担，因此是近年来受世界各国共同关注的一个重要疾病。ASD 可继发于 TSC，此人群 ASD 发病率大约 50%～60%。

2. **分类** ASD 分为八类：ASD 不伴智力发育障碍，伴轻度或不伴功能性语言受损；ASD 伴智力发育障碍，伴轻度或不伴功能性语言受损；ASD 不伴智力发育障碍，伴功能性语言损害；ASD 伴智力发育障碍，伴功能性语言损害；ASD 不伴智力发育障碍，伴功能性语言缺失；ASD 伴智力发育障碍，伴功能性语言缺失；其他特指的 ASD；ASD，未特指的。

3. **病因与发病机制** ASD 的病因和发病机制尚不明确。大量研究表明，ASD 是一种由生物学因素导致的神经发育障碍性疾病。其中，遗传因素是最主要的发病因素，遗传度为 0.7～0.9。ASD 为多基因复杂遗传性疾病，数百个基因与其相关。同时，表观遗传机制也参与发病。免疫因素也与 ASD 相关。环境因素可增加患者发病风险，包括父母生育年龄大、第一胎或第四胎之后、母亲妊娠前肥胖或体重不足、母亲妊娠前和妊娠糖尿病、母亲妊娠高血压、病毒感染、服用某些药物、暴露于环境污染、先兆流产、胎儿窘迫、出生窒息、低出生体重等。遗传因素与环境因素相互作用可导致患者脑发育异常，包括额叶、颞叶等多个脑区灰质发育异常、杏仁核等多个脑区局部脑功能异常、面孔加工网络等多个脑网络功能连接异常等，某些神经递质系统（如 5- 羟色胺系统）或神经肽（如催产素）等通路也存在异常，从而使个体出现面孔识别、情感认知、心理理论能力、执行功能、中央信息整合能力等的发展受损，产生 ASD 症状。

4. **核心症状** ICD-11 和 DSM-5 将 ASD 的核心症状分为两大领域，即社交互动与社交交流能力的持续性缺陷，以及受限的、重复的行为模式、兴趣或活动。

（1）社交互动与社交交流能力的持续性缺陷：在社交互动方面，ASD 患者存在质的缺陷。婴儿期起病的患儿缺少目光对视、呼唤反应、社会性微笑及情感互动。在幼儿期，患儿社会交往障碍的表现更加突出。患儿缺乏交往兴趣，不主动发起或回避交往互动，目光对视少，呼唤反应少，不关注和难以正确理解他人的表情、情绪和心理活动，情感交流互动少，不会与他人分享兴趣与欢乐，不能根据社交情景或社交线索调整社交行为，不能以适合其智龄的方式进行交往和与同龄人建立伙伴关系，对父母缺少依恋，并存在共同注意（彼此引发对第三者注意）障碍。轻症患儿或年长后症状有所改善的患者可能有一定的社会交往兴趣，但社会交往技巧依然落后，难以建立友谊，也难以建立恋爱关系和结婚。在社交交流方面，ASD 患儿存在不同程度的困难。多数 ASD 患儿言语发育迟缓，甚至无语言，言语理解能力和运用能力也受损。患儿常不会启动交流、维持交谈，或仅限于表达简单需求，或用简单、刻板、重复的言语进行交流，或反复说其感兴趣的话题，而不关注他人的反应。患儿的言语形式及内容异常，可能存在模仿言语、刻板重复言语、答非所问，或说一些唐突的、与当时情景无关的内容，语法结构、人称代词常使用错误，语调、语速、节律、重音等也常存在异常。部分患儿言语发展无明显迟缓，但依然会出现刻板重复言语，反复与他人说同一个话题，对成语、幽默或言外之意难以理解。ASD 患儿非言语交流能力发展也受损，常不会用点头、摇头等动作或姿势进行交流，缺乏丰富细腻的面部表情，言语和非言语交流的整合也存在困难。

（2）受限的、重复的行为模式、兴趣或活动：ASD 患儿兴趣范围狭窄，对某些事物或活动非常感兴趣甚至痴迷；行为方式刻板重复，生活的多个方面墨守成规、僵化刻板，并可能固着于一些特殊而无用的常规或仪式；出现刻板重复的动作和奇特怪异的行为，如将手放在眼前凝视和扑动等；对于各种感觉刺激可能反应过度或不足，如过分关注物体的气味、质感、产生的振动等。

（3）其他症状及共病：除上述主要临床表现外，ASD 患儿还常存在其他精神症状，如情绪不稳、多动、冲动、自伤等，多数患者会共患其他精神障碍，包括智力发育障碍、注意缺陷多动障碍、焦虑障碍、强迫症、情感障碍、进食障碍等。部分患儿存在某些躯体症状或躯体共病，包括胃肠功能紊乱、癫痫、TSC、脑性瘫痪等，还可能存在染色体异常，如脆性 X 综合征、21- 三体综合征等。

（二）临床表现

部分 TSC 儿童在出生后的第一年就可出现早期孤独症特征，表现为游戏、社交互动和眼神交流的异常。出生两年后，可能会出现活动多、仪式化行为和情绪爆发等异常行为。继发于 TSC 的 ASD 儿童的智力通常比非继发性 ASD 儿童差，这种差异在 1 岁时就较为明显。出生后最初几年语言技能发展得缓慢，可能预示着后续 ASD 的诊断。

在临床表现方面，继发于 TSC 的 ASD 儿童与非继发性 ASD 的儿童差异并不明显。主要临床表现如下。

1. 社交互动障碍　继发性与非继发性的 ASD 的社交缺陷模式非常相似。主要表现为眼神交流差，同辈间交流困难等。

2. **语言交流障碍**　语言的缺失或延迟，单词或短语的重复诉说等。

3. **行为刻板重复**　重复的和仪式性的行为等。

4. **其他症状**　常伴发智力缺陷，在 1 岁时，儿童表现出明显的认知缺陷。在 1～3 岁之间，非语言智商持续下降。常见运动缺陷，如肢体非常僵硬或不灵活。大头畸形等形态学上的异常也常在继发于 TSC 的 ASD 儿童中出现。进食困难、睡眠障碍等行为异常也有报道。

（三）辅助检查

ASD 主要是通过临床观察和行为评估进行诊断。但在排除其他潜在疾病、明确患者发育情况等方面，部分辅助检查可能会起到支持和参考作用。以下辅助检查可能会对继发性 ASD 的诊断提供参考。

1. **遗传学检查**　遗传学检查可帮助排除其他遗传疾病或综合征，如 Rett 综合征等。有研究发现，*TSC2* 基因可能是继发于 TSC 的 ASD 儿童的潜在基因突变位点。通过基因测序，可以检查这些突变是否存在，但目前这种检查方法适用性不强。

2. **电生理与影像技术**　常用的技术有脑电图（electroencephalography，EEG）、磁共振成像（magnetic resonance imaging，MRI）等。继发于 TSC 的 ASD 儿童的 EEG 有以下特征：Ⅱ期睡眠的特点是 δ 和 θ 波的大量弥漫性慢波活动，而 α 波的活动较少。有研究显示继发于 TSC 的 ASD 儿童的额叶、颞叶和小脑位置的结节与 ASD 症状相关，经 MRI 成像后这些部位存在皮质结节提示可能有 ASD 的患病风险。

（四）诊断

继发于 TSC 的 ASD 诊断需多学科进行综合评估。在 ASD 被评估之前，需要明确 TSC 的诊断。儿童在出生后早年就可出现孤独症样症状，如游戏、社交互动和眼神交流的异常，后逐渐出现多动、仪式化行为和情绪爆发等异常行为。在 36 月龄时，基于系统的临床观察和评估，在排除了其他疾病后，当儿童表现出持续存在的社会交往障碍、言语发育迟缓、兴趣范围狭窄和刻板重复的行为模式等典型症状时，可做出 ASD 的诊断。

常用的临床评定量表有：①孤独症诊断观察量表（autism diagnostic observation schedule-2，ADOS-2），ADOS-2 是一种常用的临床观察工具，用于评估 ASD 的症状；②孤独症诊断访谈量表修订版（autism diagnostic interview-revised，ADI-R），ADI-R 是用于诊断和鉴别诊断孤独症的一种访谈工具。③儿童孤独症评估量表（childhood autism rating scale，CARS），CARS 是一种用于评估儿童孤独症症状严重程度的工具；④孤独症行为评定量表（autism behavior checklist，ABC），该量表是一种常用的临床观察工具，用于评估 ASD 的行为特征，由克鲁格（Krug）等人于 1978 编制，1989 年原北京医科大学杨晓玲教授将其引进并进行了修订，主要用于孤独症儿童的筛查。其有 57 个描述孤独症儿童的感觉、行为、情绪、语言等方面异常表现的项目，可归纳为 5 个因子：感觉、交往、躯体运动、语言、生活自理。其评分方法是按每项在量表中的负荷大小而分别给评"1""2""3""4"分。如第 X 项分值是"3"，所以，只要儿童有该项表现，无论症状表现轻重都评"3"分。本量表项目数量适中，评定只需 10～15 分钟便可完成，对不同年龄、不同性别者使用无差异，其信度、效度均较好，具体内容见表 4-3-1。

表 4-3-1 孤独症行为评定量表（ABC 量表）

患儿姓名：_____ 性别：_____ 年龄：_____

填报表人：_____与患儿关系：_____

（注：填报人指患儿父母或与患儿共同生活达两周以上的人）

本量表共列出患儿的感觉、行为、情绪、语言等方面异常表现的 57 个项目，请在每项做"是"与"否"的判断，判断"是"就在每项标示的分数打"√"符号，判断"否"不打号，不要漏掉任何一项。[注：感觉能力（S）、交往能力（R）、运动能力（B）、语言能力（L）和自我照顾能力（S）]

项目	评分				
	S	R	B	L	S
1. 喜欢长时间地自身旋转			4		
2. 学会做一件简单的事，但是很快就"忘记"					2
3. 经常没有接触环境或进行交往的要求	4				
4. 往往不能接受简单的指令（如坐下、来这儿等）				1	
5. 不会玩玩具等（如没完没了地转动或乱扔、揉等）			2		
6. 视觉辨别能力差（如对一种物体的特征——大小、颜色或位置等的辨别能力差）	2				
7. 无交往性微笑（无社交性微笑，即不会与人点头、招呼、微笑）		2			
8. 代词运用的颠倒或混乱（如把"你"说成"我"等）				3	
9. 长时间的总拿着某件东西			3		
10. 似乎不在听人说话，以致怀疑他 / 她有听力问题	3				
11. 说话无抑扬顿挫、无节奏				4	
12. 长时间地摇摆身体			4		
13. 要去拿什么东西，但又不是身体所能达到的地方（即对自身与物体距离估计不足）			2		
14. 对环境和日常生活规律的改变产生强烈反应					3
15. 当他和其他人在一起时，对呼唤他的名字无反应			2		
16. 经常做出前冲、脚尖行走、手指轻捏轻弹等动作			4		
17. 对其他人的面部表情或情感没有反应		3			
18. 说话时很少用"是"或"我"等词				2	

续表

项目	评分				
	S	R	B	L	S
19. 有某一方面的特殊能力，似乎与智力低下不相符合					4
20. 不能执行简单的含有介词的指令（如把球放在盒子上或把球放在盒子里）				1	
21. 有时对很大的声音不产生吃惊的反应（可能让人想到儿童是聋子）	3				
22. 经常拍打手			4		
23. 发大脾气或经常发点脾气					3
24. 主动回避与别人进行眼光接触		4			
25. 拒绝别人接触或拥抱		4			
26. 有时对很痛苦的刺激（如摔伤、割破或注射）无反应	3				
27. 身体表现很僵硬，很难抱住（如打挺）		3			
28. 当抱着他时，感到他肌肉松弛（即他不紧贴着抱他的人）		2			
29. 以姿势、手势表示所渴望得到的东西（而不倾向用语言表示）				2	
30. 常用脚尖走路			2		
31. 用咬人、撞人、踢人等来伤害他人					2
32. 不断地重复短句				3	
33. 游戏时不模仿其他儿童		3			
34. 当强光直接照射眼睛时常常不眨眼	1				
35. 以撞头、咬手等行为来自伤			2		
36. 想要什么东西不能等待（一想要什么就马上要得到什么）					2
37. 不能指出 5 个以上物体的名称				1	
38. 不能发展任何友谊（不会和小朋友来往交朋友）		4			
39. 有许多声音的时候常常盖着耳朵	4				
40. 经常旋转碰撞物体			4		
41. 在训练大小便方面有困难（不会控制住小便）					1
42. 一天只能提出 5 个以内的要求				2	
43. 经常受到惊吓或非常焦虑、不安		3			
44. 在正常光线下斜眼、闭眼、皱眉	3				

4

续表

项目	评分				
	S	R	B	L	S
45. 不是经常帮助的话，不会自己给自己穿衣					1
46. 一遍一遍重复一些声音或词				3	
47. 瞪着眼看人，好像要"看穿"似的		4			
48. 重复别人的问话和回答				4	
49. 经常不能意识所处的环境，并且可能对危险情况不在意					2
50. 特别喜欢摆弄并着迷于单调的东西或游戏、活动等（如来回地走或跑、没完没了地蹦、跳、拍、敲）				4	
51. 对周围东西喜欢触摸、嗅和／或尝			3		
52. 对生人常无视觉反应（对来人不看）	3				
53. 纠缠在一些复杂的仪式行为上，就像缠在魔圈子内（如走路一定要走一定的路线、饭前或睡前或干什么以前一定要把什么东西摆在什么样地方或做什么动作，否则就不睡、不吃等）			4		
54. 经常毁坏东西（如玩具、家里的一切用具很快就弄破了）			2		
55. 在两岁半以前就发现该儿童发育延迟					1
56. 在日常生活中至今仅会用 15 个但又不超过 30 个短句来进行交往				3	
57. 长期凝视一个地方（呆呆地看一处）		4			
小计分数					
总分：S+R+B+L+S					
该儿童还有什么其他问题请详述：					

　　注：使用时，首先让家长根据孩子近期的表现，在 ABC 量表上每个项目的相应数字上画"√"，然后计算各分测验的分数和量表总分。如果受测者的量表总分≥31 分，可怀疑为患有孤独症；如果受测者的量表总分≥62 分，可以诊断为患有孤独症。

（五）治疗

　　目前，在产前或婴幼儿期诊断 TSC 的可能性变得越来越大。得益于高质量的产前超声和胎儿 MRI 成像技术，在婴儿早期就可发现心脏横纹肌瘤或皮质结节，从而有机会尽早干预以防止神经精神症状的出现。患有 TSC 的患儿有较高的 ASD 发病风险，每个继发性的 ASD 患儿都应该从婴幼儿时期开始接受行为干预治疗，并进行长期和定期的随访来确定干预的有效性。此外，一些患儿可能需要服用药物，并且需要密切监测药物副作用。随着对 TSC 发病机制认识的进一步提升，疾病的修饰治疗可能会在疾病早期或无症状的高风险人群中得到应用。

1. 行为干预 目前并未有专门针对继发于 TSC 的 ASD 的行为干预治疗，但国内外公认行为干预是管理 ASD 最有效的方法。它旨在帮助患儿更好地发展社会交往能力，掌握基本生活技能，改善症状，提高生活质量。国内外推荐的行为干预治疗方法如下：应用行为分析法（applied behavior analysis，ABA）作为基础的技术和方法，融合了自我管理、社交互动、对回应的敏感性和动机等关键领域，为患儿提供个体化且有效的行为干预方法。回合试验教学（discrete trial training，DTT）是基于应用行为分析理论发展出的一种干预策略，通过将任何行为或技能分成较小的步骤来教授，使其更容易掌握，并强化正确行为，忽略错误行为，从而改变儿童行为。关键反应训练（pivotal response treatment，PRT）是自然主义的应用行为分析的教学方法，它集中针对发展关键领域。年龄较大的儿童可接受孤独症结构化训练方法，如孤独症及相关交往性障碍儿童的治疗与教育，该训练方法提供了一个结构化的环境，利用儿童在视觉技能方面的优势来补偿其他较弱的技能。在这个训练方法中，儿童主动进行沟通，专注于自主学习。对于不会说话的儿童，利用图片交流可以有助于促进沟通。年龄更大的孩子可以接受社交技能、生活技能和自主能力培训以及职业培训。

2. 药物治疗 ①抗精神病药物，对于儿童的易激惹和行为障碍，可应用第二代抗精神病药物，利培酮疗效中等，阿立哌唑效果较好。需注意不良反应的风险较高，包括体重增加、镇静、锥体外系症状和高催乳素血症。②抗抑郁药，有研究显示选择性 5- 羟色胺重摄取抑制剂（西酞普兰、氟西汀）可减少儿童重复行为，但缺乏高水平的证据支持其有效性。③治疗注意缺陷多动障碍药物，合并注意缺陷和多动症状的儿童可应用哌甲酯和托莫西汀。

3. 疾病修饰治疗 mTOR 通道抑制剂的效果存在争议。尽管有研究发现，依维莫司能够改善孤独症模型小鼠的社交缺陷，但现有少量的针对患儿的研究，并未发现这种改善孤独症症状的作用。有研究认为可能只有在早期使用药物治疗（最好是在出生后 6～12 个月之间）的情况下才有可能实现对继发性 ASD 的预防。目前 mTOR 通道抑制剂的效果仍缺乏科学性依据。

三、注意缺陷多动障碍

（一）概述

1. 概念 注意缺陷多动障碍（ADHD）是最常见的神经发育障碍，患者主要表现为与年龄不相称的注意力不集中、过度活动、行为冲动，通常智力正常或接近正常，但常伴有学习困难以及多种共病，导致社会功能受损，是物质依赖、反社会人格、违法犯罪的高危人群。流行病学研究显示 ADHD 患病率在全球范围内相似，儿童、青少年患病率为 6.7%～7.8%，成人患病率为 2.1%～3.1%。继发性 ADHD 的机制并不明确，可能由于 TSC 皮质结节破坏了控制不同类型注意力的多种脑网络连接，导致继发性 ADHD，发病率较一般人群高，大约占 30%～60%。ADHD 共患智力发育障碍和 ASD，在 TSC 患儿中很常见。

2. **分类** ADHD 分为三种临床类型：ADHD 注意力缺陷型，以注意缺陷为主要表现；ADHD 多动 / 冲动型，以多动 / 冲动为主要表现；ADHD 混合型，混合性表现。

3. **致病机制** 研究显示 ADHD 是由复杂的遗传易感性和环境危险因素暴露相互作用所致，通常发生于胎儿或出生早期。大量双生子研究分析显示其遗传度为 76％。近年的研究在病因与病理机制方面取得了重要进展，发现了全基因组显著性的遗传风险位点，但每一个单独的遗传变异对于致病风险仅有微小的效应。基因通路与网络的分析提示易感基因集中于神经元发育相关基因。环境危险因素包括出生前和围产期因素如孕期烟酒接触、低出生体重和早产、环境毒素如铅暴露，以及家庭环境因素等。脑影像学较一致的发现是 ADHD 患者存在脑体积减小，脑体积的差异在青少年和成人期消失。脑功能影像研究发现与奖赏期待相关的腹侧纹状体激活降低。ADHD 存在广泛的认知缺陷，包括执行功能如抑制控制、视空间和言语工作记忆、警觉和计划等障碍。部分 ADHD 患者不喜欢等待，倾向即刻而非延迟的奖励。

（二）临床表现

1. **注意障碍** 在 TSC 患儿中常见注意力缺陷，最明显的是双任务处理障碍，即同时执行两项任务的能力差，以及注意力分配障碍，即同时处理多条信息的能力不足。

2. **活动过多和冲动** 儿童多动、坐立不安，难以控制冲动和行为。

3. **学习困难** 在 TSC 患儿中，大约 90％ 合并癫痫发作，共患癫痫和 ADHD 的儿童，因执行功能受损，学习过程的正常发展受到影响。

（三）辅助检查与评估

ADHD 症状可见于多种躯体、神经及精神疾病，因此诊断需要基于全面的临床评估。

1. **病史采集** 对于怀疑 ADHD 的儿童，首先要详细收集临床表现，包括两个维度的核心症状。①注意障碍：ADHD 的注意障碍是持续注意障碍，不能较长时间保持注意。应该结合年龄和发展水平来确定，随着年龄增长注意保持时间延长。注意力容易受到兴趣动机的影响，在询问病史时应注意了解相关情况。常见的注意障碍相关症状包括上课不专心听讲，做作业容易分心，与他人对话时心不在焉，没有耐心做需要持续注意的事情，做事马虎容易粗心出错，组织管理能力不足，经常丢三落四、忘带学习生活必需的用品等。②多动冲动：过度活动症状包括上课时坐不住、离开座位、做小动作，课间追跑打闹，不能安静，大声喧哗，像装了马达一样活动不停，话多。冲动症状表现为喜欢插话、不能等待、常常破坏游戏规则。多动症状随年龄变化变异很大，幼儿期主要表现大运动增多，奔跑攀爬；学龄期大运动有所减少，青春期常常只有坐立不安的主观感受。上述症状往往在两个以上的场合出现，通常起病于学龄期之前，也有一些患者早期功能代偿，至学龄期才被发现。对功能的影响包括课堂表现和学习成绩，与父母、伙伴和老师的关系等。由于 ADHD 样症状也可见于其他精神障碍，对于有相应的线索提示时应更详细地询问相关症状排除其他精神障碍。除现病史外，还需收集家族史、个人史、既往史以了解相关的危险因素。

2. **精神检查**　包括观察与检查性交谈。多动症状突出的患儿在诊室可能表现出明显的坐不住，频繁站起来活动，话多问题多，容易受环境影响分心。检查性交谈是了解患儿对自己问题的认知，同时了解孩子的内心体验，发现有无情绪问题、社会交流问题或其他精神症状。

3. **体格与神经系统检查**　常规体格与神经系统检查有助于发现导致类似症状的躯体疾病（如贫血、甲亢、神经系统疾病、视力听力障碍等）。

4. **临床心理评估**　包括行为量表、智力和神经心理测验。

（1）儿童行为评定量表：① ADHD 症状量表（ADHD-rating scale，ADHD-RS）：可由父母或教师评估，用于评定 ADHD 的核心症状和严重程度；② SNAP-Ⅳ量表：简版的 ADHD 分量表与 ADHD 症状量表基本一致，可用于父母或教师评估；③ Achenbach 儿童行为量表：根据填表人及被试年龄的不同而有不同的版本，常用的是父母行为问卷，按照性别和年龄归纳为 8～9 个因子，用于全面评估儿童的行为问题。

（2）智力测验：①韦氏儿童智力量表（Wechsler intelligence scale for children，WISC）：目前 WISC 第 4 版已引进国内，较之前版本增加了对流体智力的评估。共包括 15 个分测验，结果归纳为总智商和四个因子：言语理解、认知推理、工作记忆和加工速度。②中国比奈智力测验：测量智力的一般因素。③瑞文推理测验（Raven's progressive matrices，RPM）：主要测量图形推理能力。

（3）神经心理测验：①持续操作测验（continuous performance test，CPT）：用于评估 ADHD 的核心注意缺陷。可结合活动量测量作为 ADHD 的客观评定工具。② Stroop 测验：考察抑制能力。③ Rey 复杂图形记忆任务：考察视觉工作记忆能力。④数字广度：考察语音信息的工作记忆。⑤汉诺塔任务，考察计划能力。⑥连线测验，考察定势转换能力。⑦威斯康星卡片分类测验（Wisconsin card sorting test，WCST）：考察认知灵活性。

5. **实验室检查**　针对体格检查和神经系统检查发现的问题进一步检查，并排除用药禁忌证，包括血常规、甲状腺功能、心电图等。

6. **脑电图**　ADHD 儿童脑电图异常常表现为 α 波慢化，少数患儿 β 波频度异常。事件相关电位显示 P300 波幅降低，潜伏期延长。临床检查脑电图的另一个目的是排除癫痫，特别是在用药前后监测。

7. **神经影像学**　神经影像学检查可排除其他脑器质性疾病。目前研究显示 ADHD 常见的脑结构与功能异常存在于额叶 - 纹状体和额 - 顶环路，但上述结果尚未用于临床诊断。通过磁共振波谱法检测到继发性的 ADHD 患儿纹状体谷氨酸、谷氨酸 / 谷氨酰胺和肌酸浓度更高。

8. **基因测序**　在 ADHD 儿童中，发现了 *TSC2* 基因所在的 16p13 区域染色体上的连锁遗传。N- 甲基 -D- 天冬氨酸受体 2B 亚单位基因的变异可能与 ADHD 的发生有关。

（四）诊断

TSC 相关的 ADHD 诊断需多学科进行综合评估。在 ADHD 被评估之前，需要明确 TSC 的诊断。12 岁以前出现明显的注意力不能集中、活动过度、冲动，影响学习效率和人际交往即可诊断。ADHD 诊断既往普遍采用 DSM-5 诊断标准，ICD-11 颁布后将作为我国官方诊断标准，两者内容基本一致。诊断要求注意障碍和多动 / 冲动两个维度中至少一个满足 6 项以上的症状标准，持续 6 个月以上，并在 12 岁以前就已存在，症状要求出现在两个以上的场合，干扰了正常的学业、职业和社交功能，并不能用其他精神障碍来解释。

常用的临床评定量表有：①康氏儿童行为量表：是筛查儿童行为问题（特别是 ADHD）最广泛使用的量表。主要有三种问卷，即父母问卷、教师问卷及父母教师问卷。② SNAP-Ⅳ量表（Swanson，Nolan and Pelham-Ⅳ rating scales，SNAP-Ⅳ）：简版的 ADHD 分量表与 DSM-Ⅳ中 ADHD 症状条目一致，可用于父母或教师评估。③ Achenbach 儿童行为量表（child behavior checklist，CBCL）：根据填表人及被试年龄的不同而有不同的版本，常用的是父母版，用于全面评估儿童的行为问题。

（五）治疗

1. ADHD 的常用治疗　目前普遍认为 ADHD 是一种慢性神经发育障碍，需要长期治疗。确诊 ADHD 者需要药物和心理行为联合治疗，需要医生、父母、老师等多方合作，并需要定期进行随访。

（1）药物治疗：①中枢兴奋剂，国内主要为哌甲酯及其缓释剂。哌甲酯主要作用部位在大脑皮质和皮质下的纹状体，主要作用于多巴胺转运蛋白（DAT），阻断突触前神经末梢对多巴胺的再摄取，调节多巴胺能神经传递的增加，进而增强大脑的控制能力，克制无目的的多动，提高注意力和学习能力。临床剂型包括速释剂和不同释放时间的缓释剂。速释剂需要每日 2～3 次服药，缓释剂通常只需早上一次服药。无论速释剂或缓释剂均需要从小剂量开始逐渐增加，最大剂量一般不超过 60 mg/d。目前尚没有有效的方法预测治疗反应，因此需要个体化的剂量滴定。常见的不良反应有食欲抑制、睡眠障碍（入睡延迟）、心率和血压增加、心境不稳（从爱哭到严重的抑郁样综合征）、易怒等。②非中枢兴奋剂，托莫西汀为特异性去甲肾上腺素再摄取抑制剂，主要作用于前额叶皮质的去甲肾上腺素转运体，其疗效亦经过多项随机对照研究验证，并特别适用于共病抽动障碍、焦虑和物质使用障碍的患者。临床用药也需要从小剂量开始逐渐增加至治疗量，可每日早晨单次服用或早晚分次服用，通常起始剂量为每日 0.5 mg/kg，至少服用 3 日后可增加剂量，逐步增加到每日 1.2 mg/kg 的目标剂量，缓慢加量可减少不良反应。常见不良反应有食欲抑制、恶心、呕吐、失眠、困倦、疲劳、心境不稳、眩晕、血压升高和心率增加等。

（2）非药物治疗：无论是否服药均可采用非药物治疗。一些非药物治疗能有效改善 ADHD 相关损害。对于 ADHD 核心症状改善证据最强的是行为治疗和父母培训，特别是对于低年龄的儿童。适合于儿童的行为治疗包括行为矫正和执行功能训练，可有效改善儿童的行为表现。一个完整的治疗方案需要医生、父母、老师等多方合作。与一般儿童相比，多数 ADHD 儿童需要针对预期行为进行更频繁和明确的提醒，并对他们的表现做出反馈。

2. TSC 相关 ADHD 的治疗　到目前为止，尚无对继发于 TSC 的 ADHD 治疗方面的研究。因此，临床医生应根据无 TSC 的 ADHD 患者的循证治疗和实践准则进行治疗。理论上中枢兴奋剂（如盐酸哌甲酯）可能具有降低癫痫阈值的风险，但在 TSC 儿童中并无证据支持这一理论。因此，只有存在临床指征时临床医生才可考虑使用中枢兴奋剂，并充分考虑这两种疾病的治疗指南，警惕任何潜在的躯体风险。临床医生应定期对 TSC 儿童进行重新评估，以确定是否能够停用 ADHD 的治疗药物。

3. 综合管理　ADHD 需要长期治疗，医生的主动用药管理能够提高临床疗效，增加治疗依从性。在治疗开始时需要针对患者的个体情况制定长期的治疗计划。药物治疗前需要系统地评估以保证用药安全。药物剂量要根据治疗反应进行个体化的滴定。在达到最佳剂量以后仍需要定期随访，并对不良反应进行监测。行为治疗需要医生、家庭、教师多方面合作，需要给父母、患儿和教师提供包括疾病知识的心理教育，培训父母和教师使用行为矫正的方法在家庭和学校中管理孩子的行为。随着孩子年龄增长出现新的问题时要相应地调整治疗方案。

四、抑郁障碍与焦虑障碍

（一）概述

1. 概念　抑郁障碍（depressive disorder）是以持续低落的情绪、丧失兴趣或快乐感、精力不足、自我评价下降、注意力和集中力受损、睡眠和食欲改变、消极思维、自杀倾向等症状为特征的心境障碍。儿童抑郁症（child depression）在儿童青少年中发病率也有逐年上升趋势。幼年时可能以分离性焦虑及焦虑障碍为主，在青少年阶段可能有发展成为抑郁症的危险。焦虑障碍（anxiety disorder）是以持续或反复出现的不合理或过度的焦虑和担忧为特征的心境障碍。抑郁障碍和焦虑障碍常见于 TSC 患者，患病率分别为 27% 和 28%。有研究表明，TSC 的严重程度与焦虑障碍和抑郁障碍分别存在中度和中低度的相关性。

2. 病因与致病机制

（1）遗传因素：家族内发生抑郁的概率，明显高于正常人群，亲属患病的概率颇高。血缘越近，发病率越高，同卵双生子的发病率明显高于异卵双生子发病率。焦虑症的遗传因素包括家族聚集性，表明焦虑症在家族中常见，患有焦虑症的亲属患病风险增加。此外，某些特定基因变异与神经递质系统相关，可能影响情绪调节和压力应对能力。遗传易感性与环境因素（如压力和创伤）相互作用，共同影响焦虑症的发生。研究显示，遗传因素可能占焦虑症风险的 30%～50%。整体而言，焦虑症的遗传机制复杂，涉及多种基因与环境因素的交互作用。

（2）生物学因素：抑郁症和焦虑症的生物学因素主要包括神经递质失衡和内分泌系统异常，具体而言，5-羟色胺（血清素）、去甲肾上腺素和 γ-氨基丁酸（GABA）的失衡对情绪调节和压力应对产生重要影响。二者还与下丘脑-垂体-肾上腺（HPA）轴的功能异常相关，HPA 轴的过度活跃导致皮质醇水平升高，从而影响情绪和焦虑反应。此外，抑郁症的患儿，脑电图检查发现觉醒次数增多。

（3）社会心理因素：先天易感素质的儿童经历创伤及心理应激事件的体验，早年母子情感剥夺，亲人去世，父母离异，受虐待，被抛弃，缺乏家长温暖，失败的经历过频，如平时学习成绩较好的儿童，由于考试成绩差，升学失败或失学，不能实现自己的目标和愿望，他们的个性往往比较固执、倔强、违拗、孤僻，易形成无助感，失去自信产生沮丧或忧虑，认为自己没有前途了，被人讥笑，看不起。进而产生绝望及抑郁。焦虑症的社会心理因素包括早期负面经历（如创伤和虐待）、家庭环境的影响（如父母的教育方式和情感支持）、社会支持网络的缺乏、性别差异（女性更易患病）、社会文化因素的作用以及个性特征（如高神经质和完美主义）。这些因素共同影响个体的情绪调节和应对压力能力，从而增加焦虑症的风险。

（二）临床表现

继发于 TSC 的抑郁障碍的临床症状可能会与一般抑郁障碍的症状相似，但也可能受到 TSC 所特有的病理生理过程和相关并发症的影响。有研究发现，在 TSC 患者中，忧郁、悲观、自杀意向、犹豫不决、无价值感、食欲改变、注意困难和性欲缺乏等抑郁障碍症状可能更加明显。抑郁症对儿童青少年的生理和心理发育不利，有些会反复发作，可持续到成年期。儿童抑郁症是以情绪抑郁为主要临床特征的疾病，因为患儿在临床表现上具有较多的隐匿症状，恐怖和行为异常，同时由于患儿认知水平有限，所以不像成人抑郁患者那样能体验出诸如罪恶感，自责等情感体验。儿童抑郁症的主要表现包括：①情绪症状：情绪低落，不开心，不愉快，过分悲伤，哭泣，自我评价过低，自责、认为自己笨、傻、无用，对什么事情都无兴趣，甚至感觉活着没意思，有的表现情绪激惹，好发脾气，冲动，出现自残或自杀行为。②思维和行为异常：思维迟缓，感到不会思考问题，大脑中一片空白，记忆力下降。注意力不集中，讲话音量低，语速慢，言语活动明显减少，退缩，孤僻，拒绝与人交流，有时出现对抗，逆反或冲动行为。③躯体症状：常表现各种躯体不适，如诉头晕、头痛、疲劳无力、气短胸闷，伴有胃肠道症状，如恶心、呕吐、食欲减退，体重下降，面色倦怠，睡眠障碍。睡眠质量差，多梦，易早醒，早上醒后就发愁，如同度日如年。

继发于 TSC 的焦虑障碍的临床症状与非 TSC 人群的焦虑障碍的症状相似程度更高。有研究结果显示，除摇晃、手发抖、窒息感和脸发红等症状外，其他明显的焦虑症状有：精神性焦虑症状如不能放松、心神不定、害怕发生不好的事情、紧张、惊吓、恐慌，害怕失控，害怕快要死去等；躯体性焦虑如腿部颤抖、麻木或刺痛等；自主神经功能紊乱如感到发热、出汗（不是因为暑热）、头晕、心悸或心率加快、呼吸困难、消化不良或腹部不适、昏厥等。

需要注意的是，伴有智力发育障碍的 TSC 患者，继发的抑郁、焦虑症状的严重程度更高。

（三）评估与辅助检查

1. 常用的临床评定量表　汉密尔顿抑郁量表（Hamilton depression scale，HAMD）是临床上评定抑郁状态时应用最为普遍的量表。贝克抑郁问卷第二版（Beck depression inventory-Ⅱ，BDI-Ⅱ）主要用于评估抑郁程度。贝克焦虑问卷（Beck anxiety inventory，

BAI）主要用于筛查是否有可能患有焦虑障碍。医院焦虑抑郁量表（hospital anxiety and depression scale，HADS）：可用于同时评估焦虑和抑郁症状的严重程度。

2. 辅助检查　在抑郁障碍和焦虑障碍的诊断和评估中不是必需的，但可以用于排除其他可能的躯体问题或精神症状，以及评估抑郁症状的严重程度。以下是一些常见的辅助检查。

（1）实验室检查：常规的血液检查，以排除其他可能导致类似症状的身体疾病，如甲状腺功能异常、贫血等。

（2）神经影像学检查：MRI 或 CT 扫描，以排除其他可能与抑郁障碍和 / 或焦虑障碍相关的病理性问题，如脑肿瘤或颅内损伤。

（3）电生理检查：鉴于 TSC 高达 90% 的癫痫发生率，脑电图检查的重要性较为突出，以评估抑郁、焦虑症状是否与脑电活动异常相关，或者是否存在与抑郁障碍和 / 或焦虑障碍相关的癫痫活动。

需要注意的是，辅助检查的选择应根据个体情况和临床需要进行，并且通常需要在综合评估的基础上进行解读和解释。

（四）诊断

继发于 TSC 的抑郁障碍、焦虑障碍的诊断需多学科进行综合评估。在被评估之前，需要明确 TSC 的诊断。抑郁障碍和焦虑障碍的诊断主要根据病史、临床症状、病程及体格检查和实验室检查。国际上通用的诊断标准一般有《国际疾病分类》(第 10 版)(ICD-11，2018）和《美国精神障碍诊断与统计手册》(第 5 版)(DSM-5，2013），可参照相关诊断标准诊断。

儿童抑郁症主要是依据抑郁情绪及抑郁症的其他临床表现进行诊断，目前应用较多的为经 Weinberg 修订的诊断标准，可概括为以下四条：①情绪恶劣及自我评价低；②下述八项症状中有至少两项：攻击行为、睡眠障碍、同其他人的接触减少、不愿上学、情绪低落、躯体主诉、精力不足、食欲和体重改变；③这些症状能说明患儿平时的行为改变；④症状至少持续 1 周。

儿童焦虑症的诊断主要依据焦虑情绪及相关临床表现，常用的诊断标准可概括为以下四条：①持续的焦虑或恐惧情绪，影响日常生活；②至少出现以下五项症状中的三项：过度担忧、易怒、注意力难以集中、肌肉紧张、睡眠障碍；③这些症状导致孩子的行为改变，如回避特定情境或活动；④症状至少持续 6 个月，并在多个领域（如社交、学业）造成显著干扰。

（五）治疗

TSC 人群中继发的抑郁障碍、焦虑障碍的治疗可参考的循证医学证据非常有限。因此，临床医生应根据无 TSC 群体中的抑郁障碍、焦虑障碍的治疗指南，在充分考虑患者躯体症状及药物副作用的前提下，进行个体化合理用药。

1. 药物治疗　药物治疗是治疗抑郁症的首选方法，尤其对抑郁症状改善明显。抗抑郁药的用药原则是：从小剂量开始，根据疗效和出现的不良反应，逐渐加至有效剂量。常用抗抑郁药：氟西汀、舍曲林、西酞普兰、文拉法辛等，抗抑郁药疗效多在用药后两周左右显现，在疗效出现前，多数患者会感到口干、嗜睡、视物模糊、心跳加快，这些药物的不良反应会给患儿日常生活带来困难，易使患儿产生拒绝服药现象。一般用药前，要向患儿及家长解释清楚，多数患儿可以在较短时间内逐渐适应，不会给患儿智力、身体发育带来不良后果。

儿童焦虑症的药物治疗主要以选择性 5- 羟色胺再摄取抑制剂（SSRIs）为首选，通常与认知行为治疗联合应用以提高疗效。在一些情况下，5- 羟色胺 - 去甲肾上腺素再摄取抑制剂（SNRIs）和三环类抗抑郁药也可考虑使用。苯二氮䓬类药物适用于缓解急性焦虑，但不建议长期使用。丁螺环酮在小儿广泛性焦虑症中显示良好耐受性，但尚未证明其优于安慰剂。尽管大多数儿童能耐受 SSRIs，但可能出现轻度至中度的不良反应，如胃不适和行为激动，因此在治疗期间需密切监测儿童的情绪和行为变化。

2. 心理行为治疗　在药物治疗缓解抑郁症状的基础上，认知心理治疗是治疗抑郁症的有效心理治疗方法之一，通过对存在问题的认识，逐步有计划分阶段与患儿一起分析其认知中的不足，共同探讨合理化的思维方式，要耐心听取患儿诉说，每次治疗结束后给患儿留下家庭作业，并鼓励他将抑郁体验发泄出来，重新找到心理平衡，也可采取放松疗法，阳性强化等方法矫正。

基于暴露的认知行为治疗是儿童焦虑症的核心治疗方法，尤其是暴露和反应预防法。儿童在治疗师的指导下逐渐暴露于引发焦虑的情境中，帮助他们逐渐脱敏并减少焦虑。对于轻度焦虑症，行为治疗通常足够有效。

3. 环境治疗　父母、亲人和同伴要了解抑郁症的性质，给患儿温暖及关爱，尽量创造宽松、和谐的治疗环境，对有自杀观念或冲动行为的患儿，要密切观察病情变化，必要时采取住院治疗。对于儿童焦虑症，除了对儿童进行直接的行为治疗，家庭干预也是一种常见的辅助治疗方法，旨在提高家庭成员对焦虑症状的理解和应对能力。

五、其他精神障碍

至今尚未发现关于 TSC 中其他精神障碍的大样本数据。TSC 患者中精神分裂症等精神疾病的发病率一直很低，这与一般人群中发病率约为 1% 的结果相一致。在一些研究中，幻觉（1.5%）和精神病性症状（2.3%）等症状学的报告发生率同样很低。这些发现与 TSC 中神经发育障碍的高发生率形成了鲜明对比。有研究从行为层面观察到 6.1% 的强迫行为。但迄今为止，尚未有研究系统评估并明确诊断 TSC 中的强迫症（obsessive-compulsive disorder，OCD）。然而，在 TSC 中与 ASD 相关的强迫和重复行为非常常见。因此，临床医生在遇到具有强迫特征的 TSC 儿童、青少年或成年患者时，应首先考虑 ASD 的评估和诊断。TSC 患者中双相情感障碍的发病也存在个案报道，根据单个病例报道难以评估 TSC 与双相情感障碍在病因学上的关系，这仍是未来需要探究的领域。

（编写：崔永华　蒋忠良　张文炎；审核：刘智胜　梁树立）

参考文献

[1] MARCINKOWSKA A B, JÓŹWIAK S, TARASEWICZ A, et al. Tuberous sclerosis complex patients' needs and difficulties-results of TAND questionnaire analysis in polish adult population[J]. J Clin Med, 2022, 11(21): 6536.

[2] DE VRIES P J, HEUNIS T M, VANCLOOSTER S, et al. International consensus recommendations for the identification and treatment of tuberous sclerosis complex-associated neuropsychiatric disorders (TAND)[J]. J Neurodev Disord, 2023, 15(1): 32.

[3] HEUNIS T M, CHAMBERS N, VANCLOOSTER S, et al. Development and feasibility of the Self-Report Quantified Tuberous Sclerosis Complex-Associated Neuropsychiatric Disorders Checklist (TAND-SQ)[J]. Pediatr Neurol, 2023, 147: 101-123.

[4] WONG M. The role of glia in epilepsy, intellectual disability, and other neurodevelopmental disorders in tuberous sclerosis complex[J]. J Neurodev Disord, 2019, 11(1): 30.

[5] ROBINSON J, UZUN O, LOH N R, et al. The association of neurodevelopmental abnormalities, congenital heart and renal defects in a tuberous sclerosis complex patient cohort[J]. BMC Med, 2022, 20(1): 123.

[6] MOWREY K, KOENIG M K, SZABO C A, et al. Two different genetic etiologies for tuberous sclerosis complex (TSC) in a single family[J]. Mol Genet Genomic Med, 2020, 8(7): e1296.

[7] BUSH L, SCOTT M N. Neuropsychological and ASD phenotypes in rare genetic syndromes: a critical review of the literature[J]. Clin Neuropsychol, 2022, 36(5): 993-1027.

[8] EARNEST T, SHEPHARD E, TYE C, et al. Actigraph-measured movement correlates of attention-deficit/hyperactivity disorder (ADHD) symptoms in young people with tuberous sclerosis complex (TSC) with and without intellectual disability and autism spectrum disorder (ASD)[J]. Brain Sci, 2020, 10(8): 491.

[9] RUIZ-FALCÓ ROJAS M L, FEUCHT M, MACAYA A, et al. Real-world evidence study on the long-term safety of everolimus in patients with tuberous sclerosis complex: final analysis results [J]. Front Pharmacol, 2022, 13: 802334.

[10] DING Y, WANG J, ZHOU H, et al. Assessment of tuberous sclerosis-associated neuropsychiatric disorders using the MINI-KID tool: a pediatric case-control study[J]. Orphanet J Rare Dis, 2021, 16(1): 181.

4

第五章

结节性硬化症相关
皮肤疾病

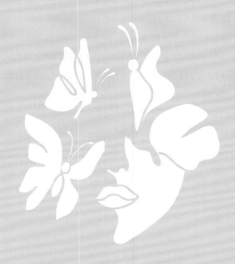

结节性硬化症（tuberous sclerosis complex，TSC）为全身各系统均可受累的神经皮肤综合征，皮肤症状是 TSC 的重要组成部分。几乎 100% 的 TSC 患者都会或多或少出现一些皮肤症状，其中许多被认为是 TSC 临床诊断的主要特征（见表 2-3-2）。皮肤症状可发生在儿童时期，所以它们对识别和诊断 TSC 发挥着非常重要的作用。

TSC 皮肤症状包括色素脱失斑、面部血管纤维瘤、鲨鱼皮斑、甲周纤维瘤等。TSC 的皮肤症状是良性的，通常不会引起严重的并发症。但可能会影响美观，也可能会损害指甲、眼睛或鼻腔的正常功能，经常给 TSC 患者及其家属带来严重的心理问题。

TSC 患者还可在颈部、躯干或四肢出现单发或多发的柔软、袋状带蒂的纤维瘤。在颈部、腋窝和四肢屈侧出现丝状、光滑的丘疹，或在口腔或牙龈黏膜上出现坚硬的结节。也可以出现微小丘疹（小于针尖）散布在躯干或颈部。这些粟粒样丘疹在颜色上与周围的皮肤难以区分，大小和外观类似粗糙的"鸡皮"。这些病变在临床和病理上都与一般人群或 Gardner 综合征、Cowden 综合征患者中发生的软纤维瘤没有区别，但它们在组织病理学上不同于神经纤维瘤病的皮肤神经纤维瘤。

第一节　面部血管纤维瘤

面部血管纤维瘤是皮肤的一种错构瘤，为真皮浅层纤维性增生和不同程度的血管增生所致，是 TSC 患者的特征性皮损，可见于约 75%～80% 的 TSC 患者，具有损容性。曾被称为皮脂腺瘤，这是一个误称，因为它们既不是腺瘤，也不是源自皮脂腺。面部血管纤维瘤主要表现为坚韧、散在的丘疹，表面光滑。癫痫、智力低下和面部血管纤维瘤是 TSC 的典型三联征。目前的诊断指南将至少出现 3 个面部血管纤维瘤作为主要诊断标准（见表 2-3-2）。致病基因主要为 TSC1 和 TSC2 基因突变，哺乳动物雷帕霉素靶蛋白（mammalian target of rapamycin，mTOR）无法被抑制，导致细胞生长的调节异常，多种组织和器官出现错构瘤。

一、临床表现

面部血管纤维瘤表现为散在的丘疹，表面光滑，质韧。肤色、红色、红棕色均有，直径 1～10 mm，数量从 1～100 多个不等（图 5-1-1）。通常对称分布，主要出现在面部中央，尤其累及脸颊、鼻子、鼻唇沟和下颏。眼睑偶有出现，前额、头皮很少出现，唇部通常不受累。部分面部血管纤维瘤可伴有毛细血管扩张，患者可出现面色红润。面部血管纤维瘤出现之前，TSC 患者也可能会有面部轻微的红斑，情绪激动或高温会使红斑加重。面部血管纤维瘤一般在 2～5 岁开始出现，

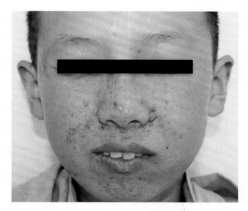

图 5-1-1　TSC 面部血管纤维瘤临床表现

随年龄增长逐渐增多，无法自然消退。少见情况下，眼睑、鼻腔的面部血管纤维瘤可能会阻挡视野或堵塞鼻腔。

二、辅助检查

1. **病理**　面部血管纤维瘤通常根据临床表现可以诊断。对于临床表现不典型的，可以做皮肤活检病理检查协助诊断。组织病理检查通常会显示真皮纤维性增生伴部分区域血管增生、扩张，弹力纤维减少或缺失，可有组织细胞和淋巴细胞浸润。病程久的胶原可变得更致密、更硬化。

2. **皮肤镜**　面部血管纤维瘤在皮肤镜下可呈无结构的淡粉色背景，部分可见分枝状血管结构。

3. **反射式共聚焦显微镜**　面部血管纤维瘤在反射式共聚焦显微镜下可显示正常的表皮蜂窝状结构。在真皮 - 表皮交界处和真皮乳头处可见有裂隙但无栅栏的基底细胞癌样结节，毛囊周围厚胶原束，大量垂直圆形血管，小亮细胞和成角细胞。

三、诊断与鉴别诊断

（一）诊断

根据典型皮损表现可诊断面部血管纤维瘤，临床表现不典型时可进行皮肤活检病理检查辅助诊断。

（二）鉴别诊断

面部血管纤维瘤的鉴别诊断包括多发性家族性毛发上皮瘤以及一些综合征的皮肤表现，如 Birt-Hogg-Dubé 综合征和 Cowden 综合征等。

1. **痤疮**　在青少年患者中，面部血管纤维瘤可能会被误诊为痤疮。但面部血管纤维瘤通常发病更早，持续存在，不会消退，而痤疮在出现后可不停出现新的病变，也可以出现自然消退。另外痤疮除了红色丘疹，还可以出现粉刺、脓疱、囊肿，可与面部血管纤维瘤区分。有时候痤疮和面部血管纤维瘤可以同时存在，但在青春期前，面部血管纤维瘤患者没有痤疮的典型粉刺。当对诊断存疑时，做皮肤活检病理检查可以帮助判断。

2. **玫瑰痤疮**　玫瑰痤疮皮损可以跟面部血管纤维瘤一样分布于面中部，但发病年龄不同，玫瑰痤疮通常是青中年发病。另外玫瑰痤疮是毛细血管扩张、红斑基础上的丘疹或脓疱，皮损在发作后可出现消退。当对诊断存疑时，同样可以做皮肤活检病理检查帮助判断。

3. **扁平疣**　面部血管纤维瘤刚出现，比较小的时候，外观与扁平疣类似。但分布不同，扁平疣通常出现在额头或面颊侧面，不倾向面部中心，也很少在鼻周对称性分布。扁平疣可以出现同形反应，皮损呈线性排列。另外扁平疣通常是肤色、淡白色的，而面部血管纤维瘤可出现红色丘疹。当对诊断存疑时，可以做皮肤镜、皮肤活检病理检查来帮助判断。

4. **毛发上皮瘤**　毛发上皮瘤的皮损可以跟面部血管纤维瘤一样分布于面中部，也是出现后持续不退。但除了面部，毛发上皮瘤在头皮、眼睑、颈部和躯干也可能会发生。另外毛发上皮瘤通常是肤色的，没有面部血管纤维瘤典型的发红和毛细血管扩张。对诊断存疑时，可做皮肤活检病理检查帮助鉴别。组织病理上，毛发上皮瘤是毛囊上皮的错构瘤，由角囊肿和基底样细胞团块等上皮结构组成。

5. **汗管瘤**　汗管瘤常发生于面部，出现后通常无法自然消退。但汗管瘤一般以下眼睑好发，面颊、口鼻周很少出现。另外汗管瘤多累及青年女性，很少在儿童期发生。汗管瘤多为肤色、淡黄色或黄褐色，发红不明显。组织病理上，汗管瘤可出现增生的导管状、束状、腺样及小囊状结构。

6. **颜面播散性粟粒型皮肤结核**　颜面播散性粟粒型皮肤结核常对称分布于面中部，好发于青少年和成人。皮损相对面部血管纤维瘤要大一些，多为 2～3 cm。用玻片按压时，呈苹果酱色。颜面播散性粟粒型皮肤结核表面可光滑，也可出现破溃或结痂。另外颜面播散性粟粒型皮肤结核可出现自然消退，消退后可留下萎缩性瘢痕。组织病理上，颜面播散性粟粒型皮肤结核可见肉芽肿和干酪样坏死。

7. **儿童肉芽肿性口周皮炎**　儿童肉芽肿性口周皮炎是口周皮炎的一种类型，好发于儿童，也可以面中部对称分布。但儿童肉芽肿性口周皮炎皮损通常聚集于口周、鼻周、眼周，皮损相对更为密集，可出现融合。除了红色丘疹，还可以出现白色脓疱，有时可伴有鳞屑。儿童肉芽肿性口周皮炎组织病理上可见真皮上层和毛囊周围的上皮样细胞肉芽肿，并伴有淋巴细胞浸润。

8. **结节病**　结节病可在面部出现红色丘疹，但不局限于面部，其他的像耳、四肢也可以出现。除了丘疹，还可以出现结节、溃疡、色素沉着、皮肤萎缩等，皮损表现多样。另外结节病常有系统症状，如乏力、体重降低、关节疼痛以及肺部症状等。组织病理上，结节病为裸结节，无炎症细胞浸润。

9. **Birt-Hogg-Dubé 综合征**　约 80% Birt-Hogg-Dubé 综合征患者可出现皮肤纤维毛囊瘤，好发于面部，皮损出现后通常不会自然消退。但除了面部，也可以出现在耳朵、颈部和躯干。Birt-Hogg-Dubé 综合征的纤维毛囊瘤通常是灰白色，没有面部血管纤维瘤典型的发红。除了皮肤病变，Birt-Hogg-Dubé 综合征还可以出现肺囊肿、自发性气胸和肾脏肿瘤等。组织病理上，Birt-Hogg-Dubé 综合征的纤维毛囊瘤可见扭曲的毛囊，毛囊漏斗部扩大，充以角栓，偶有毛干。

10. **Cowden 综合征**　Cowden 综合征可在面部出现小丘疹，通常是肤色。与面部血管纤维瘤光滑的表面相比，Cowden 综合征的丘疹表面常粗糙。另外 Cowden 综合征还可有肢端角化、胃肠道多发性息肉、口腔黏膜乳头状瘤样病变、甲状腺结节、乳房结节等其他症状。

四、治疗与预后

面部血管纤维瘤不经治疗通常无法自然消退，且会随年龄增长而逐渐增多、增大，对患者的身心健康造成极大的影响。用于治疗面部血管纤维瘤的方法有外用西罗莫司（雷帕霉素)、口服西罗莫司、液氮冷冻、电灼、化学剥脱、手术等。经治疗后，面部血管纤维瘤可缩小、减少或消退，明显改善面部外观。

在大多数情况下，面部血管纤维瘤的治疗是一种选择性治疗。治疗时机的选择可基于患者的年龄、症状、病变的增长预期。儿童建议在上学前接受治疗，通过早期治疗，可以控制或去除扁平的红色、粉红色皮损，以预防未来的生长，让孩子免受他人的尴尬评论。另一个建议治疗的时间点是在青春期之前，面部血管纤维瘤可能在青春期生长得更快。早期治疗与后期治疗对比，可减少损伤，减少治疗难度，也可能会获得更好的治疗效果。由于成人的面部血管纤维瘤数量和大小相对稳定，成人可以在任何时候接受治疗，且不会对最终结果产生重大影响。

(一) mTOR 抑制剂治疗

1. 外用西罗莫司 适用于 TSC 面部血管纤维瘤，禁用于孕妇或哺乳期妇女，以及对西罗莫司、西罗莫司的衍生物或对该品中任何成分过敏的患者。

TSC 致病基因主要为 *TSC1* 和 *TSC2*。*TSC1* 和 *TSC2* 基因分别编码错构瘤蛋白和马铃薯球蛋白。错构瘤蛋白和马铃薯球蛋白可以抑制 mTOR 信号通路。mTOR 是一种丝氨酸 / 苏氨酸激酶，属于磷脂酰肌醇 3- 激酶 (phosphatidylinositol 3-kinase，PI3K) 相关激酶家族。PI3K/AKT/mTOR 是调节细胞周期的重要细胞内信号通路，PI3K 激活后磷酸化并激活 AKT，信号通过 AKT 传递到下游蛋白质，如 mTOR、糖原合成酶激酶 3 (glycogen synthase kinase 3，GSK3)、核因子 -κB (nuclear factor-κB，NF-κB) 等。mTOR 信号通路在调节细胞生长、代谢、细胞存活中起着至关重要的作用。*TSC1* 和 *TSC2* 基因突变后，mTOR 无法被抑制，导致细胞生长的调节异常，从而引发疾病。西罗莫司是 mTOR 抑制剂。抑制 mTOR 可阻止细胞周期从 G_1 期进入 S 期，从而抑制异常细胞的活化和增殖，促进凋亡。另外西罗莫司也可以下调血管内皮生长因子 (vascular endothelial growth factor，VEGF) 的表达，阻滞新生血管形成。

西罗莫司相对分子量为 914.2Da，易溶于乙醇、氯仿、丙醇等有机溶剂，能够通过表皮吸收，并进入真皮深层。2010 年 Haemel 等研究人员首先尝试外用西罗莫司治疗 TSC 面部血管纤维瘤，疗效显著。2018 年 6 月获批生产 0.2％ 西罗莫司凝胶，2022 年 3 月 FDA 批准 0.2％ 西罗莫司凝胶用于治疗成人和 6 岁及以上儿童 TSC 相关的面部血管纤维瘤。2015 年，笔者于国内首次报道外用 0.1％ 西罗莫司软膏治疗儿童 TSC 面部血管纤维瘤 (图 5-1-2)，研究共入组 20 例患儿，外用 0.1％ 西罗莫司软膏，每日 2 次，治疗 12 周，平均改善程度达到 49.87％，2 例患儿皮损完全消退。停药复发者，继续外用 0.1％ 西罗莫司软膏仍有效。治疗期间，西罗莫司血药浓度无升高，血尿常规、血生化、凝血功能、免疫指标无明显变化，无发热、口腔溃疡、腹泻等系统不良反应发生。笔者后续进行的另一项 29 例患者使用 0.1％ 西罗莫司软膏治疗 36 周的研究提示，疗效在治疗 24 周后可能会进入平台期。截至目前，已有大量文献报道不同浓度西罗莫司治疗 TSC 面部血管纤维瘤的成功案例。Koenig 等进行了一项为期 6 个月的前瞻性、多中心、随机、双盲、安慰剂对照研究，入组了 179 名 TSC 面部血管纤维瘤患者，分为 1％ 西罗莫司、0.1％ 西罗莫司和安慰剂三组。研究表明，1%西罗莫司、0.1%西罗莫司对 TSC 面部血管纤维瘤均有改善作用，1%西罗莫司组疗效更好。外用西罗莫司耐受性良好，没有系统吸收。局部皮肤出现疼痛、瘙痒、发红、刺激的发生率低于10%。几乎所有的不良事件都是轻微的，没有与药物相关的严重不良事件。在 Lin 等于 2022 年发表的一篇 Meta 分析中，比较了不同浓度的西罗莫司外用治疗 TSC 患者面部血管纤维瘤的疗效和安全性。该分析提出，0.05%～1%的西罗莫司外用治疗 TSC 面部血管纤维瘤是有效和安全的。0.2%的西罗莫司外用疗效最好，而不同浓度的西罗莫司的安全性没有显著差异。该分析提出，根据目前有限的证据，0.2%西罗莫司外用可能是治疗 TSC 患者面部血管纤维瘤的最佳选择。另外有研究提示，在停止外用西罗莫司 12 周后，患者面部血管纤维瘤的红斑指数恢复到接近基线水平，丘疹增大，但仍较基线有改善。因此，对于 TSC 患者，为控制面部血管纤维瘤，外用西罗莫司需长期坚持。

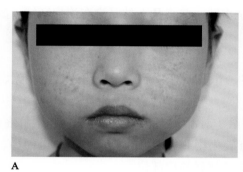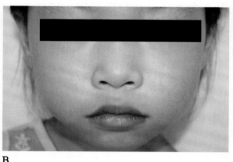

图 5-1-2　外用 0.1%西罗莫司软膏治疗 TSC 面部血管纤维瘤前后对照
A. 治疗前；B. 外用 0.1%西罗莫司软膏治疗 36 周后皮损完全消退。

2. 口服 mTOR 抑制剂　禁用于对西罗莫司、西罗莫司的衍生物或对该品中任何成分过敏的患者。

口服西罗莫司衍生物依维莫司治疗 TSC 不仅可缩小室管膜下巨细胞型星形细胞瘤体积，降低癫痫发生频率，改善肺功能，还可以缓解面部血管纤维瘤。Krueger 等报道，在口服依维莫司治疗 TSC 患者室管膜下巨细胞型星形细胞瘤时发现，15 名患者中有 13 名在口服药治疗 6 个月后，面部血管纤维瘤的外观得到了改善。但不建议单纯因为血管纤维瘤而口服 mTOR 抑制剂治疗，除非同时伴有需要口服 mTOR 抑制剂治疗的其他 TSC 适应证（如癫痫等）。因为外用西罗莫司治疗血管纤维瘤就可以达到很好的改善效果，长期系统口服 mTOR 抑制剂可产生口腔炎、口腔溃疡、感染、高脂血症等风险，外用西罗莫司更安全。

（二）物理治疗

面部血管纤维瘤的物理治疗方法有多种，如激光、液氮冷冻、电离子等。适用于外用西罗莫司效果不佳，或无法获得外用西罗莫司制剂患者。禁用于瘢痕体质、患有出血性疾病、糖尿病无法控制或皮损区有感染性疾病的患者。

1. 激光 目前有多种不同类型的激光仪器可治疗面部血管纤维瘤，如二氧化碳激光、血管激光、氩气激光、铜蒸气激光等。

其中二氧化碳激光有诸多优势，首先二氧化碳激光仪器容易获取，大多数医院的皮肤科都有这种激光仪器；其次使用二氧化碳激光时可以控制治疗的深度，激光术后恢复得也很快；另外如果面部血管纤维瘤复发，可以重复治疗。

在使用二氧化碳激光治疗前，患者面部先用碘伏消毒，可使用手术灯提供切向照明，从而突出面部皮肤的纹理。如有条件，可使用放大镜来准确评估每个凸起的血管纤维瘤，从而更精准地操作。二氧化碳激光仪器可选择连续模式，3～4 W功率，使用0.2 mm切割头治疗每个单独的皮损。治疗大的血管纤维瘤簇时，最好先从基底开始治疗，小心避免损伤周围无皮损的正常组织。尽量保持皮损区干燥，以减少激光束的散射。对于每个血管纤维瘤，都需要多次检查，可用生理盐水湿纱布擦除焦痂后检查，治疗的终点是底部光滑，平于周围正常皮肤。治疗后可用生理盐水冲洗皮肤，并将凡士林厚涂在治疗区域。激光治疗后应注意做好防晒，以减少色素沉着。

（1）治疗中可能出现的并发症如下。

1）感染：少有出现，对于皮损面积大的，激光治疗前后给予外用广谱抗生素，有助于降低感染风险。

2）疼痛：对于激光术后疼痛明显的，可给予对乙酰氨基酚或阿片类药物缓解疼痛。

3）出血：极少出现，二氧化碳激光具有碳化止血作用，因此术中出血量很小。术后创伤可能会导致出血，因此术后患者应尽量避免接触治疗部位。

4）色素沉着：激光术后应注意做好防晒，色素沉着多可自然逐渐淡化。

5）色素减退：短时间内使用高能量或重复治疗可能会出现色素减退，多数可逐渐自然缓解。

6）瘢痕：使用高能量和/或多次激光深度穿透后可能会出现瘢痕。应以治疗后的皮肤呈现麂皮色作为治疗的终点，这表明治疗已经到达了真皮乳头层和网状层之间的界面。进入更深的组织会增加瘢痕风险。

7）红斑：激光术后红斑可持续3～6个月，也有持续长达1年的。局部外用激素药膏和注意做好防晒会有助于淡化红斑。

（2）二氧化碳激光治疗也存在一定的局限性，主要包括下面三点。

1）复发：由于二氧化碳激光仅治疗至真皮中部，所以理论上复发率应接近100%。然而实际临床上复发率并没有这么高，可能是因为真皮深部纤维化和血管周围纤维化，可以阻止或减缓血管纤维瘤的再生。

2）对红斑改善有限：二氧化碳激光可充分治疗血管纤维瘤的纤维部分，但血管成分仍然存在，需要血管激光进一步治疗。

3）皮肤纹理仍不正常：尽管二氧化碳激光可以消除单个血管纤维瘤，但皮肤纹理仍会呈现"鹅卵石"外观。

关于血管激光仪器，目前临床上有很多，像脉冲染料激光（PDL）、Nd:YAG 激光、磷酸钛氧钾（KTP）激光、强脉冲光（IPL）等。这些激光不形成瘢痕、对组织损伤小，可以减淡红斑颜色，但不能去除血管纤维瘤。术后不需要伤口护理，但需要注意防晒，预防色素沉着。出现感染的少见，术后立即冰敷可缓解疼痛。

二氧化碳激光和血管激光联合治疗面部血管纤维瘤可提高疗效，提高患者和家属治疗满意度。需要注意的是，由于面部血管纤维瘤可能会出现复发或新发，患者可能会一生中需要多次治疗。

2. 液氮冷冻 液氮冷冻治疗面部血管纤维瘤经济方便，无须麻醉，患者痛苦小。仅在治疗最初产生轻微疼痛，可较快缓解，且可根据患者病情发展随时重复。通常 3～4 周治疗一次，治疗需要多次，通常持续数月时间。液氮冷冻治疗后可能会出现红肿、水疱、血疱、瘢痕、色素减退、色素沉着等风险。治疗消退后复发常见，对大的血管纤维瘤疗效欠佳。

3. 电离子 高频电离子治疗仪所产生的高频电磁波具有能量更大、频率更高、作用部位更精确等特点，从而减少出血，避免过度损伤。

（三）其他治疗

其他的像手术、皮肤磨削、化学剥脱、外用鬼臼毒素等也可用于治疗面部血管纤维瘤。

1. 手术治疗 通过手术治疗来改善 TSC 患者面部外观是最早被采用的方法，对于面部皮损面积大、瘤体突出明显的患者，手术去除病灶也是很适合的方法。手术可将面部血管纤维瘤由真皮深层切削去除。可能的并发症有伤口愈合延迟、色素减退、瘢痕增生。对于创面较大的，也可从身体其他部位获取断层皮片，将其中的上皮细胞分离培养，然后用培养出的自体上皮来覆盖切除瘤体所造成的创面，可减少并发症的发生。

2. 皮肤磨削 对于大的结节性病变，激光很难穿透，如果不做手术，也可以尝试使用皮肤磨削术。可于局麻下，用牙科台钻带动砂齿轮或钢刺轮进行磨削，可从面颊部、鼻部、上唇、下颏等依次磨削。磨削深度应达真皮乳头层，将皮损全部磨平，以皮肤表面呈点状出血为止。术后创面可外敷浸有抗生素的纱布，以预防感染。可能会出现色素沉着、色素减退、瘢痕等并发症。

3. 化学剥脱 化学剥脱法也可用于治疗面部血管纤维瘤。有文献报道，先以丙酮涂抹于血管纤维瘤表面，再用 20% 的 5-氨基酮戊酸敷 1 小时后，用 417 nm 的蓝光，以 10 J/cm² 照射 1 000 秒。结束后去除 5-氨基酮戊酸，15 分钟后，再用 10 mm 光斑，30% 重叠，7.5 J/cm²、3 毫秒脉冲持续时间的脉冲染料激光进行治疗。间隔 2～3 个月治疗一次，患者面部血管纤维瘤面积和大小得到明显改善。

4. 鬼臼毒素 鬼臼毒素治疗面部血管纤维瘤具有经济方便、伤口愈合快、护理简单等优点。鬼臼毒素是从小檗科鬼臼属植物——华鬼臼（又称鸡苕素）的根和茎中提取，可穿过细胞膜，干扰细胞复制，并可导致细胞有丝分裂停止。有文献报道使用 25% 鬼臼毒素溶液涂抹于面部血管纤维瘤表面，4 小时后用肥皂清洗掉，可观察到面部血管纤维瘤处爆发红斑，表面出现坏死，随后几天内愈合。每月治疗一次，持续 3 个月，直至丘疹变平。除轻微烧灼感外，未发现其他副作用。

第二节　色素脱失斑

皮肤色素脱失斑是 TSC 最常见和最早期的皮肤表现，同时也可以是轻度 TSC 的皮肤唯一临床表现，常见于 90％ 的 TSC 患者。色素脱失斑因其形状呈叶形，故也称为叶状白斑（ash leaf spots）（图 5-2-1），也可以表现为大面积节段性色素脱失斑（图 5-2-2）。大多数色素脱失斑的直径为 0.5～3 cm。目前的诊断指南将至少出现 3 个色素脱失斑，每个直径至少 0.5 cm 作为主要诊断标准（见表 2-3-2）。色素脱失斑通常稳定多年，成年后，它们可能会慢慢消退甚至消失。

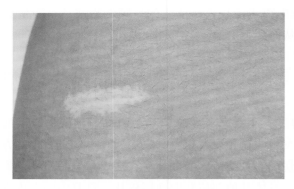

图 5-2-1　TSC 柳叶样白斑临床表现

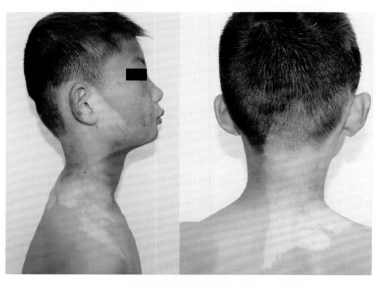

图 5-2-2　TSC 节段性色素脱失斑临床表现

TSC 色素脱失斑的具体发病机制尚不清楚，一项组织学研究表明，TSC 色素脱失斑处黑素细胞数量正常，但树突状过程发育不良，黑素小体的数量、大小和黑素化程度都有所减少。因此 TSC 色素脱失斑可能与异常黑素化或黑色素运输障碍有关。同时，黑素细胞及其周围细胞之间（如角质形成细胞、单核细胞）的相互关系对于黑素合成至关重要。而 TSC 的黑素细胞在第二次体细胞突变后停止迁移，功能障碍的黑素细胞与微环境中周围细胞的关系可能也与色素脱失斑的发生有关。

一、临床表现

色素脱失斑通常生后即有，或在婴儿期逐渐明显、增多，几乎所有患者都在 2 岁以前出现。皮损通常呈卵圆形，一端较圆，另一端较尖，状似白蜡树的叶子，故也称"叶状白斑"；多边形"指纹样"白斑是最常见的形状，其直径为 0.5～2 cm，通常比叶状白斑小；也可以表现为大面积节段性色素脱失斑。一项队列研究显示，TSC 患者的色素脱失斑多数呈卵圆形，其长轴沿 Blaschko 线分布，位于背部正中时可呈"V"字形。皮损直径常≥5 mm，大多数色素脱失斑的直径为 0.5～3 cm，数量 1～20 个不等。色素脱失斑通常分布不对称，可累及全身各个部位，常见于躯干和臀部，头皮受累较为罕见，当毛囊受累时，可出现白色毛发。2021 年 Aya 等学者通过回顾 1992—2020 年就诊于大阪大学附属医院的所有 TSC 患者的临床特征，发现色素脱失斑最易发生于上背部及肩胛区，其次是下背部及臀部。由于成年人可出现继发于日光暴露的类似白斑，故目前指南规定 TSC 的色素脱失斑个数≥3 个，直径≥5 mm。

据报道，2.8%～28% 的患者会出现另一种类型的色素脱失斑，被称为"五彩纸屑（confetti）样"皮损，表现为多个直径约 1～3 mm、对称分布的色素脱失斑，常位于四肢远端，可以单独分布，也可以与较大的色素脱失斑同时出现。五彩纸屑样皮损可发生在儿童期或成年以后的任何时间。目前指南认为五彩纸屑样皮损是独立于色素脱失斑的次要诊断标准之一。

既往局部活检及离子导入研究表明，色素脱失斑局部分泌汗液功能异常，汗液分泌量减少，交感神经支配异常。

二、辅助检查

1. 伍德灯　虽然色素脱失斑通常在自然光下可被观察到，但借助伍德灯，可以明确皮损的数量及识别较小的纸屑样白斑，以及正常光线下不易观察到的色素减退性皮损。

2. 皮肤镜　因为 TSC 色素脱失斑的皮肤镜表现不特异，故该检查不作为首选。

3. 碘淀粉试验　可用于检测 TSC 色素脱失斑，作为一种粗略但简单的诊断方法。研究显示 TSC 色素脱失斑处汗液产生较周围显著减少，碘淀粉试验显示色素脱失斑内小黑点数量减少，而周围正常皮肤中可见均匀排列的黑点。

4. 组织病理学特征　色素脱失斑区域表皮基底层黑素细胞数量正常，但缺乏黑素小体，真皮层大致正常。

三、诊断与鉴别诊断

有典型临床特征的色素脱失斑直径≥5 mm，数量≥3 个，是 TSC 的主要诊断标准之一。但仍需要与其他色素减退或脱失性疾病进行鉴别。

1. **斑驳病**　是一种少见的常染色体显性遗传性疾病，有家族遗传倾向。目前认为本病是因为位于染色体 4q21 的编码肥大细胞 / 干细胞生长因子受体（mast cell/stem cell growth factor receptor）的基因发生突变，引起其编码受体功能的部分缺失，黑素母细胞分化受阻所致。

斑驳病的临床特征为生后即出现额部跨越发际线的三角形或钻石形白色毛发以及白色斑片，眉毛和睫毛亦可受累。除额部白斑外，躯干及四肢也可出现白斑，双侧可受累但分布不对称，边界清晰，随患儿同步生长。另一特征是白斑部位和 / 或正常皮肤部位可见色素过度沉着斑片，部分白斑中央可见岛屿状色素沉着。

2. **无色素痣**　是一种少见、先天性、非进行性的色素减退性疾病。本病病因不明，可能与黑素小体的合成和转运异常有关。本病通常不合并系统损害，一般生后即有或出生后不久出现，皮肤损害表现为苍白色或淡白色局限性斑片，白斑表面光滑，无炎症表现，边缘常不规则，呈锯齿状或泼溅状，周边无色素沉着晕，可累及白斑区内毛发，使之颜色变浅，呈淡黄色或灰白色。本病通常无自觉症状，白斑随患儿年龄增大其面积等比例扩大，相对大小、分布区域及形状终身不变。

根据出生后即有或生后不久发生于单侧局限或系统化分布的色素减退斑，无进行性增大，持续终生不退，伍德灯下无亮白色荧光改变，一般即可诊断无色素痣。

3. **Ito 色素减少症**　是一种累及多个系统的神经皮肤综合征。主要表现为皮肤损害和其他系统异常，包括中枢神经系统和肌肉骨骼系统等。大部分患者在生后或者生后 1 年内出现色素减退斑，此类白斑可呈现特殊的泼墨状、漩涡状、条纹状改变，日晒后白斑可明显加重。90% 的患者可累及神经系统，包括智力低下、癫痫、孤独症等。70% 患者有肌肉骨骼异常，包括胸壁畸形、脊柱侧弯、手指畸形等。20% 患者可出现其他类型的皮损表现，如咖啡斑、脱发、鱼鳞病等。此外，还可累及心血管、泌尿生殖器、内分泌系统、眼睛、牙齿等多个脏器。

4. **白癜风**　是后天色素脱失性疾病中最常见的一种，临床上以皮肤、黏膜和毛囊的黑素细胞缺失为主要特征。白癜风可发生于任何年龄，无种族和性别的差异，女性初发年龄较男性早。本病好发于腔口周围和骨性隆突摩擦部位，典型皮损表现为大小、形态不一的色素脱失斑，边界清楚，白斑周边的皮肤黑素可增加或正常。如果累及头皮，相应部位的头发颜色可为正常或呈白色。白斑可为单侧或对称发生，也可沿神经呈节段性分布。皮损可以长期稳定于一处，也可以逐渐增多，甚至泛发全身。临床上本病分四型：节段型、非节段型白癜风（亦称为白癜风）、混合型和未定类型。其中，节段型多见于儿童。非节段型白癜风又进一步分为：散在型、泛发型、面颈型、肢端型和黏膜型。

5. **特发性滴状色素减少症**　病因不清。不同种族、男女、各年龄均可发病，大部分在 30 岁后发病，发病率随年龄增长而升高。临床上表现为乳白色斑疹，呈现圆形或不规则多角形。白斑一旦形成，其大小不变，白斑边缘无色素沉着现象，白斑表面光滑，无炎症、瘢痕和萎缩。白斑之间互不融合，但常密集而呈网眼状。白斑数目随年龄增长而增多，无自觉症状。白斑处组织病理显示黑素细胞内黑素颗粒减少，多巴反应减弱。白斑除发生在四肢及躯干外，亦可出现在面部。白斑一旦发生，长期存在，不会再生色素而自然消失。

6. 炎症后色素减退斑　是指炎症部位皮肤的继发性色素减少。其发生原因可能是皮损内黑素细胞凋亡，如溃疡愈合后的瘢痕处或者烧伤，以及一些炎症性疾病，如扁平苔藓、条纹状苔藓、硬化性苔藓和红斑狼疮后期的色素减退斑；也可能是角质形成细胞分裂加速，黑素细胞内成熟黑素体转运至角质形成细胞内的数量减少；抑或角质形成细胞自表皮基底层到达皮肤表面而脱落的更换时间缩短；黑素小体在表皮角质形成细胞中降解障碍，如脂溢性皮炎、神经性皮炎、银屑病、玫瑰糠疹与单纯糠疹后期色素减少可能与此有关。此外，有些感染性皮肤病在病程中或治愈后，在原发损害处可遗留色素减退斑，其发生原因大致同炎症后色素减退。

对于此类白斑，通常根据病史及其他部位的原发皮损，即可诊断。如果无原发皮损，可进行病理检查。

7. 花斑癣　又称花斑糠疹，是由马拉色菌所致的皮肤浅表慢性真菌感染。花斑癣的发病是多种因素综合的结果。青春期儿童好发于躯干、腋下、面、颈等皮脂腺丰富部位，而婴幼儿则以额部、颈后部常见。自觉症状轻微，常在炎热季节发病。皮损多呈弥漫性对称性分布或多部位发病，形状大小不一，基本皮损表现为圆形或不规则形的斑疹，多呈淡白色，也可为粉红色、黄棕色甚至灰黑色，表面覆盖细薄的糠状鳞屑。真菌直接镜检可见马拉色菌的菌丝及酵母样孢子。伍德灯检查可见黄褐色荧光。

8. 白色糠疹　又名单纯糠疹。病因不明，为儿童和青少年常见的慢性炎症。特应性皮炎、过度日光照射、营养元素缺乏、过度热水浴等可能与本病有关。好发于3～16岁儿童，深肤色人群多见，夏季加重。皮肤损害主要为色素减退性圆形或卵圆形斑疹，常多发，边缘欠清晰，皮损早期多为红斑或淡红色斑，数周后为淡白色斑，表面覆有少量细小灰白色鳞屑。多见于面部，尤其在面颊、前额多发，亦发于颈、肩、上臂甚至躯干和臀部。一般无自觉症状，少数患儿可有轻度瘙痒。病程缓慢，多为良性、自限性，常持续数月至数年且易反复。

9. 硬化性苔藓　是一种慢性、进行性的炎症性皮肤病，其特征是有光泽、白色、萎缩性的斑块，易发生于生殖器和肛周皮肤。本病在女性中更为常见，男女比例为1∶10。发病高峰年龄为青春期前儿童和绝经后妇女。在儿童中，硬化性苔藓几乎都累及生殖器区域。女孩的主要症状是瘙痒和疼痛，典型皮损表现为围绕外阴、会阴和肛周分布的"8"字形色素减退斑，但临床表现比较多变。在女孩中硬化性苔藓不累及阴道，在男孩中一般不累及肛周。在女孩中最初的皮损特征为红斑、表皮剥脱和苔藓样变，逐渐发展为瓷质白色、界限清晰的斑块，可表现为卷烟纸样褶皱的外观。该疾病可能会有水疱、紫癜和广泛的瘀斑，因而可能会被误认为是儿童虐待。

四、治疗与预后

色素脱失斑通常稳定多年，但可在成年后逐渐减轻甚至完全消退。但色素脱失斑是一种损容性外观，尤其皮损位于面部等暴露部位时，便有治疗的需求，需要根据患者具体情况对可能的治疗方法和治疗预期进行指导，然而目前对 TSC 色素脱失斑尚无特效疗法。

1. 防晒　鉴于色素脱失斑对光的敏感性，所以需要对局部患处进行防晒处理。

2. 局部西罗莫司治疗　西罗莫司已被证明可增加小眼畸形相关转录因子的转录，该转录因子与黑色素基因表达有关，并可诱导黑色素瘤细胞黑色素化，因此局部外用西罗莫司是治疗 TSC 色素脱失斑的有效治疗策略。研究显示，mTOR 参与黑素细胞的黑色素合成，同时 mTOR 参与调控的细胞自噬与角质形成细胞中黑素细胞降解有关。TSC 色素脱失斑可能与黑素细胞黑素化、黑素小体大小异常及角质形成细胞中黑素小体异常聚集有关，因此提示 mTOR 抑制剂（如西罗莫司）可能不仅对 TSC 肿瘤有效，同时也能改善色素脱失斑。这也与临床中局部应用西罗莫司治疗后的临床体征一致，即色素脱失斑处色素增加，而周围正常皮肤无变化。近期，Wataya-Kaneda 等报道了 2 例 TSC 患者的色素脱失斑，在局部应用了西罗莫司后得到了明显改善；也有报道显示光暴露部位色素脱失斑的改善较非光暴露部位明显，但差异没有统计学意义。

3. 遮盖疗法　适用于暴露部位，改善美观。

第三节　鲨鱼皮斑

鲨鱼皮斑是一种质韧的橡胶样丘疹、斑块，形态不规则、厚度不均匀（图 5-3-1）。通常发生在腰骶部位，由结缔组织增生所导致。大约 50% 的 TSC 患者会表现出鲨鱼皮斑，因此，鲨鱼皮斑被认定为 TSC 的一个主要症状。

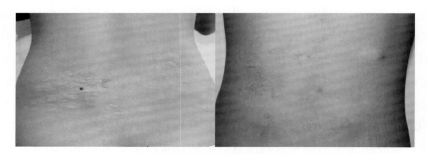

图 5-3-1　TSC 鲨鱼皮斑临床表现

一、临床表现

鲨鱼皮斑可以出生时就有，也可以后面出现，通常在 10 岁内变得明显。大小从 1 cm 到大于 10 cm 不等，表现为成片的丘疹、斑块，凹凸不平，可有橘皮样外观。颜色可呈肤色、淡粉色或棕色。可以是单个或多个，可以是大的斑块和分散的丘疹，也可以只有分散的丘疹，没有大的斑块。好发于腰骶部，偶尔出现在背部上半部、臀部或大腿。鲨鱼皮斑通常是无症状的，相对于面部血管纤维瘤，鲨鱼皮斑对美观的影响小。

二、辅助检查

鲨鱼皮斑通常根据临床表现可以诊断。对于临床表现不典型的，可以做皮肤活检病理检查协助诊断。除了常规的组织学染色外，还需要进行特异的弹力纤维和胶原纤维染色。组织病理检查通常会显示真皮网状层胶原纤维增粗、间隙变窄，弹性纤维染色显示弹性纤维减少。

三、诊断与鉴别诊断

（一）诊断

根据典型皮损表现可诊断鲨鱼皮斑，临床表现不典型时可进行皮肤活检病理检查辅助诊断。另外可结合有无癫痫、面部血管纤维瘤、色素脱失斑、甲周纤维瘤等其他病史信息或基因、影像学检查协助判断。

（二）鉴别诊断

1. Buschke-Ollendorff 综合征　Buschke-Ollendorff综合征是一种常染色体显性遗传性疾病，由染色体 12q14 上含 LEM 结构域的蛋白 3（*LEMD3*，也称为 *MAN1*）基因发生功能缺失性种系变异引起。在皮肤上可出现结缔组织痣（弹力纤维瘤和胶原瘤），可表现为散在肤色或淡黄色的 2～10 mm 无症状性丘疹或结节，也可以出现局限的 3～10 cm 成群结节或斑块，类似鲨鱼皮斑。但可发生于头部、颈部、躯干和四肢，不局限于腰骶部。组织病理学表现可能有较大异质性，大多数病变既有胶原异常也有弹力纤维异常。纯胶原瘤表现为真皮网状层中致密粗糙的胶原纤维堆积，有时伴有弹力纤维数量相对减少。纯弹力纤维瘤表现为真皮网状层中宽的、分枝交错的、有时成群的弹力纤维，而混合型既有胶原异常也有弹力纤维异常，无特定模式。Buschke-Ollendorff 综合征患者中，弹力纤维瘤是最常见的结缔组织痣类型。另外 Buschke-Ollendorff 综合征还可有骨骼病变，如脆弱性骨硬化、蜡滴样骨病。

2. Birt-Hogg-Dubé 综合征　Birt-Hogg-Dubé 综合征是一种常染色体显性遗传病，由染色体 17p11.2 上的 *FLCN* 基因发生常染色体显性种系致病变异引起。在皮肤上可出现胶原瘤，可表现为肤色的丘疹，也可以出现斑块，但发病部位不倾向于腰骶部，也可发生于躯干上半部。Birt-Hogg-Dubé 综合征还可出现皮肤纤维毛囊瘤、肺囊肿、自发性气胸和肾癌风险增高等，而 TSC 不存在这些特征。

3. 多发性内分泌腺肿瘤 1 型（multiple endocrine gland neoplasia type 1，MEN1）MEN1 是一种常染色体显性遗传病，在皮肤上也可出现胶原瘤，表现为躯干和四肢近端出现多个皮肤颜色到白色的圆顶状丘疹或结节，不倾向于腰骶部。MEN1 可出现甲状旁腺、内分泌胰腺、垂体前叶、肾上腺皮质、胸腺等内分泌组织的多灶性内分泌肿瘤。可通过垂体 CT 或 MRI 检测、基因检测、血清钙、甲状旁腺激素、胃泌素、催乳素等检测与 TSC 鉴别。

4. Cowden 综合征　Cowden 综合征是一种常染色体显性遗传病，在皮肤上可以出现多发性席纹状胶原瘤（硬化纤维瘤），可表现为粉红色、白色或肤色的丘疹或结节，形态类似鲨鱼皮斑。但更常见于面部和四肢，其他的像头皮、躯干、口腔黏膜也可能会出现。通过皮肤活检病理检查可以协助鉴别，多发性席纹状胶原瘤的胶原束之间有明显的裂缝，胶原束呈席纹状或螺纹状排列。Cowden 综合征还可出现胃肠道多发性息肉、毛根鞘瘤、肢端角化病等。

5. 家族性皮肤胶原瘤　家族性皮肤胶原瘤是一种罕见的常染色体显性遗传病，组织病理学上与鲨鱼皮斑无法区分，都可以出现真皮网状层胶原纤维增粗，弹性纤维减少。但家族性皮肤胶原瘤通常在 20～30 岁发病，以躯干、四肢发生无症状结节为特点，多为圆形或椭圆形，形态相对规则，不局限于腰骶部。另外家族性皮肤胶原瘤可合并心脏疾病，如进行性心肌病或房室传导阻滞。

6. 发疹性皮肤胶原瘤　发疹性皮肤胶原瘤是一种病因不明的罕见散发性疾病，其特征为躯干和上肢大量皮色或淡红色散在的质韧丘疹或结节，皮损也不局限于腰骶部，通常不伴随系统疾病。

7. 变形综合征（proteus 综合征）　变形综合征是一种极为罕见的疾病，以人体各部位不对称和不成比例的过度生长为特征，可能累及多种组织，包括骨、软骨、肌肉和结缔组织。*AKT1* 癌基因的体细胞镶嵌性激活突变被认为是变形综合征的病因。约 40% 的新生儿有皮肤表现，包括毛细血管、淋巴管或静脉畸形，线状和非线状表皮痣，脑形结缔组织痣，脂肪瘤组织过度生长或脂肪萎缩，咖啡牛奶斑，甲异常。血管畸形通常范围较广，覆盖身体的大块区域，可能伴有内脏血管畸形。当存在足跖脑回样结缔组织痣时，可基本判定为变形综合征。

8. 嗜酸细胞性筋膜炎（Schulman 综合征）　嗜酸细胞性筋膜炎特征为四肢或躯干的筋膜和皮下组织弥漫性炎症和硬化，伴外周血嗜酸性粒细胞增多。起病较急，皮肤表现随时间而变化。皮肤最初可出现疼痛性、非凹陷性水肿，之后出现对称性硬化，伴有皱褶，使皮肤有不规则的橘皮征外观，形态上与鲨鱼皮斑类似。但不倾向于腰骶部，硬化前常有水肿。通过皮肤活检病理检查可以协助鉴别，嗜酸细胞性筋膜炎可表现为筋膜炎症、水肿、纤维化和肥厚。

四、治疗与预后

鲨鱼皮斑通常不会引起任何不适症状，所以患者治疗需求不高。对于有治疗需求的患者，可进行激光、电离子、局部注射激素等方法改善外观，但可能导致瘢痕、色素减退、色素沉着，影响美观。也有人尝试大面积切除结合植皮，但可能会出现供皮部位额外的瘢痕、色素沉着，以及可能的移植物坏死、病变复发等。近年来，也有学者尝试外用西罗莫司治疗鲨鱼皮斑，部分患者症状有改善。

（一）物理治疗

目前用于鲨鱼皮斑的物理治疗方法有二氧化碳激光治疗、电离子等。适用于治疗小块的丘疹，对于大的斑块疗效欠佳。禁用于瘢痕体质患者、患有出血性疾病、糖尿病无法控制或皮损区有感染性疾病的患者。

1. 激光　用于治疗鲨鱼皮斑的激光仪器通常是二氧化碳激光，对于小块的丘疹效果尚可，但治疗大的斑块疗效欠佳。可能出现的并发症有感染、瘢痕、炎症后色素沉着等，遗留瘢痕几乎无法避免。

2. 电离子 高频电离子治疗仪可减少出血，但对大的斑块同样疗效有限。

（二）mTOR 抑制剂治疗

仅有个案报道，目前尚无大样本高质量循证依据证实其有效性。禁用于对西罗莫司、西罗莫司的衍生物或对该品中任何成分过敏的患者。

1. 口服西罗莫司 口服 mTOR 抑制剂，如西罗莫司及其衍生物依维莫司不仅可缩小室管膜下巨细胞型星形细胞瘤体积，降低癫痫发生频率，改善肺功能、肾脏功能，还可以缓解面部血管纤维瘤、甲周纤维瘤和鲨鱼皮斑。西罗莫司口服剂量为 $1\sim1.5\ mg/m^2$，首剂量为 2 倍负荷剂量，维持西罗莫司血药浓度在 $5\sim15\ ng/ml$ 之间。有文献报道，口服西罗莫司治疗 10 个月，7 例患者中的 6 例患者出现鲨鱼皮斑的改善，表现为斑块变薄变平。但不建议单纯因为皮肤的鲨鱼皮斑而口服西罗莫司治疗，除非同时伴有需要口服西罗莫司治疗的其他 TSC 适应证（如癫痫等）。因为长期系统口服西罗莫司可产生口腔炎、口腔溃疡、感染、高脂血症等风险。

2. 局部外用西罗莫司 西罗莫司相对分子量为 914.2Da，能够通过表皮吸收，并进入真皮深层。局部外用西罗莫司治疗 TSC 患者面部血管纤维瘤已有较多文献报道，FDA 也已经批准 0.2% 西罗莫司凝胶用于治疗成人和 6 岁及以上儿童 TSC 相关的面部血管纤维瘤。局部外用西罗莫司治疗鲨鱼皮斑的研究较少，但也有文献报道，外用 1% 西罗莫司乳膏，5 例患者中的 1 例患者出现鲨鱼皮斑的改善。治疗 6 个月开始鲨鱼皮斑逐渐变薄。可能的副作用有局部刺激、毛囊炎等。

（三）其他治疗

其他的像手术、局部注射激素等也可用于治疗鲨鱼皮斑。

1. 手术治疗 通过手术治疗鲨鱼皮斑是目前较为有效的治疗方法，可将鲨鱼皮斑完全切除。可能的并发症有感染、瘢痕等。对于大面积鲨鱼皮斑切除结合植皮的，可能会出现移植物坏死，供体区色素沉着、瘢痕等风险。另外需要注意的是，与未合并系统性疾病的结缔组织痣不同，TSC 患者的鲨鱼皮斑在切除后可能会复发。

2. 局部注射激素 通过局部注射激素，可使鲨鱼皮斑萎缩、变薄，目前临床上使用比较多的是曲安奈德注射液。可能的并发症有皮肤萎缩、色素减退、毛细血管扩张等。

第四节 头部纤维斑块

头部纤维斑块（fibrous cephalic plaques，FCP）是一种发生于头部的、良性、斑块状的错构瘤（图 5-4-1），是 TSC 常见的特征性表现之一。FCP 好发于前额部，又称前额部斑块，在 TSC 中具有重要的诊断意义。FCP 不是 TSC 的经典三联征之一，在目前的诊断标准中，头部纤维斑块与面部血管纤维瘤是在同一项诊断标准中。诊断时较容易忽略，因此充分认识 FCP 有利于 TSC 的及时识别。

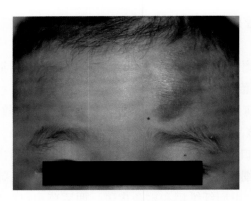

图 5-4-1　TSC 头部纤维斑块临床表现

一、临床表现

国外报道中，大约 12%～42% 的 TSC 患者伴有 FCP 损害，国内张珍珍等学者报告的比例为 40%（10/25）。文献报道伴有 FCP 的 TSC 患者性别比有差异。国外文献女性高于男性（男∶女 = 8∶13），国内男性略高于女性（3∶2）。FCP 可以发生于各个年龄段，但多见于儿童期，有的患儿在出生时或儿童期 FCP 就可以表现显著。FCP 主要发生于头部，多见于前额部，也可累及面部、头皮及颈部，一般无疼痛、瘙痒等自觉症状。FCP 皮损常表现为单发或多发的肤色、粉红色或红色丘疹或斑块，直径约 0.5～2 cm，有时可以超过 5 cm 形成巨大型斑块，甚至形成肿物。皮损表现为大斑块时常单侧分布，表现为多发的小丘疹时常散在分布。绝大多数 FCP 质地硬，不活动，极少数情况下也可表现为多发、松软的头皮斑块。FCP 皮损表面不平整，其上毛发稀疏或无发。

2012 年 Torrelo 等学者报道了 6 例 TSC 患者伴有新型的皮损表现，该皮损主要发生在刚出生及婴儿期儿童，特征性表现为大量毛囊粉刺样开口和囊肿伴角质样或脓性排出物，即毛囊囊性胶原错构瘤（folliculocystic and collagen hamartoma，FCCH）。该皮损可发生于头部，表现为斑块样损害，与 FCP 较为相似。但毛囊囊性胶原错构瘤可以发生于身体其他部位，如躯干及大腿，且具有独特的临床表现和病理学改变，因此目前认为毛囊囊性胶原错构瘤是 TSC 的独立临床表现，需要与 FCP 区分。

研究显示，FCP 与神经系统症状关系密切。Galahitiyawa 等学者对 50 例 TSC 的患者进行统计，神经系统受累的患者 FCP 发生率为 48.8%（21/43），而无神经系统受累的 FCP 发生率为 0（0/7），两者差异具有统计学意义。另一文献报道 12 例伴有 FCP 的 TSC 患者均出现癫痫表现。因此研究者提出，FCP 可作为早期识别神经系统受累的皮肤标记。

多数文献显示 FCP 随年龄增长逐渐发展，经过 20 余年后皮损稳定。但目前无大样本文献报告 FCP 的临床转归。一项个案报道对一例 80 岁的男性 TSC 患者的 FCP 进行了回顾跟踪，结果显示自患者 73 岁开始 FCP 呈自然缓慢消退趋势，80 岁时随访该患者的 FCP 基本消失。

二、辅助检查

1. 组织病理　病变组织中胶原纤维束显著增粗、增厚、红染，且排列紊乱，而弹力纤维明显减少，伴有毛细血管增生及毛囊周围胶原纤维增生。少数情况下，病变中可出现囊性结构。患处表皮基底层黑素颗粒减少，但黑素细胞不减少。

2. **超声检查** 皮肤层内低回声斑块，少许可见囊性结构，彩色多普勒超声检查显示丰富的血流信号。

3. **磁共振检查** T_1WI 显示头皮损害呈低信号改变。

三、诊断与鉴别诊断

FCP 的诊断主要依据临床表现，同时注意结合 TSC 的其他特征性表现（如柳叶白斑、面部血管纤维瘤及甲周纤维瘤等）及组织病理学检查综合做出诊断。需要与以下疾病进行鉴别。

1. **毛母质瘤** 本病也可以表现为头皮斑块或囊性结构。但毛母质瘤好发于学龄期儿童，女性多见。肿瘤多位于皮下，表现为境界清楚的暗红色结节或斑块，质地坚实。组织病理可见影细胞和嗜酸性细胞及钙化成分，以上特点可鉴别 FCP。

2. **皮肤骨瘤** 本病也可发生于头皮，表现为红色或暗红色斑块。但皮肤骨瘤多从出生后不久发病，逐渐发展，部分破损可以排出白垩样物质，部分累及深层导致患处活动受限。病理检查可见真皮及皮下组织内膜内骨化表现。遗传学检查显示 *GNAS* 基因突变，可与 FCP 鉴别。

3. **毛囊囊性胶原错构瘤（FCCH）** 为一种新的 TSC 皮肤表现，也可以发生于头皮，表现为头部斑块或肿物。但毛囊囊性胶原错构瘤的皮损特点及病理学改变与 FCP 有明显的差别，可以鉴别。

四、治疗与预后

TSC 的皮损对患者的美观造成不同程度的影响，而对患者的生命一般不造成威胁。治疗方面主要为对症治疗，目的是改善患者美观。对于有美观要求的患者，可予以相应的治疗，对一些小的皮损或者不造成容貌损伤的患者可予以观察随访。

目前 FCP 无统一的治疗方案。可根据皮损的部位、大小及厚度等方面，选择外科手术、物理治疗及 mTOR 抑制剂治疗等方案来治疗。Malissen 等学者外用 1% 西罗莫司软膏治疗 16 例 FCP，治疗 3～9 个月后 56%（9/16）患者部分缓解（皮损变扁平或颜色变淡），其余 7 例疗程至 12 个月，仍无明显疗效。对于外用药物效果不佳者可以考虑手术切除治疗。

第五节　指 / 趾甲周纤维瘤

甲周纤维瘤（periungual fibroma），又称 Köenen 肿瘤（Köenen tumors，KT），是发生于指和 / 或趾甲周围或甲下的良性、纤维性肿瘤（图 5-5-1），为 TSC 的主要诊断标准之一。部分患者在发生 KT 前具有指 / 趾甲挤压伤的病史，因此很多学者推测外伤可能促进了 KT 的发生。约半数以上的 TSC 患者伴发 KT，因此识别 KT 有助于 TSC 的早期诊断。

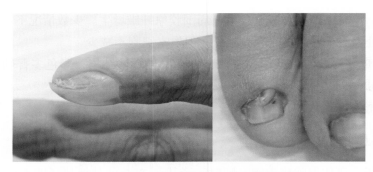

图 5-5-1　TSC 指 / 趾甲周纤维瘤临床表现

一、临床表现

KT 是 TSC 常见的皮肤表现之一，大约发生在 50% 以上的 TSC 患者。KT 也可以是 TSC 的唯一临床表现。KT 的发病率在患者性别方面无明显差异，各年龄段均可受累，但主要集中在青春期或成人期。虽然在儿童期不常见，但在老年人中发病率可高达 80%。通常比其他 TSC 相关的皮肤病变出现得晚，多在 10 岁之后，甚至晚至 50 岁才出现症状。KT 的大小从几乎无法检测到约 1 cm 不等。

KT 好发于足趾的远端甲襞，部分发生于指甲，其中第五趾及大拇指最易受累，因为这两个部位容易受到外伤，而外伤在 KT 形成的过程中扮演重要作用。KT 发生于甲周部位比甲下部位更常见。罕见情况下，KT 也可以单侧分布。KT 皮损通常表现为大小约 5~10 mm、粉红色或者肉色、表面光滑、质地软至坚韧的丘疹或结节。KT 外观呈类圆形、长条形或不规则形，可单发或多发，甚至形成巨大肿瘤。累及 20 甲的多发巨大型 KT 亦有报道。有些患者 KT 皮损可出现角化，容易误诊为甲周疣或纤维角皮瘤。KT 损害甲板可造成甲纵沟、纵行白斑和碎片状出血，严重者可导致甲板损伤脱落。一般情况下，KT 很少引起瘙痒、疼痛等自觉症状。

少数情况下，KT 皮损可导致疼痛、反复感染，甚至导致行走障碍、影响日常生活。当纤维瘤起源于近端甲襞下时，称为甲旁纤维瘤。位于甲板下的纤维瘤被称为甲下纤维瘤。甲旁纤维瘤为粉色至红色的丘疹和结节，可以是柔软圆形的，也可以是尖尖的角化过度表现。当压迫甲母质时，可在指 / 趾甲上形成纵向凹槽。有时可以只表现为指 / 趾甲凹槽，但没有明显的丘疹。甲下纤维瘤可通过甲板看到红色或白色椭圆形病变，或从远端甲板突出红色丘疹。指 / 趾甲旁纤维瘤容易与衣服产生摩擦或剐蹭，创伤时可出血，并可能疼痛。可能会使指甲毁损，增加继发真菌感染风险。

未经治疗的 KT 皮损呈缓慢发展趋势，尚无文献报道 KT 有自发消退现象。

二、辅助检查

1. **皮肤镜检查**　镜下 KT 皮损呈粉红色背景，伴有多形性血管（点状、弧形和球形血管），周围绕有黄白色衣领状脱屑及出血。有些皮损顶端部分表现为黄色均质区域。

2. 组织病理 病理上，KT 与面部血管纤维瘤相似，但有更广泛的角化过度和不同程度的血管增生。可见表皮角化过度、棘层增厚；真皮层可见含有丰富毛细血管的基质；在血管周围为致密的胶原纤维，而外围为疏松的胶原纤维。这种病理变化为 KT 的特征性改变，具有诊断意义。有的学者根据血管及纤维成分的占比不同，将 KT 分为血管增生型、纤维增生型和混合型。目前，KT 是否为一种类型的纤维角皮瘤，尚存争议。

三、诊断与鉴别诊断

KT 的诊断主要依据临床表现，同时注意结合 TSC 的其他表现（如柳叶白斑、面部血管纤维瘤等）及组织病理学检查综合做出诊断。需要与以下疾病进行鉴别。

1. **包涵体纤维瘤病** 既往称指/趾纤维瘤病，也好发于儿童的指/趾部位，但不局限于甲周或甲下，皮损形态与 KT 也相似，其特点是在组织学上可见梭形细胞的胞质内包涵体形成。而 KT 的组织病理则无此特点，可以鉴别。

2. **寻常疣** 当 KT 皮损表面出现角化，需要与寻常疣鉴别。一般情况下，寻常疣皮损多呈肤色、圆形，外生性生长。皮肤镜下可见皮损表面点状出血（毛细血管内血栓），病理无纤维组织及梭形细胞增生，可以鉴别。

3. **皮肤纤维瘤** 本病与 KT 在组织病理上均可见到纤维组织增生，需要鉴别。但皮肤纤维瘤呈编织状或不规则，同时伴有表皮增生及基底层色素增加。此外，皮肤纤维瘤很少发生在甲周。以上特点可鉴别皮肤纤维瘤。

4. **肢端浅表黏液纤维瘤** 本病亦好发于指/趾，特别是甲下及甲床。本病与 KT 的鉴别诊断需要依据组织病理学检查。肢端浅表黏液纤维瘤镜下由星形和梭形纤维母细胞组成，呈疏松的束状和宽的席纹状生长，可见多核细胞及肥大细胞浸润，间质呈黏液状或纤维黏液状，但是这些成分的排列模式与 KT 明显不同，可以鉴别。

5. **甲下神经纤维瘤** 神经纤维瘤可发生于甲下，需要进行鉴别，主要依据组织病理学检查。神经纤维瘤的病理特点为黏液样基质上可见大量均匀分布的梭形细胞，细胞核为短梭形，呈"S"形或弧形，组织结构和细胞特点均与 KT 有明显不同，可以鉴别。

四、治疗与预后

KT 可以显著损害甲的外观，引起指/趾甲的功能障碍，甚至导致患者手足的功能受限，一般需要积极治疗。但目前无统一的治疗方案，多种治疗方法效果不一，停止治疗后复发率较高。目前的治疗方法包括：单纯切除、二氧化碳激光、外用西罗莫司软膏、皮肤磨削术、冷冻治疗及化学腐蚀法等。KT 治疗较为棘手，容易反复，保守治疗效果缓慢。治疗方案的选择需要综合患者年龄、病程、部位、肿瘤大小及影响美观和功能损害的程度等因素。

对于肿瘤较小、美观要求比较高的患者可采用手术平削、化学腐蚀疗法或二氧化碳激光治疗。当患者出现严重的功能障碍、甲周外观明显受损时，外科手术及多种消融技术可以快速缓解病情。由于多数需要采用保甲手术，因此治疗后复发仍然比较常见。

文献报道外用西罗莫司治疗 KT 的有效率不一。Malissen 等学者外用 1% 西罗莫司软膏治疗 25 例 TSC 患者的皮肤损害，大多数患者的面部血管纤维瘤、头部纤维斑块及皮肤白斑取得良好疗效，但是仅有 16.7%（1/6）的患者 KT 皮损取得轻度缓解。而 Muzic 等学者使用 1% 的西罗莫司溶液外用治疗一例 KT，6 个月后获得完全缓解。Viswanath 等学者使用 1% 西罗莫司软膏治疗一例 20 甲受累的 KT，使用 6 个月后肿瘤显著缩小，但停药后 2 个月局部皮损反复，之后联合手术治疗未再反复，因此外用西罗莫司可以缩小肿瘤，为手术修复提供了机会。

第六节　咖啡牛奶斑及其他

咖啡牛奶斑（café-au-lait macules，CALMs）是一种黑色素增生性疾病，除掌跖以外，身体其他部位均可受累。非综合征型的 CALMs 是常见的，在 10%～20% 的健康人群中可见。可表现为椭圆形或圆形的，1～5 cm 的褐斑。可能会造成与神经纤维瘤病的诊断混淆。一般而言，单发 CALM 常见，无须进一步检查，通常也不具有特殊临床意义，但多系统受累的综合征有合并数量较多或面积较大的 CALMs 的可能，例如神经纤维瘤病、Legius 综合征以及 TSC 等。有 6 个以上的直径大于 1.5 cm 的 CALMs，需要注意神经纤维瘤病可能。CALMs 多数不影响美观，通常不会自行消退，当皮损发生于面部等暴露部位时，可影响患者社交及心理健康。

一、临床表现

TSC 患者具有特征性的一些皮肤改变包括面部血管纤维瘤、柳叶白斑、甲周纤维瘤、鲨鱼皮斑以及头部纤维斑块等，部分患者也可有 CALMs，但这并不是 TSC 的特征性表现。2015 年，Galahitiyawa 等收集了 50 名 TSC 患者，探索 TSC 患者皮肤表现和系统受累之间的关系，发现血管纤维瘤、鲨鱼皮斑、CALMs 与肾脏受累相关，但 CALMs 是 TSC 的非特异性的表现，其对于肾脏受累的早期诊断价值不如前两者。而包括 CALMs 在内的皮肤相关表现和心脏、眼睛的异常之间的差异无统计学意义。

CALMs 是皮肤上浅褐色至深褐色的斑疹或斑片，直径可从 1～2 mm 至超过 20 cm 不等，皮损处肤质正常，出生时就存在或在儿童期出现，2%～3% 的健康新生儿和约 1/3 的儿童可出现至少 1 个 CALM。典型的 CALMs 颜色均匀，边界清晰规则，非典型的 CALMs 颜色不均，边界欠清晰、不规则。神经纤维瘤病 I 型是最常见的与多发性 CALMs 相关的遗传性的综合征，除此以外，还有其他疾病也与多发性 CALMs 相关，如 Legius 综合征和一些 RAS 通路相关疾病等。部分 TSC 患者也有 CALMs 表现，多为单发，出生后不久出现，但相比于前述疾病，相关性较弱。Bell 和 McDonald 比较了正常受试者和 TSC 患者中 CALMs 的患病率，发现两组之间差异没有统计学意义。

二、辅助检查

1. **皮肤镜**　皮肤镜是诊断色素性疾病的重要无创性技术，可放大皮损观察表皮至真皮乳头层的色素，TSC 患者的 CALMs 皮损镜下表现为均匀一致的棕褐网状斑片，毛囊周围颜色浅，边缘不清晰。

2. 共焦反射显微镜　该检测方法深度可达真皮浅层，CALMs 镜下表现为基底层色素增加，可见许多高折射颗粒，真皮浅层无显著改变。

3. 皮肤病理　一部分 CALMs 不典型时，需行皮肤组织病理检测，可表现为黑素细胞及基底层角质形成细胞内黑素颗粒增加，部分可见巨大的黑素小体。

三、诊断与鉴别诊断

（一）诊断

TSC 是一种罕见的可影响多个器官系统的遗传性疾病，许多临床表现与严重的并发症及潜在死亡风险相关，因此早期诊断与恰当的终身检测及管理至关重要。TSC 的诊断需综合判断所有的临床特征，没有单一的特征能作为诊断依据。TSC 由 *TSC1* 和 *TSC2* 基因突变所致，致病性的突变会使得蛋白功能受到明显抑制。大约有 15% 的 TSC 患者未能找到明确的致病性突变，但他们可能仍符合基于临床表现的诊断标准。基因检测在临床表现不典型的患者、产前诊断以及高风险的家庭成员中有重要意义。CALMs 不是 TSC 的特征性表现，也未被纳入其诊断标准中。典型的 CALMs 根据临床表现不难诊断，不典型病例可进一步完善皮肤镜检查及皮肤活检明确。

（二）鉴别诊断

RAS-MAPK 信号通路在个体的生长发育中有着重要作用，参与调控了细胞的增殖、分化、代谢以及多种激素在细胞内外的信号转导，RAS 信号通路相关综合征即为该通路功能异常所引起的系统性疾病。其中努南综合征（Noonan syndrome，NS）、神经纤维瘤病Ⅰ型（neurofibromatosis typeⅠ，NFⅠ）、LEOPARD 综合征（LEOPARD syndrome，LS）、Legius 综合征（Legius syndrome，LGSS）等具有多种共同的临床表现，包括皮肤CALMs，神经、骨骼、心血管等多系统异常以及肿瘤易感性等。TSC 患者需与上述疾病及其他表现为 CALMs 的疾病相鉴别，如 McCune-Albright 综合征，基因检测有助于鉴别诊断。除此以外，CALMs 还需要与一些以褐色斑疹、斑片为主要临床表现的疾病相鉴别，如雀斑样痣、斑痣、色素痣（交界痣）、肥大细胞增多症、炎症后色素沉着、固定性药疹等。

1. 努南综合征（Noonan syndrome，NS）　NS 是一种常染色体显性遗传性系统性疾病，发病率约为 1/2 500～1/1 000，目前发现 8 种基因与 NS 相关：*PTPN11*、*SOS1*、*RAF1*、*BRAF*、*KRAS*、*NRAS*、*SHOC2* 和 *CBL*。主要临床表现有特殊面容、身材矮小、先天性心脏病、智力障碍、骨骼畸形以及色素异常（CALMs、雀斑）等，患者的特殊面容随着年龄增长会逐渐好转，基因检测有助于早期诊断。

2. 神经纤维瘤病Ⅰ型（NFⅠ）　是由 *NF1* 基因突变所致的一种常染色体显性遗传疾病，发病率约 1/4 000～1/3 000，CALMs 是 NFⅠ最早的临床表现，尤其是多发 CALMs（≥6 个）应高度怀疑本病。NFⅠ是一种综合性疾病，除皮肤以外，还有多系统受累，包括神经系统、眼睛等。对于患者父母无患病者，满足以下标准中的两项及以上即可诊断，有父母患病者，满足以下标准中的 1 条及以上即可诊断：①≥6 个 CALMs，最大直径青春期前大于 5 mm，青春期后大于 15 mm；②腋下或腹股沟的雀斑样痣；③≥2 个任何类型的神经纤维瘤或 1 个丛状神经纤维瘤；④视神经胶质瘤；⑤裂隙灯下检查到≥2 个 Lisch 结节或 2 个以上脉络膜异常，表现为光学相干断层成像（OCT）/ 近红外反射成像（NIR）的明亮斑片状结节；⑥特征性骨改变，如蝶骨发育不良、胫骨前外侧弯曲或长骨假关节生成；⑦在正常组织（如白细胞）中检测到突变等位基因达 50% 的致病性杂合 *NF1* 突变体。

3. Legius 综合征（Legius syndrome，LGSS） 又称类Ⅰ型神经纤维瘤病样综合征，属于常染色体显性遗传病，由 *SPRED1* 基因突变所致。LGSS 的发病率明显低于 NFⅠ，约为 1/75 000～1/46 000，典型表现为多发性 CALMs，伴或不伴腋窝、腹股沟的雀斑，易与 NFⅠ混淆，但 LGSS 没有 Lisch 结节、神经纤维瘤或 NFⅠ的其他表现，因此通常无须特殊治疗。Legius 综合征诊断标准见表 5-6-1。

表 5-6-1　Legius 综合征诊断标准

父母无 LGSS	父母一方确诊 LGSS
≥6 个对称分布的 CALMs，除腋窝 / 腹股沟雀斑外，无其他 NFⅠ相关的诊断标准 *	满足左侧任意一条即可诊断
SPRED1 基因的杂合致病性突变，在完全正常组织如白细胞中，突变等位频率达 50%	

注：* 少于 6 个 CALMs 不能排除 LGSS。

4. LEOPARD 综合征（LEOPARD syndrome，LS） 又名豹斑综合征，多色素痣型努南综合征，是一种罕见的常染色体显性遗传病，由 *PTPN11*、*RAF1*、*BRAF* 和 *MAP2K1* 等基因突变所致，其主要临床特征包括：多发性雀斑样痣、心电图异常、眼距宽、肺动脉狭窄、生殖器异常、生长迟缓和耳聋。70%～80% 的患者也可出现 CALMs，伴或不伴雀斑样痣，通常出现在婴儿早期，早于雀斑样痣的出现。

5. McCune-Albright 综合征（McCune-Albright syndrome，MAS） 一种以皮肤 CALMs、内分泌功能紊乱、多发性骨纤维结构不良为特征的疾病，由合子后体细胞 *GNAS* 基因突变所致，突变细胞多呈镶嵌分布，因此除了以上三联征，MAS 患者表型各异。三分之二的 MAS 患者有 CALMs 表现，并且是最早出现的临床表现，生后或生后不久即出现。患者的 CALMs 通常沿身体的中线分布，包括胸部、颈部以及臀沟的上部。皮疹的边缘通常呈锯齿状，边界不清晰。

6. 其他以褐色斑疹、斑片为主要表现的疾病

（1）雀斑样痣：又称黑子，较为常见，自婴儿期至成人均可发生，可出现在皮肤的任何部位，包括皮肤黏膜交界处，皮疹形态为颜色一致的褐色或黑褐色斑疹，直径一般不超过 5 mm，边界清晰，表面光滑，不融合，可局限也可泛发。皮损与日晒或季节无关，持

续存在，无自行消退趋势。雀斑样痣可以是单纯的色素性疾病，也可作为某些遗传性综合征的皮肤表现。组织病理学表现为表皮黑色素增多，基底层黑素细胞增多，表皮突延长，真皮乳头上抬，真皮上部可见噬黑素细胞。

（2）斑痣：常发生在躯干及肢端，皮疹特点为咖啡色斑片上逐渐出现针头至米粒大小的深色斑疹或丘疹，早期斑痣在"斑点"样损害出现之前容易与 CALMs 混淆。褐色斑片的组织病理学表现为表皮突伸长，其内黑素细胞增生，色素加深的斑点样损害为雀斑样黑素细胞增生，丘疹样损害组织学上可为交界痣、复合痣、蓝痣、Spitz 痣、不典型痣。

（3）交界痣：属于常见的黑素细胞痣，通常较小，直径数毫米，为淡褐色至深褐色斑疹，可发生于身体任何部位。组织病理学表皮基本正常，真表皮交界处可见痣细胞巢。

（4）Becker 痣：又称色素性毛表皮痣，多在 10～30 岁出现，男性多见，皮损表现为淡黄色至深褐色斑片，边缘清晰而不规则，中央可轻度增厚，表面可出现多毛。组织病理为不同程度的角化过度、棘层肥厚、基底层色素增加，可伴竖毛肌纤维束增粗。

（5）肥大细胞增多症：为一组肿瘤增生性的疾病，特征为肥大细胞在组织器官的聚集。儿童可以仅累及皮肤，表现为褐色至棕色的丘疹或斑块（色素性荨麻疹）、浸润生长的斑块或结节（肥大细胞瘤），成人肥大细胞增多症皮肤可表现为 2～5 mm 的红棕色斑疹或丘疹，无论哪种类型，通过皮损颜色、质地、Darier 征等临床特征及典型的组织病理学表现易与 CALMs 相鉴别。

（6）炎症后色素沉着：为皮肤急性或慢性炎症后继发的色素沉着，如湿疹、虫咬皮炎、带状疱疹等，皮疹局限于原发炎症的部位，为淡褐色至深褐色斑片，界线清晰，数月后皮疹可逐渐消退，根据原发疾病病史及自限性过程可与 CALMs 鉴别。

（7）固定性药疹：一种常见的药疹，典型皮疹为局限性圆形或椭圆形红斑，鲜红色或紫红色，直径数毫米至数厘米不等，炎症剧烈时可出现水疱。服用同一药物后在同一部位出现，皮疹可发生于任何部位，数十天可消退。根据用药史及典型表现较易诊断。

四、治疗与预后

对于 TSC 的儿童患者，建议每年进行一次皮肤检查，成人的皮肤科评估频率取决于皮损的严重程度。对于大小和数量迅速变化，影响功能，造成疼痛或出血，影响社交的 TSC 相关皮肤表现需要密切监测、干预。纵向随访与数码摄影可用于监测皮肤的变化。

1. 西罗莫司　TSC 患者的皮损以对症治疗为主，如血管纤维瘤可采用脉冲染料激光或 CO_2 激光治疗，近年来报道局部西罗莫司安全有效。mTOR 抑制剂（如西罗莫司和依维莫司）能作为 TSC 患者的靶向治疗。局部外用西罗莫司除了能有效治疗面部血管纤维瘤，对头部纤维斑块、面部色素减退斑均有效，且具有长期使用的安全性和有效性。CALMs 作为 TSC 患者的一种非特征性的表现，其发生机制与血管纤维瘤等不同，其治疗原则与一般 CALMs 类似。

2. 激光治疗　无论是单纯的 CALMs 还是系统疾病的皮肤表现，CALMs 的治疗原因往往是皮损发生于外露部位，影响患者心理。CALMs 组织病理学表现为角质形成细胞及黑素细胞内的黑素颗粒增加，可见到巨大的黑素小体，伴或不伴黑素细胞增殖。理想的治疗方式应该去除异常增加的色素而又不影响正常的周围组织，传统诊疗方法包括皮肤磨削术、化学剥脱术、手术切除等，在去除皮损的同时也会破坏正常组织，遗留色素沉着、瘢痕等不良反应，临床上已少用。激光是目前更为理想的治疗 CALMs 的方法。激光治疗色素性疾病的原理是基于 Anderson 等 1983 年提出的选择性光热作用理论，该理论提出表皮的色素通过吸收激光的能量而被破坏和气化，从而达到清除色素性皮损的目的。基于该原理，脉宽小于或等于靶色基的热弛豫时间方能达到理想的效果，黑素小体直径约 0.5～0.75 μm，其热弛豫时间约为 10～100 ns，因此纳秒级 Q 开关激光或皮秒激光为治疗首选。Q 开关激光治疗色素性疾病时，激光能量在百万分之一秒内瞬间释放，作为靶目标的黑素小体内将产生非常高的温度，激光的震波损伤和空泡化损伤使得黑素颗粒迅速气化、破碎，分解产物经毛细淋巴管和巨噬细胞吞噬后排出，从而达到治疗目的。截至目前，多种激光都有报道用于治疗 CALMs，疗效不一且常伴有一定程度的副作用，关于治疗 CALMs 的激光的最佳选择目前尚无定论。

理论上，532 nmYAG 激光、694 nm 红宝石激光、755 nm 翠绿宝石激光以及 1 064 nm YAG 激光是最常用的，但实际上随着波长的增加，光吸收得越少、穿透得越深，因此，532 nm 和 694 nm 是最适合表皮病变的波长，其次才是 755 nm 和 1 064 nm。2022 年，*JDDG* 杂志发表了皮肤激光治疗的指南，在其对 CALMs 的治疗推荐中，Q 开关 694 nm 和 532 nm（倍频 Nd:YAG）皮秒或纳秒激光，以及 Q 开关 755 nm 翠绿宝石皮秒激光是强烈推荐的，而 Q 开关 1 064 nm 皮秒或纳秒激光则作为一般推荐。

除激光波长的选择以外，CALMs 的形状、大小、位置、分布等特性也与疗效有关，如面部的、面积更小的、边缘不规则的 CALMs 疗效更好。强脉冲光、510 nm 脉冲染料激光、皮秒 755 nm 及 532 nm、Q 开关 1 064 nm 激光等均有治疗 CALMs 的报道，疗效不一。CALMs 一般需要多次治疗，以防止治疗周围的黑素细胞重新形成色素沉着，治愈率随治疗次数的增加而上升，一般治疗间隔为 3～6 个月。

有研究表明 1 岁前出现的 CALMs 在 5 岁前治疗通常能取得满意疗效。另有研究者统计了 Q 开关 755 nm 翠绿宝石激光治疗 471 名儿童 CALMs 患者的疗效，结果表明治疗效果与治疗次数呈正相关，且儿童患者的总体有效率较报道的成人患者高。早期治疗有效率高，可能和儿童皮肤薄、皮损颜色浅有关。但儿童处于生长发育期，治疗区域可能出现新的皮损，后期也可能需要激光治疗。激光治疗的不良反应包括红斑、水肿、水疱、轻微疼痛等，大多数会在数月内逐渐消失，只有少数会持续终身。TSC 患者 CALMs 治疗原则与单纯性的 CALMs 类似，其本身无恶性变风险，无健康威胁，通常是因为影响了患者的心理及社交而进行治疗。目前主要以激光治疗为主，但疗效各异。因此医生需不断总结，制定个体化的治疗方案。

（编写：徐子刚　王森分　王利娟　徐教生　张　斌；审核：梁树立　刘智胜）

参考文献

[1] ISLAM M P. tuberous sclerosis complex[J]. Semin Pediatr Neurol, 2021, 37: 100875.

[2] TAKAHASHI A, HATTORI S, SAKAI E, et al. Distribution of hypomelanotic macules in tuberous sclerosis complex: a retrospective cohort study [J]. J Am Acad Dermatol, 2022, 87(1): 237-240.

[3] 马琳. 儿童皮肤病学 [M]. 北京：人民卫生出版社，2014：273-282.

[4] MALISSEN N, VERGELY L, SIMON M, et al. Long-term treatment of cutaneous manifestations of tuberous sclerosis complex with topical 1% sirolimus cream: a prospective study of 25 patients [J]. J Am Acad Dermatol, 2017, 77(3): 464-472.

[5] XU Z, YANG C, XUE R. Buschke-Ollendorff syndrome with LEMD3 germline stopgain mutation p. R678* presenting as multiple subcutaneous nodules with mucin deposition[J]. J Cutan Pathol, 2021, 48(1): 77-80.

[6] PORTOCARRERO L K L, QUENTAL K N, SAMRANO L P, et al. Tuberous sclerosis complex: review based on new diagnostic criteria [J]. An Bras Dermatol, 2018, 93(3): 323-331.

[7] KIRK C W, DONNELLY D E, HARDY R, et al. Natural history of a fibrous cephalic plaque and sustained eight decades follow-up in an 80 year old with tuberous sclerosis complex type 2[J]. Ulster Med J, 2020, 89(1): 14-16.

[8] LUO C, YE W, SHI W, et al. Perfect match: mTOR inhibitors and tuberous sclerosis complex[J]. Orphanet J Rare Dis, 2022, 17(1): 106.

[9] SECCO L P, COUBES C, MEYER P, et al. Dermatological and genetic data in tuberous sclerosis: a prospective single-center study of 38 patients[J]. Ann Dermatol Venereol, 2022, 149(4): 241-244.

[10] DARLING T N. Topical sirolimus to treat tuberous sclerosis complex(TSC)[J]. JAMA Dermatol, 2018, 154(7): 761-762.

[11] OLVER-RODRÍGUREZ V, BARRERA GARIBAY A C, DOMÍNGUEZ-CHERIT J. Giant Koenen tumors as the presenting and only clinical sign of tuberous sclerosis complex in a 56-year-old man and its surgical management[J]. Skin Appendage Disord, 2022, 8(6): 492-496.

[12] AMORIM B D B, AZULAY D, RAMOS-E-SILVA M. Tuberous sclerosis[J]. Skinmed, 2021, 19(3): 179-185.

[13] REDDY I S, SOMANI V K. Giant periungual and subungual fibromas (Koenen's tumor) of tuberous sclerosis complex[J]. Indian J Dermatol Venereol Leprol, 2023, 89(2): 290-291.

[14] SECHI A, SAVOIA F, PATRIZI A, et al. Dermoscopy of subungual red comets associated with tuberous sclerosis complex[J]. Pediatr Dermatol, 2019, 36(3): 408-410.

[15] OBA M Ç, UZUNCAKMAK T K, SAR M, et al. Dermoscopic findings in a case of multiple subungual fibromas[J]. Acta Dermatovenerol Alp Pannonica Adriat, 2021, 30(1): 35-37.

[16] ZHUANG Y, HUANG M, SHEN J, et al. Comparison of the efficacy and safety between a low-fluence 1064-nm Q-switched neodymium-doped yttrium aluminum garnet laser and a conventional Q-switched 532-nm laser for the treatment of cafe-au-lait macules in 40 Chinese children: a prospective, randomized, parallel-controlled, evaluator-blinded trial[J]. Lasers Med Sci, 2022, 37(1): 279-286.

第六章

结节性硬化症相关肾脏疾病

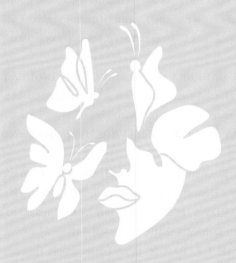

第一节　概　述

结节性硬化症（tuberous sclerosis complex，TSC）相关肾脏疾病是导致成年 TSC 患者死亡的主要原因之一。TSC 相关的肾脏表现包括肾血管平滑肌脂肪瘤（renal angioleiomyolipoma，RAML）、上皮来源的肾脏肿瘤和多发性肾囊肿。与 TSC 相关皮肤病变不同，TSC 相关肾脏病早期多无明显症状，通常于体检时偶然发现。TSC 患者的肾脏受累可能源自幼儿期，并随着年龄增长逐渐加重，发病率和严重程度也逐渐增加。10 岁时，在大约 80% 的 TSC 患儿中可发现肾脏病变，它们会在成年后继续生长发展。

TSC 患者最常出现的肾脏病变是肾血管平滑肌脂肪瘤，又被称为肾错构瘤，是主要由脂肪细胞、平滑肌细胞和异常血管组成的肾脏良性或低度恶性肿瘤。一项基于全球多中心登记的 TOSCA 数据研究中共统计了 2 216 名 TSC 患者，其中 51.8% 的患者存在肾血管平滑肌脂肪瘤。肾血管平滑肌脂肪瘤破裂出血是成年 TSC 患者死亡的最常见原因之一。除此之外，少数患者中会出现多发性肾囊肿。另外，TSC 患者也可罹患肾脏上皮来源的肿瘤。肾细胞癌在 TSC 患者中的发生率远高于正常人群，高达 5%。并且可表现为多发性和双侧性肿瘤。

TSC 相关肾脏疾病常导致缓慢进展的肾功能损害，部分患者最终发展为慢性肾功能不全。另外，手术干预也是造成 TSC 肾脏病变患者肾脏功能恶化的重要原因，部分患者由于外科医师对 TSC 相关肾脏病变认识不足而接受了肾脏全切手术。肾脏疾病对 TSC 患者的健康和生存构成重大负担。

近年来，基于 EXIST-Ⅱ 等临床研究的结果，依维莫司等 mTOR 抑制剂被应用于 TSC 相关肾血管平滑肌脂肪瘤的治疗，取得了良好的疗效。但 mTOR 抑制剂无法达到临床完全缓解，并且停药后肾血管平滑肌脂肪瘤常再次增大。为了获得持久的抑瘤效果，TSC 患者需长期用药，而依维莫司长期用药带来的药物相关不良反应以及经济问题也为 TSC 肾脏病变的诊治带来了一些困难。为了解决这些问题，一些研究者也在探索间断用药、低剂量用药、基于血药浓度用药以及新的治疗药物等新的治疗方法。与之不同的是，mTOR 抑制剂用于 TSC 相关多发性肾囊肿治疗的临床研究中，mTOR 抑制剂的疗效不尽如人意。TSC 相关多发性肾囊肿仍缺乏有效的治疗方案。而对于 TSC 相关上皮来源肿瘤，由于相关案例较少，mTOR 抑制剂能否使患者获益尚不清楚。总之，TSC 相关肾脏病变的治疗仍有大量问题有待进一步临床研究验证。

第二节　肾血管平滑肌脂肪瘤

（一）概念

TSC 在肾脏最常见的病变为肾血管平滑肌脂肪瘤（renal angioleiomyolipoma，RAML），可见于约 70%～80% 的 TSC 患者，常常为双侧、多发病变，见于儿童至成年各个年龄阶段，并且数目和尺寸随年龄增加而增多、增大。RAML 是一种肾脏的良性肿瘤，由不同比例的非成熟血管、平滑肌以及脂肪细胞三种成分构成。目前认为，RAML 的细胞可能来源于血管周围上皮细胞，其能够分化成不同的细胞系，同时可积聚脂肪、支持血管生成。遗传分析也显示在 RAML 的三种类型细胞中均存在二次打击遗传事件，证实 RAML 的三种成分来自 *TSC1* 或 *TSC2* 等位基因失活的同一前体细胞。

1992 年，国际 TSC 协会诊断标准委员会首次发布了第 1 版 TSC 的诊断标准，当时 RAML 尚列于临床诊断的次要标准当中；1998 年，第一届国际 TSC 共识会议进行了临床诊断标准的修订，将 RAML 移入主要标准条目，后沿用至今。RAML 可导致慢性肾损害，约有 1% 的患者最终会发展成为终末期肾病并需要透析。出血在 TSC-RAML 患者中也较为常见，直径大于 4 cm 的 RAML 会增加动脉瘤形成以及自发破裂出血的风险，这也使得 RAML 成为成人 TSC 患者致死的主要原因。随着人们对 TSC 以及 TSC-RAML 的不断认识，TSC-RAML 的诊断和治疗不断得到完善。本节即对 TSC-RAML 目前的诊治情况进行相关介绍。

（二）临床表现

RAML 在 TSC 患者中较为常见，如前述，RAML 可发生于早期儿童阶段。一项比利时关于儿童 TSC 患者的研究显示，80 名患者在平均随访 10.2 年时，存在肾脏病变的比例为 75%。其他研究显示，约有 70% 的 RAML 在成年阶段会继续增大。*TSC2* 突变者 RAML 表现较 *TSC1* 突变者更加严重。持续增长的 RAML 可引起腹部巨大肿块、阵发性或持续性腹痛，甚至发生急性腹膜后大出血，严重者可造成低血容量性休克甚至死亡，少数患者可发生肾功能不全、尿毒症等终末期肾病。基于 TOSCA（一项于全球 31 个国家共 170 个中心进行的研究）数据，一项研究分析了 RAML 在不同年龄、性别中的发病率。随着年龄增长，伴有 RAML 的患者比例越来越高，≤2 岁的 TSC 患者仅有 8.9% 存在 RAML，而 ≥40 岁者为 77.7%；另外，该研究显示 RAML 更多见于女性（$P<0.000\,1$），且 RAML>3 cm（$P=0.011\,9$）、持续正常（$P=0.043\,9$）、接受干预（$P=0.005\,8$）的比例均高于男性。

TSC 患者的一个重要的肾脏风险即为 RAML 出血，在应用 mTOR 抑制剂之前，RAML 的出血风险在 25%～50%。体积较大的 RAML 中血管成分通常会形成动脉瘤，当动脉瘤 >5 mm 时其出血风险会显著增加。依据 MRI 或 CT 评估患者 RAML 大小、数目及肾脏形态，RAML 临床分级依据表 6-2-1 进行评估，3 级及以上者出血风险更高，且等级越高者接受栓塞治疗的可能性就越大。另外，TSC 的肾脏病变是慢性肾病的重要原因之一，在英国 TSC 人群的研究当中，约 40% 的 TSC 患者合并 3 期及以上的慢性肾病，即使这些患者并未出现过出血表现或接受过手术干预。在成人患者中，肾脏手术与需要肾脏替代治疗有较强的相关性；当同时合并有 RAML 和肾囊肿时，患者将更有可能发展为肾衰竭。

表 6-2-1　乌得勒支大学医学中心肾脏血管平滑肌脂肪瘤临床分级

分级	RAML 数目	RAML 大小	肾脏解剖形态
0 级	无法评估*	无法评估*	正常
1 级	≤5	1～3.5 cm	正常

续表

分级	RAML 数目	RAML 大小	肾脏解剖形态
2 级	>5	1~3.5 cm	正常
3 级	≤5	至少 1 个直径≥3.5 cm	解剖结构完整
4 级	>5	1~4 个直径≥3.5 cm	解剖结构完整
5 级	>5	至少 5 个直径≥3.5 cm	解剖结构尚可辨认
6 级	>5	至少 1 个直径≥5 cm	解剖结构不能辨认

注：*CT 或 MR 无法检测出的，或无法评估的最大直径 <1 cm 的 RAML 病灶。

另一项基于 TOSCA 数据的研究显示，约有 51.8%（1 070/2 065）的 TSC 患者通过影像证实存在 RAML，其中 42.2% 为男性患者，57.8% 为女性患者。中位诊断年龄为 12 岁。88.4% 的 RAML 患者表现为多发病变，而 83.9% 的患者为双侧病变。*TSC2* 突变患者 RAML 发生率高于 *TSC1* 突变患者（59.2% vs. 33.3%，$P<0.01$）。直径超过 3 cm 的 RAML 患者占 34.3%，其中又以成人患者居多。在随访过程中，有 21.1% 的患者出现 RAML 增大。82.2% 的 RAML 患者并无明显不适主诉，有症状者以疼痛（6.1%）、血压升高（5.7%）、出血（5.0%）、镜下血尿（5.3%）和肾功能受损（3.9%）多见。

（三）辅助检查

影像学评估对于 TSC-RAML 的诊断、治疗和随访都至关重要。影像学检查的重要意义在于发现和定性肿瘤，并协助评估出血等并发症的风险和对药物/手术治疗的反应。目前常用的影像学检查包括超声、CT 以及 MRI 等检查。

超声是一种有效的初步诊断方法，可以帮助确定是否存在肾脏病变，并判断这些病变是囊性还是实性的。但不建议使用造影增强超声，因为它缺乏重复性，且难以在一次扫描中分析多个病变。在单纯囊肿的情况下，仅行超声检查或许就足够了。但如果病变不是完全无回声或有厚间隔或实性部分，需要进一步行 CT 或 MRI 检查。MRI 和 CT 可以区分感染或出血引起的囊性病变和实性病变。RAML 在超声上通常表现为高回声的实性病变，但其回声可能因脂肪、平滑肌和血管的比例而变化。

CT 具有比超声更高的精确度和重复性，将操作者之间的误差最小化，因此多数情况下可推荐 CT 检查。此外，CT 也是在栓塞或手术切除之前进行定位的优选方法。然而因其具有辐射性，在年轻患者的诊断和随访中有一定的局限性。静脉注射对比剂能更清晰显示出病变，将 RAML 与其他肿瘤区分开，并可用于 CT 血管造影。肾小球滤过率 <45 ml/（min·1.73 m²）是应用静脉造影剂的相对禁忌证，但必要时，在需要使用时对造影剂肾病采取措施进行预防。基础的非增强 CT 对于部分出血患者有一定作用；但就其本身特点而言，非增强 CT 在肾脏仅能区别脂肪和非脂肪成分（包括肿瘤和肾脏皮质），因而其应用较有限，仅可在无法行增强 CT 和 MRI 时选择。

MRI 不会产生辐射，且能够很好地显示肾脏病变，可在无对比剂的情况下评估 RAML 和 TSC 其他肾脏病变。但其空间分辨率低于 CT，CT 的快速检查避免了由腹部运动产生的伪影。有时为了鉴别乏脂肪性 RAML 和其他肾脏肿瘤需要进行对比检查。增强 MRI 的腹部空间分辨率虽然比 CT 差，但其可用于测量微动脉瘤，尤其适用于对碘对比剂过敏或 GFR 在 $30\sim45$ ml/（min·1.73 m²）的患者。因此，增强 MRI 在常规诊断或治疗随访中也是有效的检查手段。如果 GFR<30 ml/（min·1.73 m²），则需禁用含钆对比剂以避免肾源性系统性纤维化的风险。

由于 RAML 是一种由血管、平滑肌、脂肪组成的肿瘤，不同成分比例可不同。以下将根据不同成分组成的 RAML 的影像学特点进行分别阐述，并总结见表 6-2-2。

表 6-2-2 不同类型 RAML 的影像学特点

RAML 类型	超声	CT	MRI
经典型	高回声	<−10 HU	FS T_2 低信号 OOP T_1 低信号环（部分病例）
非典型			
乏脂肪			
高密度	等回声	非增强 CT ≥45 HU	非增强 T_1 和 T_2 低信号 ±OOP T_1 抑制
等密度	轻度高回声	非增强 CT 介于 −10 HU 和 45 HU 之间	T_2 低信号 +FS 信号缺失
伴上皮样囊肿	未知	伴有囊肿的高密度表现，或多囊性改变	实性成分 T_2 低信号 ±FS 信号缺失
上皮样 RAML	未知	高密度（>45 HU），不均匀	FS 信号缺失

注：FS，频率选择性压脂序列；OOP，反相位成像序列。

1. **经典型 RAML** 脂肪是经典型 RAML 的主要成分之一，绝大多数病例在影像学检查中都可看到脂肪组织。超声显示为高回声，外生型的 RAML 可能被肾周脂肪所掩盖。整个肾脏应该在轴向和冠状平面均进行扫描，以显示可能被肋骨阴影或结肠气体所遮挡的区域。RAML 在 CT 可显示为各种形态的肿块，可以多个且边缘不清。然而，CT 上脂肪的密度为负值（<−10 Hu），动脉期非脂肪成分可增强，平滑肌成分增强程度较低。CT 检查的标准推荐方案是进行腹盆腔的 3 mm 断层和 1.5 mm 重建扫描，以显示可能被忽略的体积较小的脂肪成分。检查中要注意测量尺寸，因为当 RAML>3 cm 或微动脉瘤 >5 mm 时会增加出血风险。在 MRI 上，脂肪成分在 T_1 和 T_2 加权像均为高信号，在压脂 T_2 加权像上为低信号。在双重序列，反相位成像上出现 India ink 征，则高度提示 RAML 可能。

2. **非典型或乏脂肪 RAML** 约有 5% 的 RAML 是非典型的或乏脂肪的，在 TSC 患者中可占 33%。这一类 RAML 在非增强 CT 上无法检测到脂肪，因为乏脂肪的 RAML 密度 >−10 Hu。在 MRI 上，在压脂序列中脂肪没有被抑制。尽管 CT 和 MRI 有助于诊断非典型 RAML，但活检可能是确诊所必要的。非典型或乏脂肪 RAML 包括以下几种亚型：高密度、等密度以及伴有上皮囊肿的 RAML；另外还有一类罕见的亚型即上皮样 RAML。

高密度 RAML 是最常见的乏脂肪 RAML，其脂肪含量很低（≤4%），平均直径为 3 cm。超声表现是非特异性的实性、均质、肌肉等回声的结节。因此诊断需要 CT 和/或 MRI。

等密度 RAML 是罕见的，其脂肪成分是分散的。在 CT 上与肌肉等密度，早期强化且快速廓清（动脉/晚期 Hu>1.5）。MRI 上，在 T_2 加权像上表现为低信号，压脂像脂肪通常不被抑制，但在反相位成像通常会被抑制。因此，当肾脏肿物在反相位成像被抑制时需要考虑等密度 RAML 的可能。

伴有上皮囊肿的 RAML 也是罕见的，多在女性患者当中。它由平滑肌成分和囊肿构成，脂肪含量很少或缺乏。其影像学特点目前尚不明确。

上皮样 RAML 是一种尤其罕见的非典型 RAML。它通常比其他乏脂肪 RAML 更大，平均直径为 7 cm。其可能像典型 RAML 一样会出血，但其重要特点在于具有潜在的恶性特征，可出现局部复发和远处转移。在组织学上，其可类似其他肾脏肿瘤，如肾透明细胞癌。上皮样 RAML 脂肪含量很少或没有脂肪成分，因此在非增强 CT 上为高密度，在 MRI 的 T_2 加权像上则为低信号。在某些病例中也可以检测到小的脂肪团。其还可以表现为均匀或不均匀强化的实性肿物或多发囊性肿物。

（四）诊断

如前所述，RAML 的诊断主要依赖于影像学检查，结合 TSC 的临床诊断标准和基因诊断，可进一步确诊 TSC-RAML。

约有 95% 的 RAML 是富含脂肪的，即经典型，易通过影像学得到诊断。在超声上，小的 RAML 往往显示为均匀、高回声，而较大者则由于血管、平滑肌细胞成分不同而表现为回声不均；约有 30% 的 RAML 可见后方声影。在 CT 上，经典型的 RAML 密度≤-10 Hu，根据成分不一表现出不同程度的强化。需要注意的是，极少数肾细胞癌可含少量瘤内脂肪，可致诊断困难。对于含脂肪的肾脏肿块，其内出现钙化时需高度警惕肾细胞癌可能。

另外，非典型（即乏脂肪型）RAML 约有 5%。这一类 RAML 与肾细胞癌的鉴别诊断更为困难。乏脂肪型 RAML 在 CT 上表现为高密度，伴有中度至明显强化。依靠 CT 特点鉴别乏脂肪 RAML 和肾细胞癌较为困难。MRI 上，乏脂肪 RAML 在 T_2 加权像为低信号，能够协助与肾透明细胞癌相鉴别；虽然乳头状肾细胞癌在 T_2 加权像也表现为低信号，但其强化特点与 RAML 不同，前者通常为低血管化的，而后者可表现为中等至明显的强化。当以上鉴别均困难时，需要活检进一步明确诊断。

（五）治疗

TSC-RAML 的总体治疗原则为最大限度保护肾功能，延长患者的高质量生存时间。目前针对不同阶段的 TSC-RAML，主要的治疗方法包括观察等待、mTOR 抑制剂、介入栓塞和外科手术等。结合国内外专家共识推荐，其中观察等待是肿瘤直径 <3 cm、无明显不适症状的未成年患者的首选治疗方式；对于成人 TSC-RAML 患者存在直径 >3 cm、持续生长中的肿瘤，则推荐 mTOR 抑制剂依维莫司治疗；当 TSC-RAML 破裂出血时则首选选择性动脉栓塞治疗；对于 mTOR 抑制剂治疗无效、进展的 TSC-RAML、具有恶性潜能的上皮样 RAML，或是单个巨大的肿瘤，手术是一种有效选择。以下将对不同治疗方式分别进行介绍。

1. 观察等待　观察等待（watchful waiting）是一种非药物、非手术的治疗措施，包括患者疾病教育、生活方式指导、定期监测等。由于 TSC-RAML 组织学上是良性的肿瘤，虽然也可能存在上皮样 RAML 潜在恶性可能性，但是其发展过程较难预测，并非所有患者均会出现肿瘤破裂出血，因此对于部分低风险的患者，观察等待可以是一种合适的处理方式，其是 TSC-RAML 直径 <3 cm、无明显不适症状的未成年患者的首选方式，根本目的在于保留现有肾单位及肾脏功能。另外，由于 TSC 是多系统性疾病，因此在对肾脏病变观察的同时，对其他系统病变也要进行筛查及监测。

长期以来，RAML 的干预标准为肿瘤直径≥4 cm、有症状的患者、疑似恶性肿瘤的患者以及育龄期妇女；同时也将动脉瘤直径 >5 mm、伴随 TSC 和难以获得随访 / 急诊护理等作为额外的考虑因素。

RAML 直径 >4 cm 其破裂出血的风险显著增加，这一阈值来源于既往的一些回顾性研究。但是近年来也有研究证实对于散发性 RAML 即使肿瘤直径≥4 cm，由于其年生长速度较慢，也可采取主动监测的方式。但是对于 TSC-RAML 患者来说，仍需密切监测肿瘤的爆发性增长及恶性潜能。与散发的 RAML 患者相比，TSC-RAML 患者肿瘤的生长速度显著快于散发的患者。Seyam R M 等研究发现散发性 RAML 年生长速度约为 0.19 cm，而 TSC-RAML 的年生长速度约为 1.25 cm。另一个需要考虑的问题是 RAML 病变内动脉瘤的大小，其也被发现是预测肿瘤出血的一个因素。Yamakado 等分析了 23 名散发性 RAML 和 TSC-RAML 患者肿瘤和动脉瘤的大小，发现增大的动脉瘤（$P<0.05$）和肿瘤（$P<0.01$）都与破裂有关，且动脉瘤大小与肿瘤大小也呈正相关（$P<0.003$）。另外需要注意的是，尽管妊娠期的 RAML 出血仅有部分病例报告，但其对孕产妇和胎儿都有严重后果。Boorjian 等证实了 RAML 对激素敏感，普遍存在雌激素受体表达，部分肿瘤伴有孕酮和雄激素受体表达。这一观点支持了 RAML 在妊娠期间增大、破裂的现象，因此应与育龄期女性交代 RAML 的预防性治疗。通常对于 TSC-RAML 患者的主动监测具体包括以下方面。

（1）患者教育：应该向接受观察等待的患者提供 TSC 相关知识，包括疾病的进展及潜在恶性肿瘤可能性，特别是让患者了解观察等待的效果和预后。

（2）生活方式的指导：避免剧烈活动，尤其应避免身体猛烈撞击活动诱发的 RAML 破裂出血。完善智力评估，对于智力有缺陷的患者提供必要的生活辅助。

（3）基因检测：在观察等待过程中可完善基因检测，基因检测结果有利于待疾病进展后指导药物治疗，也可以早期诊断临床表现不典型的 TSC 患者。此外，对于育龄期妇女，早期行基因检测对于优生优育有指导性作用，可行试管婴儿或孕早期行羊水穿刺基因检测，可有效避免突变基因遗传。

（4）定期监测：定期监测是接受观察等待 TSC-RAML 患者的重要临床过程。在诊断 TSC 时，除了肾脏病变，要完善头颅（MRI 或 CT、脑电图、TSC 相关神经精神障碍评估）、心脏（超声心动图、心电图）、肺（高分辨率 CT、肺功能）及眼底（检眼镜或光学相干断层扫描）等 TSC 累及器官的检查及评估，在之后的随访中也应根据病变情况定期监测。肾脏方面，每 1~3 年 MRI 或 CT 评估 RAML 进展情况。每年定期评估肾脏功能（肾血流功能检查和血肌酐检测），定期监测血压变化情况，对于血压升高或肾功能受损的患者要密切监测。根据这些个体的风险评估结果，并根据患者的意愿转为 mTOR 抑制剂药物治疗或外科治疗。

2. mTOR 抑制剂　目前国内外专家共识均建议，对于无症状的、生长中的、最大直径 >3 cm 的 TSC-RAML 成年患者使用 mTOR 抑制剂。日本 TSC-AML 专家共识中开始治疗的指征包括：肿瘤直径 ≥4 cm，肿瘤直径增长速度 ≥0.25 cm/ 年，瘤体内存在直径 ≥5 mm 的动脉瘤。优选 mTOR 抑制剂作为一线治疗。基于国内外的前期临床试验，美国食品药品监督管理局（FDA）和我国国家食品药品监督管理总局先后于 2012 年和 2016 年批准依维莫司治疗不需立即手术的 TSC-RAML 成人患者。

mTOR 抑制剂西罗莫司起初是首个被 FDA 批准用于肾移植患者的 mTORC1 抑制剂，随后其他西罗莫司类似物也被批准应用于临床，如替西罗莫司（CCI-779）用于进展性肾细胞癌，依维莫司（RAD001）用于抑制实体器官移植排异，治疗乳腺、肾脏及神经内分泌肿瘤等；其他还有 Ridaforolimus（AP23573 或 MK-8669）。西罗莫司类似物共有的大环内酯类结构能够与 FKBP12 结合，使得这些变构分子能够选择性地抑制 mTORC1。不同的类似物存在不同的生物利用度和半衰期，西罗莫司和依维莫司需每日口服。相比西罗莫司，依维莫司更易被吸收且有更高的生物利用度，而且依维莫司在开始服用后更易达到稳态、停药后更易被清除。目前仅有依维莫司被批准用于 TSC 相关治疗，包括室管膜下巨细胞型星形细胞瘤（SEGA）和 RAML。但多项病例报道和前瞻性临床试验显示西罗莫司也可使 TSC 患者获益。以下即对依维莫司和西罗莫司在 TSC-RAML 治疗中的应用进行介绍。

（1）依维莫司：EXIST-1 是一项在 10 个国家共计 24 个中心进行的双盲、安慰剂对照的多中心Ⅲ期临床试验。该研究试验组给予患者每日口服依维莫司 4.5 mg/m^2 治疗，维持血药浓度为 5~15 ng/ml，以 TSC-SEGA 的临床有效率为主要研究终点，次要终点包括 TSC-RAML 的临床缓解率，即目标 RAML 体积缩小 50% 以上的比例。结果显示，共有 44 例患者存在至少 1 个 RAML 靶病灶（长径 ≥1 cm），其中依维莫司组患者 53.3%（16/30）达到临床缓解，而安慰剂组的临床缓解率则为 0（0/14）。在治疗 12 周、24 周和 48 周时 RAML 体积减小 50% 以上的患者，依维莫司组分别为 56.5%、78.3% 和 80.0%，安慰剂组在各时间点均为 0；而在上述时间点，RAML 体积缩小 30% 以上的患者依维莫司组分别为 82.6%、100% 和 100%，安慰剂组数据分别为 8.3%、18.2% 和 16.7%。本项研究扩展期中安慰剂组患者改为接受依维莫司治疗，在总共纳入统计的 41 例患者中，RAML 平均治疗 42.3 个月后临床缓解率达到 73.2%（30/41）。

与 EXIST-1 同时期进行的 EXIST-2 是关于 TSC-RAML 更为重要的一项研究。EXIST-2 也是一项在 11 个国家的 24 个中心进行的双盲、安慰剂对照的 III 期临床试验，纳入的患者为 TSC-RAML 或 LAM-RAML，且至少有一个长径 ≥3 cm 的 RAML。研究共纳入 118 例患者，其中依维莫司组 79 例，安慰剂组 39 例，药物常规剂量为 10 mg/d。在 2013 年公布的为随机对照的双盲期结果，在接受中位 38 周的依维莫司治疗后，42% 的 TSC-RAML 患者达到临床缓解（缩瘤率 ≥50%），达到临床缓解的中位时间为 2.9 个月；而安慰剂组临床缓解率为 0。双盲期后所有患者进入开放期并均接受依维莫司治疗。2017 年 EXIST-2 研究公布了中位时间长达 46.9 个月的治疗结果，TSC-RAML 的临床缓解率达 58%，达到临床缓解的中位时间为 2.89 个月；另有 30.4% 的患者病灶稳定（介于相比基线缩瘤率 <50% 和较最低点增长 <25% 之间），证实了依维莫司的长期治疗效果。

2014 年，国内开展了首项 TSC-RAML 的药物临床试验，为一项非随机、开放的 II 期临床试验，共纳入 18 例患者，旨在评估 mTOR 抑制剂依维莫司治疗中国 TSC-RAML 患者的安全性和疗效。纳入患者至少存在一个长径 ≥3 cm 的 RAML 靶病灶，常规应用依维莫司 10 mg/d，共 12 个月，评估 RAML 的临床缓解（缩瘤率 ≥50%）率。治疗 3 个月、6 个月和 12 个月时，TSC-RAML 临床缓解率分别可达 52.94%、58.82% 和 66.67%，达临床缓解的中位时间为 3.0 个月；治疗 12 个月时平均 RAML 体积下降至基线水平的 41.14% ± 26.54%，证实了依维莫司降低中国 TSC 患者 RAML 体积的有效性。该研究同时观察了患者停药后 RAML 的变化，在停止依维莫司治疗 6 个月后，RAML 体积增长至基线水平的 60.67% ± 23.28%，停药 12 个月时则达到基线的 77.62% ± 16.66%。

2018 年，国内又进行了一项依维莫司治疗 TSC-AML 的开放、单臂、多中心 IV 期临床试验，进一步验证依维莫司治疗中国 TSC-AML 患者的安全性和有效性。来自 5 个中心的共计 40 例 TSC-RAML 患者在接受 48 周依维莫司治疗后，70% 患者达到了临床缓解，达到临床缓解的中位时间为 2.8 个月；治疗 12 个月、24 个月、48 个月时平均缩瘤率分别为 56.60%、59.96%、64.41%。在治疗过程中患者肾功能维持稳定。该结果进一步证实中国 TSC-RAML 患者应用依维莫司的临床有效性。

（2）西罗莫司：Bissler 等进行的一项为期 24 个月、非随机、开放性的临床试验，在 2003—2004 年纳入了 25 例 TSC-RAML 或 LAM-RAML 患者，给予西罗莫司 0.25 mg/m^2 为起始剂量，维持血药浓度 1～5 ng/ml。2 个月时随访若目标 RAML 直径缩小 <10%，则增加药物剂量维持血药浓度 5～10 ng/ml；4 个月时随访若目标 RAML 直径缩小 <10%，再次增加药物剂量维持血药浓度 10～15 ng/ml，并维持该药物剂量至治疗 12 个月；后停药后继续随访至 24 个月。用药 12 个月时，获得随访的 20 例患者 RAML 平均体积为基线水平的 53.2% ± 26.6%，24 个月时，RAML 平均体积为基线水平的 85.9% ± 28.5%。说明 TSC-RAML 或 LAM-RAML 在西罗莫司治疗期间能够缩小，但停药后 RAML 将再次增长。

Cabrera-Lopez 等的另一项为期 2 年的单中心、开放性的 II/III 期临床研究，共纳入 17

例 TSC-RAML 患者，所有患者存在至少一处直径 >2 cm 的 RAML。给予西罗莫司口服起始剂量 1 mg/d，后调整剂量并维持血药浓度 4～8 ng/ml 至治疗 24 个月。10 例患者 RAML 体积缩小 50% 以上（58.8%～81.6%）。6 个月和 12 个月时 RAML 体积分别平均缩小 55.18% 和 66.38%，但是与 12 个月数据相比 24 个月时 RAML 体积未见进一步缩小。

2011 年公布的一项多中心 II 期非随机、开放临床试验，公布了 4 个中心 16 例 TSC-RAML 或 LAM-RAML 患者接受西罗莫司的治疗效果。该研究以每侧肾脏最多 5 个最长径 ≥2 cm 的 RAML 病灶为靶病灶，将每位患者的靶病灶最长径求和，根据 RECIST 标准判定治疗反应：完全缓解为所有病灶消失，部分缓解为所有靶病灶最长径之和减少 ≥30% 且无非靶病灶的进展。纳入患者接受口服西罗莫司治疗 2 年，初始药物剂量为 0.5 mg/m^2 体表面积，维持血药浓度 3～6 ng/ml；如治疗 2 个月时所有病灶最长径之和下降 <10% 则调整药物浓度至 6～10 ng/ml。结果显示所有患者的治疗反应率为 50%（8/16），均为部分缓解；治疗 24 个月时部分缓解率为 40%（4/10）。治疗后所有患者 RAML 靶病灶最长径总和均低于基线水平；在最后一次测量中，所有 48 个靶病灶中 85%（41/48）较基线缩小。治疗的前 12 个月 RAML 最长径平均减少 7.3 mm，而后 12 个月平均减少 0.7 mm。

另一项在 6 个医学中心进行的 II 期临床研究，共纳入 36 例 TSC-RAML 和 LAM-RAML 患者，予口服西罗莫司（第 1 天为 6 mg，之后 2 mg/d）治疗，调整维持血药浓度 3～9 ng/ml。根据 RECIST 标准，治疗 16 周时，如达到部分缓解则继续维持，如未能达到则增加剂量并维持血药浓度 9～15 ng/ml。该研究总共治疗 52 周。在治疗早期，8 例患者由于无法随访或严重不良反应退出研究。总的缓解率为 44.4%（16/36），均为部分缓解；在完成 52 周的患者中，部分缓解率为 53.6%（15/28）。平均每位患者 RAML 最大径总和基线为 21.2 cm ± 14.6 cm，治疗 52 周时为 14.5 cm ± 11.3 cm，平均缩小 29.9%。完成 52 周治疗后，有 13 例患者继续西罗莫司治疗，15 例停止治疗继续观察，在 104 周时继续治疗组的肿瘤尺寸显著低于基线水平，而停止治疗组则与基线水平相似。在这项研究中，同时发现血浆中血管内皮生长因子 D（VEGF-D）水平与 RAML 的尺寸相关，及基线水平较高，经西罗莫司治疗后下降，可作为监测 RAML 尺寸的有效生物学标志物。

目前有少量关于依维莫司与西罗莫司治疗效果的研究。北京协和医院曾进行回顾性分析，12 例患者接受西罗莫司每天 2 mg 治疗，治疗 6 个月时 RAML 体积由 1 984 cm^3 ± 2 861 cm^3 缩小至 1 733 cm^3 ± 2 533 cm^3，平均缩瘤率在 30.52% ± 22.80%，3 个病灶体积缩小 >50%；18 例患者接受依维莫司每天 10 mg 治疗，治疗 6 个月时 AML 体积由 1 000 cm^3 ± 1 276 cm^3 缩小至 633 cm^3 ± 1 121 cm^3，平均缩瘤率为 55.56% ± 23.79%，20 个病灶体积缩小 >50%。这项研究同时提示基线 RAML 体积（取肿瘤最大截面计算）和平均 CT 值可能是依维莫司或西罗莫司治疗效果的影响因素。其中，以平均 CT 值 -7.0 Hu 作为临界值，高 CT 值组（≥-7.0 Hu）的临床缓解率为 90.5%，而低 CT 值组（<-7.0 Hu）的临床缓解率为 18.2%。Luo 等人进行了国内多中心回顾性研究，共纳入 124 例患者，其中 33 例为西罗莫司 2 mg/d 治疗，91 例患者为依维莫司 10 mg/d 治疗，其中依维莫司组平均靶病灶最大径为 8.1 cm，而西罗莫司组为 6.1 cm。在治疗 3 个月、6 个月、12 个月和 24 个月

时，依维莫司组患者缩瘤率≥30%和≥50%的比例均高于西罗莫司组（≥30%：3个月67% vs. 61%，6个月77% vs. 72%，12个月88% vs. 83%，24个月100% vs. 90%；≥50%：3个月46% vs. 33%，6个月55% vs. 38%，12个月69% vs. 52%，24个月81% vs. 60%）；依维莫司组中缩瘤率超过60%的比例多于西罗莫司组，甚至缩瘤率可达到85%。上述结果可能预示依维莫司的效果比西罗莫司更好。两组不良反应差异并无统计学意义。Sasongko等开展的一项关于依维莫司和西罗莫司的对比研究认为局部使用西罗莫司增加了对皮肤病变和面部血管纤维瘤的反应，改善评分及满意度，没有增加严重的不良事件。推荐口服依维莫司治疗肾AML、SEGA、癫痫和皮肤病变，西罗莫司局部给药治疗面部血管纤维瘤。

Bissler等曾对EXIST-2研究中延长期结束时停止依维莫司治疗的TSC-RAML患者进行随访，有34例患者在后期的随访过程中未接受任何干预，其中16例患者接受了至少一次的影像学评估。与EXIST-2研究基线时相比，12.5%（2/16）患者RAML出现进展（其中1例出血，1例RAML体积增大）；而与依维莫司停药时相比，31.3%（5/16）患者RAML出现进展；停药48周后，平均缩瘤率由依维莫司治疗结束时的70.56%下降至50.55%，并有1例因RAML出血而死亡。国内的临床研究同样提示依维莫司停药后RAML会再次增大。因此，在不良反应可控的前提下，优先推荐长期足量使用依维莫司，不建议长时间停用依维莫司。长期用药面临药物不良反应、费用高昂的问题，因此长期治疗模式的探索对于短期治疗稳定之后的维持治疗非常重要。

中南大学湘雅医院的一项单中心、开放、单臂、前瞻性研究对低剂量依维莫司长期维持治疗进行探索。接受6个月依维莫司常规治疗（10 mg/d）后，如患者达到临床缓解则改为低剂量维持（5 mg/d），如患者未达到临床缓解则继续常规剂量治疗6个月。共计治疗12个月时无论是否达到临床缓解，所有患者均接受低剂量维持。研究共纳入24例患者，12例患者在6个月时达到临床缓解并改为低剂量维持，另有1例患者在常规治疗12个月时达到临床缓解。在后续的持续1年的低剂量维持随访中，该13例患者的病情稳定，并长期保持临床缓解状态；其余未到达临床缓解的患者，TSC-AML体积也均保持稳定。另外，低剂量维持治疗可显著降低口腔黏膜炎、月经紊乱、上呼吸道感染、发热等不良反应的发生率。

类似的，中国人民解放军总医院进行了一项前瞻性研究，常规组（$n=23$）接受12个月的依维莫司10 mg/d治疗，而序贯组（$n=30$）接受3个月的依维莫司10 mg/d治疗，后改为5 mg/d治疗9个月。常规组和序贯组在1、3、6、9、12个月时临床缓解率分别为39.1% vs. 36.7%、43.5% vs. 56.7%、47.8% vs. 50%、47.8% vs. 60%和47.8% vs. 23.3%（$P>0.05$）。在治疗第4个月起直至治疗12个月后，序贯组总体不良反应率和3/4级不良反应率均显著低于常规组。在治疗第3个月和6个月时，常规组和序贯组的依维莫司血药浓度为19.63 ng/ml vs. 20.09 ng/ml和15.45 ng/ml vs. 9.07 ng/ml。上述药物浓度监测较国外EXIST-2研究结果偏高，结合既往研究显示国内TSC-RAML患者接受依维莫司治疗的不良反应率高于国外，因此低剂量维持治疗可能是TSC-RAML有效可行、耐受良好的长期治疗方法，并可以有效减小患者的经济压力。国内共识中已有推荐意见，不建议长期停用依维莫司，维持治疗可试行低剂量维持或间歇性治疗。

中国台湾进行的一项小样本的病例对照研究，旨在评估低剂量依维莫司治疗 TSC-RAML 的效果。这项研究共纳入 11 例患者，5 例患者接受每天 2.5 mg 依维莫司治疗，6 例患者接受每天 5 mg 依维莫司治疗。治疗期间监测患者血药浓度水平，并根据浓度将患者分为 <8 ng/ml（低浓度组，n=6）和 >8 ng/ml（高浓度组，n=5）两组。其中低浓度组的缩瘤率在 10.6%～65.2% 之间，临床缓解率为 50%；高浓度组的缩瘤率为 42.5%～70.6%，临床缓解率为 100%。所有患者均表现出不良反应，其中口腔溃疡 8 例，痤疮样皮疹 3 例，高脂血症 4 例，所有不良反应均可耐受。随后在长期治疗过程中，AML 在 6～12 个月时体积达到最低值，继续应用依维莫司可长期维持稳定；3 例患者在停药后体积分别升至基线的 77.5%～120%。

日本的一项小样本研究报道了依维莫司间歇性治疗 TSC-RAML 的结果。该项研究共纳入 26 例 TSC-RAML 患者，研究设计当患者治疗达 12 个月以上且 RAML 体积缩小至 ≤4 cm 维持稳定后，予停药观察；当 RAML 体积再次达到基线体积 70% 以上时再次用药。26 例患者的初次治疗缩瘤率可达 67%，停药后 12 个月时有 8 例患者 RAML 体积保持稳定、继续停药，而有 18 例患者恢复治疗，且第二次治疗后缩瘤率达 61%，其中有 12 例患者再次达到停药标准。治疗及停药期间均未出现 RAML 破裂出血，≥3 级的不良事件在初次治疗时占 12%，而在二次治疗时为 0，不良反应在停药期间均恢复。

结合上述研究，目前国内共识建议在足量治疗维持时间 >6 个月的基础上，可以试行间歇性治疗模式或低剂量治疗模式（低剂量治疗需要监测血药谷浓度，参考值 >8 ng/ml），严密随访，监测疗效和安全性。

（3）不良反应监控：一项基于 TOSCA 数据的研究显示，在接受依维莫司治疗的 179 例 TSC 患者中，118 例均出现不同程度的不良反应，最常见的是口腔炎（7.8%）和头痛（7.3%），其他发生率 ≥5% 的不良反应还包括腹泻（6.7%）、维生素 D 缺乏（6.7%）、口腔溃疡（5.6%）、高胆固醇血症（5.6%）、泌尿道感染（5.6%）和发热（5%）。因不良反应导致剂量调整的有 56 例患者（31.3%），另有 9 例患者（5%）暂停治疗。20.8% 的女性患者（22/106）出现月经周期紊乱。最常见的治疗相关不良反应为口腔炎（6.7%）和口腔溃疡（5.6%）。54 例患者（30.2%）出现严重不良反应，最常见的是肺炎（2 级，1.1%；3 级，2.8%）。由于目前国内外共识建议长期应用 mTOR 抑制剂，因此监测、预防以及治疗药物不良反应至关重要，既关系患者的安全，又影响患者的治疗依从性。

依维莫司治疗 TSC-RAML 期间应主动监测肿瘤的生长，血压和肾功能，最初第 2、6、12 周，然后每 3～6 个月一次；也有学者认为稳定后可适当降低定期复查频率到至少每年一次。以 EXIST 研究为例，依维莫司治疗 TSC-RAML 所诱发的不良反应多为 1～2 级，少部分为 3～4 级。其中口腔炎、鼻咽炎、痤疮样皮疹、头痛、咳嗽、高胆固醇血症最为常见，而闭经、月经不规律也是女性患者主要的不良反应之一。针对常见的口腔炎、感染等问题可进行预防性干预。多数 1～2 级不良反应不需调整药物，部分 2 级及 3 级的可予药物减量或暂停治疗，同时采取必要的处理措施。如确定减量，新的药物剂量建议减至原剂量的50%左右，必要时可予药物浓度测定，根据EXIST研究的经验，维持于血药浓度在5～15 ng/ml。治疗前及治疗中患者应接受相关药物服用的知识普及，特别是对那些可能发生潜在严重的副作用的患者，如肺炎、早期口腔炎或者贫血患者。如患者存在最大耐受剂量依维莫司治疗6个月仍无法抑制的肿瘤进展，或是调整剂量后肾小球滤过率（glomerular filtration rate，GFR）继续恶化 [<30 ml/(min·1.73 m^2)]、严重蛋白尿（>3 g/L），抑或是其他无法耐受及缓解的不良反应，应考虑停止依维莫司药物治疗。需要进一步研究以前瞻性评估接受依维莫司抑制剂治疗的TSC-AML患者的长期生活质量结果和最佳治疗策略。

在关于西罗莫司治疗TSC-RAML的报道中，不良反应以1～2级为主，其中口腔溃疡、上呼吸道感染、口腔炎及高脂血症最常见，3级不良反应较少，主要是心包炎、骨髓抑制及房性心律失常等，部分女性患者可能出现月经不规律或闭经现象，多数可自然好转或经短期服用孕酮后改善。极少数患者可出现抽搐为代表的4级不良反应，常与患者既往有反复癫痫发作病史有关。在应用西罗莫司治疗的过程中需严密监测其血药浓度，应根据患者具体情况调整合适用量，在达到最佳疗效的同时降低不良反应的发生。

3. 介入治疗　与mTOR抑制剂（西罗莫司及其衍生物）作为无症状、进展性TSC-RAML患者的一线治疗方案相比，动脉血管的介入栓塞对于具有活动性出血或较高出血风险的TSC-RAML患者来说，能够在一定程度上有效控制或预防突发出血事件、缩减肿瘤体积、减缓肿瘤生长速度；且与外科手术相比，动脉栓塞具有更好的短期效果、更低的手术操作相关并发症及创伤风险，能够更好地保留肾脏功能。Sun等基于美国国家医疗保健索赔数据库对4 280例接受动脉栓塞的TSC-RAML患者进行回顾分析，治疗前患者RAML相关的症状包括肉眼血尿（44.4%）、高血压（34.1%）、腹膜后出血（26.6%）、腹部肿物（21.5%）和出血性休克（8.1%）；术后症状包括高血压（49.6%）、肾脏肿物（18.8%）、腹膜后出血（18.2%）、肉眼血尿（16.7%）和腹部肿物（14.6%）。与术前相比，术后比例显著下降（P<0.05）的有肉眼血尿（-27.7%）、腹膜后出血（-8.4%）和腹部包块（-6.9%）；术后比例显著增加（P<0.05）的有高血压（15.5%）、未特指的肾及输尿管异常（13.8%）、贫血（5.1%）、肾功能不全（3.3%）、胁肋部疼痛（3.1%）和终末期肾病（2.7%）。因此，动脉栓塞对于阻断肿瘤血管、止血有显著效果，但会增加血压升高、贫血、慢性肾病等的比例。此外，在栓塞后的2年随访中，有2.9%的患者接受了重复栓塞，而67.3%的患者接受了肾脏手术。研究者认为重复治疗与多发肿瘤或肿瘤快速增长有关。因此，动脉栓塞的选择需要谨慎考虑适应证，警惕栓塞后再次治疗的可能。

目前的动脉栓塞技术主要包括选择性和超选择性栓塞技术，后者的优势更明显。临床上常用栓塞剂主要包括：乙醇、线圈、泡沫、微球等，相关数据表明，联合应用2种以上的栓塞剂能够更有效地缩减瘤体，同时降低栓塞相关不良事件的发生率。据报道，在目前技术水平下，RAML内目标动脉血管完全栓塞的平均成功率约为93.3%，重复栓塞率约为20.9%。

自 1986 年 Oesterling 等公布其开创性研究成果以来，临床症状性 RAML 及瘤体直径 >4 cm 作为介入栓塞或外科干预的标准一直被临床医师广泛应用至今。其研究结果提示，当 RAML 瘤体直径 <4 cm 时，仅有 23% 的患者出现相应临床症状、13% 的患者发生活动性出血；而 RAML 瘤体直径 >4 cm 时，出现临床症状及发生活动性出血的患者分别上升至 82% 和 51%。随着血管成像技术的快速发展及对疾病认识的逐步深入，发现 RAML 破裂出血除了与瘤体直径及脂肪含量相关外，主要与瘤体内动脉瘤的形成有关，当瘤体内动脉瘤直径 >5 mm 时其破裂出血风险明显增加，而当瘤体内无动脉瘤形成或动脉瘤直径 <5 mm 时其破裂出血风险较低，因此亦有学者建议可将后者的干预标准放宽至 RAML 直径 6 cm 甚至 8 cm 以上。

那么同时，动脉栓塞治疗在 TSC-RAML 的临床应用中也存在一定的局限性，以下情况可能会影响预期效果或不适合栓塞治疗，需慎重选择：①瘤体内有多发或巨大动脉瘤；②瘤体内脂肪成分较多而血管占比较少；③瘤体内血管分布复杂而缺乏主干可能需要多次重复栓塞；④患者为孕妇且保胎愿望强烈。

推荐以下情况介入治疗可作为一线治疗方案：①症状性 TSC-RAML；②突发破裂出血的 TSC-RAML；③无症状性 TSC-RAML 直径 >4 cm 且瘤体内动脉瘤直径 >5 mm；④无症状性 TSC-RAML 直径 >8 cm，无论瘤体内动脉瘤直径是否 >5 mm。

推荐以下情况介入治疗可作为二线治疗方案：① mTOR 抑制剂不耐受（过敏、副作用过大等）；② mTOR 抑制剂治疗过程中 TSC-RAML 持续进展；③ mTOR 抑制剂治疗过程中 TSC-RAML 出现破裂出血；④ TSC-RAML 手术治疗后再次出现破裂出血或瘤体进展迅速伴动脉瘤形成。

对于多数症状性（破裂出血）及无症状、大体积、持续进展性 TSC-RAML 患者来说，其在患病周期内可能需要接受 2 次以上的重复栓塞治疗，甚至有研究指出，接受非计划再栓塞的患者高达 20.9%。研究发现，年龄 <18 岁、瘤体基线直径偏大是 TSC-RAML 栓塞后再次快速生长的高危因素，但鉴于 TSC-RAML 具有双肾多发、进行性增长的特征，目前尚不清楚需要再次栓塞的 RAML 是否为复发、新发或邻近 RAML 生长所致。Eijkemans 等对 351 例 TSC 患者的长期随访数据（平均中位随访时间：15.8 年）进行分析发现，接受动脉栓塞治疗的 117 例 TSC-RAML 患者中，57 例患者曾接受 2 次以上栓塞治疗；进一步分析发现，TSC-RAML 患者接受动脉栓塞的频率与 RAML 临床分级的高低相关，例如，0～2 级一般不进行栓塞治疗，而达到 3～6 级的 TSC 患者，其总栓塞次数及每年栓塞次数均随分级的增加而增加。基于这些数据得出，RAML 分级达到 3 级的 TSC 患者大约每 11 年需要接受一次动脉血管栓塞治疗，而 RAML 分级达到 6 级的 TSC 患者大约每 7 年需要接受一次动脉血管栓塞治疗。

推荐以下情况可考虑重复栓塞治疗：①难治性或反复复发的症状性 TSC-RAML，同时拒绝外科手术治疗者；②再次出现突发性出血者；③初次栓塞治疗失败：无法确定目标血管，目标血管血流阻断不理想，目标瘤体血管再生，目标瘤体缩减不明显或持续快速增大，或是对比剂过敏需要对症处理者。

与动脉栓塞治疗相关的不良反应发生率约为 42.8%，其中最常见的是具有自限性的栓塞后综合征（发生率约 35.9%）。据目前研究结果，在介入治疗操作过程中极少发生介入相关不良反应及致命性并发症；介入治疗后的不良反应主要包括：①栓塞后综合征：发生率约 35.9%，是指患者在接受介入治疗后最初 72 小时内发生的一系列自限性综合征，主要包括发热、恶心、呕吐和疼痛等，栓塞治疗前可预防性地给予退烧、止吐、镇痛等药物，而高选择性动脉栓塞治疗也能够在一定程度上降低栓塞后综合征的发生风险；②贫血：接受动脉血管栓塞的 TSC-RAML 患者，其发生贫血的风险均明显增加（选择性：HR=3.92，95% CI：2.29～6.73），P<0.001；非选择性：HR=3.83，95% CI：2.15～6.80，P<0.001），可能由栓塞造成肾小管周围间质细胞坏死、从而引起促红细胞生成素（EPO）分泌不足所致；③高血压：常见于接受选择性动脉血管栓塞的 TSC-RAML 患者（选择性：HR=3.04，95% CI：1.71～5.41，P<0.001；非选择性：HR=0.43，95% CI：0.17～1.08，P=0.07），判定标准：收缩压 >140 mmHg，舒张压 >90 mmHg；④肾功能减退：常见于接受非选择性动脉血管栓塞的 TSC-RAML 患者（选择性：HR=1.41，95% CI：0.68～2.92，P=0.4；非选择性：HR=2.88，95% CI：1.38～6.02，P=0.005），判定标准：GFR<60 ml/（min·1.73 m²）；⑤其他不良反应：非目标部位栓塞（2.3%）、呼吸系统并发症（2.0%）、脓肿形成（1.6%）、活动性腹膜后出血（1.0%）、过敏反应（0.6%）、尿潴留（0.6%）、尿路感染（0.3%）、股动脉损害（0.3%）、肾动脉痉挛（0.3%）等。

4. 手术治疗　虽然 mTOR 抑制剂及动脉血管栓塞仍是目前各国最常选择的治疗方式，但 TSC-RAML 导致肿瘤破裂出血及肾实质破坏所导致的肾功能减退等肾脏相关病变是 TSC 患者最常见致死性因素之一，并且与散发性 RAML 相比，TSC-RAML 的增长速度明显较快（1.25 cm/ 年 vs. 0.19 cm/ 年）。随着年龄的增长，接受动脉血管栓塞及外科手术治疗的患者数量明显增加。因此，外科干预在 TSC-RAML 患者的诊疗过程中起着举足轻重的作用。尤其在动脉血管介入栓塞治疗技术出现以前，外科手术是症状性及高出血风险性 RAML 的经典治疗方式。然而，由于 TSC-RAML 的直径及数量会随着患者年龄的增长而逐渐增大增多，而外科手术会相对增加手术相关并发症及肾功能受损的发生率，并且多项研究已经凸显 mTOR 抑制剂及动脉血管介入栓塞的优越性，因此 2012 年国际结节性硬化症共识委员会建议在临床诊疗中应该尽量避免肾切除或肾部分切除手术的实施。

TSC-RAML 手术的主要目的，一是控制出血或预防破裂，二是预防出血，三是在难以与恶性肿瘤鉴别时进行手术切除并诊断。在预防出血和止血方面，动脉栓塞术具有更加微创、安全、保留肾功能等优势，因此首先考虑栓塞治疗；此外由于 mTOR 抑制剂在减瘤和预防肿瘤破裂方面也有一定优势，因此目前手术仅作为对动脉栓塞或 mTOR 抑制剂无反应的次选治疗。前述的基于美国国家医疗保健索赔数据库的回顾性队列研究同时也纳入了 3 842 例接受肾脏手术的 TSC-RAML 患者，发现肾脏手术前 RAML 相关的症状包括未特指的肾及输尿管异常（61.6%）、高血压（45.2%）、肉眼血尿（42.7%）、胁肋部疼痛（23.6%）、腹部包块（11.6%）和肾功能不全（9.6%）；术后主要为未特指的肾及输尿管异常（57.6%）、高血压（57.0%）、肾功能不全（20.0%）、贫血（18.2%）、胁肋部疼痛

（14.2%）和肉眼血尿（12.1%）。术后比术前比例显著下降（$P<0.05$）的有肉眼血尿、胁肋部疼痛、腹部包块和未特指的肾及输尿管异常；术后比术前比例显著增加（$P<0.05$）的有高血压、肾功能不全和贫血。类似于动脉栓塞，术后随访 2 年中接受重复手术的患者占 3%，而又接受栓塞治疗的有 89.3%。

　　与肾脏恶性肿瘤的手术治疗方式类似，RAML 的手术方式也经历了从肾切除术到开放肾单位保留手术，再到如今微创性肾单位保留手术的发展过程。对于 TSC-RAML 患者来说，鉴于肾单位保留手术具有更好地保留肾脏功能、提高患者总体生存率等优点，微创性（腹腔镜或机器人）肾单位保留手术应视为目前外科手术干预的首选。对于巨大 TSC-RAML 也可选择开放肾部分切除术，以便改善术野，缩短肾动脉阻断时间，保护肾功能。TSC-RAML 多为多发肿瘤，且具备手术指征的 TSC-RAML 患者常并发不同程度的慢性肾功能损害，这对术者经验及术中损伤控制、术后管理提出了更高的要求，但通过缩短肾动脉阻断时间、合理设计术式可在不明显加重肾功能损害的前提下，取得良好的肿瘤控制效果。双侧肾脏均需要手术的 TSC-RAML 可分期手术，并根据患者分肾功能综合考虑手术顺序。

　　术前应尽可能详细评估患者病情，及时制订有效治疗方案，并与患者及家属充分沟通，详细交代目前病情、可选治疗方案、相关风险及可能预后等。对于非抢救性手术患者，如果 TSC-RAML 体积过大致使肾脏实质受损严重、轮廓不清或消失者，术前可联合应用 mTOR 抑制剂，在瘤体缩减后再行手术治疗，所有接受手术治疗的 TSC-RAML 患者术后应继续行 mTOR 抑制剂治疗。中国人民解放军总医院曾报道 5 例术前接受依维莫司辅助治疗的 TSC-AML 患者，所有患者均只有 1 个瘤体直径超过 4 cm。所有患者在手术前接受依维莫司 10 mg/d 治疗 3 个月，停药 7 天后接受手术治疗。术前复查中位肿瘤体积缩小率为 49.4%（41%～68%），中位肿瘤直径缩小 2.74 cm（1.0～5.0 cm）。5 例患者接受腹腔镜或机器人辅助腹腔镜肾部分切除术，术后 4 例患者病理符合 AML，1 例为上皮样 AML 并于术后 6 个月出现局部复发及腹腔转移并接受依维莫司治疗。国内共识推荐依维莫司可用于少部分在治疗上具有高度挑选的 TSC-AML 患者的术前治疗，如孤立的或数目少的大体积 AML。目前对于术前药物治疗的时间尚未有明确推荐，但国内外研究均提示依维莫司治疗 TSC-AML 临床缓解中位时间为 3 个月左右，可作为参考。此外，对于行动脉栓塞治疗或外科手术治疗的患者，后续可以继续应用 mTOR 抑制剂治疗。建议所有 TSC-RAML 患者在术后第 3 个月进行随访，以后每 6 个月常规随访一次，以腹部 MRI 或 CT 检查评估 TSC-RAML 变化情况；在常规随访周期内，如果患者出现突发腹痛、血尿等 TSC-RAML 相关不适症状应立即到医院就诊，进行相关评估及处理。

　　推荐以下情况中手术可作为一线治疗方案：①快速增长的症状性 TSC-RAML；②瘤体发生突发致命性破裂出血而经评估动脉栓塞治疗不能有效控制者；③不能排除血管周围上皮样细胞肿瘤或肾细胞癌者；④单个或数个大体积 TSC-RAML 位于肾脏一极或表浅者；⑤育龄妇女备孕或已孕者；⑥客观因素导致不能规律随访和／或不具备急诊处理条件者。

　　推荐以下情况可作为二线治疗方案：① mTOR 抑制剂治疗后持续进展的难治性 TSC-

RAML；②瘤体发生突发致命性破裂出血而动脉栓塞治疗失败者；③动脉血管介入栓塞治疗后反复出血或症状性 TSC-RAML；④因经济等原因不能长期接受 mTOR 抑制剂治疗者。

5. 其他治疗　RAML 的消融治疗包括射频消融（radiofrequency ablation RFA）、微波消融和冷冻消融。消融治疗适用于体积较小的肿瘤、有症状的病例，以及孤肾的病例。Castle 等报道了 RFA 对 RAML 的止血效果，且未出现出血并发症。15 例 RAML 患者平均肿瘤大小为 2.6 cm，接受腹腔镜或 CT 引导下的经皮 RFA。术中和术后的并发症均较轻，在平均随访 21 个月的时间里未发现肿瘤复发。Krummel 等曾报道一例 TSC-RAML 患者，该患者接受了 CT 引导下的经皮冷冻消融与低剂量 mTOR 抑制剂的联合治疗，研究者认为 mTOR 抑制剂与消融治疗相结合的治疗策略可以减轻治疗的副作用。一项对散发性 RAML 的系统回顾性分析显示了 68 例患者接受经皮消融的治疗效果。所有患者 RAML 直径中位数为 25 mm（15～34 mm），所有患者治疗后均无复发，且只有一名患者需要其他额外治疗。此外，所有患者均无严重不良事件。根据 Clavien-Dindo 分类，分别有 17.6%、4.4% 和 1.5% 的患者出现 1 级、2 级和 3 级不良事件，其中最常见的不良反应是疼痛（9 例）。因此，经皮消融术是相对安全的。所有患者肾功能没有出现恶化。经皮消融对弥漫性病灶、TSC-RAML 直径 >4 cm 的患者具有局限性。此外，也有研究显示在局部小体积肿瘤的情况下，经皮消融术比动脉栓塞治疗或手术治疗（肾部分切除术、肾切除术）具有更小的侵入性，后续仍需进一步的研究来进行直接对比以佐证该结论。

上皮样 RAML 具有恶性潜能，因此通常按照肾癌的治疗方式来进行治疗。Lattanzi 等报道了 PD-1 免疫疗法对转移性上皮样 RAML 的治疗效果。报道中患者对依维莫司表现出短暂的反应，但疾病后续仍出现进展；随后，患者接受了纳武利尤单抗治疗并表现出持久反应。纳武利尤单抗常用于治疗晚期黑色素瘤、肺癌和肾细胞癌，可用于常规治疗失败的复发性或转移性上皮样 RAML。

（六）病理表现

1. 经典型 RAML 的病理表现　大体上，RAML 通常是一种边界清楚但未被包膜包裹的实性肿块，肿瘤较大时可以看到由于出血导致的囊性区域，可以发生于肾脏的各个部位。肿瘤剖面的颜色取决于肿瘤的成分组成，可表现为不同程度的淡黄色至白色。有时肿瘤会形成一个肾外形的巨大肿物，局部附着在肾脏的外表面。

从组织学上讲，RAML 是由脂肪组织、梭形及上皮样平滑肌细胞和异常的血管成分构成。当脂肪组织占主要成分时（也称脂肪瘤样 RAML），可以看到噬脂细胞和巨细胞，以及细胞异型的成脂肪细胞。当平滑肌占主要成分时（也称平滑脂肪瘤样 RAML），细胞主要为梭形并排列成束，或呈现为淋巴管平滑肌瘤病（LAM）样的表现。有时可以观察到明显的核异型性。厚壁血管通常可以看到弹力纤维的缺陷，这就解释了 RAML 破裂和出血的机制，在肿瘤中广泛分布或呈团状分布，后者表现类似于动静脉畸形。"假囊性"的 RAML 可能会与出血性囊肿混淆。在经典型的 RAML 的外围，可以看到残存的肾小管。虽然经典型的 RAML 是良性的，但也可以看到肾实质和肾静脉的侵犯。多灶性和区域淋巴结受累也可出现，其代表多灶生长模式而不是转移。有少部分病例报道了散发

RAML 向肉瘤等恶性肿瘤的转化，但在 TSC 患者中尚无类似病例报道。免疫组化方面，RAML 的梭形细胞成分使黑色素细胞标志物（HMB45、Melan-A、MiTF）以及平滑肌标志物（SMA 和 Calponin）呈阳性表达，而角蛋白、其他上皮性标志物以及 PAX2、PAX8 表达阴性。组织蛋白酶 K（cathepsin K）是一种木瓜蛋白酶样半胱氨酸蛋白酶，在 RAML 中高表达。其他 RAML 阳性的标志物还有 CD68、S100 蛋白、雌激素受体（ER）、孕酮受体（PR）和结蛋白（desmin）。

2. 非典型 RAML 的病理表现　显微镜下 RAML（也称为微小错构瘤）是常见于肾脏中的小结节，伴或不伴较大的 RAML。与经典型 RAML 类似，其可以显示出所有的组织病理异型特征，除了厚壁血管组织。当肾实质有大量病灶并出现融合时，在大体上可以出现类似浸润性肿物的表现。另一种微小病变是肾小球内的病变，由 Ferez 于 1930 年首次报道。其是由肾小球毛细血管丛中上皮样平滑肌细胞混杂少量脂肪细胞构成的小结节而形成。可在散发性 RAML 或 TSC-RAML 患者以及 *TSC2/PKD1* 邻接基因综合征中出现。

伴有上皮样囊肿的 RAML 是一种囊实性混合的病变，其中囊肿可以是单个或多个，可见囊壁结节，只存在于少数 TSC-RAML 病例。微观上它由三种成分构成：①由立方至柱状上皮细胞或扁平嗜酸性上皮细胞排列形成的囊肿，后者细胞核以鞋钉状突入囊腔；②厚度不等的致密上皮下生发层基质细胞；③实性的囊外成分，主要是以平滑肌为主的 RAML，伴有发育不良的迂曲血管，偶见淋巴网络构成裂隙样分支和迂曲空隙，类似于 LAM 的表现。与其他类型相比，伴有上皮囊肿的 RAML 很少含有脂肪组织。上皮样囊肿可被视为囊性扩张的残存肾小管或是肿瘤的一部分，目前认为更倾向于前者。目前有关的机制主张是上皮下生发层的米勒氏分化，但有待进一步证实。免疫组化方面，在伴有上皮性囊肿的 RAML 中，囊肿的上皮衬里对细胞角蛋白、PAX2 和 PAX8 呈阳性免疫组化反应，而致密的上皮下发生层基质细胞对 HMB45、Melan-A、cathepsin K、CD10 和雌孕激素受体呈阳性反应。

上皮样 RAML 是一种罕见的 RAML 亚型，可见于散发患者、TSC 患者以及 *TSC2/PKD1* 邻接基因综合征。在既往的报道中，对于诊断上皮样 RAML 的标准定义并不固定，上皮样细胞的百分比从 10% 到 100% 不等。基于部分文献，2016 年世界卫生组织分类将上皮样 RAML 定义为至少由 80%～95% 的上皮样细胞组成。关于上皮样 RAML 的另一个重要问题是对其生物学行为的理解，其可出现转移。2010 年，Brimo 等报道了 40 例非典型 RAML，其中上皮样细胞比例在 5%～90%，有 9 例肿瘤出现侵袭性生物学行为。该研究建议将恶性标准定义为存在以下 ≥3 个组织病理学参数：①≥70% 的非典型上皮样细胞；②每 10 个高倍镜视野（HPF）有 ≥2 个有丝分裂像；③非典型有丝分裂像；④坏死。2011 年 Nese 等根据上皮样 RAML 病例总结制定出不良预后参数风险分层模型：低风险（0～1 个不良参数），中等风险（2～3 个不良参数）和高风险（4～5 个不良参数）。具体参数包括：① TSC 和 / 或合并 RAML；②肿瘤尺寸 >7 cm；③癌样生长模式；④肾外扩张和 / 或侵及肾静脉；⑤坏死。其中，与"癌样生长模式"相对应的是上皮样饱满的梭形细胞弥漫性生长模式。前者是由非典型大嗜酸性细胞（有突出的细胞核和大量的核内容物，呈神经节细胞样）排列呈巢状并由富含薄壁血管的隔分开；可见细胞核类似不典型单核细胞的多核巨细胞；少数具有≥2 个有丝分裂像 /50 HPF，但绝大多数无或仅有 1 个有丝分裂像 /50 HPF；另外还可见坏死。第二种模式是上皮样饱满的梭形细胞弥漫性排列。这类肿瘤表现出均匀的生长模式，异型性较少，与癌样肿瘤相比具有更清晰的细胞质；通常无有丝分裂活性；很少能看到核内容物；也可看到分散或聚集的多核巨细胞。需要注意的是，既往曾有数例经典型 RAML 伴肉瘤样、侵袭性过度生长的病例，部分肿瘤呈现出平滑肌肉瘤或脂肪肉瘤成分，其他具有上皮样特征，但所占比例低于 80%。免疫组织化学染色方面，上皮样 RAML 表达黑素细胞标志物（HMB45、Melan-A、MiTF）、组织蛋白酶 K，不确定表达平滑肌标志物（SMA 和 MSA），结蛋白（desmin）的阳性率较低。一些肿瘤表达 TFE3，但免疫反应性往往较弱。

（七）预后

Eijkemans 等报道了一项 TSC-RAML 长期随访结果，在 244 例 TSC-RAML 患者中进行了中位 15.8 年的随访。59.0%（144/244）的患者 RAML 分级≥3 级，且年龄与 RAML 等级呈正相关。117 例患者接受了动脉栓塞治疗，且 57 例动脉栓塞次数≥2 次。随 RAML 等级升高或接受栓塞治疗，患者发生高血压、贫血、肾功能下降的比例升高。在随访过程中，有 7 例患者需要透析，7 例患者接受肾脏移植，16 例患者接受肾脏手术。共 29 例患者死亡，其中 31%（9/29）与肾脏相关。TSC-RAML 患者的死亡率显著高于一般人群（标准化死亡比：4.8，95% *CI*：3.4～6.9）。

另外根据既往研究，上皮样 RAML 患者的预后较差。上皮样 RAML 具有恶性潜能，可能导致死亡；远处转移可见于术后 1.5～9 年，多数患者于转移后 1 年内死亡。Nese 等的报道显示，在 41 例上皮样 RAML 患者中，复发率和转移率分别为 17% 和 49%，转移部位包括肝脏、淋巴结、肺、骨骼和其他罕见部位。Lee 等比较了上皮样 RAML 和经典型 RAML，结果显示两者预后存在显著差别，27 例上皮样 RAML 患者中有 5 例出现转移，而 204 例经典型 RAML 患者中未见转移。

（八）典型病例

1. 病例一　患者 38 岁中年女性，2015 年 9 月 15 日主因“发现双肾占位性病变 5 年，突发左侧胸痛 1 个月”就诊。

现病史：患者于 2010 年 10 月因突发呼吸困难就诊于当地医院，诊断“肺大疱破裂”，并行胸腔镜右侧肺大疱切除术。术前检查 CT 时发现双肾多发占位性病变，左右侧最大直径分别为 4.8 cm、6.6 cm，未予特殊诊治。2011 年 11 月突发左侧腰痛，当地医院考虑“左侧肾血管平滑肌脂肪瘤”破裂出血，予以介入栓塞术。2013 年 8 月患者出现右侧腰痛，诊断“右侧肾血管平滑肌脂肪瘤”破裂出血，再次予以介入栓塞术。2014 年 1 月患者再发右侧腰痛伴肉眼血尿，考虑“右侧肾血管平滑肌脂肪瘤”再发破裂出血，此次行右肾切除术，术后病理为肾血管平滑肌脂肪瘤。2015 年 8 月患者突发左侧胸痛，诊断为气胸，为进一步诊治就诊于笔者所在医院呼吸内科，诊断“肺淋巴管肌瘤病”引起的自发性气胸，症状稳定后转诊至泌尿外科门诊进一步诊治肾脏病变。

既往史：出生 3 个月时出现抽搐、痉挛等症状，于当地医院儿科就诊，诊断癫痫，给予苯巴比妥、卡马西平等药物抗癫痫发作治疗，10 岁后发作频率明显下降，近期 2～3 次 /年；3 岁时发现面部皮肤改变，6 岁时发现后背部及大腿内侧色素脱失斑；23、25 岁分别于当地医院行激光治疗皮肤病变手术（图 6-2-1）。

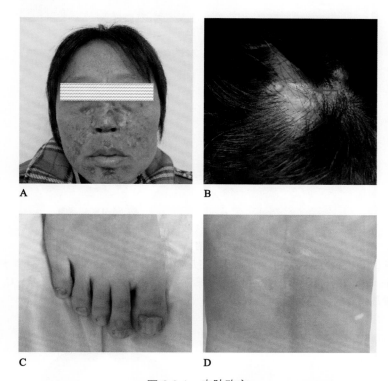

图 6-2-1　皮肤改变
A. 面部血管纤维瘤；B. 箭头所指为头部纤维斑块；C. 趾甲纤维瘤；D. 背部色素脱失斑。

个人史及家族史：已婚，育有 1 子 1 女，子女自幼出现皮肤病变及癫痫发作。父母均健在，无类似表现。

查体：患者面部可见多发血管纤维瘤及瘢痕，头部可见纤维斑块，背部可见色素脱失斑，足趾可见趾甲纤维瘤。

辅助检查：计算机体层成像尿路造影（CTU）：右肾切除术后。左肾体积明显增大，左肾正常结构消失，代之以多发混杂脂肪及软组织密度影，实性成分明显强化；另左肾中部可见类圆形稍高密度影，直径约为 3.8 cm，平扫 CT 值约为 61 Hu，增强扫描未见明显强化；左侧肾盂肾盏及输尿管充盈良好，左侧肾盏及肾盂变形；左侧肾动脉增粗，肾实质内可见多发肾动脉分支呈囊状、球形扩张；左肾静脉增粗迂曲，并可见一侧支于腹主动脉后方注入下腔静脉（图 6-2-2）。胸部 CT 见双肺上叶散在薄壁透亮影，双肺下叶多发小结节影及薄壁透亮影（图 6-2-3）。头颅 MRI 示多发异常信号（图 6-2-4）。

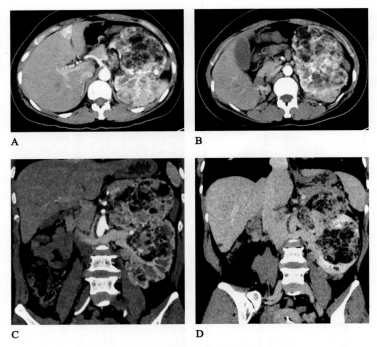

图 6-2-2　患者腹部 CT 表现

A. 动脉期横截面，左肾形态消失，肾上极混杂密度影，主要为脂肪密度及少量软组织密度，其内可见动脉瘤；B. 动脉期横截面，左肾中下部亦见混杂密度影，肾脏形态显示不清；C. 动脉期冠状面；D. 静脉期冠状面。

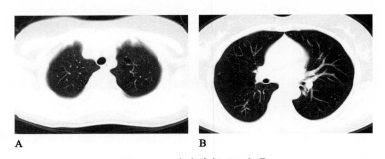

图 6-2-3　患者胸部 CT 表现

A. 双肺上叶，可见散在薄壁透亮影；B. 双肺下叶，可见多发小结节影及薄壁透亮影。

　　治疗经过：患者存在双肾血管平滑肌脂肪瘤、肺淋巴管肌瘤病、室管膜下结节等内脏病变，同时表现出面部血管纤维瘤、头部纤维斑块、趾甲纤维瘤、皮肤色素脱失斑等皮肤病变，结合 TSC 临床诊断标准，考虑临床诊断 TSC 明确。为进一步明确诊断，患者行 TSC1/TSC2 基因检测，结果提示存在 TSC2 移码突变 c.788_789insC。因患者既往曾行右肾切除，现为孤立肾，病灶多发且体积较大，首选 mTOR 抑制剂治疗。患者治疗前完善血常规、肝肾功、血脂等化验，并开始依维莫司 10 mg/d 治疗。治疗期间患者出现口腔炎（2 级），经依维莫司减量（5 mg/d）两周后好转，恢复 10 mg/d；同时有月经紊乱（2 级），持续约 4 个月后恢复。患者基线 AML 体积为 653.4 ml，治疗 12 周时体积为 335.1 ml，24 周时为 286.1 ml，48 周时 259.0 ml（图 6-2-5）。既往癫痫用药卡马西平，在应用依维莫司 3 个月时停药，后未再发作癫痫。

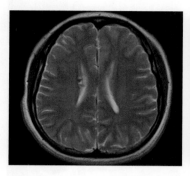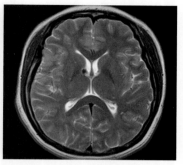

图 6-2-4　患者头颅常规 MRI T_2WI 表现

双侧额叶、顶叶及枕叶皮质及双侧半卵圆中心可见小片状等 T_1 长 T_2 信号，FLAIR 上呈高信号；另上述病灶内可见部分小圆形长 T_1 长 T_2 信号，FLAIR 上呈低信号。双侧侧脑室室管膜下可见多发结节影，大致呈等 T_1 等 T_2 信号，FALIR 上呈稍高信号。以上可符合 TSC 的影像表现。

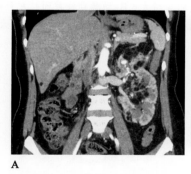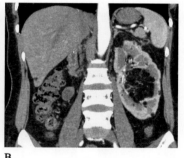

A　　　　　　　　　　　B

图 6-2-5　48 周时肾脏 AML 较前体积明显缩小

A. 动脉期冠状面，左肾上极肿瘤体积明显缩小；B. 动脉期冠状面，左肾中下部肿瘤亦明显缩小。

　　患者治疗约 1 年后停药，期间定期复查提示 AML 体积再次逐渐增大（图 6-2-6）。停药约 1 年时，患者 AML 体积为 515.2 ml。患者遂再次使用依维莫司治疗，再次治疗 48 周时患者 AML 体积下降至 324.7 ml（图 6-2-7）。期间用药耐受良好。

　　病例分析：该例患者为中年女性，婴幼儿时已出现癫痫、面部皮肤改变，背部及大腿内侧色素脱失斑等典型结节性硬化症表现，此次就诊 5 年前已发现双肾多发错构瘤，如能尽早确诊结节性硬化症并坚持西罗莫司或依维莫司治疗或可减少后续肺部、肾脏及其他系统、器官病变的进展。但遗憾的是由于当地医院对结节性硬化症的认识不足，未能及时确诊。此案例提示结节性硬化症等罕见病的早期诊断对改善患者的生活质量乃至预后至关重要，我们仍需大力普及罕见病的诊治。

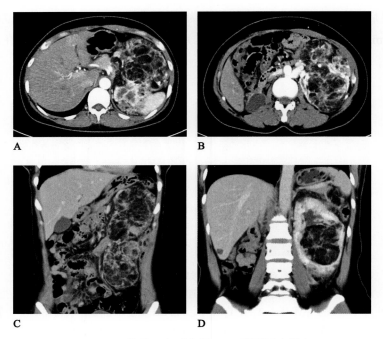

图 6-2-6　停药 1 年时左肾 AML 明显再次增大

A. 动脉期横截面，左肾上极混杂密度肿瘤再次明显增大；B. 动脉期横截面，左肾中下部肿瘤亦再次增大；C、D. 静脉期冠状面，左肾上极、中下部肿瘤较治疗 48 周时显著增大。

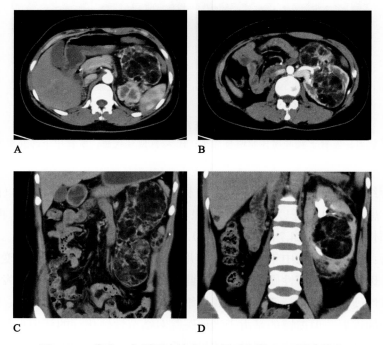

图 6-2-7　停药 1 年后再次治疗 48 周时左肾 AML 再次缩小

A、B. 动脉期横截面，左肾上极和中下部肿瘤再次缩小；C、D. 排泄期冠状面，左肾肿瘤体积再次缩小。

2. **病例二** 患者 62 岁老年女性，2021 年 11 月主因"发现双肾肿物半年"就诊。

现病史：患者于 2020 年 5 月于当地医院行平扫 CT 检查发现双肾多发肿物，考虑为错构瘤，患者否认出现腰部包块，无明显腰腹痛，无发热、肉眼血尿、排尿困难，无尿频、尿急、尿痛，无头晕头痛、心悸、胸闷憋气。患者未予重视及进一步诊治。2020 年 10 月患者开始自觉偶有双侧腰部不适，遂于笔者所在医院门诊就诊。2020 年 11 月行胸腹盆增强 CT 检查提示：肝内多发小片状低 / 稍低密度影，多发错构瘤可能；双肾多发错构瘤可能；腰椎、骨盆诸骨及双侧股骨上段内多发斑点、斑片状高密度影，右侧股骨头内小片状透亮区伴硬化边；双肺散在大小不等薄壁透亮影，符合肺淋巴管平滑肌瘤病变改变；胸椎椎体及附件、双侧肋骨、肱骨、锁骨可见多发斑片状高密度影，可符合 TSC 表现；双侧肩胛骨多发囊状透亮区伴硬化边。患者面部可见多发质韧质硬米粒样结节、足趾有甲周纤维瘤（图 6-2-8）。诊断为 TSC，2020 年 12 月 8 日开始口服依维莫司 10 mg/d 治疗，用药过程中患者间断出现口腔黏膜炎，伴有乏力，无其他特殊不适。2021 年 2 月 23 日笔者所在医院复查 CTU 显示双肾多发错构瘤可能，大致同前。用药 3 个月双肾肿瘤体积变化不明显，患者于半个月前停用依维莫司，目前为进一步治疗，门诊以"结节性硬化症，双肾多发血管平滑肌脂肪瘤"收入院。

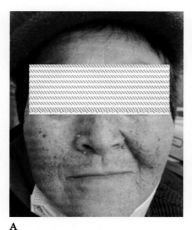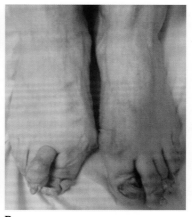

图 6-2-8 患者面部血管纤维瘤与甲周纤维瘤
A. 面部血管纤维瘤；B. 甲周纤维瘤。

既往史：类风湿关节炎病史多年，平素口服吲哚美辛，目前病情平稳。2020 年 5 月于外院行右肩部皮脂腺囊肿切除术。否认高血压、冠心病、糖尿病等慢性病史，否认肝炎、结核、伤寒、疟疾等传染病病史，否认外伤及输血史，否认药物、食物过敏史。

个人史及家族史：育有 1 子，儿子体健。否认家族中有类似疾病史。

查体：血压 120/75 mmHg，面部可见多发米粒样大小肿物，质韧偏硬，沿鼻翼两侧呈蝶形分布。手指甲、足趾甲旁可见质韧偏硬的纤维瘤样肿物。

辅助检查：腹盆增强 CT（2020 年 11 月 10 日，依维莫司治疗前）见双肾体积增大，形态失常，内多发混杂软组织 / 脂肪密度影，部分病灶位于肾窦内，增强扫描实性成分相对于肾实质呈低强化，较大者直径约 5.5 mm；双肾静脉局部受压变细，右侧肾盏受压改变，右肾窦内结节样高密度影，左肾另见多发类圆形无明显强化液性密度影（图 6-2-9）。胸部 CT（2020 年 11 月 10 日）：双肺弥漫微结节、小结节，较大者位于右肺上叶后段，直径约 7 mm。双肺多发索条淡片影，双肺散在大小不等薄壁透亮影（图 6-2-10）。CTU（2021 年 2 月 18 日，依维莫司治疗 3 个月）：对比 2020 年 11 月 5 日结果，双肾多发错构瘤可能，大致同前；双肾静脉局部受压变细，右侧肾盏受压，大致同前（图 6-2-11）。

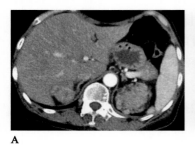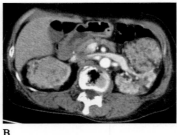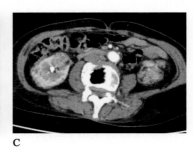

图 6-2-9　依维莫司治疗前双肾多发 AML

A. 动脉期横截面，左肾上极 AML；B. 动脉期横截面，右肾上极 AML；C. 动脉期横截面，左肾下极 AML。

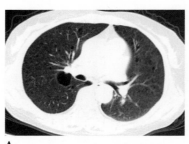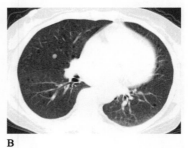

图 6-2-10　双肺 LAM

A. 双肺多发散在大小不等薄壁透亮影；B. 双肺散在结节影。

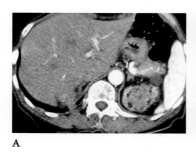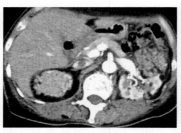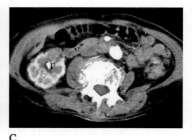

图 6-2-11　依维莫司治疗 3 个月后 AML 较前变化不大

A. 动脉期横截面，左肾上极 AML；B. 动脉期横截面，右肾上极 AML；C. 动脉期横截面，左肾下极 AML。

治疗经过：患者诊断 TSC、双肾血管平滑肌脂肪瘤诊断明确。因患者肾血管平滑肌脂肪瘤体积较大，因此应用依维莫司药物治疗。但患者经药物治疗后肿瘤体积变化并不明显，结合患者肿瘤位置，可考虑行左肾手术。患者于 2021 年 3 月 29 日在全麻下行左肾部分切除术，术中可见左肾多发肿物，左肾中部、上极、下极分别可见较大肿物，大小分别约 7 cm、4.5 cm、4 cm，分别予以切除术，术中出血约 100 ml，手术时间 75 分钟。术后病理提示符合肾血管平滑肌脂肪瘤；免疫组织化学染色结果：Melan-A（+），Desmin（+），HMB45（部分+），Ki-67（index 3%），S100（+），SMA（+），TFE3（部分+）。术后 4 个月复查腹盆增强 CT 提示术后左肾形态恢复良好（图 6-2-12）。

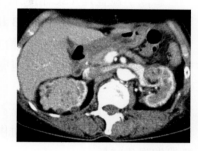

图 6-2-12　术后患者左肾形态恢复

病例分析：对于大多数需要治疗的结节性硬化症相关肾血管平滑肌脂肪瘤，依维莫司为首选治疗方案，应尽量避免手术治疗，但部分 mTOR 抑制剂耐药的结节性硬化症相关血管平滑肌脂肪瘤患者尚无有效的治疗措施。少数患者在依维莫司治疗期间可能出现肿瘤持续增大，严重时可能造成肾功不全。本例患者结节性硬化症、双肾血管平滑肌脂肪瘤诊断明确，因而采取了依维莫司治疗，但该患者接受药物治疗后肿瘤缩小不明显，考虑诊断为 mTOR 抑制剂耐药的结节性硬化症相关双肾血管平滑肌脂肪瘤，具备手术指征，术后肾脏形态恢复可。此类患者术后应密切监测患者肾功及影像学检查，必要时可继续依维莫司治疗。

第三节　上皮来源肿瘤

（一）概念

部分结节性硬化症（TSC）患者的肾脏病变可表现为肾上皮源性肿瘤，主要包括肾细胞癌（renal cell carcinoma，RCC）和肾嗜酸细胞瘤（renal oncocytoma）。肾细胞癌相对常见，可见于 2%～4% 的 TSC 患者，远高于普通人群的发病率，而且常见于儿童和青年。TSC 中肾嗜酸细胞瘤发生率尚无流行病学数据，多为个案报道。

目前尚未明确 TSC 患者发生肾上皮源性肿瘤的确切机制，对于为何只有少部分患者发生肾细胞癌的原因也尚未阐明。但是，近来的一些研究做了一些有意义的探索。Tyburczy M E 等人的研究指出肾脏在发育过程中 *TSC2* 基因受到多次"密集型的二次打击突变"（a "shower" of second hit mutations）是导致多灶性乳头状肾细胞癌的原因。Cohen J D 等在 *TSC2* 基因敲除大鼠模型上发现转录或转录后水平关键酶 B-Raf 的修饰以及 cAMP 依赖的 p27^kip^-Cyclin D1 胞质异位在 TSC 相关肾细胞癌的发生及发展过程中扮演着重要角色。

（二）临床表现

与普通肾癌相比，TSC 相关肾上皮源性肿瘤通常发病较早，常为双侧、多发病灶。

TSC 相关肾上皮源性肿瘤常见的伴发症状为肾血管平滑肌脂肪瘤、皮肤损害，并常伴有慢性肾功能损害。除 TSC 的典型临床表现外，TSC 相关肾上皮源性肿瘤通常无其他特殊临床表现，多数患者在 TSC 定期监测或体检时行 CT 检查发现。

（三）辅助检查

影像学检查是 TSC 相关肾上皮源性肿瘤诊断的重要途径，对于 TSC 相关肾上皮源性肿瘤的初步筛查可使用腹部 B 超，进一步检查可行腹盆增强 CT，对于碘对比剂过敏者或肾功能不全者，推荐行 MRI 检查。TSC 患者发生肾癌最常见的病理类型主要包括乳头状肾癌、嫌色细胞癌和透明细胞癌。不同类型的肾癌在 CT 和 MR 图像上具有不同的影像学特征。

1. **乳头状肾癌**　① CT 平扫：稍低或稍高密度；② MRI 平扫：T_1WI 及 T_2WI 上呈稍低信号；③强化特征：为乏血供肿瘤，皮髓质期轻度强化，肾实质期渐进性强化至峰值，排泄期强化减低。

2. **嫌色细胞癌**　① CT 平扫：稍低或稍高密度；② MRI 平扫：T_1WI 上呈低信号，T_2WI 上呈稍高信号；③强化特征：为乏血供肿瘤，皮髓质期轻度强化，肾实质期渐进性强化至峰值，排泄期强化减低。

3. **透明细胞癌**　① CT 平扫：稍低或稍高密度；② MRI 平扫：T_1WI 上呈低信号，T_2WI 上呈高信号，内部多见囊变坏死区；③强化特征：为富血供肿瘤，皮髓质期明显强化至峰值，肾实质期及排泄期强化减低。

由上述可见，对于肾脏实性肿瘤（无成熟脂肪成分）而言，平扫 CT、平扫 MRI、增强 CT 和增强 MRI 均具有部分特异性征象，在鉴别诊断困难时，应根据患者的不同情况，合理选择和安排检查方法。

胸部 CT 可评估肺转移情况，同时可评估女性患者是否存在淋巴管平滑肌瘤病（LAM）；肾血流功能检查可评估双肾功能，值得注意的是 TSC 相关肾肿瘤即使肿瘤体积巨大者，双肾功能下降依然不明显；核素骨显像可评估是否存在骨转移，尤其是有相应骨症状、碱性磷酸酶（ALP）升高或临床分期≥Ⅲ期的患者，部分 TSC 患者累及骨骼可表现为骨囊肿，应与转移相鉴别；建议完善头颅 MRI 或 CT 扫描，一方面可以评估是否存在神经系统受累，更重要的是可评估是否存在室管膜下结节（SEN）、室管膜下巨细胞型星形细胞瘤（SEGA）及皮质发育不良。PET/CT 检查费用昂贵，一般不作为常规检查手段，主要用于发现远处转移病灶以及对靶向药物治疗疗效进行评定。

（四）诊断

TSC 相关肾脏上皮来源的肿瘤诊断的主要难度在于 TSC 的诊断，此处不再赘述。肾脏上皮来源肿瘤可通过超声初步筛查，而被 CT 等影像学检查进一步验证。需要注意的是，应将含有 *TSC1* 或 *TSC2* 基因突变的肾脏肿瘤与 TSC 相关的肾脏肿瘤区分开来。一些非 TSC 患者中发生的肾脏肿瘤中也可以检测到 *TSC1* 或 *TSC2* 基因突变，但这些突变可能并非该肿瘤的驱动突变。根据纪念斯隆 - 凯特琳癌症中心（MSKCC）的报道，在散发肾细胞癌患者中 *TSC1*、*TSC2* 突变或 mTOR 异常的存在与否与其对依维莫司治疗的敏感性无相关性。因此非 TSC 患者中发生的 *TSC1/TSC2* 突变阳性肾脏肿瘤在临床上应被归于散发性肾脏肿瘤，而非 TSC 相关肾肿瘤。

（五）治疗

1. **手术** TSC 相关肾上皮来源肿瘤手术治疗以保留肾单位的开放或微创术式为首选。单个肿瘤最大直径≥3 cm 时应考虑手术治疗，手术治疗对双侧或多发 TSC 相关上皮来源肿瘤的疗效罕有报道，Gil 等报道了一例 7 岁 TSC 双肾肿瘤患儿，病理证实双肾肿瘤分别为肾细胞癌和嫌色细胞癌。患儿在接受双肾部分切除术后病情稳定，但术后长期随访情况未见报道。射频消融（radio-frequency ablation，RFA）、冷冻消融（cryoablation）、高强度聚焦超声可用于不适合手术，肿瘤直径 <4 cm 且位于肾周边的肾癌患者。

术后推荐靶向药物 mTOR 抑制剂（依维莫司）辅助治疗，也可选用索拉非尼、舒尼替尼或阿昔替尼术后辅助治疗。TSC 相关肾上皮来源肿瘤常伴有慢性肾衰竭，术后应注意肾功能的监测。

2. **药物治疗** 对散发性肾细胞癌，mTOR 抑制剂依维莫司作为二线靶向治疗药物，但是对于 TSC 相关肾细胞癌，推荐 mTOR 抑制剂依维莫司作为一线靶向治疗药物。已有的临床队列数据均为依维莫司治疗散发性肾细胞癌的临床试验结果，但如上所述，非 TSC 患者中发生的 *TSC1/TSC2* 突变阳性肾脏肿瘤在临床上应被归于散发性肾脏肿瘤，而非 TSC 相关肾肿瘤，因此不应简单地将散发 *TSC1/TSC2* 突变阳性肾脏肿瘤中得出的研究结果推广到 TSC 相关肾癌中。目前有多个个案报道提示转移性或复发性 TSC 相关肾细胞癌患者可从 mTOR 靶向治疗中获益，但尚缺乏大规模、长期的临床试验结果。在此前提下，笔者谨慎推荐依维莫司为肿瘤直径 <3 cm 或有远处转移的不适宜手术治疗者的一线治疗药物。索拉非尼、舒尼替尼或阿昔替尼也可作为术后辅助治疗或 mTOR 抑制剂治疗失效后的替代治疗选择。

3. **主动监测** 对于最大径 <3 cm 的肾上皮源性肿瘤，一方面良恶性性质有时难以确定，穿刺活检也有一定的漏诊的可能性；另一方面部分肿瘤生长速度可控，因此主动监测可以作为临床处理的选项之一。

应该向接受观察等待的患者提供 TSC 疾病相关知识，包括疾病的进展及肾脏上皮源性肿瘤恶性可能性及转移可能性，特别应该让患者了解主动监测的效果和预后。在观察等待过程中可完善基因检测，这有利于疾病进展后指导药物治疗。此外，对于育龄期妇女，早期行基因检测对于优生优育有指导性作用，通过试管婴儿或孕早期羊水穿刺基因检测，可有效避免突变基因遗传。

值得注意的是约 50% 的 TSC 相关肾上皮源性肿瘤患者，同时合并肾血管平滑肌脂肪瘤，应避免剧烈活动诱发的肿瘤破裂出血。此外，还应完善智力评估，对于智力有缺陷的患者提供必要的生活辅助。

（六）病理表现

肾细胞癌（renal cell carcinoma，RCC）发生于 2%～4% 的 TSC 患者。一般来说，与散发性肾细胞癌相比，大多数 TSC 相关的肾肿瘤倾向于多灶性和／或双侧性，发病年龄较轻，多数为女性（男性∶女性＝11∶25）。以往的研究已经注意到这些癌症的各种组织学表现，但全谱的形态和分子特征还没有完全阐明。

杨平等基于对 19 例 TSC 患者中发现的 46 例肾上皮源性细胞肿瘤的临床、病理及分子特征研究，将 TSC 相关上皮来源肿瘤分为 TSC 相关的乳头状肾细胞癌（TSC-PRCC）、嗜酸细胞 /嫌色细胞杂交瘤（HOCT）以及未分类的 RCC 三种类型：① TSC-PRCC 为最常见的分型（n=24，占 52%），具有明显的形态学、免疫学和分子特征，包括明显的全部或局灶性乳头结构和一致性的琥珀酸脱氢酶 B 亚基（SDHB）表达缺乏（图 6-3-1）。TSC-PRCC 的其他免疫组织化学特征为 CK7 和 CA Ⅸ 弥漫强阳性，AMACR（P504S）、TFE3、HMB45、CD117 和 RCC 标志物均为阴性，并且通过荧光原位杂交（FISH）检测发现两例存在 7 号和 17 号染色体的多倍体。② TSC-HOCT 为占比第二的分型（n=15，占 33%）在形态学上类似于嗜酸细胞 /嫌色细胞杂交瘤（HOCT）（图 6-3-2）。该组肿瘤的免疫组织化学 PAX8、CD10、CD117 和 SDHB 阳性，而 TFE3、HMB45 和 CA- Ⅸ 呈阴性，Vimentin、RCC 标志物和 AMACR 的免疫染色状态不确定。该组肿瘤经过 FISH 检测均未发现 3p、7 号或 17 号染色体的异常，也均未观察到 TFE3 基因融合。③ TSC 相关未分类的肾上皮性肿瘤（占 15%）在 WHO 肿瘤分类中属于未分类的 RCC。其免疫组织化学染色特点为 SDHB 阳性，TFE3 和 HMB45 阴性，其中 CK7 和 / 或 CA Ⅸ 阴性与 TSC-PRCC 不同。FISH 检测 3p、7 号和 17 号染色体均未发现异常，也未检测到 TFE3 基因融合。

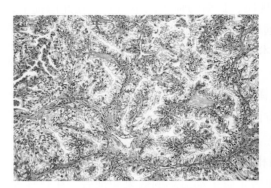

图 6-3-1　TSC-PRCC 病理表现

复杂分支的乳头状结构，肿瘤细胞呈透明细胞样。

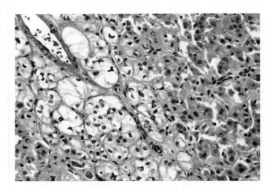

图 6-3-2　TSC-HOCT 病理表现

嗜酸细胞瘤与肾嫌色细胞癌成分呈镶嵌性排列。

Guo 等根据对发现 57 例 TSC 相关肾上皮源性肿瘤的研究，将 TSC 相关上皮来源肿瘤分为三类：① 17 例（30%）具有与"肾血管平滑肌腺瘤性肿瘤"或"带平滑肌间质的 RCC"相似的特征。与杨平医师的 TSC-PRCC 相关研究类似，部分病例呈乳头状结构，免疫组织化学表型均为 CK7 和 CA Ⅸ 阳性，但是 Guo Juan 等强调本型病例中的肿瘤细胞体积大、胞膜清晰，细胞质透亮，核级为 ISUP 2 级，排列呈实性巢状、管状和乳头状，间质平滑肌丰富。② 34 例（59%）呈嗜色细胞样形态，主要特征是巢状和片状圆形至立方形细胞，细胞质嗜酸性，类似嗜酸细胞型的肾嫌色细胞癌，与杨平医师的 HOCT 分型较接近，但 CD117 表达较少（1/7），而 CK7 表达高（6/7）。③ 6 例（11%）呈颗粒状嗜酸性大囊性形态，肿瘤由大的囊肿和较小的显微镜下囊肿组成，通常囊肿间隔较宽；囊肿由单层大肿瘤细胞构成，细胞质呈颗粒状，细胞核圆形，核仁明显，细胞质空泡变，细胞通常呈靴钉状；仅部分病例表达 CK7（2/4），而 CA IX、CD117 和 HMB45 均为阴性。本型的特点与杨平医师的未分类的 RCC 病例仅有部分重叠，而且与散发性 *TSC* 基因突变的嗜酸性实性和囊性肾细胞癌（ESC RCC）的形态也不同。

以上两种病理分型方式存在一定差异，但其本质是类似的。由于 TSC 相关 RCC 的病例数量较少，目前我们对其确切的形态学描述及分类掌握不足，有待今后更多的病例报道进一步阐明。

（七）预后

由于 TSC 相关上皮来源肿瘤的报道较少，目前尚无可靠的预后信息，但一般认为若能通过手术完整切除肿瘤，患者的预后较好。

（八）典型病例

患者 36 岁男性发现颈后、面部及腰部皮疹 20 余年，5 年前无明显诱因出现间断腰部酸胀疼痛不适，于当地医院予止痛对症治疗，效果一般。腰部疼痛仍间断发作。于 3 年前在外省省会医院就诊，CT 检查示：双肾占位；双肺多发小结节。诊断为结节性硬化症、双肾多发占位、双肺淋巴管肌瘤病。进一步左肾肿物穿刺活检，病理示：上皮样血管平滑肌脂肪瘤，结合细胞异型性不明显，肿瘤倾向良性。未行特殊治疗，出院后建议随诊。出院后患者于当地多次行双肾 CT 检查，双肾肿物逐渐增大。遂就诊于笔者所在医院门诊。

既往史、个人史无特殊。家族成员中未发现其他典型 TSC 患者。

查体：面颊部可见多发血管纤维瘤，胸部及腰部可见色素脱失斑。其他专科查体无特殊。

治疗及转归：患者于笔者所在医院行右肾部分切除术，术后病理提示右肾肿瘤符合肾透明细胞癌。术后顺利出院。此后规律复查，术后 5 年复查时发现左肾 RCC，于外院 RFA 治疗，术后恢复顺利。术后继续密切随访。

病例分析：肾血管平滑肌脂肪瘤为结节性硬化症最常见的肾脏病变，2%～5% TSC 患者患肾透明细胞癌、上皮样错构瘤等肾脏恶性肿瘤，远高于正常人群中肾癌的发病率，临床上应予以重视。其中乏脂 AML 与上皮样错构瘤和肾细胞癌的鉴别是难点。穿刺活检活检常用于良恶性肿瘤的鉴别，但 TSC 肾脏肿瘤存在多中心的问题，在同一侧肾脏上可能存在良恶性不同的多个病灶，因此即便是穿刺证实为良性错构瘤的患者，也应考虑到其他病灶中存在恶性的可能，因此穿刺活检在结节性硬化症肾脏病变中的应用价值有限。根据欧洲罕见肾病协作组指定的 ERKNet2024 共识，乏脂 TSC-AML 不推荐常规活检。生长速度 >5 mm/ 年或 mTOR 抑制剂治疗无效的乏脂 TSC-AML 推荐活检。对于不需要紧急处理的乏脂 TSC-AML 仍推荐 mTOR 抑制剂作为一线治疗，活检证实为肾细胞癌者建议尽快手术，需警惕多发病灶并考虑肾衰竭的可能。

6

第四节 多发性肾囊肿

（一）概念

肾囊肿是成年人肾脏常见的结构异常性疾病，主要表现为发生于肾脏的内含囊液的囊性病变。囊肿数量超过 2 个者可称为多发性肾囊肿。发生于 TSC 患者的则可称为 TSC 相关肾囊肿，是 TSC 第二常见的肾脏表现，多发性肾囊肿是诊断 TSC 的次要特征之一。

（二）临床表现

TSC 累及肾脏表现为肾囊肿，可单发或多发，见于约 18%～53% 的患者，有发生于幼儿的倾向，早期常无症状，除非 16 号染色体的 TSC2 和其紧密相邻的 PKD1 突变，这类患者囊肿病程早期发病，在成年早期可引起高血压，随着囊肿的增多及增大可出现腰痛或间歇性肉眼血尿，可进展为慢性肾功能不全，少数患者最终进展至终末期肾病。感染和肾衰竭是多发囊肿致死的主要原因。

（三）辅助检查

TSC 相关多发性肾囊肿在 CT 上表现为肾实质内多发类圆形水样密度影，边界清晰，密度均匀，增强扫描无强化。部分囊壁可见钙化，囊内出血呈稍高密度。而常染色体显性遗传多囊肾病（ADPKD）的 CT 表现为双侧肾脏增大，肾实质内弥漫多发类圆形囊性病灶，壁薄界清，增强扫描无强化；此外，囊内常见出血，部分囊壁见钙化（图 6-4-1）。需要注意的是，此类患者肾功能不全的发生率较高，应首选平扫 MR 检查，慎重选择增强 CT/MR 检查。

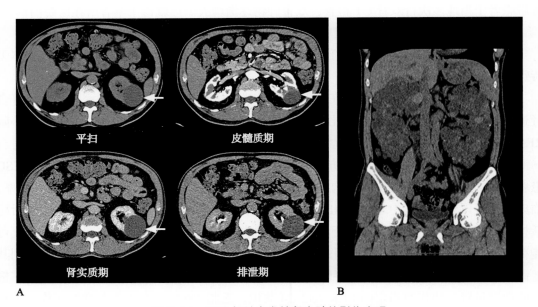

图 6-4-1　TSC 相关多发性肾囊肿的影像表现

A. 肾囊肿，左肾多发圆形水样密度影，壁薄界清无强化，较大者如图所示（箭头）；B.TSC 者合并 ADPKD，即 TSC2/PKD1 邻近基因综合征，CT 平扫示双侧肾脏增大，肾实质内弥漫多发类圆形囊性病灶，壁薄界清，部分囊内见出血、密度较高，部分囊壁见钙化。

（四）诊断

对于考虑 TSC 相关多发性肾囊肿患者，推荐行二代测序基因检测。*TSC2* 基因下游 60bp 的位置存在 *PKD1* 基因，*PKD1* 基因产物为多囊蛋白 -1（polycystin 1，PC1），PC1 为 11 次跨膜的大分子蛋白，分子量约 500 kD，表达于肾远曲小管上皮细胞和血管内皮细胞，在人胚肾的发育中起重要作用，是 ADPKD 的致病基因。目前认为 PC1 主要参与细胞 - 细胞、细胞 - 基质黏附和细胞间信号转导。PC1 可调节肾小管上皮细胞的增殖和分化、介导细胞间的黏附，在肾脏的正常发育和 ADPKD 发病中起重要作用。*TSC2* 基因大片段的缺失突变往往累及邻近的 *PKD1* 基因，从而导致表现更为严重的肾脏表型——*TSC2/PKD1* 邻接基因综合征（*TSC2/PKD1* contiguous gene syndrome，PKDTS）。

（五）鉴别诊断

TSC 相关多发性肾囊肿应与以下疾病相鉴别。

1. **常染色体显性遗传多囊肾病（ADPKD）**　ADPKD 发病率在 1/4 000～1/1 000，发病年龄多在 30～50 岁，故既往又称之为"成人型多囊肾病"，实际上该病可发生于任何年龄，甚至胎儿，故"成人型"这一术语并不准确，现已废用。ADPKD 除累及肾脏外，还可伴有肝囊肿、胰腺囊肿、颅内动脉瘤、心脏瓣膜异常等，因此，它也是一种系统性疾病。目前已经明确引起多囊肾病的突变基因主要有 *PKD1* 和 *PKD2* 两种。60 岁以上患者有 50% 将发展至终末期肾衰竭，占终末期肾衰竭病因的 5%～10%。

2. **常染色体隐性遗传多囊肾病（ARPKD）**　ARPKD 是一种隐性遗传性肾病，一般在婴儿期即有明显表现，因此过去称为"婴儿型多囊肾病"，少部分发生于儿童或青少年。发病率约 1/40 000～1/10 000，常伴有肝脏受累，表现为肝囊肿。目前已发现其发病与 *PKHD1* 基因有关。50% 的 ARPKD 患儿在出生后数小时至数天内死于呼吸衰竭或肾衰竭，存活至成人者主要特征是肾集合管纺锤形扩张，进展至肾衰竭，同时伴有肝内胆管扩张、先天性肝纤维化，临床表现为门静脉高压症。

3. **青少年型或 1 型肾囊肿（髓质囊肿，NPH1）**　一种常染色体隐性遗传的囊肿性肾脏疾病，是 20 岁以前的青少年终末期肾脏疾病中最常见的遗传性疾病。由于近 66% 髓质囊肿病患者是因大片段的纯合子 *NPHP1* 基因缺失引起，因此，分子遗传学检查可准确诊断 NPH1，并避免肾活检等创伤性检查。

4. **多囊性肾发育不良（MCDK）**　儿科肾囊性病常见的类型，几乎在产前超声检查时都可以发现和确定，通常发生于单侧，病变范围从部分肾到全肾，甚至双肾，双肾都累及的患儿出生后将无法独立生存；是新生儿肾包块最常见的原因，多数在出生后数年内逐步消退，直至无痕迹。

（六）治疗

1. **支持治疗**　了解多发性肾囊肿患者的一般情况是治疗该病的关键。控制血压、限制钠盐摄入、充分饮水被认为是有效的支持治疗手段。已有可靠研究表明，使用 ACEI 类或 AT-1 类降压药维持血压在 95/60～110/70 mmHg 相较于血压 120/70～130/80 mmHg 的对照组，可显著降低肾脏体积生长速度，即与标准血压控制相比，严格的血压控制能够有效减缓肾脏体积增加。在一项事后研究中，Torres 等人发现，平均尿钠浓度的增高与实验终点的风险增加显著相关，且高尿钠浓度能够使得肾小球滤过率（eGFR）下降明显加快。因此，限制钠盐摄入 <5~7 g/d 能够有效管理该病。与之相对应的，一项多中心、前瞻性随机对照试验中，Wong 等人对多囊肾病（PKD）患者进行了为期 3 年的随访发现，通过充分的液体摄入（超过 3 L/d）减少尿渗透压能够减缓 PKD 引起的慢性肾病的进展。综上所述，良好的血压调控、合理的饮食是 PKD 疾病管理的重要途径。

2. 药物治疗 作为治疗 TSC 的有效药物，mTOR 抑制剂在肾血管平滑肌脂肪瘤、室管膜下巨细胞型星形细胞瘤、面部血管纤维瘤等方面取得了良好的疗效，其安全性也得到了临床试验的确认。而 mTOR 抑制剂对于 TSC 的次要特征——多发性肾囊肿的疗效却少有报道。Siroky 等人开展的一项临床试验共纳入 15 例多发性肾囊肿的 TSC 患者，并对服用 mTOR 抑制剂前后囊肿直径、体积及数量进行测量。结果表明，囊肿平均直径缩小约 42.1 mm，较基线下降 69.9%；囊肿平均体积减小 4.0 ml，较基线下降约 92%；囊肿平均数目减少 61 个，较基线减少了 72.1%。基于上述研究结果，mTOR 抑制剂可能有助于控制 TSC 患者的肾囊性改变。此外，在一项 PKD 小鼠动物模型中，研究者探究 mTOR 抑制剂西罗莫司对多发性肾囊肿的疗效，结果显示西罗莫司能显著降低小鼠的囊肿负担（肾重 / 体重）并改善血清尿素氮及肌酐指标、保护肾功能。然而，有两项临床试验显示患者在使用 mTOR 抑制剂后并未获益。因此，对于 mTOR 抑制剂治疗 PKD 的疗效仍有待进一步探索。

托伐普坦作为一种抗利尿激素 V2 受体抑制剂，能够有效降低 PKD 患者肾脏增长速度。在一项多中心、随机双盲、安慰剂对照、为期 3 年的临床试验中，托伐普坦组肾脏体积年增长率为 2.8%，而安慰剂组为 5.5%；且肾功能恶化比例更低（2 例 / 人年 vs. 5 例 / 人年）。同时也要注意托伐普坦的常见不良反应如心功能不全、肝药酶升高等。

一项 II 期临床试验阐述了博舒替尼在治疗 PKD 方面的潜力。在该研究中，博舒替尼 200 mg/d 能够减慢肾脏的生长速度。但是对 eGFR 无明显保护作用。且接近 50% 的患者因不良事件（常见为胃肠道反应及肝毒性）中止试验。

（七）病理表现

TSC 相关多发性肾囊肿患者的肾脏体积增大，结构被多囊破坏。囊肿大小不等，从几毫米到几厘米。囊液由清亮到血性、清浊不等。显微镜下病变肾单位的各段均囊性扩张，囊肿脱离肾小管。虽然肾单位各段均受累，但来自集合管的囊肿最大且最多。囊肿内衬单层扁平上皮或立方上皮。受囊肿压迫的肾组织间质纤维化，肾小管萎缩，慢性炎症和血管硬化。

（八）预后

随着 TSC 相关肾囊肿的病程进展，TSC 患者可出现慢性肾功能不全，少数患者最终进展至终末期肾病。但由于 TSC 相关肾囊肿临床罕见，暂无 TSC 相关肾囊肿直接导致患者死亡的报道。

（编写：张玉石 王文达 赵 扬 蔡 燚 张伟宏 邵暇荔；

审核：郭 刚 梁树立）

参考文献

[1] KINGSWOOD J C, BELOUSOVA E, BENEDIK M P, et al. Renal angiomyolipoma in patients with tuberous sclerosis complex: findings from the TuberOus SClerosis registry to increase disease awareness[J]. Nephrol Dial Transplant, 2019, 34(3): 502-508.

[2] 中华医学会泌尿外科学分会. 结节性硬化症相关肾血管平滑肌脂肪瘤诊治专家共识 [J]. 中华泌尿外科杂志，2017，38（5）：321-325.

[3] CAI Y H, GUO H, WANG W, et al. Assessing the outcomes of everolimus on renal angiomyolipoma associated with tuberous sclerosis complex in China: a two years trial[J]. Orphanet J Rare Dis, 2018, 13(1): 43-50.

[4] WANG W H, GUO B, SHI H, et al. CT characteristics predict the response to everolimus or sirolimus of renal angiomyolipomas in patients with tuberous sclerosis complex[J]. Int Urol Nephrol, 2019, 51(4): 671-676.

[5] WEI C C, TSAI J D, SHEU J N, et al. Continuous low-dose everolimus shrinkage tuberous sclerosis complex-associated renal angiomyolipoma: a 48-month follow-up study[J]. J Investig Med, 2019, 67(3): 686-690.

[6] 中国抗癌协会泌尿男生殖系肿瘤专业委员会结节性硬化协作组. 结节性硬化症相关肾血管平滑肌脂肪瘤诊疗与管理专家共识 [J]. 中国癌症杂志，2020，30（1）：70-78.

[7] MARQUES R, BELOUSOVA E, BENEDIK M P, et al. Treatment patterns and use of resources in patients with tuberous sclerosis complex: insights from the TOSCA registry[J]. Front Neurol, 2019, 10: 1144.

[8] VOLPI A, SALA G, LESMA E, et al. Tuberous sclerosis complex: new insights into clinical and therapeutic approach[J]. J Nephrol, 2019, 32(3): 355-363.

[9] HATANO T, EGAWA S. Renal angiomyolipoma with tuberous sclerosis complex: How it differs from sporadic angiomyolipoma in both management and care[J]. Asian J Surg, 2020, 43(10): 967-972.

[10] LAM H C, SIROKY B J, HENSKE E P. Renal disease in tuberous sclerosis complex: pathogenesis and therapy[J]. Nat Rev Nephrol, 2018, 14(11): 704-716.

[11] PALSGROVE D N, LI Y, PRATILAS C A, et al. eosinophilic solid and cystic (ESC) renal cell carcinomas harbor TSC mutations: molecular analysis supports an expanding clinicopathologic spectrum[J]. Am J Surg Pathol, 2018, 42(9): 1166-1181.

[12] ALSIDAWI S, KASI P M. Exceptional response to everolimus in a novel tuberous sclerosis complex-2 mutation-associated metastatic renal-cell carcinoma[J]. Cold Spring Harb Mol Case Stud, 2018, 4(2): a002220.

[13] KENNEDY J M, WANG X, PLOUFFE K R, et al. Clinical and morphologic review of 60 hereditary renal tumors from 30 hereditary renal cell carcinoma syndrome patients: lessons from a contemporary single institution series[J]. Med Oncol, 2019, 36(9): 74.

[14] CHO W C, COLLINS K, MNAYER L, et al. Concurrent eosinophilic solid and cystic renal cell carcinoma and angiomyolipoma with epithelial cysts in the setting of tuberous sclerosis complex: a rare synchronous occurrence of 2 distinct entities[J]. Int J Surg Pathol, 2019, 27(7): 804-811.

[15] MEHRA R, VATS P, CAO X, et al. Somatic bi-allelic loss of TSC genes in eosinophilic solid and cystic renal cell carcinoma[J]. Eur Urol, 2018, 74(4): 483-486.

[16] MULLER R U, BENZING T. Cystic kidney diseases from the adult nephrologist's point of view[J]. Front Pediatr, 2018, 6: 65.

6

[17] TORRES V E, ABEBE K Z, SCHRIER R W, et al. Dietary salt restriction is beneficial to the management of autosomal dominant polycystic kidney disease[J]. Kidney Int, 2017, 91(2): 493-500.

[18] WONG A T Y, MANNIX C, GRANTHAM J J, et al. Randomised controlled trial to determine the efficacy and safety of prescribed water intake to prevent kidney failure due to autosomal dominant polycystic kidney disease (PREVENT-ADPKD) [J]. BMJ Open, 2018, 8: e018794.

[19] HOLDITCH S J, BROWN C N, ATWOOD D J, et al. A study of sirolimus and mTOR kinase inhibitor in a hypomorphic Pkd1 mouse model of autosomal dominant polycystic kidney disease[J]. Am J Physiol Renal Physiol, 2019, 317(1): F187-F196.

[20] VOSS M H, CHEN D, REISING A, et al. PTEN expression, not mutation status in TSC1, TSC2, or mTOR, correlates with the outcome on everolimus in patients with renal cell carcinoma treated on the randomized RECORD-3 trial[J]. Clin Cancer Res, 2019, 25(2): 506-514.

[21] LI H, ZHANG X, ZHAO Q, et al. Renal epithelioid angiomyolipoma: a case report[J]. Oncol Lett, 2023, 26(3): 409.

第七章

结节性硬化症相关
肺脏疾病

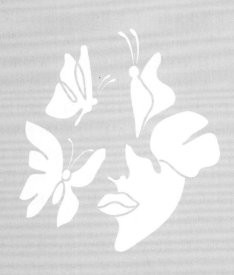

第一节　概　述

结节性硬化症（tuberous sclerosis complex，TSC）相关的肺受累并不少见，但临床漏诊或误诊现象非常普遍，需要引起相关科室医生的重视，特别是神经科、皮肤科和泌尿外科等患者经常就诊科室，医生要注意 TSC 患者的系统评估。

TSC 患者的主要肺部受累有两种表现，包括双肺弥漫性囊状改变的肺淋巴管平滑肌瘤病（lymphangioleiomyomatosis，LAM）和双肺多发磨玻璃状结节的多灶性微结节肺泡上皮细胞增生（multifocal micronodular pneumocyte hyperplasia，MMPH）。TSC 导致全身多系统的受累有非常显著的年龄相关特征。患者在出生前就可能出现脑部室管膜下巨细胞型星形细胞瘤和心脏横纹肌瘤，分别可以通过磁共振和彩色多普勒超声检查发现。婴幼儿时期可能出现癫痫症状和皮肤症状，需要早期发现和早期诊断。特别是父母为 TSC 的患者更需要严密观察其可能出现的癫痫症状。肺部病变是比较晚出现的临床表现，因此也是最容易被忽视的临床表现，需要重视规范化的筛查，避免漏诊及误诊。TSC 患者通常在成年之后出现肺部表现，随着年龄的增长发生率增加。

LAM 表现为双肺多发或弥漫的薄壁囊状改变，出现在超过 1/3 的成年女性 TSC 患者中。这里需要注意到 LAM 发生除了与年龄相关，还有非常突出的性别差异，绝大部分患者为成年女性，男性发病是非常少见的。在本书中，如非特别说明，我们描述的 LAM 是女性 LAM 患者的临床特征。由于肺部囊状改变严重度不一，患者的肺功能受损程度也不同，临床上可以表现为从完全没有症状到不同程度的呼吸困难，且由于这个过程比较漫长，如果不注意规范化筛查，患者在无症状或症状较轻的时候就经常被忽视。LAM 除了发生在 TSC 患者中，称为 TSC 相关 LAM（TSC-LAM），也可以发生在没有 TSC 的患者中，称为散发型 LAM（sporadic LAM，S-LAM）。S-LAM 患病率约为 5 例 /100 万女性，属于极罕见疾病。TSC 的发病率约 1/6 000，如果按照成年女性 TSC 患者中 1/3 存在 TSC-LAM 来推算，TSC-LAM 患病人数显然要远超 S-LAM。但在医疗机构注册登记的 LAM 患者中，S-LAM 占多数，TSC-LAM 少见。这也显示了 TSC 患者中肺部评估极度不足的现状，说明 TSC 规范化多学科评估的重要性。

LAM 患者的主要临床表现为呼吸困难，早期无症状或症状轻微，可以发展到严重的呼吸困难和呼吸衰竭。由于肺部多发的囊状改变，TSC-LAM 患者非常容易出现自发性气胸，且多易复发，部分患者在肺功能严重受损时需要肺移植治疗。TSC-LAM 的另外一个常见并发症是乳糜胸，与 TSC-LAM 的淋巴循环受累有关，淋巴循环受累的其他临床表现包括乳糜痰、乳糜腹水和腹膜后淋巴管肌瘤等。

TSC 患者肺部的 MMPH，表现为肺部多发的磨玻璃状小结节影。现阶段，来医院就诊的肺部结节患者重点在肺部肿瘤筛查，TSC 患者由于其多发的磨玻璃状微小结节，有时会给患者带来"疑似肺癌"和"转移癌"的困扰。实际上，TSC 的肺部 MMPH 常见，且男女患者均有发生。MMPH 发展缓慢，通常不会导致患者出现呼吸症状。

第二节　弥漫性囊状改变的肺淋巴管平滑肌瘤病

一、流行病学

TSC 患者的 LAM 存在大量的漏诊。没有遗传背景的 S-LAM 患病率约 5 例 /100 万女性，而 TSC 的发生率约为 1/10 000～1/6 000。理论上 TSC-LAM 的人数要远远超过散发的 LAM 患者人数。然而在美国国立卫生研究院的一项 LAM 注册登记研究中，TSC-LAM 仅占了 LAM 患者的 14.8%。

TSC-LAM 的漏诊主要与缺乏常规筛查有关。TSC 患者由于不同的临床表现就诊于不同的科室，如因癫痫就诊于神经科，因皮疹就诊于皮肤科，因肾肿瘤就诊于泌尿科。普遍存在的问题是各科仅解决自己的临床问题，对患者缺乏多学科评估。在 TSC 的主要临床特征中，就包括了：①神经系统：室管膜下巨细胞型星形细胞瘤（SEGA）、多发室管膜下结节、多发脑皮质结节、脑部辐射状迁移线；②皮肤：色素脱色斑、面部血管纤维瘤、前额斑块、甲周纤维瘤、鲨鱼皮斑、斑驳样皮肤改变；③肾：血管平滑肌脂肪瘤（angiomyolipoma，AML）、多发性肾囊肿；④肺：LAM、MMPH；⑤眼部：多发视网膜结节状错构瘤、视网膜色素缺失斑；⑥口腔：牙釉质多发性小凹、口腔内纤维瘤；⑦心脏：横纹肌瘤；⑧骨骼：硬化性骨病灶；⑨肾脏之外的错构瘤，如肝血管平滑肌脂肪瘤等。TSC 患者不仅临床症状多样，而且在患者的成长过程中病灶的好发年龄段也不一致。因此必须强调 TSC 患者在任何科室就诊后，医生需要有意识对患者做好全面评估，至少需要对神经系统、皮肤、肾脏和肺做好重点评估。

一项针对 105 例 15 岁以上女性 TSC 患者的胸部 CT 研究显示，有 47.5% 的患者出现多发肺部囊状改变，21 岁以下人群的多发囊状改变发生率为 27%，而超过 40 岁人群的多发肺部囊状改变高达 81%，LAM 的风险每年增长约 8%。这项为期 12 年的观察数据还显示，在 TSC-LAM 的患者中，有 63% 的患者会出现呼吸症状，12.5% 的患者因为 LAM 死亡。这项研究说明了在 TSC 成年女性患者中，LAM 不仅发生率高，发生率还会随病程延长而增高，同时也存在相当高的致死率，需要引起高度重视。

二、临床表现

1. **女性 LAM**　TSC 最常见的肺部表现为 LAM，在胸部高分辨率 CT（high resolution CT，HRCT）上表现为双肺弥漫性薄壁囊状改变（图 7-2-1）。LAM 的发生与性别和年龄有很强的相关性，绝大部分发生于成年后的女性。男性 TSC 患者也可以出现双肺多发的囊性改变，但不仅发生率低，而且程度也轻，较少在男性患者导致呼吸症状。

LAM 的临床症状与肺部病变的广泛程度相关，轻者常无明显症状，随着肺部病变的进展可以出现程度不一的呼吸困难。其他呼吸症状可包括咳嗽、咳痰或咯血。咯血通常为少量，可以成为患者就诊的首发症状。LAM 患者发生明显咳痰的概率并不高，如果出现明显的咳痰症状，需要留意是否为乳糜痰。乳糜痰是由于肺内淋巴回流障碍导致淋巴液渗出到管腔所导致，有时还可以形成塑形痰（塑形性支气管炎，又称纤维素性支气管炎）。

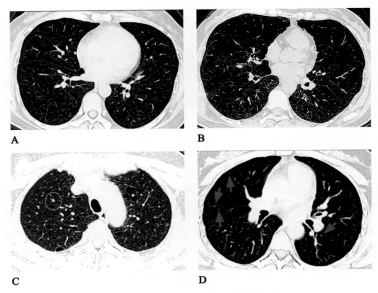

图 7-2-1　TSC 的肺部影像学表现

A.TSC 患者肺内典型多发囊状结构（TSC-LAM）；B.TSC-LAM 的非典型的表现，在小囊基础背景上，可见较大的囊（直径 >2 cm）：约见于 20% 的 TSC-LAM 患者；C.TSC 患者多发囊状影与微小磨玻璃结节（白圈内显示，MMPH）同时出现；D. 无肺部囊状影的 TSC 患者双肺存在多发 MMPH。

LAM 患者在疾病进展到严重阶段后会出现严重肺功能下降，严重活动受限和依赖吸氧，部分患者需要肺移植治疗。

LAM 常出现胸膜并发症，如反复发生的自发性气胸或反复发生的难治性乳糜胸。不管是 TSC-LAM，还是 S-LAM，气胸都是最需要引起关注的临床表现之一。患者出现突发呼吸困难时需要警惕气胸的发生。一项注册登记研究显示，S-LAM 和 TSC-LAM 在入组基线评估时气胸发生率分别为 56.9% 和 47.1%；胸腔积液的发生率两者差别比较明显，分别为 23.5% 和 5.9%。

TSC-LAM 与 S-LAM 在临床特征上总体非常相似，但也存在一些差异（表 7-2-1）。首先，TSC-LAM 是遗传病，但 S-LAM 不是。TSC-LAM 主要为 *TSC2* 基因变异，也有少部分患者为 *TSC1* 基因变异，但均是胚细胞发生了致病变异，具有遗传性。S-LAM 病变组织几乎均为 *TSC2* 基因变异，是体细胞发生变异，不属于遗传性疾病。其次，两者均可以发生肾 AML，但 TSC 患者的肾 AML 不仅发生率高（约 90%），而且程度更重。另外，S-LAM 仅约 30% 合并肾 AML。总体而言，TSC-LAM 症状轻，这也是导致肺部筛查被忽视的原因之一。但 TSC-LAM 的肺功能下降趋势与 S-LAM 相似，也会发展到严重的呼吸症状，需要尽早发现和及时治疗。最后，TSC-LAM 常伴有肺部多发结节性病灶，S-LAM 发生多发肺部结节的概率非常低。

表 7-2-1 TSC-LAM 和 S-LAM 的区别

区分点	TSC–LAM	S–LAM
基因	*TSC1* 和 *TSC2* 生殖细胞突变，*TSC2* 突变更常见	受累器官体细胞 *TSC2* 突变：肺 LAM 和肾脏 LAM（*TSC1* 突变罕见）
流行病学	发病年龄更早，可有男性患者（症状轻微）	中青年女性，几乎仅见于女性
临床表现	症状较轻，通常为自发性气胸	气短，自发性气胸，或偶然发现的肺部囊性灶
影像	较为轻微的囊性肺病，可与 MMPH 共存，肝脏和肾脏 AML（尤其是双肾 AML）更常见，出现胸部外的 TSC 受累表现	肺囊性灶范围更广，乳糜胸更常见
肺生理改变	肺功能通常正常或轻度受损，可能出现气流阻塞和弥散异常	更容易出现气流阻塞和弥散异常，部分表现为正常肺功能
血清 VEGF-D	超过 95% 出现升高（>800 pg/ml），血清浓度更高	约 60%～70% 的患者出现升高（>800 pg/ml）
mTOR 抑制剂适应证	对于肺的 LAM，适应证和 S-LAM 相同，若有胸外病变也可成为适应证	存在肺功能异常的 LAM 患者，或伴有乳糜胸的部分患者
预后	多数患者症状轻微	重症患者更多，部分需要肺移植

欧洲呼吸学会（European Respiratory Society，ERS）指南建议：对年满 18 岁的女性 TSC 患者，需要常规通过胸部 HRCT 筛查；对于有呼吸症状的 TSC 患者，胸部检查不受年龄和性别的限制。

2. 男性 LAM 男性 LAM 罕见，文献报道的数量很少，在 2022 年发表的一篇综述中，收集了文献发表的共 36 例男性 LAM 病例，其中 TSC-LAM 9 例。临床表现与女性 LAM 相似。

在一项包括 186 例成年 TSC 患者的胸部 CT 研究中，91 例为男性 TSC 患者。研究发现全部患者中 28% 出现多发肺部薄壁囊状改变。在女性和男性 TSC 患者中，肺部多发薄壁囊状改变的发生率分别为 42% 和 13%。总体上，女性患者与男性相比，肺部囊状改变的数量更多，囊泡的体积也更大。这项研究虽然没有对男性肺部囊状改变的病理基础进一步研究，但可以推测，男性 TSC-LAM 的发生率要比预想得高很多。

目前，女性 TSC 患者如果有符合 LAM 的胸部 CT 改变，可以依据临床表现诊断 TSC-LAM；但对于男性 TSC 患者，肺部出现多发囊状改变时诊断 LAM 依然需要非常慎重，因为 TSC 男性患者肺部囊状病变的病理学研究比较缺乏。临床可以参照 LAM 来管理出现肺部多发囊状病变的男性 TSC 患者，但尚无共识确定是否可以根据胸部 HRCT 的表现来诊断男性 TSC-LAM。

三、诊断与鉴别诊断

1. 胸部 HRCT　TSC-LAM 主要是在 CT 检查时发现的，有呼吸症状的患者检查胸部 CT，或 TSC 患者常规筛查，或偶然的胸部 CT 查体，可以发现特征性的胸部多发囊状改变（见图 7-2-1A、C）。HRCT 是 LAM 最常用的影像诊断方法。与普通胸部 CT 扫描相比，HRCT 能够更加清晰地展示肺部囊性病变。LAM 的肺部囊性病变表现为均匀分布的体积较小的薄壁囊状影。TSC 成年女性患者如果出现肺部典型或符合 LAM 特征的肺部囊状改变，TSC-LAM 的临床诊断可以确立，无须进一步获得肺部病理证据。

在胸部 HRCT 上，除了 LAM 改变，还可以发现多发非钙化结节，对应的病理改变是 MMPH。LAM 和 MMPH 可以同时存在（见图 7-2-1C），或分别单独出现。

LAM 患者在出现气胸和乳糜胸等并发症时，可以在胸部 CT 上有所发现。纵隔淋巴结肿大很少见。主肺动脉段增宽（提示肺动脉高压）可出现在重症患者。

2. 血管内皮生长因子 D　除了胸部 HRCT 外，另一个有助于 LAM 诊断的是血清血管内皮生长因子 D（vascular endothelial growth factor D，VEGF-D）。VEGF-D 与淋巴管形成密切相关，是 LAM 的血液诊断生物标志物。血清 VEGF-D 超过 800 pg/ml 有助于诊断 LAM。有趣的是，在 TSC 患者肺部有 LAM 和没有 LAM 的两组患者中，TSC-LAM 的 VEGF-D 显著增高而没有 LAM 的 TSC 患者中血清 VEGF-D 并不增高，所以 VEGF-D 不仅有助于散发 LAM 的诊断，也有助于 TSC-LAM 的诊断。

3. 病理诊断　前文提到，LAM 的诊断并不依赖病理，但病理是 LAM 诊断的金标准。LAM 患者的肺部出现多发或弥漫的肺囊状改变，在大体标本上可以清楚呈现。显微镜下的 LAM 主要表现为两种特征，一种是肺部囊状病灶，另一种就是特征性的簇状平滑肌样的肿瘤细胞，免疫组织化学染色 HMB45 和 SMA 阳性。此外，雌激素和孕激素受体也常呈现阳性。

4. 基因诊断　TSC 是一种遗传性疾病，其遗传学特征为胚系 TSC1 或 TSC2 基因变异，血液基因学检查是重要的诊断方法。S-LAM 虽然血液中没有 TSC2 基因变异，但在组织标本中可以检出体细胞的 TSC2 基因变异。

5. 鉴别诊断　典型的 TSC 肺部表现包括 LAM 和 MMPH，诊断上并不困难，但临床需要做好与其他肺部囊状改变和肺部多发结节的鉴别诊断。例如，Birt-Hogg-Dubé 综合征和肺部朗格汉斯细胞组织细胞增生症的肺部囊状改变在肺内分布是不均匀的，囊的形状也不规则。典型的 Birt-Hogg-Dubé 综合征囊泡总体上数量少，体积大，不规则，主要分布于纵隔旁和基底部胸膜下；肺部朗格汉斯细胞组织细胞增生症的囊泡主要分布于中上肺，而在下肺部比较轻，囊的形状虽然不大，但很不规则，常伴有较多结节。导致肺部囊状病变的病因还有很多，临床诊断时需要注意鉴别诊断。鉴别诊断需要基于详细的病史采集和全面的查体、胸部影像学特征的分析、肺外表现、实验室检查，包括针对遗传病的基因检测，以及必要时的病理学检查。

目前临床上的困惑主要是因为不熟悉 TSC 和 LAM 的肺部表现特征。在此需要说明的是，LAM 和 MMPH 虽然有病理诊断的金标准，但在临床并不依赖病理诊断，病理不是诊断所必需的。另外还需要强调，TSC 是一种全身多系统的疾病，需要有整体观，综合多系统的临床表现才可以作出准确的诊断和评估。

6. TSC-LAM 的筛查　HRCT 是诊断 LAM 最精确的影像学检查方法，对于临床怀疑 LAM 的患者，应推荐行 HRCT 检查以进一步明确诊断，扫描方案推荐采用薄准直器，高空间分辨重建算法，采集方式为连续扫描，准直 1 mm，间距 1 mm。欧洲呼吸学会建议对于 TSC 女性患者，应在其 18 岁时进行胸部 HRCT 检查以筛查肺部病变，若为阴性则可在 30～40 岁时再进行一次检查。对于确诊的 TSC-LAM 患者而言，临床上往往需要定期随访来评估囊的变化并评价治疗反应，为避免 HRCT 带来的高电离辐射，可使用低剂量 CT 进行随访。磁共振以及超声等技术由于在肺组织的成像上不具备优势而应用甚少。对于有呼吸症状，包括活动后呼吸困难、突发的呼吸困难、咳嗽、咳痰和咯血、气胸或胸腔积液等，需要及时胸部 HRCT 评估。

四、评估与随访

1. 胸部 HRCT　胸部 HRCT 是胸部影像学的重要评估手段，也是评估疾病严重程度的非常直观的指标。胸部 CT 显示肺部囊状改变的程度与疾病进展也密切相关。一项 LAM 队列研究数据显示，以肺功能指标第一秒用力呼气容积（forced expiratory volume in one second，FEV_1）的年下降量作为疾病进展指标，病变面积超过 2/3 的患者 FEV_1 每年下降量会比病变面积小于 2/3 的患者高出 67.11 ml（95% CI：−99.92～−34.30 ml）。这项研究结果对 TSC-LAM 具有同样的参考意义。

2. 血清 VEGF-D　血清 VEGF-D 不仅用于诊断，也与疾病的严重度和疾病进展相关。在西罗莫司治疗后 VEGF-D 水平降低；VEGF-D 的水平高低还与 LAM 的死亡风险相关。动态观察可以了解疾病的严重度变化和评估药物治疗反应。

3. 肺功能　目前研究显示，不管是 S-LAM 还是 TSC-LAM，肺功能会呈现相似的下降的趋势，而单纯的 MMPH 不伴有肺功能的明显下降。肺功能检查，包括通气功能和支气管舒张试验、肺容量以及弥散功能，都是非常重要的评估内容，并需要定期随访其变化，以了解病情变化和指导治疗。FEV_1 和弥散功能与患者肺部病情严重度密切相关。

4. 血氧指标　动脉血气和脉搏氧饱和度主要用于评估机体氧合水平。轻症患者通常不伴有低氧血症。在 LAM 患者病变严重阶段，低氧血症较为常见。

5. 6 分钟步行试验　6 分钟步行试验（6 minute walking test，6MWT）用于评估患者的运动能力，可以作为肺功能评估的一个辅助指标。对于患者来说，最直接的感受是呼吸困难和运动能力下降。6MWT 可以通过 Borg 呼吸困难量表和 6 分钟内步行距离评估患者的运动能力受损程度。

6. 评估周期　通常 TSC 患者的随访和评估周期为 3～6 个月一次，主要随访内容包括患者的临床表现、并发症、合并症、治疗方案（西罗莫司及其他治疗）、疗效和不良反应等。胸部 HRCT 和 VEGF-D 一般每 12 个月评估一次，或在呼吸症状变化时检查；若肺部评估稳定，可延长评估周期。肺功能和 6MWT 评估可以每 6～12 月评估一次。推荐患者自备脉搏血氧检测仪，了解脉搏氧饱和度的变化。在症状发生变化，或治疗发生变化时，随访计划需要随时调整。

五、治疗

TSC-LAM 的治疗包括基础治疗、针对 TSC-LAM 的治疗和针对气胸及乳糜胸等并发症的治疗。

（一）基础治疗与日常生活注意事项

1. **禁烟**　如果患者吸烟，必须戒烟并避免被动吸烟。

2. **预防肺部感染**　推荐按计划接种流行性感冒病毒疫苗、肺炎球菌疫苗和新型冠状病毒疫苗。

3. **康复**　对于肺功能下降的患者，推荐参加呼吸康复计划，通过以运动康复为主要内容的康复计划，增加患者的心肺功能和运动能力。

4. **饮食**　推荐少盐和低脂饮食。如果患者有乳糜胸或乳糜腹水，在乳糜胸还没有恢复的时候，需要严格限制油脂摄入。

5. **关于飞机旅行**　飞机旅行时气胸发生风险有轻微增加，但不限制 LAM 患者的飞机旅行。需要注意的是，在气胸发生后以及没有完全恢复前，需要避免飞机旅行。另外对于依赖氧疗的 LAM 患者，飞机旅行也需要慎重，并提前与航空公司联系确认飞行中的注意事项。

6. **关于妊娠**　妊娠决定需要非常谨慎，其风险包括妊娠过程中呼吸困难加重、气胸、肾 AML 自发出血等并发症，以及自然流产、胎儿发育障碍等。TSC 属于遗传性疾病，必须做好遗传咨询和妊娠前和妊娠中的检查。

7. **关于雌激素类药物和食物**　对 LAM 患者是需要避免雌激素类药物和食物。

8. **关于家庭氧疗**　静息状态下动脉血氧分压低于 55 mmHg 或动脉氧饱和度低于 88％，或者在有肺动脉高压、心功能不全或红细胞增多情况下动脉血氧分压低于 60 mmHg，推荐长期家庭氧疗。对于需要长期氧疗的患者，为了出门方便，建议准备好便携式吸氧装置。

9. **心理支持**　LAM 患者常需要社会交往和心理医学支持，对于大部分患者，他们的正常生活和工作并没有因为疾病有明显的限制，鼓励患者尽可能正常地融入社会和生活。

10. **家庭成员的筛查**　笔者推荐 TSC 患者需要对父母和子女等家庭成员进行医学和遗传筛查，了解家庭成员中有无 TSC 患者。如果发现有其他成员有 TSC，同样需要规范化系统评估和治疗。

（二）哺乳动物雷帕霉素靶蛋白抑制剂治疗

不管是 S-LAM、TSC-LAM，还是单纯 TSC，*TSC1* 或 *TSC2* 基因变异是关键的分子机制。TSC1/TSC2 复合物功能异常导致下游的哺乳动物雷帕霉素靶蛋白（mammalian target of rapamycin，mTOR）过度活化，因此，mTOR 抑制剂成功用于 TSC 和 LAM 的治疗。

目前常用的 mTOR 抑制剂包括两种：西罗莫司和依维莫司。两者均在 TSC 和 LAM 获得成功应用并获得良好的治疗效果。西罗莫司治疗 LAM 的临床研究数据更多，而依维莫司治疗 LAM 的临床研究非常有限。西罗莫司在美国、日本、欧盟等国家和地区获得了治疗 LAM 的适应证，在我国属于超适应证使用。依维莫司获得了治疗 TSC 患者 AML 和 SEGA 的适应证。患者在选择 mTOR 抑制剂治疗时，仅需选择其中一种药物就可以，通常会考虑到使用经验、药物的可及性、费用和不良反应等因素。西罗莫司对 TSC 的其他临床问题，如 AML 和 SEGA 具有和依维莫司相似的治疗效果。因此，在已经启用了其中任何一种药物治疗后，如无特殊原因，可以延续已有的治疗。

西罗莫司的常用起始剂量为 1～2 mg/d，需要根据疗效、不良反应和血液药物谷浓度监测等调整治疗药物的剂量。推荐的目标血液药物谷浓度为 5～10 ng/ml。

在出现以下情况时，需要考虑停用西罗莫司：①药物过敏；②重度或严重不良反应；③间质性肺炎；④严重感染；⑤手术前 14 天或急诊手术前，手术创伤完全愈合前；⑥妊娠前 12 周，或发现妊娠，至哺乳期结束。其中出现药物过敏或重度及严重不良反应的应避免使用西罗莫司或依维莫司。

西罗莫司对肾 AML 和 SEGA 具有显著的治疗效果。对于肺部 LAM，西罗莫司可以有效改善或稳定患者的肺功能，阻止肺功能的继续下降。西罗莫司对于 LAM 相关并发症气胸和乳糜胸也有非常显著的效果，可以将首次气胸的复发风险下降约 80%。更重要的是，对于包括 S-LAM 和 TSC-LAM 在内的患者，西罗莫司治疗可显著改善患者的长期预后，降低患者的死亡风险。

（三）TSC-LAM 并发症的治疗

1. 气胸 需要告知患者气胸发生的风险、症状和应对方式。对于首次发生的自发性气胸，推荐使用胸膜固定术减少未来发生气胸的风险。胸膜固定术增加肺移植时的手术难度，但不是肺移植的禁忌证。另外，mTOR 抑制剂治疗可降低气胸复发的风险。

2. 乳糜胸 乳糜胸发生后，需要采用低脂饮食或中链脂肪酸替代的饮食，以及采用西罗莫司或依维莫司治疗。

3. 重症 LAM LAM 患者如果出现严重呼吸困难或低氧，需要给予相应的治疗。可选用支气管扩张剂缓解呼吸困难症状，对于有氧疗指征的患者建议长期家庭氧疗。运动严重受限或依赖氧疗的患者，推荐评估肺移植治疗。

六、预后

1. LAM 的预后 关于 TSC-LAM 的长期预后的研究不多，但一项研究显示 12 年观察中患者的病死率为 12.5%，这个指标和散发的 LAM 相似。另外一项研究包括了 23 例 S-LAM 和 29 例 TSC-LAM，FEV_1 年下降率在两组并未发现显著差异。Zak 等研究了 TSC-LAM 患者的预期寿命，发现 TSC 患者有 LAM 的和没有 LAM 的预期寿命分别为 63 岁和 70.5 岁。以上研究说明 LAM 是影响 TSC 患者长期预后的一个重要原因。北京协和医院的一项以 S-LAM 为主的 LAM 队列研究数据显示，8 年生存率为 87.1%。基线评估指标中，与疾病进展相关的因素包括：CT 显示的病变严重度和 VEGF-D 水平，西罗莫司治疗显著延缓了疾病进展。基线肺功能、VEGF-D 水平和生活质量与死亡风险相关，而西罗莫司治疗将死亡风险降低了 85%。

在过去十多年中，LAM 的预后因为西罗莫司的出现而显著改善。进一步改善 LAM 患者的预后还有很多工作需要做好，如早期诊断并更早地启动治疗，全面精准地评估病情并给予精准化的疾病治疗，并发症的处理，重症患者的支持治疗，肺移植以及新的治疗方法的研究等。虽然缺少研究数据，但依维莫司治疗预计可以获得与西罗莫司相似的治疗效果。

2. 减少漏诊和误诊　当前漏诊及误诊的主要原因是大部分临床医师对 TSC 缺乏认识以及患者在各科就诊时多学科的支持不足。除了让更多的医生了解到 TSC 这个病，在重点科室加强培训是很重要的，特别是神经科、皮肤科、泌尿外科和呼吸科。TSC 有很多特征性的临床表现，在了解后诊断并不困难。另外，TSC 是遗传性疾病，虽然临床诊断不依赖基因诊断，但基因诊断仍是很重要的评估内容。另外多学科评估（MDT）显然对于 TSC 是特别重要的。MDT 的实施不仅可以解决临床问题，也是多学科共同提高认识和提高诊治水平的过程。

七、病例报告

1. **基本资料**　患者，49 岁女性，因"反复活动后气短 10 个月余"入院。

2. **现病史**　入院前 10 个月左右，患者无明显诱因出现咳嗽症状，伴活动后气短，考虑为"气道高反应"，经验性给予口服甲氧那明、孟鲁司特等治疗，未进一步行相关检查。入院前 2 个月，患者再次出现咳嗽、活动后气短，胸部 X 线检查显示左侧大量气胸（图 7-2-2A），予左侧胸腔闭式引流 5 天后复查胸片左肺复张可，拔除胸腔闭式引流。入院前 1 个月，患者因气短加重检查胸部 CT 发现双肺实质可见多发薄壁囊性改变（图 7-2-2B），肺内多发结节，左侧液气胸（图 7-2-2C），予以左侧胸腔闭式引流后收入笔者所在科室。

3. **既往史**　患者 3 岁曾有癫痫史，17 岁开始出现面部皮疹和皮肤异常，35 岁体检发现双肾血管平滑肌脂肪瘤。否认高血压、冠心病、糖尿病等慢性疾病病史。否认吸烟饮酒史。育有 1 女，体健；家族史无特殊提示。

4. **入院查体与检查**　生命体征平稳，面部可见两侧颧部分布为主的多发结节样红色皮疹，高于皮肤表面（图 7-2-2G），左肘部可见色素脱失斑（图 7-2-2H），双足趾甲周可见光滑突起，甲纵沟显著（图 7-2-2I）。入院后血常规、生化等一般检查大致正常，完善头颅 MRI 可见侧脑室室管膜下多发长 T_1、短 T_2 结节（图 7-2-2D、E，红色箭头），腹盆腔 CT 可见双肾多发血管平滑肌脂肪瘤（图 7-2-2F），骨骼多发高密度影。全血 *TSC1/TSC2* 外显子二代测序 + 多重连接探针扩增技术（MLPA）检测发现 *TSC2* 基因致病变异：*TSC2*（NM_000548）：c.235G>T，杂合无义变异 [美国医学遗传学与基因组学学会（ACMG）致病性判定：致病]。

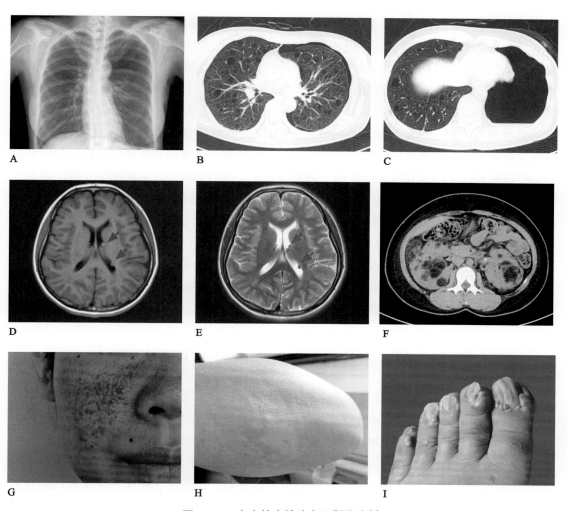

图 7-2-2　患者的皮肤改变及影像资料

A. 患者首次气胸时胸片，可见左侧大量气胸；B. 患者第二次气胸时胸部 CT，可见左侧气胸，双肺多发薄壁囊状改变；C. 第二次气胸时的左侧液气胸；D. 头部 MRI 的 T_1 像可见侧脑室多发室管膜下结节（红色箭头）；E. 侧脑室结节在 T_2 像表现为低信号；F. 腹部 CT 平扫可见双肾多发血管平滑肌脂肪瘤；G. 面部血管纤维瘤；H. 左肘部色素脱失斑；I. 足趾甲周血管纤维瘤，趾甲可见甲纵沟。

5. **诊断与治疗**　临床及基因学确诊结节性硬化症（TSC），合并肺部淋巴管肌瘤病（LAM），TSC-LAM 诊断明确。入院后胸腔引流管接闭式引流水封瓶，因肺复张改善不明显，尝试更换粗胸腔闭式引流管，患者肺复张后多次尝试夹闭引流，但 24～48 小时内均有气胸复发。遂决定全麻下采用非外科胸腔镜行左侧胸腔探查及胸膜摩擦固定术，术后肺复张良好出院。患者出院后 10 天左侧气胸复发，再次行胸腔闭式引流，并予以 50% 高糖溶液 100 ml 胸膜固定，以及负压吸引等治疗，气胸恢复。气胸恢复后服用西罗莫司 2 mg/d 治疗，随访 4 年患者未再发生气胸。

6. **病例分析** 本次呼吸系统表现出现前,患者已出现神经系统异常(癫痫)、皮肤改变及双肾血管平滑肌脂肪瘤,但由于当时对疾病认识不足,未能及时发现症状背后的TSC。这也反映了目前TSC的诊断现状,可能存在较高的漏诊率。特别是成年人诊断的TSC大部分是有漏诊或误诊经历的。其次,患者首次出现气胸时进行胸部X线检查虽能准确发现气胸,但不能清晰显示肺部多发囊状改变,因此单纯胸部X线检查容易漏诊肺部的囊状病变,对于肺部可能受累的TSC患者应行胸部高分辨率CT(HRCT)检查评估肺部受累情况。该患者经历气胸后,气胸复发较为频繁,恢复病程较长,治疗过程中从最初的传统胸腔闭式引流到电视胸腔镜下胸膜固定术、高糖胸膜腔注射胸膜固定等一系列气胸治疗和预防复发措施,再加上充分的外科引流才逐渐稳定恢复。TSC-LAM患者的气胸风险始终存在,即便应用了外科胸膜固定术,气胸的复发风险也依然比较高。现有证据显示,西罗莫司治疗能有效降低LAM患者气胸的复发风险,该患者术后稳定后长期服用西罗莫司治疗,不仅对TSC多系统受累有治疗作用,而且4年内气胸未再复发,联合使用胸膜固定术和西罗莫司可能会给患者带来更优的预防气胸复发效果,西罗莫司可能为TSC-LAM患者气胸复发的预防治疗提供了新的方法。

第三节 多灶性微结节肺泡上皮细胞增生

1. **流行病学** 根据相对大型的TSC筛查数据,多灶性微结节肺泡上皮细胞增生(multifocal micronodular pneumocyte hyperplasia,MMPH)出现在约28%~71%的TSC患者中,其发生率与是否有LAM无明确关联,男女受累概率相仿。

2. **临床表现** MMPH几乎仅与TSC相关,罕见于不伴TSC的个体。在临床上,MMPH通常不引起任何症状,病变也不会进一步发展。如果出现症状,主要表现为呼吸困难,咳嗽,轻中度缺氧等。Konno等回顾性分析了8例MMPH至少4年(4~13年)的随访资料,发现肺内MMPH大小并没有明显变化。MMPH偶有快速进展的报道。TSC相关MMPH通常没有症状,在胸部检查时被发现。

3. **影像学表现** 表现为双肺多发非钙化结节(见图7-2-1C、D),在男性和女性均可出现,在女性患者可以和LAM改变同时存在,也可单独出现。MMPH是Ⅱ型肺泡上皮细胞异常增殖形成的多个微小肺结节,在HRCT上,MMPH表现为双肺多发或弥漫微小结节,直径约2~14 mm,以实性结节和/或磨玻璃结节多见。目前尚未发现MMPH在HRCT上存在一致的空间分布特征。MMPH可与TSC-LAM共存(见图7-2-1C),也可以单独存在(见图7-2-1D)。Muzykewicz等对73例TSC患者的胸部CT资料分析,MMPH出现于超过一半的TSC患者。实性结节占26%,磨玻璃样结节占7%,实性和磨玻璃结节同时存在占67%。平均随访2年多没有发现结节大小和数量的明显变化。

4. **病理表现** MMPH如其名称所描述,为多灶性微结节肺泡Ⅱ型上皮细胞增生,常表现为沿肺泡间隔的多中心、界限分明的结节状增殖,伴有不同程度的肺泡间隔纤维增厚。与LAM细胞簇不同,其HMB45染色阴性,但pS6免疫染色呈阳性。

5. 治疗　现有观察性数据显示，MMPH 在数年时间内通常保持稳定，且很少有临床症状。因此一般无需特殊处理，但 TSC 患者需要动态观察肺内结节的大小变化，如有肺内结节明显增大，可进一步评估其原因和治疗。最近一项研究首次报道，一名 25 岁 TSC 男性患者在接受 mTOR 抑制剂治疗 1 年后，MMPH 数量及大小均有减少和减小。mTOR 抑制剂治疗 MMPH 的疗效需要更多数据的支持与评估。

（编写：徐凯峰　张妙颜　程重生　张伟宏　徐文睿；

审核：梁树立　郭　刚）

参考文献

[1] GAO N, ZHANG T, JI J, et al. The efficacy and adverse events of mTOR inhibitors in lymphangioleiomyomatosis: systematic review and meta-analysis[J]. Orphanet J Rare Dis, 2018, 13(1): 134.

[2] HARARI S, CASSANDRO R, TORRE O. The ATS/JRS guidelines on lymphangioleiomyomatosis: filling in the gaps[J]. Am J Respir Crit Care Med, 2017, 196(5): 659-660.

[3] HU S, WU X, XU W, et al. Long-term efficacy and safety of sirolimus therapy in patients with lymphangioleiomyomatosis[J]. Orphanet J Rare Dis, 2019, 14(1): 206.

[4] JOHNSON S R, CORDIER J F, LAZOR R, et al. European Respiratory Society guidelines for the diagnosis and management of lymphangioleiomyomatosis[J]. Eur Respir J, 2010, 35(1): 14-26.

[5] KONNO S, SHIGERMURA M, OGI T, et al. Clinical course of histologically proven multifocal micronodular pneumocyte hyperplasia in tuberous sclerosis complex: a case series and comparison with lymphangiomyomatosis[J]. Respiration, 2018, 95(5): 310-316.

[6] MCCORMACK F X, GUPTA N, FINLAY G R, et al. Official American Thoracic Society/Japanese Respiratory Society clinical practice guidelines: lymphangioleiomyomatosis diagnosis and management[J]. Am J Respir Crit Care Med, 2016, 194(6): 748-761.

[7] MCCORMACK F X, INOUE Y, MOSS J, et al. Efficacy and safety of sirolimus in lymphangioleiomyomatosis[J]. N Engl J Med, 2011, 364(17): 1595-1606.

[8] MUZYKEWICZ D A, BLACK M E, MUSE V, et al. Multifocal micronodular pneumocyte hyperplasia: computed tomographic appearance and follow-up in tuberous sclerosis complex[J]. J Comput Assist Tomogr, 2012, 36(5): 518-522.

[9] XU K F, TIAN X, RYU J H. Recent advances in the management of lymphangioleiomyomatosis[J]. F1000Res, 2018, 7: F1000 Faculty Rev-758.

[10] XU K F, TIAN X, YANG Y, et al. Rapamycin for lymphangioleiomyomatosis: optimal timing and optimal dosage[J]. Thorax, 2018, 73(4): 308-310.

[11] XU K F, XU W, LIU S, et al. Lymphangioleiomyomatosis[J]. Semin Respir Crit Care Med, 2020, 41(2): 256-268.

[12] 中华医学会呼吸病学分会间质性肺疾病学组，淋巴管肌瘤病共识专家组，中国医学科学院罕见病中心，等. 西罗莫司治疗淋巴管肌瘤病专家共识（2018）[J]. 中华结核和呼吸杂志，2019，42（2）：92-97.

[13] NORTHRUP H, ARONOW M E, BEBIN E M, et al. Updated international tuberous sclerosis complex diagnostic criteria and surveillance and management recommendations[J]. Pediatr Neurol, 2021, 123: 50-66.

[14] XU W, YANG C, CHENG C, et al. Determinants of progression and mortality in lymphangioleiomyomatosis[J]. Chest, 2023, 164(1): 137-148.

[15] CHENG C, XU W, WANG Y, et al. Sirolimus reduces the risk of pneumothorax recurrence in patients with lymphangioleiomyomatosis: a historical prospective self-controlled study[J]. Orphanet J Rare Dis, 2022, 17(1): 257.

[16] ZHANG H, HU Z, WANG S, et al. Clinical features and outcomes of male patients with lymphangioleiomyomatosis: a review[J]. Medicine (Baltimore), 2022, 101(52): e32492.

[17] DI MARCO F, TERRANEO S, DIAS O M, et al. Natural history of incidental sporadic and tuberous sclerosis complex associated lymphangioleiomyomatosis[J]. Respir Med, 2020, 168: 105993.

[18] ZAK S, MOKHALLATI N, SU W, et al. Lymphangioleiomyomatosis mortality in patients with tuberous sclerosis complex[J]. Ann Am Thorac Soc, 2019, 16(4): 509-512.

第八章

结节性硬化症相关
眼部疾病

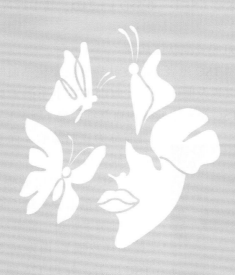

结节性硬化症（tuberous sclerosis complex，TSC）常累及皮肤、脑、眼、心脏、肺、肾等多个器官，其临床表型具有高度异质性，因病变部位的不同而复杂多样，症状严重程度不一。多数患者的眼部临床表现轻微，无特异性，且出现在不同的年龄段，因此诊断常被忽略。

TSC 患者最常见的眼部病变为视网膜错构瘤，文献报道发病率为40%～86%，发病率的差异与使用不同的检测方法密切相关。除视网膜错构瘤为诊断的主要指征外，其他面部和眼睑病变也应当引起注意，如眼部的血管纤维瘤、虹膜异常、晶状体和脉络膜缺损、斜视、睫毛白化征、视乳头水肿等。

第一节　屈光状态、眼睑与虹膜病变

（一）TSC 患者的屈光状态

TSC 患者的屈光状态尚无大样本的流行病学研究结果。目前研究显示以正视和轻度近视多见。Rowley 等检测了80例平均年龄27岁（2～76岁）的 TSC 患者，发现等效球镜（SE）= −0.17D ± 2.09D，其中近视占27%，远视占22%，散光占27%。国内学者对18例年龄11个月～14岁（平均7.12 ± 3.33岁）的 TSC 儿童中的14例患者进行盐酸环喷托酯滴眼液散瞳验光，等效球镜（SE）= −0.55D ± 1.21D，其中近视占25%，远视占10.7%，正视占64.3%，散光占39.3%。

（二）TSC 相关眼睑、虹膜及晶状体病变

1. TSC 相关眼睑病变　TSC 患者眼睑皮肤病变主要包括血管纤维瘤及皮肤色素脱失斑，多发生于颜面部，可以累及眼睑。其在眼部的发生率尚未见大样本的流行病调查研究。有文献报道27.8%的 TSC 患者眼睑发现血管纤维瘤（图8-1-1），以往也把这种血管纤维瘤称为皮脂腺瘤，而11.1%的患者发现眼睑部色素脱失斑。

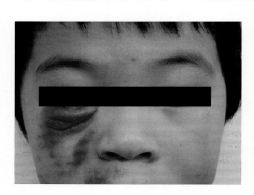

图8-1-1　TSC 患者眼睑的血管纤维瘤

TSC 患者的皮肤损害为诊断的主要依据之一，包括色素脱失斑、面部血管纤维瘤、鲨鱼皮斑、咖啡牛奶斑、额部纤维性斑块、Confetti 样斑（斑斓样皮损）、白发病等。有研究调查了131例 TSC 患者，发现126例（占96%）有皮肤病变。色素脱失斑在 TSC 皮肤损害中最常见，为白色，与周围皮肤界限清楚，可位于眼部，随年龄增长而减轻，大部分患者成年后色素脱失斑可消失。

面部血管纤维瘤也可累及眼部，见于70%～75%的 TSC 患者，儿童发病率约为80%，病变由血管和结缔组织成分构成，通常在4～10岁后出现，呈对称性、散在、针头大小的粉红色或淡棕色斑丘疹样改变，质硬，压之不褪色，分布于面颊部及眼睑部，可随年龄增长数量增多并可融合成片，色素脱失斑和面部血管纤维瘤也可同时出现在眼部皮肤。需要注

意的是，累及眼部的纤维样斑块与颜面部神经纤维瘤病导致的皮肤病变容易混淆，综合考虑 TSC 的其他临床表现往往才能鉴别。

2. TSC 相关虹膜及晶状体病变　TSC 相关虹膜异常包括虹膜基质脱色素（类似于皮肤色素脱失斑）、不典型的虹膜缺损及晶状体脱位等表现（图 8-1-2）。

有文献报道了 2 例 TSC 儿童病例，1 例患儿因视网膜全脱离和继发新生血管性青光眼摘除眼球，另一例由于眼内占位引起全视网膜脱离、虹膜周边前粘连引起的继发新生血管性青光眼而摘除眼球。两例患者的组织病理学检查发现眼球内病变符合错构瘤的改变，其前房可见新生血管膜，错构瘤累及虹膜色素上皮质和睫状体形成结节样结构，临床可表现为瞳孔不规则。因此，错构瘤在虹膜新生血管形成的发展中具有重要意义。

文献报道 2 例患者经裂隙灯检查在瞳孔缘和虹膜卷缩轮附近发现有白色不规则结节，除此之外，另有 1 例患者虹膜卷缩轮的浅沟间可见碎雪花状白色沉积物，但发病原因尚有待进一步研究。

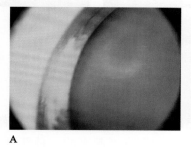 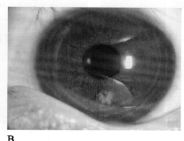

图 8-1-2　TSC 患儿的虹膜病变

A. 显示位于瞳孔缘的白色不规则结节；B. 显示虹膜卷缩轮的不规则白色结节。

8

TSC 影响晶状体的报道少见，Rajalakshmi 报道了一名 9 个月大的男性 TSC 患儿，左眼周可见色素脱失斑，左眼有致密性核性白内障，眼底可见视网膜星形细胞错构瘤。mTOR 活性可影响晶状体上皮和睫状体等眼周组织的发育，与常染色体显性遗传性白内障或眼前节发育不良有一定关联，而单眼发病的具体病因仍待商榷。

第二节　视网膜及视神经病变

（一）结节性硬化症相关视网膜病变

1. 视网膜错构瘤是 TSC 患者眼底最常见的临床表现　TSC 的视网膜病变中以星形细胞错构瘤最为常见，视网膜星形细胞错构瘤是 TSC 的特征性表现之一，也是临床诊断 TSC 的重要依据。由于检查方法的不同，其发生率存在很大差异（40%～86%）。视网膜错构瘤大部分见于 TSC，少数可见于神经纤维瘤病 I 型。视网膜错构瘤多不影响黄斑区和视神经，因此，绝大多数患者无视力损害症状，但也偶发因错构瘤导致视网膜脱离、玻璃体积血或巨大的视网膜病变致盲情况。文献报道将发现的视网膜错构瘤分为三型（图 8-2-1）：
Ⅰ型呈扁平羽毛状，Ⅱ型呈桑葚样伴有隆起钙化，Ⅲ型介于Ⅰ型和Ⅱ型之间。Rowley 等
对 100 例 TSC 患者进行了眼底和视力的检查，发现视网膜错构瘤的发生率为 40%，其中
34% 为双侧发病。瘤体多呈扁平的半透明样病变（占 70%），30% 患者同时存在多种形态
的视网膜错构瘤。

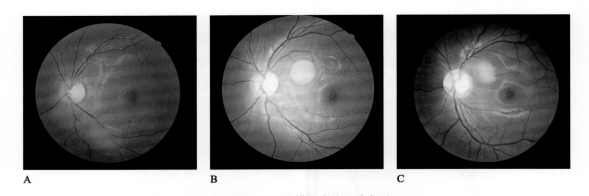

图 8-2-1 视网膜错构瘤的三种类型

A. Ⅰ型视网膜错构瘤，呈扁平羽毛状；B. Ⅱ型视网膜错构瘤，呈桑葚样伴有隆起钙化；C. Ⅲ
型视网膜错构瘤，介于Ⅰ型和Ⅱ型之间。

2. OCT 和 FFA 在视网膜错构瘤检测中的意义 光学相干断层扫描技术（optical
coherence tomography，OCT）是 20 世纪 90 年代初期发展起来的一种新型非接触性无创
光学影像诊断技术，是利用眼中不同组织对光（用 830 nm 近红外光）的反射性不同，通
过低相干性光干涉测量仪，比较反射光波和参照光波测定发射光波的延迟时间和反射强
度，分析出不同组织的结构及其距离，可观察眼前节，又能显示眼后节的形态结构。它对
黄斑部疾病的诊断有重要应用价值。目前 OCT 分为两大类：时域 OCT（TD-OCT）和频域
OCT（FD-OCT）。OCT 的分辨率是靠组织结构的发光性质不同对组织进行区分，早期的
TD-OCT 视网膜断层检查中真正较易明确区分的有神经上皮光带、色素上皮光带和脉络膜
光带，神经上皮质间的结构尚难分辨。而光谱 OCT（SD-OCT）是频域 OCT 的一种，可以
清楚分辨视网膜 10 层结构，扫描速度也显著提升，还可以行三维成像。OCT 的扫描方式
有水平、垂直、环形、放射状，以及不同角度的线性扫描，检查者可根据病变的部位、性
质以及检查目的来选择合适的扫描方式。

Mary 等分析了 132 名克利夫兰诊所的 TSC 患者和 907 例结节性硬化症协作组的 TSC
患者数据，发现视网膜脱色素斑（34.1%）和视网膜错构瘤（36.1%）的发生率没有显著
差异。此外，国内学者发现如果通过间接检眼镜散瞳检查 TSC 儿童的视网膜错构瘤，其
检出率为 70%；如果使用彩色眼底照相检查眼底视网膜错构瘤，检出率为 60%；红外
眼底照相检查视网膜错构瘤的检出率为 63.6%；而 OCT 检查视网膜错构瘤的检出率为
81.8%。从以上数据可以看出，在四种检测方法中，OCT 扫描检出率最高，检出视网膜错

构瘤数量最多。其次，红外眼底照相检出的视网膜错构瘤数目远多于彩色眼底照相，并且在这项研究中彩色眼底照相的拍摄角度为45°，红外眼底照相的拍摄角度为30°，红外眼底照相拍摄范围更窄而检出率更高，进一步说明红外眼底像检出率高于彩色眼底像。总之，三种检测方法中，OCT 扫描检出率优于红外眼底照相，红外眼底照相优于彩色眼底照相（图 8-2-2）。有学者使用 TD-OCT 扫描检测了 15 例成年 TSC 患者的眼底，发现多灶性类圆形的虫蚀斑病变，并可以见到高反射区造成的后方低反射区。其中，33% 的 TSC 患者病变累及视网膜全层，47% 的 TSC 患者由于病灶内层的高反射信号而无法分辨外层结构，27% 的 TSC 患者病灶处可见玻璃体牵拉视网膜，67% TSC 患者病灶存在钙化点及囊状改变，20% 的 TSC 患者病灶附近出现视网膜水肿或黄斑水肿。TD-OCT 检查可见星形细胞错构瘤形态主要为多灶性，类圆形，表现为丘状高反射信号病变，与视神经纤维层相连，高反射信号区域内部又可见点状低反射信号的空斑 - 虫蚀斑（moth-eaten）以及更高强度的点反射，此外，高反射信号区域下方可见低反射信号区域，类似于 B 型超声的声影，这些空光斑可能是瘤体内部钙化灶或囊性空腔（图 8-2-3）。因此，使用 OCT 扫描（单线和多线扫描、环扫方式）可清楚地显示病变的累及区域和视网膜详细结构，病变经常累及视网膜全层，包括视神经纤维层和视网膜色素上皮（retinal pigment epithelium，

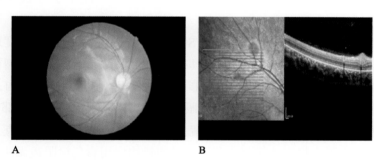

图 8-2-2 红外眼底照相、彩色眼底照相及 OCT 扫描检测视网膜错构瘤

A. 彩色眼底照相不能显示病变；B.OCT 扫描及红外眼底照相可检测到视网膜错构瘤。

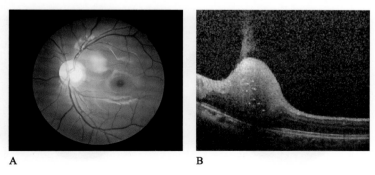

图 8-2-3 OCT 扫描检测视网膜错构瘤

A. 彩色眼底照相可检测到视盘颞上方视网膜错构瘤；B.OCT 扫描显示瘤体高反射区域内可见更高强度的点反射，高反射下方可见低反射区域。

RPE）层。早期的错构瘤仅仅影响视神经纤维层，而其他各层可不受累及。值得注意的是，儿童期的视网膜错构瘤很少出现视网膜水肿、黄斑水肿、渗出、出血、钙化等，与成人 TSC 的视网膜错构瘤表现不同。

　　Mennel 等学者研究发现 TSC 患者的视网膜星形细胞错构瘤易被荧光素眼底血管造影（fundus fluorescein angiography，FFA）及吲哚菁绿造影检查发现，尤其是Ⅰ型视网膜星形细胞错构瘤，早期单纯使用检眼镜很难发现其存在。因此，对于难以确诊的 TSC 患者，早期和晚期眼底 FFA 有助于诊断并区分视网膜星形细胞错构瘤三种病变类型。

　　3. 视网膜错构瘤不同类型的相关性　彩色眼底照相可以显示Ⅱ型视网膜错构瘤，表现为桑葚状伴渗出和钙化，往往容易和儿童期视网膜母细胞瘤相混淆，所以误诊为视网膜母细胞瘤而行眼球摘除的案例也偶见报道。两者之间的鉴别主要依赖于是否存在 TSC 的全身表现，必要时可以行 *TSC* 基因检测辅助确诊。研究表明儿童Ⅰ型视网膜错构瘤最常见，占比可达 72.2%，Ⅱ型视网膜错构瘤最少，仅占 5.6%。Shields 等发现成人中Ⅲ型视网膜错构瘤可达 86.7%，Ⅱ型为 13.3%。Zimmer 等对 37 例视网膜错构瘤的患者进行平均 16 年的随访，发现有 3 例患者出现瘤体增大并在其他部位出现新的瘤体，这说明视网膜错构瘤不是静止性病变。因此推测儿童期的视网膜错构瘤早期形态主要以膜状为主，表现为Ⅰ型，随着缓慢进展，出现层次性钙化，到了成年期主要表现为Ⅱ型。

　　总而言之，因为视网膜错构瘤是诊断 TSC 的主要指征之一，最大程度地检出视网膜错构瘤对于难以确诊 TSC 的疑难病例往往具有决定性意义。视网膜错构瘤可能位于视网膜周边部（图 8-2-4），与视网膜前膜相似，彩色眼底照相均显示为膜状结构，OCT 扫描显示为线状高反射区，然而通过散瞳后间接检眼镜检查可以发现视网膜周边部的病变，其检出率也会高于彩色眼底像。一般 TSC 儿童智力差，很多不能配合眼部检查，多数需要全麻下充分散瞳，仔细眼底检查才能避免漏诊。早期错构瘤用彩色检眼镜无法察觉，但怀疑 TSC 的患者可以使用红外眼底照相和 OCT 扫描再确定，其次可以使用 FFA 和吲哚菁绿造影协助诊断，来提高其检出率，而且儿童的眼底造影相对 OCT 操作更为简单便捷。此外，对已确诊眼部病变或有视觉症状的 TSC 患者，应每年行眼科评估。

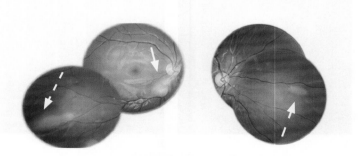

图 8-2-4　TSC 患者视网膜周边部的视网膜错构瘤

周边部的视网膜错构瘤双眼底照相，虚箭头所指为周边部的Ⅰ型错构瘤；实箭头所指为后极部Ⅲ型错构瘤。

（二）TSC 相关视神经病变

1. 累及视神经的错构瘤　视神经错构瘤及颅内压增高等可以影响 TSC 患者的视神经传导通路，TSC 的动物模型同样证实两者可以影响视觉传导通路。哈佛大学和加利福尼亚大学洛杉矶分校的研究人员对 16 例 TSC 患者与 18 例正常年龄对照组的研究发现 TSC 患者（12 个月大小，均患视网膜错构瘤、颅内病变、癫痫）的视觉诱发电位（visual evoked potential，VEP）与正常儿童对照组没有显著区别。这可能与错构瘤未明显累及视神经有关。

TSC 相关视网膜错构瘤可能累及视神经，通常是良性的，不需要治疗（图 8-2-5）。视神经错构瘤可能被误认为其他累及视神经的病变。因此，应该将视神经错构瘤与其他累及视神经的病变进行鉴别诊断。视神经表面的错构瘤可引起视盘隆起边界不清，类似于视神经水肿的表现。其鉴别要点是：①视神经错构瘤通常是单侧的，而视乳头水肿通常为（尽管并不总是）双侧；②视神经错构瘤通常无症状，而视乳头水肿的患者通常具有高颅内压症状。视乳头水肿的 TSC 患者的及时治疗和随访可以缓解高颅内压相关症状和最大程度降低视力丧失的风险。除了视乳头水肿外，还必须将视神经错构瘤与导致视乳头水肿的其他原因区分开，如炎症、浸润或视神经受压。

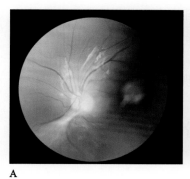
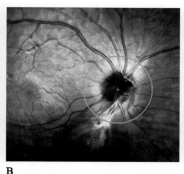
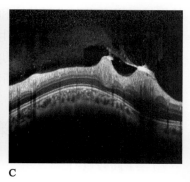

A　　　　　　　　　　　B　　　　　　　　　　　C

图 8-2-5　TSC 相关视神经错构瘤

A. 彩色眼底照相视神经表面的膜状星形细胞错构瘤；B. 红外眼底照相，视神经功能正常；C. 膜状增殖来源于视神经纤维层。

此外，钙化的视神经错构瘤和视盘玻璃疣的临床表现和眼底照相检查表现相似，两者临床症状不明显，偶尔眼底检查时可以发现。仅从眼底照片看，两者鉴别有时候很困难，这时 OCT 可以提供更加准确的结果。两者均需要定期进行散瞳眼底检查、眼底照相以及视野检查。

2. 继发的高颅内压及视皮质损伤　颅内压升高是 TSC 罕见的眼科相关神经系统表现，根本原因考虑为室管膜下巨细胞型星形细胞瘤（SEGA）的增大。此时，TSC 患者眼部症状可表现为水平双眼复视和视力下降，神经系统表现高颅内压也可引起一系列的症状，如头疼、呕吐、恶心、波动性耳鸣。SEGA 在 TSC 患者中患病率约为 20%，虽然 SEGA 组织病理学表现为良性，且生长缓慢，但增大的 SEGA 可以压迫侧脑室引起脑脊液循环受阻并引起脑积水、视乳头水肿，并且可以引起展神经麻痹，头颅 CT 扫描可发现脑室扩张及梗阻性脑积水。此外，既往报道由 TSC 引起的脑积水患者可出现视力丧失，这时头颅的影像学检查极为重要，及时地诊断和治疗脑积水，缓解高颅内压症状可以有效避免进一步的损害发生，而视野和眼底照相及 OCT 检查也是有效的辅助检查。严重的 SEGA 可以考虑手术治疗，部分患者无须进行手术切除，目前抑制 mTOR 的药物（包括西罗莫司和依维莫司）可以使 SEGA 缩小，减轻室间孔脑脊液的阻塞情况并治疗梗阻性脑积水。

视皮质损害是 TSC 最常见的眼科表现之一。严重的视皮质损害（如皮质盲），可以导致视力完全丧失，预后很差。在 TSC 中，皮质盲很少见，多数具有较轻的表现形式。TSC 患者的视皮质损害的患病率目前暂无明显数据。视皮质损害的治疗主要是支持性的，需要定期进行眼科检查，必要时进行屈光矫正，并尽早转诊至视觉支持治疗，考虑到视皮质损害的病情复杂性，需要进行跨学科的合作治疗。

TSC 是一种复杂的疾病，具有多种潜在的神经眼科表现，某些发现可提示 TSC 患者存在威胁生命的潜在疾病，如视乳头水肿或颅神经麻痹，是需要紧急检查和治疗的。其他表现，如皮质视觉障碍，需要对其发生病因与 TSC 进行鉴别诊断。而对于临床症状轻微的视神经损害需要进行随访和观察，由于 TSC 相关神经眼科疾病患者病情变化并非静止和稳定，存在进展甚至危及生命的可能性，因此定期的眼底照相检查、OCT 检查、视野等辅助检查可以为此类患者的病情评估提供重要的参考依据。TSC 患者的眼科评估通常具有挑战性，所以知道如何诊断和处理 TSC 的潜在神经眼科表现至关重要。

第三节　眼部病变的治疗

（一）西罗莫司

近十年来，西罗莫司在治疗 TSC 相关的各系统病变的过程中显示出一定的疗效。西罗莫司治疗后，室管膜下巨细胞型星形细胞瘤（SEGA）的瘤体明显缩小，肺功能的损伤也明显缓解，局部使用西罗莫司制剂治疗 TSC 相关的眼部病变也取得了令人满意的效果。

有学者在西罗莫司治疗 TSC 的长期随访中（其中位数 39 个月），发现视网膜错构瘤的平均厚度减少 14.6%，错构瘤的直径减少 6.8%，其中 20% 的错构瘤体积减小了 20%，这项研究的结果与以往的研究相似。在既往的短期随访（6~8 个月）研究中，西罗莫司治疗视网膜错构瘤后瘤体大小平均减少 13.9%~15.5%。在西罗莫司治疗期间，患者最佳矫正视力保持稳定。通过统计学分析，比较西罗莫司对视网膜错构瘤的长期和短期影响，结果显示西罗莫司的积极影响主要表现在治疗的最初 6~12 个月中，在短期随访中视网膜错构瘤厚度平均减少 14.8%，直径平均减少 4.7%，这种积极的变化可使瘤体减小到某一水平后保持稳定，但并不能使瘤体持续减小。Marciano 等发现了类似的结果。这种长期治疗后的效果在初始治疗的几个月后就可以达到，西罗莫司对肾血管平滑肌脂肪瘤和癫痫的控制作用也有类似的表现，但其长期的作用效果明显下降。然而，在一个西罗莫司治疗 4 年多的、更大样本的随机对照临床试验中，观察到 SEGA 和肾血管平滑肌瘤持续减小（肿瘤体积减小 50%）。因此，推测西罗莫司的治疗可能会在 6～12 个月内导致视网膜错构瘤体积（特别是厚度）的快速减小，继续使用西罗莫司可能使其瘤体大小长期保持稳定，并阻止错构瘤的再生。目前认为西罗莫司是安全的，可长期使用，副作用轻微。

（二）其他治疗

视网膜错构瘤可以多年保持稳定，很少影响视力。有些视网膜错构瘤可以引起视网膜下积液，少数可以引起视网膜脱离，应每年对 TSC 患者眼部进行检查，多数 TSC 患者视网膜下积液可以自行吸收，如果视网膜下积液持续存在，可以进行氩激光光凝治疗，但反复的激光治疗会诱发脉络膜新生血管产生。有学者报道了玻璃体内注射贝伐珠单抗或贝伐珠单抗联合曲安奈德治疗与错构瘤相关的黄斑水肿的病例，也有使用光动力疗法治疗错构瘤导致的脉络膜新生血管可引起眼内出血的报道。错构瘤相关浸润和转移性疾病罕见，对玻璃体切除术或激光反应不佳的患者，可能因盲眼疼痛而需要摘除眼球。对于接受氨己烯酸治疗的患者，有视野损伤的报道，这似乎与药物的总累积剂量相关，建议每 3 个月进行眼部检查。Yao 等对 1 例出现单侧视神经星形细胞错构瘤伴玻璃体积血的 10 岁男孩，进行玻璃体切除术，术前视力为眼前手动，术后随访 7 年，视力恢复至 20/80。视神经星形细胞错构瘤可以通过局部手术切除，如果治疗及时，可以保持视力。对于累及玻璃体、视网膜的严重病变，可以考虑玻璃体切除术，术中的病理检查有助于区分星形细胞错构瘤和其他肿瘤。

（编写：白大勇；审核：梁树立　杨　光）

参考文献

[1] ROWLEY S A, O'CALLAGHAN F J, OSBORNE J P. Ophthalmic manifestations of tuberous sclerosis: a population-based study[J]. Br J Ophthalmol, 2001, 85(4): 420-423.

[2] 苏学刚，王旭，冷非，等. 18 例儿童结节性硬化症的眼部表现及特点分析 [J]. 眼科，2019，28（1）：56-60.

[3] CHOONG Y F, CHEN A H, GOH P P. A comparison of autorefraction and subjective refraction with and without cycloplegia in primary school children[J]. Am J Ophthalmol, 2006, 142(1): 68-74.

[4] MILEA D, BURILLON C. Aniridia in a patient with tuberous sclerosis[J]. Br J Ophthalmol, 1997, 81(9): 804.

[5] EAGLE R C, SHIELDS J A, SHIELDS C L, et al. Hamartomas of the iris and ciliary epithelium in tuberous sclerosis complex[J]. Arch Ophthalmol, 2000, 118(5): 711-715.

[6] SELVARAJ R, KASTURI N, KUMARI P, et al. Unilateral cataract associated with eyelid ash-leaf macule in tuberous sclerosis complex[J]. BMJ Case Rep, 2018, 2018: bcr2018224923.

[7] BAI D Y, WAMG X, ZHAO J Y, et al. Comparison of color fundus photography, infrared fundus photography, and optical coherence tomography in detecting retinal hamartoma in patients with tuberous sclerosis complex[J]. Chin Med J, 2016, 129(10): 1229-1235.

[8] MENNEL S, MEYER C H, EGGARTER F, et al. Autofluorescence and angiographic findings of retinal astrocytic hamartomas in tuberous sclerosis[J]. Ophthalmologica, 2005, 219(6): 350-356.

[9] ZIMMER-GALLER I E, ROBERTSON D M. Long-term observation of retinal lesions in tuberous sclerosis[J]. Am J Ophthalmol, 1995, 119(3): 318-324.

[10] WAN M J, CHAN K L, JASTRZEMBSKI B G, et al. Neuro-ophthalmological manifestations of tuberous sclerosis: current perspectives[J]. Eye Brain, 2019, 11: 13-23.

[11] BÜKI A, HORVÁTH Z, KÖVER F, et al. Occlusive hydrocephalus complicating tuberous sclerosis: report of two cases[J]. Eur J Neurol, 1996, 3(3): 255-259.

[12] ZHANG C X, XU K F, LONG Q, et al. Long-term efficacy and safety of sirolimus for retinal astrocytic hamartoma associated with tuberous sclerosis complex[J]. Front Cell Dev Biol, 2022, 10: 973845.

[13] NORTHRUP H, ARONOW M E, BEBIN E M, et al. Updated International tuberous sclerosis complex diagnostic criteria and surveillance and management recommendations[J]. Pediatr Neurol, 2021, 123: 50-66.

[14] LU Y, XU Y. Optic disk astrocytoma unassociated with tuberous sclerosis complex managed with surgical excision and a 7-year follow-up[J]. Retin Cases Brief Rep, 2021, 15(4): 462-467.

第九章

结节性硬化症相关
口腔疾病

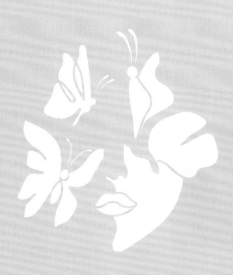

结节性硬化症（tuberous sclerosis complex，TSC）是一种常染色体显性遗传疾病，以全身性错构瘤和多种全身症状为特征。临床表现多样且差异较大，可累及脑、眼、心脏、肺、肝、肾、皮肤、口腔等多器官系统。TSC 患者的口腔表现主要为牙釉质点状凹陷及牙龈纤维瘤，在 2021 年的国际 TSC 共识更新的 TSC 的临床诊断标准中，可用于临床诊断的临床表现包括 11 个主要特征及 7 个次要特征，其中口腔常见的牙釉质点状凹陷（≥3个）和口内纤维瘤（≥2 个）被认定为诊断 TSC 的次要特征。2021 年国际 TSC 共识会议中增加了遗传标准，分别位于染色体 9q34 和 16p13.3 上的肿瘤抑制基因 *TSC1* 和 *TSC2*（编码结节蛋白）的致病性突变被认为可单独用于诊断，独立于临床表现。由于口腔的病变容易在检查中被直接观察到，因此对于一些具有相关口腔临床表现的 TSC 疑似病例，口腔病变可以作为线索，提示可进一步行基因检测来确诊和发现其他系统的病变。

第一节　牙釉质点状凹陷

牙釉质是人体最坚硬的组织，牙釉质由成釉细胞产生，牙釉质不具备再生能力，牙釉质发育不全属于牙釉质发育异常，是牙齿结构异常的一种，牙釉质点状凹陷是牙釉质发育不全的一种表现形式，其病因有遗传性、全身性与局部性。目前 TSC 患者釉质凹陷发病机制尚不清楚。

1. 发病率　TSC 口腔病变绝大多数为病例报道，患者数量较少，难以估计口腔症状的实际发生率。文献综合评估认为它们在 TSC 患者恒牙中的发病率为 48%～100%，牙釉质凹陷状发育不全在成人和儿童的 TSC 中都可能发生，影响乳恒牙两种牙列。在考虑 TSC 的诊断时，牙科检查非常重要。

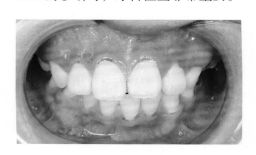

图 9-1-1　釉质凹陷

2. 临床表现　牙釉质点状凹陷，通常位于中切牙、侧切牙和尖牙的唇面（图 9-1-1），是 TSC 的口腔表现，属于 TSC 的次要诊断标准。一般不需要辅助检查，口腔科专业医生通过肉眼检查可确定牙釉质点状凹陷。也可使用牙科显示液让前牙光滑唇面上的牙齿凹陷更加明显，临床医生可通过这些方法来进行更加细致的评估，发现早期病变，以防漏检。

3. 治疗及预后　目前尚无关于 TSC 口腔硬组织表现的具体研究，和其他牙齿缺陷一样，这种牙釉质缺陷也是龋齿的危险因素之一，牙釉质点状凹陷可导致龋齿风险增加，研究表明，TSC 患者的口腔生活质量评估明显低于正常对照。TSC 患者需要采取更加严格的口腔卫生措施，日常的家庭治疗计划包括口腔卫生和饮食习惯的指导、氟化物治疗。TSC 患者需要定期去进行口腔检查，以确保早发现早治疗。

对于无龋齿风险的牙齿点状凹陷病变可以不做特殊处理，如果有症状、龋齿或美观相关问题，可以建议进行充填或修复治疗，治疗效果较好。

第二节　口内纤维瘤

口内纤维瘤是口腔黏膜常见的良性软组织增生病变，表现为粉色或白色的光滑丘疹或结节，可能无蒂或有蒂。在 TSC 中，口内纤维瘤的特异性较低，因此它是诊断的次要特征，在 2012 年 TSC 共识发布之前，次要诊断标准中的口内纤维瘤称为牙龈纤维瘤，后来研究者们发现口内纤维瘤在 TSC 中好发于牙龈，但在口腔内的其他部位也会出现，包括唇黏膜、舌等，因此共识将牙龈纤维瘤扩更为口内纤维瘤。

1. **发病率**　在一项对 23 616 名年龄超过 35 岁的人的调查中，口内纤维瘤的患病率为 12/1 000，在新生儿的调查中，发现新生儿口内纤维瘤也不罕见，散发性口内纤维瘤在外观上与 TSC 口内纤维瘤相似，但通常为单个或少数，通常与创伤有关，多见于容易反复咬伤或义齿摩擦的部位。TSC 口腔纤维瘤在外观上与散发性口腔纤维瘤相似，但在病因、数量及发病部位上存在一定差异，因此在 TSC 的诊断标准中对纤维瘤的数目有相关要求。目前 TSC 患者口内纤维瘤的发病率也是基于现有的病例研究报道，有研究通过对 39 例 TSC 患者的分析发现口腔纤维瘤患病率为 56%，而在另外一组 131 例 TSC 患者中患病率为 36%。另有研究对 58 例成年 TSC 患者的口腔表现进行了分析，发现 69% 的患者有口腔纤维瘤，不同研究患病率的差异可能源于研究人群年龄的差异，目前普遍认为口腔纤维瘤在成人中比在儿童中更常见。

2. **临床表现**　TSC 患者中，多数口腔纤维瘤发生在牙龈，大多在附着龈或牙乳头部位，多为牙龈或口腔内的小结节，且均无症状（图 9-2-1）。据病例研究分析 52% 患者的口腔纤维瘤在牙龈，40% 在其他口腔黏膜部位。口腔纤维瘤发生在非牙龈部位的位置，频率由高到低依次为：颊黏膜、唇黏膜、上唇系带、腭和舌。牙龈纤维瘤可对牙列产生局部影响，导致牙齿萌出异常或错𬌗。

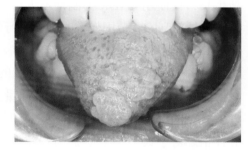

图 9-2-1　舌纤维瘤

3. **辅助检查**　可进行病理检查排除一些肿瘤相关疾病。

4. **诊断**　结合基因检测或者 TSC 其他临床表现进行诊断。几种其他家族性肿瘤综合征可表现为口腔及面部多发丘疹，包括 Cowden 综合征、Birt-Hogg-Dubé 综合征及 I 型多发性内分泌瘤。这些疾病可通过有无牙釉质凹陷、特征性皮肤病变和相关的脏器表现与 TSC 区分。Cowden 综合征的口腔表现通常比 TSC 更广泛，但临床和组织学上可能相似。在 TSC 患者中，弥漫性牙龈过度生长也可被诊断为药物引起的牙龈肿大，这些病变的鉴别诊断还包括药物引起的牙龈过度生长（尤其是苯妥英钠）、炎症反应或肿瘤等。

5. **治疗**　若纤维瘤很小，无症状，不影响口腔功能，且已通过其他临床表现或基因检测确诊为 TSC 的患者，可不进行处理，但是需要进行长期密切随访。若因抗癫痫发作药物治疗加重牙龈增生，应通过停药或更换药物来改善牙龈过度增生。在一些病例

9

中，怀疑存在血管纤维瘤的可能性或需要组织学检查帮助诊断疾病时，需行手术切除病变。有症状或影响口腔卫生的牙龈纤维瘤可以通过手术切除或二氧化碳激光和电刀去除增生牙龈，术后仍需要通过改善口腔卫生和消除刺激因素，减少牙龈过度生长，延迟或防止纤维瘤复发，并定期进行临床随访。mTOR 抑制剂对 TSC 患者口腔纤维瘤的治疗潜力尚未得到评估，但据文献报道，与服用环孢素的患者相比，服用西罗莫司的移植患者牙龈过度生长的问题要小得多，与他克莫司相比，服用依维莫司的移植受者牙周炎症较少。

6. 预后　手术切除后一般预后较好，但牙龈纤维瘤及颌骨内牙源性纤维瘤术后需要注意规律性随访复查，有复发可能。

第三节　其他口腔病变

TSC 患者可能表现出当前诊断标准中未包括的其他口腔病变。部分患者可见牙齿的畸形中央尖，部分牙源性纤维瘤可能发生在上下颌骨，造成骨质破坏及牙齿萌出异常。mTOR 抑制剂可以改善 TSC 患者的皮肤损伤及其他部位病变情况。从其作用机制来看，mTOR 抑制剂也有望成为治疗颌骨病变的有效手段，然而，考虑到肿瘤在停止治疗后会重新生长，仅使用 mTOR 抑制剂不太可能完全消除。因此，首先应考虑手术切除，范围小的可以局部刮除，范围较大时必要时行病变切除后进行颌骨修复重建。

TSC 是一种复杂的、多系统的疾病，需要大量的知识、护理和多学科方法的随访，以便对患者进行有效的管理。伴有 TCS 的患者，特别是儿童，其父母应该得到支持和指导，以便能够让这些患者有更好的生活质量。

TSC 的许多口腔表现发生在幼儿时期，因此，建议早在 6 个月大或确诊时进行基本口腔评估。对于大多数 TSC 患者，建议每 6 个月定期检查一次。有特殊需求或难以维持口腔卫生患者可每 3 个月进行一次常规检查。由于存在颌骨囊肿形成的风险，如果有明显的不对称、无症状肿胀或牙齿萌出延迟或萌出顺序异常，建议在 6～7 岁或更早时进行全景 X 线检查。

由于癫痫伴学习障碍或异常行为是 TSC 的常见表现，大约 50% 患有 TSC 的儿童和成人有智力障碍和行为问题，口腔疾病的管理需要临床经验丰富的牙科医生进行，并需要注意在牙科治疗期间癫痫发作的风险及药物可能出现的不良反应。由于精神障碍患者缺乏合作，必要时建议在镇静或全身麻醉下进行牙科治疗。另外，由于该类患者可伴有肾脏、心脏、肺等功能的异常，在使用全麻、镇静治疗和术前、术后用药时需格外谨慎。口腔保健专业人员需要了解关于 TSC 患者病情的详细医疗报告，与监测患者的整个医疗团队共同合作来完成口腔相关治疗。

（编写：于国霞　徐多娇；审核：梁树立　杨　光）

参考文献

[1] TAGA H, YONENAGA K, ENO Y, et al. Significant cases of central cusps, enamel pits, and oral fibromas in tuberous sclerosis complex[J]. Odontology, 2021, 109(1): 279-283.

[2] ROSENGREN T, NANHOE S, DE ALMEIDA L G D, et al. Mutational analysis of TSC1 and TSC2 in Danish patients with tuberous sclerosis complex[J]. Sci Rep, 2020, 10(1): 9909.

[3] MUSHA A, YOKOO S, TAKAYAMA Y, et al. Clinicopathological investigation of odontogenic fibroma in tuberous sclerosis complex[J]. Int J Oral Maxillofac Surg, 2018, 47(7): 918-922.

[4] SPARKING J D, HONG C H, BRAHIM J S, et al. Oral findings in 58 adults with tuberous sclerosis complex[J]. J Am Acad Dermatol, 2007, 56(5): 786-790.

[5] 尚多，刘树铭. 结节性硬化症的牙源性纤维瘤表现 1 例 [J]. 中华口腔医学杂志，2022，57（2）：184-186.

[6] FAHMY M D, GUPTA A, PADILLA R J, et al. Desmoplastic fibroma associated with tuberous sclerosis: case report and literature review[J]. Oral Surg Oral Med Oral Pathol Oral Radiol, 2019, 128(2): e92-e99.

[7] GOSNELL E S, KRUEGER D, RUCK P, et al. Oral manifestations and quality of life in children with tuberous sclerosis complex: a descriptive study[J]. Pediatr Dent, 2021, 43(2): 140-144.

9

第十章

结节性硬化症相关
其他疾病

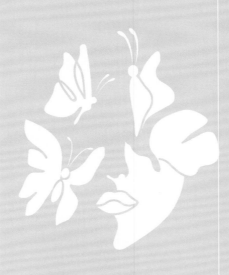

第一节　心脏横纹肌瘤

（一）概念与发病率

心脏横纹肌瘤（cardiac rhabdomyoma）通常是一种罕见的先天性心脏良性横纹肌来源肿瘤，由遗传因素介导的心脏横纹肌细胞异常增生形成。这种肿瘤大多数在胎儿至幼儿期发现，1 岁前发病率高。近年研究显示心脏横纹肌瘤在原发性心脏肿瘤中位列首位。根据不同的研究，原发性心脏肿瘤的发病率约为 0.2%，其中横纹肌瘤占比大约为50%～86%。由于心脏肿瘤本身很少见，其发病率准确性可能存在一定误差。

（二）病因

心脏横纹肌瘤的发生与许多基因相关，其中最为常见的是与 *TSC1* 和 *TSC2* 基因相关的结节性硬化症（tuberous sclerosis complex，TSC）。在 TSC 患者中大约有 50%～80%会合并心脏横纹肌瘤，而超过 80%患有心脏横纹肌瘤的患儿往往是 TSC 患者，因而有些学者将其作为后者的产检诊断标志。

（三）临床表现

心脏横纹肌瘤的临床表现类似发生于其他部位的良性肿瘤，一般不会引起明显的症状，往往是在患儿母亲进行产检或在婴儿出现其他心脏疾病的检查中无意间发现。心脏横纹肌瘤可以表现为单发或多发，其中 92%为多发，其症状表现主要由肿瘤的大小、数量、位置决定，并对患者心功能产生不同程度影响，主要如下。

1. 心绞痛　如果心脏横纹肌瘤位于心室肌中，其增长可能限制心脏收缩的能力。这可能导致心脏泵血功能减弱，引起血流量减少或高血压等问题，其中较为严重者可能导致心绞痛。小儿往往无法明确表述自身心脏疾患相关症状或表现，需要根据其他临床表现加以推断，并结合辅助检查进行诊断。

2. 心力衰竭　当心脏横纹肌瘤的体积进一步增大，或数量进一步增多，形成大型或多个横纹肌瘤时可能堵塞心脏腔隙或阻碍血液流动。有时可能会导致血液潴留在心脏内部，加重心脏前负荷，影响心脏的正常功能。有研究显示，当胎儿体内心脏横纹肌瘤直径超过 20 mm 时，胎儿自然流产率随着瘤体直径增大而显著增加。

3. 心律失常　心脏横纹肌瘤可能干扰心电活动，导致心律失常发作，包括心房/心室颤动、室上性心动过速、传导阻滞等表现。同样地，胎儿心律失常也是胎儿自然流产的危险因素之一。

（四）影像学检查

1. 超声心动图　首选的无创检查方法，也是心脏疾病最为常用的诊断工具之一，可以显示肿瘤的位置、大小、数量以及对心脏功能的影响。心脏横纹肌瘤通常呈现为圆形或椭圆形，可位于心腔内或心肌壁中。肿瘤具有与周围组织分离的清晰边界，质地均匀，一般具有良好的回声。

2. 心电图　心电图可记录心脏电活动，可以检测是否正常，较大的心脏横纹肌瘤可导致心律失常。

10

3. 磁共振成像（magnetic resonance imaging，MRI）　MRI 可以提供更详细的心脏图像，帮助医生评估肿瘤的特征、位置和影响范围。心脏横纹肌瘤通常在 T_1 加权像上呈现为低信号，T_2 加权像上呈现为高信号。

4. 计算机断层扫描（computed tomography，CT）　CT 扫描可以提供关于肿瘤的详细三维影像，帮助医生更准确地评估肿瘤的大小和位置。心脏横纹肌瘤在 CT 扫描中呈现为与周围心肌组织分离的圆形或椭圆形病灶，其密度与正常心肌相似。

5. 心脏导管插管术（cardiac catheterization）　又称心导管检查。这是一种有创的检查方法，经由外周血管将导管插入心脏大血管，可进行生理指标的检测，也可选择性地进行血管造影，并评估横纹肌瘤占位性病变的血流动力学和影响范围。

6. 遗传咨询与基因检测　针对特定遗传综合征相关的心脏横纹肌瘤，进行遗传咨询和基因检测可能有助于确定患病风险和确诊。

（五）分类

在 TSC 相关的心脏横纹肌瘤中，一种常见的分类系统是根据横纹肌瘤的体积和位置进行分类（图 10-1-1）。根据这个系统，横纹肌瘤分为四个类型：①类型 1：单个横纹肌瘤且直径 <2 cm；②类型 2：多发横纹肌瘤且总体积 <4 cm³；③类型 3：多发横纹肌瘤且总体积 >4 cm³；④类型 4：巨大横纹肌瘤和 / 或瘤体侵犯心室腔。

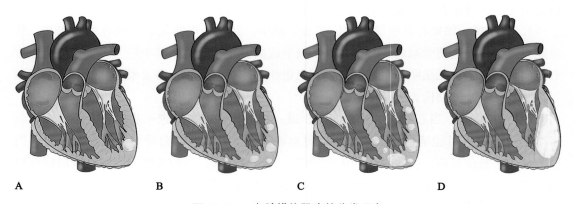

图 10-1-1　心脏横纹肌瘤的分类示意

A. 类型 1，单个横纹肌瘤且直径 <2 cm；B. 类型 2，多发横纹肌瘤且总体积 <4 cm³；C. 类型 3，多发横纹肌瘤且总体积 >4 cm³；D. 类型 4，巨大横纹肌瘤和 / 或瘤体侵犯心室腔。

此外，还可以根据肿瘤的大小、数量和位置进行如下分类。

1. 单发性或多发性　心脏横纹肌瘤可以分为单发性和多发性两种类型，但单发性横纹肌瘤罕见。

2. 瘤体体积　一般来说心脏横纹肌瘤的大小可以从数毫米至数厘米不等，可以根据其大小将心脏横纹肌瘤分为大型或小型。具体界限可能会因研究和机构而有所不同，但一般而言，直径大于 1～2 cm 的肿瘤被认为是大型肿瘤，而小于 1～2 cm 的肿瘤被认为是小型肿瘤。

3. 位置和分布　心脏横纹肌瘤可以出现在心脏的不同位置，包括心室、心房和房室间隔等部位。肿瘤通常发生在心肌内部，但也可出现在外壁。

（六）病理

1. 病理学特征　心脏横纹肌瘤主要由心脏横纹肌细胞错构生长形成，通常为良性，且生长缓慢，有自发消退的趋势。肿瘤大体结构上呈椭球形生长，剖开呈分界不清的非包膜性肿瘤；细胞结构上类似于胚胎心肌细胞，胞质丰富，细胞间质较少，具有明显的横纹。肿瘤细胞通常排列杂乱，其中蜘蛛状细胞是其典型病变细胞形态，为异常心肌细胞的形态特征。肿瘤细胞的细胞核通常呈现为红染的球形或椭球形，胞质中有横纹肌纤维束，胞质内还常常可见囊泡状或颗粒状的包涵体，称为 Hamartomas 体，是由于 *TSC1* 和 *TSC2* 基因介导的哺乳动物雷帕霉素靶蛋白（mammalian target of rapamycin，mTOR）信号通路失调导致的。一项研究显示心脏横纹肌瘤的发生与 *TSC2* 基因的 33-41 外显子发生突变显著相关。

2. 免疫组织化学　免疫组织化学可以进行心脏横纹肌瘤的确诊。横纹肌瘤细胞通常显示阳性的横纹肌特异性标志物（如肌红蛋白、肌球蛋白、特异性肌动蛋白等），这有助于与其他类型的心脏肿瘤进行鉴别（表 10-1-1）。

表 10-1-1　心脏横纹肌瘤的主要标志物及作用

标志物	主要作用
肌红蛋白	横纹肌细胞的特异性蛋白
肌球蛋白	横纹肌细胞主要结构蛋白
特异性肌动蛋白	鉴别横纹肌瘤与其他类型的心脏肿瘤

（七）诊断标准

心脏横纹肌瘤的诊断依赖于多个方面，包括临床表现、影像学检查和病理学评估。以下是一些常用的诊断标准和方法。

1. 临床表现　心脏横纹肌瘤可能表现为心绞痛、心律失常、心力衰竭、晕厥等症状，这些症状往往直接与心脏横纹肌瘤的位置、大小相关。

2. 影像学检查　超声心动图是最常用的诊断工具，可以观察心脏横纹肌瘤的位置、大小、数量和形态。其他影像学检查如 MRI、CT 扫描等也可提供更详细的信息。

3. 病理学评估　通过对瘤体组织进行病理学检查，可以确诊心脏横纹肌瘤。病理学检查可以观察肿瘤的组织结构、免疫组化等特征。

（八）治疗

当产前超声诊断心脏横纹肌瘤时，需考虑评估胎儿出生后心力衰竭风险。追踪研究表明，在孕 20～30 周产检超声发现心脏横纹肌瘤的胎儿自然流产率约为 1%，且瘤体越大

10

流产风险越高。通常超声随访建议持续到 3 岁。心脏横纹肌瘤的治疗方法和手术指征需要根据患者的病情、症状以及肿瘤的大小、位置和数量而进行调整。以下是常见的治疗方法和手术指征。

1. 观察和保守治疗　对于小型且无症状的心脏横纹肌瘤，可以考虑观察和保守治疗，以期肿瘤出现自然消退。在此期间需要监测肿瘤的生长情况、症状的发展以及心脏功能的变化。对于一般患儿，建议每 1～3 年进行一次超声心动图检查，随访至心脏横纹肌瘤完全消失。

2. 药物治疗　对于有症状的心脏横纹肌瘤，药物治疗可以用于缓解相关症状，如心绞痛、心律失常或心力衰竭。具体的药物选择将根据症状和患者情况而定，可能包括 β 受体阻滞剂、钙通道阻滞剂、抗心律失常药物等。近年来研究显示胎儿存在心脏横纹肌瘤时口服 mTOR 抑制剂（西罗莫司及其衍生物）可显著减小肿瘤体积。

3. 手术治疗

（1）当存在持续增大的肿瘤或较为严重的临床症状时，应当考虑手术治疗，具体如下。

1）严重症状：如严重心力衰竭、进行性心绞痛、严重心律失常等。

2）心肌梗死的风险：当心脏横纹肌瘤位于冠状动脉供血区域时，可能增加发生心肌梗死的风险。

3）心功能受限：横纹肌瘤占据心腔的一部分，导致心脏功能受限。

4）心律失常的危险：当存在严重的心律失常或可能诱发恶性心律失常时。

（2）手术治疗主要包括以下方法。

1）心脏肿瘤切除术：在需要保留正常心肌组织的情况下切除肿瘤，这些手术往往需要在心肺转流和心脏导航系统的帮助下完成，术后需要返回至心脏重症监护室进行后续治疗。

2）心脏移植：在极少数情况下，当横纹肌瘤导致严重的心脏功能衰竭或手术切除术后效果无法维持患者正常心功能时，心脏移植可作为最后的治疗选择。目前心脏移植治疗仍处于探索阶段，远期生存率低。

（九）预后

心脏横纹肌瘤是一种具有自发消退性的良性肿瘤，往往在 2 岁以前观察到不同程度的自发消退现象，约占总体的 85%。但心脏横纹肌瘤合并 TSC 通常预后不良。在产检发现胎儿存在横纹肌瘤时，应建议患儿家长及时进行相关产前咨询以及检查，必要时进行基因测序，了解其相关风险，避免预后不良的患儿出生。

第二节　骨骼系统病变

（一）骨骼系统受累的发病情况

累及骨骼系统的 TSC 主要表现为骨囊肿和硬化性骨病（sclerotic bone lesion，SBL）

（图 10-2-1），且骨骼系统受累较少引起临床症状，多为影像检查中发现。

骨囊肿在 1988 年被纳入 TSC 诊断的次要诊断标准，然而，因其具有非特异性，2012 年和 2021 年新修订的诊断指南不再认为其具有诊断性。骨囊肿最常见于掌骨和跖骨，因此需要四肢放射学检查进行评估，而临床中并不常规进行四肢的放射学检查。典型的骨囊肿具有边缘硬化特征，部分有骨膜成骨的特征。也有学者描述了该类患者 Tc-^{99m} HDP 骨扫描中异常活动的多病灶特征。

目前越来越多的研究注意到 SBL 在该病中的发病情况。有研究发现，在患有 TSC 的成人中，SBL 的发生率高达 89%；另一项针对 107 名成年 TSC 患者的胸部 CT 研究，结果显示 91% 的病例中有多个 SBL（≥4 个），98% 的患者显示至少 1 个 SBL。且研究显示 SBL 好发于脊椎的后部，主要是椎弓根和椎板。一项回顾性研究分析了 70 例儿童 TSC 患者，其中 51 例（73%）患者的腹部磁共振成像发现 SBL，共计 173 处，平均每例患者 3.5 处，男女间无差异。在所有的 SBL 中，92.5% 位于脊椎，其余 7.5% 位于骶骨、髂骨及肋骨。

2018 年有学者指出，SBL 可以作为 TSC 诊断的影像学参考。2021 年的最新诊断标准将 SBL 纳入次要临床特征中。TSC 的骨病变很少会引起症状，因此也不需要对骨质破坏进行病理活检，对这些骨病变的分子学研究也相对较少。

（二）硬化性骨病的机制

Wu 等首先在国际上阐述了 TSC 患者骨质硬化的原因，他们通过敲除 *TSC1* 基因的小鼠，发现 mTOR 在间充质干细胞明显活化，而在成骨细胞中的活化程度较低。由于间充质干细胞的过度增殖而增加了骨宽度和质量，但由于间充质干细胞分化缺陷而减少了骨长度和矿物质含量。mTOR 的激活通过直接抑制破骨细胞的分化和活性或通过与间充质干细胞偶联来促进骨矿物质生成。由此得出 mTOR 通过间充质干细胞调节骨大小，并通过抑制破骨细胞的分解代谢活动来调节骨质量。

（三）骨骼系统受累的影像学表现

目前认为，多发 SBL 是 TSC 骨骼系统的主要征象，其增生硬化程度因所在部位不同而异。其病理机制尚未明了，据骨内多发硬化小结节生长特点推测其可能与骨骼生长、骨化过程中成熟骨小梁发生融合，而不能再吸收、塑形，结果导致的致密骨斑样发育异常有关。

国内有学者分析了 13 例 TSC 的骨骼影像学改变，发现其表现极其类似。CT 可见下列 3 种表现（图 10-2-1）：①骨骼硬化性小结节：位于松质骨丰富区，常呈多发硬化小结节状，分界清晰。结节近皮质区时，则与之相融、延续，颅底部枕骨大孔缘的皮质骨周围髓腔缘有小结节贴附时，则呈珠环征；颅顶部层面硬化小结节呈弥漫排列时，酷似鳞甲征。②牙质样骨增生或类骨纤维结构不良样改变：当多发小结节硬化骨斑密集融合到一定程度时，则呈现象牙质样融合的骨硬化现象。在颅骨内、外板髓腔的致密结节向板障生长，使板障不规则狭小，甚至呈完全闭塞的整体骨硬化现象，表现为牙质样骨增生。此时用较高窗位和较大窗宽的骨窗观察仍可见内在小结节征。图像灰阶曲线后处理对增生骨质内的小结节观察也很有价值，可显示其明显的中心高密度影。额、筛骨区骨质融合性致密

10

增生呈类骨纤维结构不良样改变。对颅骨类骨纤维结构不良样改变，应注意与骨纤维结构不良鉴别。后者患骨的膨胀和局部的畸形使其轮廓均有明显变形，且于学龄期儿童就出现明显病骨轮廓改变，而本病患骨轮廓改变轻微，可以据此进行鉴别。椎弓的根部及大部椎板区骨质常表现为象牙质样椎弓硬化，颇具特征。③骨皮质增生改变：足短管状骨可见局限性骨皮质增生，实际上可能为皮质骨内缘小结节增生、贴附融合改变。上述 3 种表现常同时存在。如同时出现椎体内多发硬化小结节伴象牙质样椎弓硬化，以及颅骨内多发硬化小结节伴局部类骨纤维结构不良样改变等骨骼影像表现，罕见于其他病症。

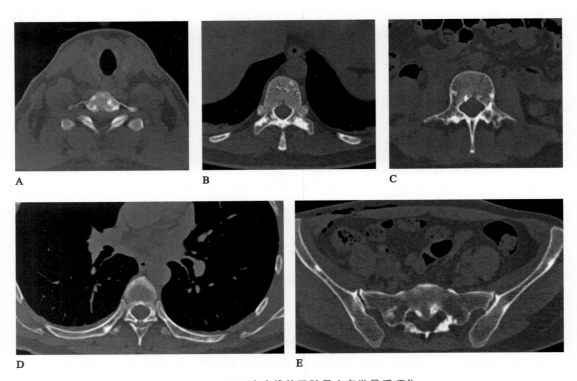

图 10-2-1　TSC 患者椎体及髂骨内多发骨质硬化

A～C. 颈椎、胸椎及腰椎横断面 CT 示椎体及椎弓骨质硬化；D. 双侧肋骨多发骨质硬化；
E.CT 横断面示双侧髂骨多发骨质硬化。

硬化性病变在 MRI 各序列上均呈低信号，主要累及椎体后部结构、肋骨、骶髂关节髂骨侧等，病灶在松质骨内呈塑形生长，病灶大小及数量随年龄增长而增加，由于患者没有症状，容易被临床医生忽略。

这些 SBL 的密度、弥漫融合程度可能与骨骼的生长期关联。因此，在儿童期可能会缓慢进展，病损的数量也会逐渐增加。

（四）治疗与预后

尽管有研究指出在动物实验中，出生后早期使用 mTORC1 抑制剂西罗莫司（雷帕霉素）可完全缓解异常的骨病变，但如前所述，TSC 骨骼系统病变很少引起临床症状，故文献中罕有针对骨骼系统病变的治疗。因此，笔者认为，TSC 可行对症治疗，无须对骨骼系统病变进行特殊治疗。

第三节　非肾性错构瘤

TSC 以癫痫发作、智力减退、皮肤损害为主要临床特征，神经表现在儿童 TSC 患者的疾病预后和进展中起着极其重要的作用，患病率高达 90%。然而，最近的研究越来越多地认识到 TSC 的新表型。研究表明，*TSC2* 基因突变可能与更严重的 TSC 相关，它可能导致许多重要脏器（大脑、皮肤、眼睛、肾脏、心脏）形成错构瘤，详见相应章节。本章节主要阐述 TSC 导致非肾性错构瘤的发生。错构瘤又称为血管平滑肌脂肪瘤（angiomyolipoma，AML），是一种由成熟的脂肪组织、平滑肌和厚壁血管组成的肿瘤。

（一）肝错构瘤

肝错构瘤（hepatic angiomyolipoma），又称肝血管平滑肌脂肪瘤，是一种相对罕见的肝脏肿瘤。虽然 TSC 的肾脏表现在大规模的基于人群的研究中得到了很好的描述，但对肝脏表现的报道很少。Ishak 于 1976 年报道了第一例肝 AML，对肝 AML 的诊断提出了挑战，因为其与肝细胞癌难以鉴别。

1. 流行病学　肝 AML 可以散发，也可以作为 TSC 的一种相对常见的良性特征，发生在 16%～24% 的 TSC 病例中。肝 AML 通常表现为孤立性肿块，在散发病例中肿块一般体积较大，但在 TSC 患者中可见多个较小的结节，大多数与肾 AML 共存，但两者相关性未得到进一步研究证实。2012 年 Black ME 等人对 205 例 TSC 患者的临床资料和影像学表现进行了回顾性研究，发现 30% 的患者存在肝 AML、囊肿和其他良性病变，一些病变随着时间的推移会显著加重。与 *TSC1* 突变患者相比，*TSC2* 突变患者表现出更高的 AML 频率。年龄与肝脏受累频率呈正相关，而肝脏表型与性别无关。肝 AML 的存在与肾 AML 的存在相关。Xu 等人于 2020 年回顾性分析了 2016—2018 年在温州医科大学附属第二医院、育英儿童医院就诊的 TSC 儿童的数据，研究结果表明，12 名儿童，包括 5 名男孩和 7 名女孩，年龄从 9 个月到 13 岁不等，他们都有癫痫病史。所有患者均接受了头颅磁共振成像（MRI）或计算机断层扫描（CT）检查，结果显示所有病例中都有多个高信号结节的分布，涉及侧脑室室管膜、基底神经节、室下区、侧脑室体部。在 12 名患者中，10 名患有 TSC 相关的双侧肾 AML，5 名患有肝 AML，4 名患有肾囊肿。在大多数报告病例中，发现肝 AML 与肾脏病变共存。肝 AML 主要是无症状的非进行性病变，至今未见肝 AML 被列为 TSC 患者的可能死亡原因。但有少数病例出现严重并发症，如 Huber C 于 1996 年报道了一名患有 TSC 和肝 AML 的患者，该患者肿瘤自发破裂并行手术治疗。

2. 病理　肝 AML 在组织学上与肾 AML 相似，有不同数量的空泡化脂肪细胞、血管和带有嗜酸性细胞质的散在上皮样细胞。免疫组织化学显示肿瘤细胞胞质 HMB-45 阳性，但对肝细胞抗原 -1（Hepar-1）和 S100 蛋白呈阴性。根据分化和组织成分的优势，肿瘤分

10

为混合型、脂肪瘤型（≥70%脂肪）、肌瘤型（≤10%脂肪）和血管瘤型。最常见的类型是混合型，由上皮样肌细胞、脂肪细胞岛和异常血管混合而成。肌瘤型在肝脏中比在肾脏中更常见。血管瘤型 AML 包含许多大的厚壁血管，在放射学上可能被误解为肝内动脉瘤。

3. **临床表现**　肝 AML 通常无症状，但可能表现为腹痛或腹部肿块。这些肿块会随着时间的推移而增长，并可能出现肿块内出血。

4. **辅助检查**　由于其成分不同，肝 AML 具有不同影像学表现。超声检查通常表现为界限清晰的高回声结节，易误诊为肝海绵状血管瘤。肝 AML 的特征性影像学表现包括不均匀增强、肿瘤包膜的缺失、明显的中心血管，尤其是其中有脂肪成分。在 MRI 图像上，肝 AML 表现出可变的 T_1 和 T_2 信号强度，这些信号变化主要取决于它们的脂肪含量。因此，脂肪缺乏型 AML 在动脉期显示出高血管增强的肿块，但脂肪成分很少，很难与肝细胞癌鉴别。

5. **诊断**　主要依据临床症状和影像学检查提示肝脏占位性病变，定性诊断常较困难，明确定性诊断仍主要依靠病理检查。2009 年 Yang 等人的研究表明，脂肪缺乏型肝 AML 有发生在 TSC 患者中的倾向。由于儿童腹壁薄、穿透性好，超声检查可以识别小的病变，难度较成人小。因此，对于临床原因不明的癫痫或患有抽搐、痉挛、智力落后、面部血管纤维瘤或皮肤变色的儿科患者，应在术前对肾脏和肝脏进行腹部超声检查，以便完成早期诊断。

6. **治疗**　现行 TSC 监测和管理指南未提及肝脏的监测，但 Jórozwiak 等人建议 TSC 患者每年需进行腹部超声检查，尤其关注肾脏和肝脏。并且，在手术前识别肝 AML 非常重要，因为它的自然病史是良性的，除了自发性破裂的患者外，不应该通过手术切除。尽管自发性破裂和出血的风险很低，但对于有症状或 4 cm 的肿瘤，应考虑切除。对于体积小的肝 AML 应持续进行监测。

（二）脾错构瘤

脾错构瘤（splenic hamartoma，SH），也称为脾瘤、脾腺瘤或结节性增生，是罕见的良性肿瘤。它由正常脾细胞异常混合组成。Rokitansky 于 1861 年首次描述了脾错构瘤。2004 年由 Yu RS 报道了 1 例因脾错构瘤导致脾破裂的病例。2013 年 Sim 等人报道了 TSC 相关脾错构瘤 1 例。Sabra 等人于 2022 年报告了一例 14 岁儿童因左上腹腹痛 6 个月，加重伴呕吐 4 天，影像学表现为脾脏实性病变，由于存在自发性破裂的风险以及不排除恶性肿瘤可能，所以进行了全脾切除术，经病理诊断为脾错构瘤，术后随访 2 年未出现明显并发症。目前没有文献制定与 TSC 相关脾错构瘤的治疗和随访指南。

1. **流行病学**　发病率约为 1.5/10 万，很少见于 TSC 患者。只有 20% 的错构瘤发生在儿童期，男性和女性发病率相同。在大多数情况下，脾错构瘤是无症状的，少数错构瘤患者有非特异性腹痛、血小板减少、脾大、发热和盗汗等症状。脾错构瘤一般为单一病变，多发病变少见。

2. **临床表现**　大多数患者并无明显症状，经常是偶然发现。少数患者有疼痛、可触及的肿块或与病变相关的自发性脾破裂等症状。还有患者出现脾功能亢进，包括血小板减少症、贫血、全血细胞减少症或恶性血液病。

3. **辅助检查** 大多数错构瘤通过超声检查提示肿块相对于邻近的正常脾实质是高回声的，与正常脾脏实质相比，部分脾错构瘤是均匀的实性肿块，具有不同的回声，但另一部分可能是囊性改变。在 CT 平扫上，红髓型脾错构瘤通常与正常实质等强度，唯一异常表现是脾脏轮廓增大；脾错构瘤在 T_1 加权像上是等强度的，在 T_2 加权像上则是高信号。对于由淋巴组织组成的白髓型脾错构瘤，其成像与淋巴瘤相似，在 CT 平扫上通常为低密度或等强度，在增强 CT 扫描上显示延迟增强，在 MRI T_1 加权像上为低信号和等强度，在 T_2 加权像上为高信号。对于混合型，成像与成分的不同有关。

4. **病理** 脾错构瘤是正常脾脏红髓成分的异常聚集。主要病理特征包括边界清楚、无包裹的膨胀性结节性病变，相邻正常脾实质可被纤维化包围。脾错构瘤可分为红髓型（脾窦紊乱）、白髓型（淋巴组织）、混合型（红白髓）和纤维型，以混合型多见。由于其来源于脾窦，错构瘤的内皮细胞为 $CD8^+$ 和 $CD34^-$。这也将其与脾脏血管瘤区分开来，后者含有 $CD8^+$ 和 $CD34^+$ 内皮细胞。

5. **诊断** 脾错构瘤的最终诊断需要通过手术切除后的组织病理学检查来确认。脾错构瘤主要由失调的脾窦构成，这些脾窦是由网状内皮细胞覆盖的血管结构，它们在脾错构瘤中表现出无规则的排列和扩张。脾窦失调是由于脾脏胚基在早期发育过程中的异常，导致正常结构成分的组合比例发生混乱。在这种情况下，某些成分可能增多，而另一些成分减少，从而促使局部脾组织向单方面发育。此外，脾错构瘤中的网状内皮细胞可能会表现出一些特殊的免疫组织化学特征，如 CD8 阳性，这对于诊断脾错构瘤具有重要意义。

6. **鉴别诊断** 脾错构瘤必须与脾脏恶性病变如淋巴管瘤、血管母细胞瘤和血管肉瘤区分开来。此外，在影像学鉴别诊断中，还需要与炎性肌成纤维细胞瘤、淋巴瘤、罕见的恶性黑色素瘤脾转移、乳腺癌、结直肠癌转移瘤鉴别。

7. **治疗** 大多数患者是无症状的，影像学表现也较难诊断，很难在手术前进行明确诊断。细针抽吸活检可能有助于建立病理诊断。然而，这种技术与一些严重的并发症有关，包括出血和腹部播散。所以，手术是目前最有效的诊断和治疗方法，开放式和腹腔镜手术可用于全脾切除或部分脾切除。对于单个小病变，尤其是儿童，应采用脾部分切除术，以避免全脾切除的潜在风险。对于较大的病变、多发性病变或不能排除恶性肿瘤时，需要进行全脾切除。

8. **预后** 预后良好，无术后复发和转移。

（三）胰腺错构瘤

胰腺错构瘤（pancreatic hamartoma）是一种罕见的良性肿瘤，在胰腺肿瘤样囊性病变中发生率 <1%。Matsushita 等人于 2016 年报道了一例 68 岁的男性在腹部增强 CT 中偶然发现胰腺末端有一个无症状的实性多囊病变。该肿瘤为分界清楚的实性多囊病变，无任何强化，直径为 4 cm，随访 28 个月后肿瘤增大。由于临床上难以确定肿瘤是否为恶性，患者在初诊后 31 个月接受了手术切除。从宏观上看，实体瘤由黄色脂肪组织组成，有一个光滑的薄囊，局限于胰腺脐部。肿瘤内部结构由多个囊肿组成，囊肿之间有一个白色结

10

节。从组织学角度看，实性部分和多囊肿部分分别由成熟的脂肪组织和扩张的胰管组成，并伴有轻度纤维化。免疫组织化学结果显示，导管上皮细胞的细胞角蛋白 7 和 19 呈阳性染色。脂肪组织显示 S100 蛋白阳性染色，只有少数 MIB-1 阳性细胞。该肿瘤被诊断为胰腺错构瘤。

1. 流行病学　可发生于任何年龄，目前报道 3 例发生于新生儿，而其中 2 例伴有 18 号染色体三体综合征，提示新生儿胰腺错构瘤可能与该染色体异常有关，1 例伴有 SAPHO 综合征。男女比例大致相当，约为 1：1.15。

2. 临床表现　肿瘤体积较小时，大多数患者没有临床症状；体积较大时，部分患者有腹痛和体重减轻等不典型症状。根据肿瘤所处的胰腺部位的不同可有不同症状，如肿瘤位于胰头部的个别患者可能出现梗阻性黄疸的症状。有文献报道了胰腺错构瘤患者中合并胰腺炎的病例。

3. 辅助检查　肿瘤标志物（CA19-9、CA125、CEA 等）通常不升高或轻度升高，仅有极少数出现胰酶升高的现象。CT 多表现为边界清楚的等密度或低密度团块，部分内部可见脂肪密度。MRI 可见病变为长 T_1、长 T_2 信号，常伴有囊性改变，DWI 像呈等或高信号。延迟期强化是其显著特点，这种强化方式可能与病变中含有较多纤维成分有关。胰头部较大的错构瘤可引起胰管受压导致远端胰管扩张。FDG PET 显示病变为正常代谢。此外，超声内镜（EUS）引导的细针穿刺活检（FNA）对胰腺错构瘤的诊断帮助较小，因为所用的样本较小。

4. 病理　胰腺错构瘤主要分为实性和囊实性两种，组织学上错构瘤通常由无组织、分化良好的外分泌和内分泌胰腺组织组成，即腺泡、导管细胞和胰岛是形成病变的 3 个主要成分。三者大多以不同比例无规则散在分布于纤维组织中，部分病例可见肿瘤内纤维间隔增生变厚，部分病例可见分化成熟的脂肪成分，称为胰腺脂肪瘤样错构瘤，此类被认为是一种特殊亚型。有些病例还可见平滑肌组织存在。错构瘤成分与周围组织边界清楚，无浸润性生长。

5. 诊断　胰腺错构瘤无临床和影像学的典型表现，术前明确诊断比较困难，当遇到胰腺肿瘤时必须考虑错构瘤的可能性。同时，胰腺错构瘤的病理学表现与正常胰腺组织或慢性胰腺炎相似。病理诊断所必需的重要发现是缺乏正常胰岛细胞。最近研究表明，超声内镜引导细针穿刺活检术（EUS-FNAB）可用于术前诊断各种胰腺肿瘤。虽然存在并发症（如胰腺炎）的风险，但这一手术满足了减少良性病变不必要侵入性手术的重要需求。因此，如果术前怀疑是良性病变，应考虑仔细随访或重新进行 EUS-FNAB 检查，而不是进行手术。Pauser 等人和 Yamaguchi 等人提出了定义胰腺错构瘤的病理标准：①界限清楚的肿块；②由成熟腺泡和结构扭曲的导管组成；③缺乏胰岛细胞。

6. 鉴别诊断　实性错构瘤需要与局灶性慢性胰腺炎、高分化导管腺癌、腺泡细胞肿瘤及实性假乳头性肿瘤等相鉴别；囊实性错构瘤需要与胰腺囊肿、微囊性囊腺瘤和囊腺癌、黏液性囊性肿瘤、导管内乳头状黏液性肿瘤等相鉴别。鉴别依据主要是组织形态学。

7. 治疗　胰腺错构瘤为胰腺良性肿瘤，十分罕见，无典型临床特征及影像学特点，一般以手术切除为主，并且主要依靠术后病理明确诊断。

8. 预后 目前在已报道的病例中未出现复发和转移，预后良好。

（四）胰腺神经内分泌肿瘤

胰腺神经内分泌肿瘤（pancreatic neuroendocrine tumors，PNETs）起源于神经内分泌细胞的肿瘤，可以分布在全身。胃肠道和胰腺是这些肿瘤最常见的部位。Zhang 等人于 2022 年报告了一个罕见的涉及多器官和占位性病变的病例，并分析了 *TSC* 基因突变与相关肿瘤的关系。该患者因左背部疼痛就诊，没有黄疸、腹痛、体重减轻等其他症状。相关的实验室检查均在正常范围内。胰头、脾脏、肾皮质表面可见软组织密度结节。最大的结节位于右肾，并突出肾脏。与周围组织相比，增强扫描的动脉相位在结节中明显或不均匀地增强。腹部增强 MRI 证实了肝脏、脾脏、胰腺和肾脏的多处占位变化。PET/CT 进一步显示胰腺内的肿瘤是恶性的，并表现出明显的氟代脱氧葡萄糖（FDG）摄取。而肾脏和脾脏没有明显的 FDG 摄取，认为可能包含良性病变。根据这些检查结果，患者进行了手术切除。手术后的病理证实为胰腺神经内分泌疾病、肝脏血管周围上皮样肿瘤、脾错构瘤和肾血管平滑肌脂肪瘤。术后 3 个月和 6 个月复查肿瘤标志物和超声检查，无复发迹象。

1. 流行病学 PNETs 的发病率约为 0.5/1 万。PNEN 占原发性胰腺肿瘤的 3%，只有大约 1% 的患者与 *TSC* 基因突变有关。根据肿瘤产生的内分泌激素，患者表现出不同的临床症状。但 PNETs 患者的多变和非典型临床表现意味着漏诊和误诊相对常见。大约 10% 的 PNETs 患者是遗传性的，主要与染色体显性遗传有关，如多内分泌腺瘤病 I 型（MEN1）、神经纤维瘤病 I 型（NF-1）、TSC 等。MEN1 是最常见的类型，而 TSC 型仅占约 1%。Evans 等人于 2022 年回顾性分析了 637 名确诊为 TSC 的患者，发现 28 名患者有不同的胰腺表现，从胰腺囊肿到分化良好的 PNET。28 例患者中有 13 例经病理证实为 PNET。

2. 致病机制 Zhang 等人还阐述了 *TSC* 基因突变与相关肿瘤的分子机制，*TSC* 基因是肿瘤抑制基因，*TSC1* 或 *TSC2* 的突变导致小 G 蛋白 Rheb 和哺乳动物雷帕霉素靶蛋白（mTOR）途径的组成性激活，该途径调节细胞生长和增殖。与此相关的胰岛素样生长因子可以引起 AKT 磷酸化并激活 PI3K。反过来，激活的 PI3K 将 PIP2 转化为 PIP3，并募集 PDK1 和 AKT，从而激活 mTOR。mTOR 和 Rheb 的复合物促进下游分子的磷酸化，从而促进蛋白质合成。TSC 蛋白是该信号通路的关键调节因子，它可以将 Rheb GTP 的形式转化为 Rheb GDP，从而抑制复合物的形成并减缓下行细胞的生长。*TSC* 基因的缺失导致 mTOR 的失调，mTOR 是 PI3K/AKT/mTOR 信号通路的调节因子。它们的激活使细胞周期调节失控，并导致肿瘤进展。尽管 PNETs 和 TSC 之间的关系除了几份单一病例报告和相关综述外尚未得到正式研究，但胰腺肿瘤在 TSC 患者中似乎比在普通人群中更常见。迄今为止，共有 26 例不同胰腺肿瘤与 TSC 相关。并非所有这些病例都有很好的特征，有时缺乏明确的病理诊断。特别是其中 5 例未接受手术切除或活检，7 例被诊断为胰岛素瘤，而分别在 1 例中检测到胃泌素瘤和癌。12 例是非分泌性的 PNETs。13 名患者中有 7 名出现 *TSC2* 突变。

3. 治疗　由于 TSC 是一种系统性疾病，治疗方法因个体的具体表现而异，但是手术切除是 PNETs 最重要的治疗方法。Evans 等人于 2022 年回顾性分析了 13 例 PNET 患者的临床资料，其中 10 例行手术切除。所有患者均无严重的围手术期或术后并发症；只有 1 例患者在切除术后复发。研究表明，手术并发症风险低，手术结果良好，对于病变≥2 cm 且具有 PNET 特征的 TSC 患者，应考虑进行手术切除。最新研究表明，与非 mTOR 患者相比，一部分与 TSC 相关的 mTOR 非功能性 PNET 患者的生长率较低。所以，系统使用 mTOR 抑制剂可以缩小肿瘤并促进手术切除。然而，考虑到腹腔镜手术相关并发症的风险较低，与 mTOR 抑制剂的长期治疗相比，手术切除的方式更可取。此外，有关于射频消融术、化疗和其他方法也有报道，但这些方法的长期疗效仍不确定。

4. 典型病例　Bombardieri 等人于 2013 年报道了一例 *TSC2* 突变的 10 岁男孩。患者出生时诊断心脏横纹肌瘤。在 4 个月大时，出现明显的黑色素沉着性黄斑，并出现婴儿痉挛。脑磁共振成像（MRI）显示皮质结节和室管膜下小结节，从而明确诊断 TSC。随后，他出现了视网膜错构瘤和肾囊肿。分子分析证实了 *TSC2* 基因（c.5160+2_5160+3insT）中的散发点突变。1 年后孩子出现语言迟缓，并出现类似孤独症的症状。患者在 10 岁时，仍有每月一次癫痫发作，其特征是短暂的意识障碍，并且表现出中度智力障碍（总智商 49）。在例行的年度随访中进行的腹部超声检查显示了胰腺实性病变，行保留脾脏的胰远端切除术。手术标本的免疫组织化学检查显示神经内分泌标志物嗜铬粒蛋白、神经元特异性烯醇化酶、突触蛋白、细胞角蛋白和波形蛋白呈阳性，而 CD10 和 α-1 抗胰蛋白酶呈阴性。免疫组织化学染色也显示标本中 mTOR 通路缺乏过度激活。这些证据都支持了 Ⅱ 级分化良好的 PNET 的诊断。在肿瘤完全切除后的 16 个月随访中，患者没有肿瘤复发迹象。

第四节　其他相关疾病

除了皮肤、中枢神经系统、心脏、肾脏、眼睛、肺部、骨骼和口腔外，TSC 还可能影响其他器官。

（一）内分泌系统

1. 胰腺　TSC 患者可能出现不同类型的胰腺受累，包括导管内乳头状黏液性肿瘤（intraductal papillary mucinous neoplasms，IPMN）和 PNET（见本章第三节）。

2. 甲状腺　甲状腺癌分为三大组织学类型：①分化型甲状腺癌，包括乳头状、滤泡状和嗜酸细胞癌；②甲状腺髓样癌；③未分化甲状腺癌。甲状腺乳头状癌约占总体的80%。在一般人群中偶然发现的甲状腺疾病患病率因不同检测方式而异，触诊检出率为 2%～6%，超声检查为 9%～67%，尸检数据为 8%～65%，女性较男性多见，并随着年龄的增长而增加。目前还没有关于甲状腺疾病在 TSC 患者中的患病率的系统研究，甲状腺疾病的监测也不是 TSC 标准治疗的一部分。超声被认为是甲状腺成像的金标准。

普通人群中通过 CT 或增强 CT 检测偶然发现甲状腺病变的频率为 16%～25%。对 93 例 TSC 患者的胸部 CT 的回顾性分析发现，20% 的患者甲状腺存在异常，主要表现为结节，其中多发性结节更为常见，1例患者患有乳头状癌。在胸部CT检查中，TSC患者及普通人的甲状腺癌的偶然发现率无明显差异。需要注意的是，15岁以下儿童甲状腺CT扫描会增加甲状腺癌的发病率。另有1例个案报道了13岁TSC2突变的男孩合并甲状腺乳头状癌。这种类型的癌症是否与TSC相关尚待进一步研究。

在所有癌症中，早期诊断对预后具有重要意义。因此，TSC患者应定期进行超声检查、头颅MRI和胸部CT检查，以评估胸颈部合并症，依维莫司等mTOR抑制剂，被用于TSC的治疗。2014年，Wagle等人报道了1例晚期甲状腺未分化癌的患者，在接受依维莫司治疗后实现了18个月的临床缓解。

血清甲状腺球蛋白、^{131}I放射性核素成像及颈部超声检查，是甲状腺癌随访的推荐检查。

3. 肾上腺　约25%的TSC患者可出现肾上腺血管平滑肌脂肪瘤，但很少引起出血。

（二）动脉瘤

在TSC中，除了与肾血管平滑肌脂肪瘤相关的动脉瘤外，偶有中枢性和外周性动脉瘤以及大中型动脉狭窄闭塞性疾病的报道，主要是主动脉瘤和颅内动脉瘤。此外偶有报道TSC患者伴有Sturge-Weber综合征的颅内特征。

在对脑部MRI的检查回顾中发现，在440例TSC患者中有3例出现颅内动脉瘤（0.74%），其中包括2例儿童，而一般人群的发病率为0.35%，提示颅内动脉瘤在TSC患者中可能比普通人群中更为频发。有报道TSC患者中颅内动脉瘤的发生年龄可能比一般人群的散发性动脉瘤更小，后者在女性中更为多见，且发生率与年龄呈正相关。TSC相关的动脉瘤发病年龄更低，甚至有报道生后1年发现颅内动脉瘤，它们常呈纺锤形，巨大且多发。TSC相关颅内动脉瘤大多无症状，部分可伴有出血、压迫等症状，一般以压迫症状为主。

mTOR通路影响平滑肌细胞的分化，因此TSC中的动脉病变可能是由于血管平滑肌细胞中TSC1/TSC2蛋白的表达不足导致血管壁结构完整性受损。TSC合并动脉病变虽然很少见，但一旦出现就可能危及生命，因此识别TSC和早期诊断血管病变对预防发病和死亡很重要。

（三）蛛网膜囊肿

蛛网膜囊肿是脑脊液被包围在蛛网膜内所形成的袋状结构，不与蛛网膜下腔相通，在0.5%的一般人群中偶然发现，TSC患者检查中偶尔会意外发现蛛网膜囊肿，其在TSC中的发生频率略高于一般人群。蛛网膜囊肿的形成机制存在争议，目前有几种假说，包括部分脑发育不全、蛛网膜发育缺陷和脑脊液流动异常。部分研究倾向于遗传性因素，如神经嵴发育不良、淋巴系统受损。也有研究认为蛛网膜囊肿是TSC表型的一部分，并为蛛网膜囊肿的遗传基础提供了证据，考虑与神经嵴发育不良相关。

对220例TSC患者的脑部MRI扫描的回顾性研究，发现其中12例患者患有蛛网膜囊肿，2%的病例存在多发性囊肿。其中10例是男性，提示患有TSC的男性可能更容易患有蛛网膜囊肿。此外，蛛网膜囊肿在TSC2突变（11例中有9例）而不是TSC1突变

10

（11 例中有 1 例）中更常见。有趣的是，在面部皮肤病变为单侧或明显不对称的情况下，蛛网膜囊肿的侧别通常与皮肤受影响明显的侧别相同。

蛛网膜囊肿通常无须治疗，可随访以明确其稳定性；当局部受压并产生神经系统症状时，需要手术治疗；通常采用囊肿开颅切除或开窗术治疗，或采用囊肿 - 腹腔分流术。

（四）淋巴系统

先天性淋巴水肿的报告很少见。几个协调淋巴发育过程的基因与 mTOR 通路密切相关。PI3K 信号对于淋巴系统的重塑、成熟和瓣膜形成至关重要，*AKT1* 基因敲除小鼠表现出毛细血管发育不全、瓣膜发育不全或扩张、小淋巴管平滑肌细胞覆盖减少等特征。

TSC 中非先天性淋巴水肿的发病率尚不清楚，似乎比一般人群稍高。一项包括 TSC 儿童和成年患者的研究发现，在 268 例患者中有 10 例（4%）出现淋巴水肿，其中两例为先天性淋巴水肿。

有文献报道了 12 例淋巴水肿病例，通常涉及一侧下肢。有趣的是，女性发病更多见（12 例中有 10 例），和 TSC 在肺淋巴管平滑肌瘤病或肾血管平滑肌脂肪瘤中的性别偏倚相同，可能与激素影响有关。有报道显示西罗莫司在一些病例中对淋巴水肿的临床改善有效。

（五）消化系统

1. 直肠息肉　因其缺乏特异性，在 2012 年的 TSC 诊断标准中被从次要特征中排除。有研究报道了 30 多例结直肠息肉，多为错构瘤性息肉病。通常无症状，部分可表现出直肠出血和疼痛症状，远端结肠和直肠多发，通常体积较小且无蒂，组织学检查显示为非典型增生或恶性病变。TSC 错构瘤息肉表现为起源于黏膜肌层的平滑肌细胞边界不清，呈分支状，导致固有层肌纤维过量。息肉也可能出现在其他部分的胃肠道，如食管和胃。

值得注意的是，伴有错构瘤性胃肠道息肉和 / 或息肉病的 TSC 患者通常没有症状。尽管直肠息肉在儿童中罕见，但可能早期如生后第 1 个月就出现，并导致肠梗阻。在 TSC 中，一般认为结直肠息肉的恶性可能性较低，建议影像学检查随访以确保息肉的稳定性，可疑病变进行活检。在错构瘤性息肉综合征的鉴别诊断中，应考虑 TSC，必要时行基因检测。

2. 肝血管平滑肌脂肪瘤　血管平滑肌脂肪瘤不仅在肾脏可见，还可以在其他腹部器官（主要是肝脏）中见到。一项对 187 例 TSC 患者的回顾性研究发现，28 例 TSC 患者患有肝血管平滑肌脂肪瘤（14.9%），所有患者均伴有肾血管平滑肌脂肪瘤。在患有肝病变的个体中，女性患者明显多于男性患者（17∶11）。有趣的是，那些合并肝病变并有基因数据的 20 例患者中，都表现为 *TSC2* 突变。根据上述研究报道，未发现 TSC 患者出现肝功能障碍症状，且 TSC 累及肝脏的患者预后良好。腹部超声是无创的肝脏病变监测的首选方法。

（六）子宫血管周上皮样细胞肿瘤

血管周上皮样细胞瘤（perivascular epithelioid cell tumor，PEComa）是一种罕见的间质肿瘤，在组织学和免疫表型上表现为具有血管周上皮样细胞特征的间叶源性肿瘤，瘤细胞与血管壁具有局部相关性并通常表达黑色素标记和平滑肌标志物，这些细胞被命名为血管周上皮样细胞。血管周上皮样细胞瘤可发生在各种部位，包括血管平滑肌瘤、淋巴管平滑肌瘤病和来自软组织及内脏的非特异性 PEComa。PEComas 可见于肾脏、肾上腺、肝脏、脾脏、精索、纵隔、腹腔和肠黏膜等部位。偶有报道 TSC 患者出现子宫血管周上皮样细胞肿瘤，子宫淋巴管平滑肌瘤病通常发生在同时患有肺淋巴管平滑肌瘤病的女性，可能是由于淋巴管中的异常平滑肌增生，从而导致淋巴管阻塞。

（编写：刘婷红　刘纪玉　田逸然　姚子明　孙　轲　张伟宏；

审核：秦　炯　梁树立）

参考文献

[1] MORTAJI P, MORRIS K T, SAMEDI V, et al. Pancreatic neuroendocrine tumor in a patient with a TSC1 variant: case report and review of the literature[J]. Fam Cancer, 2018, 17(2): 275-280.

[2] EVANS L M, GEENEN K R, O'SHEA A, et al. Tuberous sclerosis complex-associated nonfunctional pancreatic neuroendocrine tumors: management and surgical outcomes[J]. Am J Med Genet A, 2022, 188(9): 2666-2671.

[3] BORONAT S, BARBER I. Less common manifestations in TSC[J]. Am J Med Genet C Semin Med Genet, 2018, 178(3): 348-354.

[4] SANTOS L, BRCIC I, UNTERWEGER G, et al. Hamartomatous polyposis in tuberous sclerosis complex: case report and review of the literature[J]. Pathol Res Pract, 2015, 211(12): 1025-1029.

[5] JÓŹWIAK S, SADOWSKI K, BORKOWSKA J, et al. Liver angiomyolipomas in tuberous sclerosis complex—their incidence and course[J]. Pediatr Neurol, 2018, 78: 20-26.

[6] 郑淋，金兰中，王芳韵，等. 小儿心脏横纹肌瘤的超声心动图诊断及分析其与结节性硬化症的关系[J]. 中国超声医学杂志，2012，28（9）：817-819.

[7] GAMBOA V R L, GIOVO M, FRANCUCCI V. Cardiac rhabdomyomas as prenatal diagnostic markers of tuberous sclerosis complex[J]. An Bras Dermatol, 2023, 98(6): 843-845.

[8] OKMEN F, EKICI H, HORTU I, et al. Outcomes of antenatally diagnosed fetal cardiac tumors: a 10-year experience at a single tertiary referral center[J]. J Matern Fetal Neonatal Med, 2022, 35(18): 3489-3494.

[9] WILL J C, SIEDENTOPF N, SCHMID O, et al. Successful prenatal treatment of cardiac rhabdomyoma in a fetus with tuberous sclerosis[J]. Pediatr Rep, 2023, 15(1): 245-253.

[10] MONTAGUTI E, GESUETE V, PEROLO A, et al. A case of massive fetal cardiac rhabdomyoma: ultrasound features and management[J]. J Matern Fetal Neonatal Med, 2023, 36(1): 2197099.

[11] NORTHRUP H, ARONOW M E, BEBIN E M, et al. Updated international tuberous sclerosis complex diagnostic criteria and surveillance and management recommendations[J]. Pediatr Neurol, 2021, 123: 50-66.

[12] BRAKEMEIER S, VOGT L, ADAMS L C, et al. Sclerotic bone lesions as a potential imaging biomarker for the diagnosis of tuberous sclerosis complex[J]. Sci Rep, 2018, 8(1): 953.

10

第十一章

结节性硬化症的
三级预防

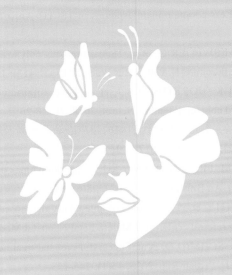

第一节 一级预防——遗传咨询

（一）一级预防相关概念

1. **一级预防** 通常指病因预防，即在疾病尚未发生时针对病因而采取的措施，从而达到预防、控制和消灭疾病的目的。针对结节性硬化症（tuberous sclerosis complex，TSC）此类遗传性疾病的一级预防，则主要是指孕前咨询以及检查，包括通过普及防治知识，针对不同婚育阶段人群开展健康教育、婚前检查、孕前优生健康检查、遗传优生咨询等。

2. **携带者筛查** 遗传携带者是指表型正常，但带有致病变异的个体，在生育过程中，可将其致病基因变异遗传给后代。遗传携带者的检出对遗传病的预防有积极的意义，同时也有可能对疾病的迟发患者进行早期干预。

3. **不全外显** 在携带某一性状基因的人中表达该性状的频率，即外显率。外显率为100%为完全外显，低于100%则为不完全外显，也称为不全外显。

4. **表现度** 指性状在多大程度上影响一个人，是严重影响、中度影响，还是轻微影响。对于常染色体显性遗传病来说，尤其是存在不全外显和表现度变异较大的遗传病中，进行基因检测明确分子诊断就更加重要。

（二）结节性硬化症基因携带者筛查

1. **TSC 致病基因与突变类型** TSC 以常染色体显性遗传模式发病，目前已知的致病基因有 2 个，最早发现的是 *TSC2* 基因，之后 *TSC1* 基因也被确认为致病基因。*TSC1* 基因位于 9 号染色体，包含 23 个外显子，编码错构瘤蛋白；*TSC2* 基因位于 16 号染色体，包含 42 个外显子，编码马铃薯球蛋白，又称结节蛋白。此两个蛋白分别是 TSC 蛋白复合体成分。*TSC1* 或 *TSC2* 基因突变后，无法调节哺乳动物雷帕霉素靶蛋白（mammalian target of rapamycin，mTOR）通路从而导致异常的细胞增殖与分化。

（1）*TSC1* 基因：*TSC1* 基因最长的转录本（NM_000368.4）长度 50 kb，包含 23 个外显子，第 1 和 2 外显子为非编码序列，第 5 和 12 外显子可选择性剪接，从而产生更短的转录产物。大多数 *TSC1* 基因的致病变异都会导致错构瘤蛋白截断。变异类型包括：无义突变、导致移码的插入或缺失突变、剪接位点突变等，但 *TSC1* 基因变异的基因型与表型之间的关系并不明确，尚未发现变异位置分布与疾病的严重程度有关（表 11-1-1）。通常致病变异可以分布在基因的不同位置，目前的变异信息显示，错义突变大多分布在错构瘤蛋白的 N 端。

（2）*TSC2* 基因：*TSC2* 基因共有 6 种不同长度的转录产物，最长的转录本（NM_000548.3）长度约 50 kb，包含 42 个外显子，外显子 1a 是非编码外显子，第 25 和 31 外显子可选择性剪接。*TSC2* 基因的 3′ 末端与 *PKD1* 基因序列有 3 个碱基的重叠，因此当发生横跨两个基因的大片段的缺失时，就会出现 *TSC2/PKD1* 邻接基因综合征。目前 *TSC2* 基因大约报道有 1 600～1 900 个致病突变［人类基因突变数据库（HGMD）收录有 1 619 个 *TSC2* 致病突变］，大约 33% 的致病突变位于第 32～41 外显子（包括剪接位点变异），这部分序列主要编码结节蛋白的羧基结构域，如 GAP 结构域、雌激素受体和钙调蛋白结合结构域以及多种信号通路激酶靶点等。错义突变约占所有 *TSC2* 变异的 26%，约 50% 集中在羧基结构域。错义突变很少是激酶的直接靶标：只有 Tyr1571 残基上的两个错义突变是酪氨酸激酶的预测靶标（表 11-1-1）。

表 11-1-1　*TSC1* 与 *TSC2* 基因突变类型分布

类型	*TSC1* 基因突变类型分布	*TSC2* 基因突变类型分布
小片段的插入和缺失	～57.8%	～37.7%
无义突变	～22.7%	～25.7%
剪接位点突变	～10.9%	～14.5%
大片段的插入和缺失	～2.9%	～16.6%
错义突变	～5.7%	～5.4%

2. *TSC1* 基因与 *TSC2* 基因的检测方法

（1）Sanger 测序：即一代测序技术，是经典的序列测定方法，也是基因序列检测的金标准。针对目标序列设计特异性扩增引物，利用 DNA 聚合酶合成反应进行测序。Sanger 测序法检测 *TSC1* 和 *TSC2* 基因的优点是序列读取准确，方法经典可靠。但此方法也存在一个不可忽视的缺点，即对大片段、较长基因的检测，所需的引物和扩增反应较多，测序反应以及序列分析成本高。

（2）二代测序（next generation sequencing，NGS）：也称下一代测序。该技术通过大规模平行测序技术（massive parallel analysis，MPS），同时完成多个反应的序列数据获取。2005 年，Life Sciences 公司推出了第一个高通量测序平台，即 454 测序技术，随后 Illumina 公司推出了基于荧光信号检测的高通量测序平台，该技术在准确性、通量和成本方面具有优势，迅速成为高通量测序的主流技术。高通量测序技术在针对大片段、长基因的序列检测上有着快速、低价、准确的优势，目前也是检测 *TSC1* 和 *TSC2* 基因最常用的测序方法。Illumina 平台的读长大约在 50～150 bp，这就导致片段的缺失、重复变异的准确率较低。因此，在针对 *TSC1* 和 *TSC2* 基因进行片段缺失或插入突变检测时，有时需要通过多重连接探针扩增技术（multiplex ligation dependent probe amplification，MLPA）予以补充。

（3）多重连接探针扩增技术：本质上是一种多重 PCR 技术，但与常规多重 PCR 技术不同的是，该技术扩增的前提是靶序列与特异探针的结合，通过扩增与靶序列结合的探针，从而实现对目标序列的检测。因此，根据探针设计的不同，既可用于检测单个碱基的改变，也可以用于检测靶序列的缺失和重复，后者更是成为高通量测序技术重要的补充检测手段。

3. 变异致病性评估

变异致病性评估难度大，具体如下：

（1）TSC 患者的 *TSC1* 或 *TSC2* 基因检出变异致病性评级存在难度：*TSC1* 和 *TSC2* 基因长度均较大，*TSC1* 基因突变热点区域不明确，*TSC2* 基因突变热点范围较大，这对变异致病性的评估，尤其是错义突变的致病性评级存在一定难度。根据人类基因突变数据库（human gene mutation database，HGMD）（HGMD professional 2023.4），*TSC1* 基因目前收录变异 646 个，其中致病变异 543 个，在致病性存疑的 92 个变异中，64%（64/99）为错义突变；*TSC2* 基因收录变异 1 966 个，其中致病变异 1 665 个，而在 299 个致病性存疑变异中，79%（237/299）均为错义突变。这些变异，依据现有证据难以准确判断其致病性（表 11-1-2）。

表 11-1-2 结节性硬化症致病基因与分子遗传学检测方法

基因	致病比例	检测方法	病例类型	
			家族病例	散发病例
TSC1	~26%	测序	~9.8%	~15.5%
		靶区域缺失/重复检测	~0.1%	~0.5%
TSC2	~69%	测序	~13.8%	~53%
		靶区域缺失/重复检测	~0.2%	~2%
未知	~5%	—	—	—

（2）无症状个体基因检测所获变异的致病性评估存在争议：目前变异致病性评级指南较常用的是美国医学遗传学和基因组学学院（American College of Medical Genetics and Genomics，ACMG）在 2015 年公布的《序列变异解释的标准和指南：美国医学遗传学和基因组学学院和分子病理学协会的联合共识推荐》（以下简称 ACMG 指南）。该指南将变异分级为：致病变异、可能致病变异、意义不明变异、可能良性变异和良性变异，但整体来说，还是以表型驱动变异的分析和评级，目前尚无广泛认可的针对无症状人群的通用型变异筛查指南，目前现有的除了部分专病已公布有指南或专家共识外，大多数筛查在变异致病性评级中往往参考 ACMG 指南并根据实验室本地数据库及检测经验进行一定调整，因此在针对 *TCS1* 基因或 *TSC2* 基因的无症状个体基因检测进行变异致病性评级方面，可能存在不同检测机构得出不同结论的现象。

4. 大约5%的有症状 TSC 患者，尚不能检出明确的致病变异　*TSC1* 和 *TSC2* 是目前已知的导致 TSC 的两个主要基因，但仍有约 5% 的临床明确诊断的 TSC 患者，无法检出 *TSC1* 或 *TSC2* 基因的变异（表 11-1-2）。在不考虑实验室检测失误等因素的情况下，其检测阴性的原因如下。

（1）致病变异存在于已知基因的未知区域：目前已知的基因关键区域主要包括基因的编码区、外显子两翼的剪接位点区域、基因上游的表达调控区域等。但目前数据库收录变异区域有限，主要集中在编码区、外显子 ±1、±2 的剪接位点区域、相对明确具有调控功能的上游非编码区（UTR 区域）等，而内含子深处，基因远端调控区域的认识较少，不排除存在此类位置的变异，影响基因表达或转录产物，但由于认知有限而无法确定变异致病性。

（2）其他可以导致 TSC 的基因型：目前已经有研究者把目光放开到 *TSC1* 和 *TSC2* 基因以外的 mTOR 途径相关基因，包括 10 个位于 mTOR 复合体 1（mTORC1）的上游（*WNT5B*、*FZD4*、*FZD6*、*FZD9*、*GSK3B*、*MAP2K2*、*IRS1*、*PIK3CA*、*PIK3R2* 和 *CHUK*）基因，2 个（*LPIN1* 和 *PRKCG*）位于 mTORC1 和 mTOR 复合体 2（mTORC2）的下游基因。但此类基因的变异，根据 ACMG 指南，仅能评级为意义不明变异，尚缺乏直接证据证明其与 TSC 的发病相关。

5. 体细胞突变与 TSC　体细胞嵌合可以发生于任何个体，但目前对于嵌合比例、不同组织间的嵌合发生率以及不同等位基因嵌合发生的相关性，了解得非常有限。一般来说，嵌合变异的等位基因频率从极低（1%）到相对较高（20%~40%）不等，这可能与嵌合事件发生于发育的不同阶段有关。

TSC 是由于 *TSC1* 或 *TSC2* 基因失活突变导致，通常以常染色体显性遗传模式传递，表现为形成错构瘤的易感性增加，因错构瘤形成部位和严重程度不同，患者临床表现也呈高度异质性。但也有学者提出 TSC 的发病遵循 Knudson 肿瘤发展模型，常见嵌合变异发生，这也是许多 TSC 患者常规基因变异检测阴性的重要原因之一。一般针对生殖腺细胞突变引起的遗传病进行的高通量测序平均深度从 50× 到 100× 甚至 200× 不等，但如果针对低比例嵌合检测，通常需要的深度需要达到 300×~1 200×，同时检测样本也需要从外周血扩大到唾液、皮损区活检组织（正常皮肤组织对照），而需要进行生育风险评估时，还需要采集精液样本进行嵌合变异的检测。

有研究表明，人群中有部分人具有 *TSC2* 致病变异的低水平嵌合，这些人的临床表现很少甚至没有，大多数人处于育龄，智力正常，根据临床表现不能确诊为 TSC 患者，而这些带有低水平嵌合变异的个体，也有生育 TSC 患儿的风险，但由于不同组织变异嵌合比例不确定，这种再发风险很难评估。

6. TSC 患者基因筛查的伦理学以及社会学争议及风险　从临床医学或遗传学角度来说，携带者检查的好处很多，包括：①个体确认携带状态，并尽量避免或减少影响发病的因素，从而实现疾病的有效防控；②可以帮助育龄期夫妇，更加全面评估生育风险，并做出自主选择；③对于许多单基因病来说，携带者检查，即一级预防，性价比远比其他检测方法更高效。

携带者筛查的应用受限于现有临床经验，一方面需要有经验的医生对受检者进行充分的知情告知；另一方面，也需要有足够临床遗传学背景及认识的医生，结合临床表型以及家族史进行报告数据的准确解读。因此，目前携带者筛查的行业指南严格限定了：①携带者筛查的范围，即什么样的个体建议进行携带者筛查；②实施携带者筛查的机构，即检测机构也需要有严格的准入机制，以保证其可以准确客观地完成携带者筛查的报告；③携带者筛查的疾病种类，即哪些疾病适用于携带者筛查，哪些不适合。

携带者筛查在国外相对更加严格和谨慎，广泛应用实施携带者筛查的疾病主要包括囊性纤维化（cystic fibrosis，CS）、脊髓性肌萎缩（spinal muscular atrophy，SMA）以及脆性X综合征（fragile X syndrome）等致死、致畸、致残或严重影响生活质量的几种遗传病，这可能与西方社会的宗教信仰、医疗保险制度有关。

相反，国内医生以及民众对于携带者筛查接受度较高，推测可能的原因包括：①我国当前低生育率背景下对新生儿健康需求较高；②国内大病医疗保障制度相对仍不完善，患者家庭负担过重；③大多数人没有宗教因素影响等。

（三）TSC 携带者的遗传咨询

1. 检测前充分告知检测的收益与风险　检测前告知要充分，要包括但不限于：①TSC 携带者检测的方法和检测范围；②检测的局限性，如编码区覆盖程度、内含子深处变异和大片段缺失重复变异是否检测、检测深度与嵌合的检出情况；③采集样本类型等，并需要每个受检者签署详细告知的知情同意。

2. 检测后客观评估检出变异的致病性以及再发风险　对于携带者检测的报告咨询，咨询者尤其需要注意：①第三方检测实验室报告，咨询者仅能就报告内容进行咨询；②必要时需要对变异致病性进行重新评估。

（1）患者检出明确的 *TSC1* 或 *TSC2* 基因的致病变异或可能致病变异：咨询者需要充分告知其患病风险。按照 ACMG 指南，有症状患者检出的可能致病变异，变异致病性在95%以上，因此建议临床医生完善临床检查之后进一步确认变异致病性。作为常染色体显性遗传病，携带者将致病变异传递给后代的概率是50%，携带者可以选择咨询产前诊断机构或辅助生殖机构，建议在妊娠之前充分沟通，以确认该变异是否可以进行产前诊断或胚胎植入前产前诊断。此外，咨询者需要详细咨询患者的父母、同胞等家庭成员的表型情况，并建议家庭成员进行变异的携带检测。

（2）患者检出 *TSC1* 或 *TSC2* 基因的意义不明变异：建议进一步完善临床检查，如有局部病变，可考虑建议患者选取皮损处组织活检进行进一步的变异检测。如受检者确无TSC 相关临床表现，则需要充分告知 *TSC1* 或 *TSC2* 基因检测的局限性，检测阴性结果并不能排除患病可能，意义不明变异目前也很难进行产前诊断和胚胎植入前的产前诊断。

对于现阶段意义不明变异受检者的咨询，还可以进一步收集受检者家庭成员表型特征，如家庭中存在其他的一个或多个 TSC 患者，建议采集其他明确诊断的 TSC 患者样本进行变异检测，确认家系中致病变异后再检测家庭中相关家庭成员变异携带情况。如此类受检者无其他患病家庭成员，那么对于意义不明变异，尤其是意义不明的错义突变，可以建议患者后续间隔一年后再进行变异的致病性评级，不排除随着研究的深入和数据库更新，变异致病性评级证据发生变化。

（编写：郝婵娟　齐　展；审核：秦　炯　梁树立）

第二节　二级预防——产前检查

疾病的二级预防是在疾病早期为阻止或减缓疾病的发展而采取的措施。其措施包括：早发现、早诊断、早治疗，故又称为三早预防。TSC 在胎儿时期有可能就出现一些表型，可以通过产前诊断技术早期发现，为进一步明确诊断 TSC 提供依据，以便进行该疾病的二级预防。下面将重点阐述产前超声检查的应用。

一、超声

（一）产前超声检查概述

产前超声检查是指在孕妇妊娠期间通过超声技术对胎儿进行检查，观察胎儿的生长发育情况。由于超声技术无辐射、无创伤、便于操作的优势，是目前产前监测胎儿主要解剖结构、评估胎儿生长发育情况的首选技术。通过产前定期超声检查可以早期发现胎儿各重要器官发育过程中出现的结构异常，及时评估预后，对降低出生缺陷，提高出生人口素质具有重要意义。目前我国《超声产前筛查指南》推荐，早孕期检查在孕 11~13^{+6} 周进行，主要筛查重大的结构畸形（如无脑儿等）和进行胎儿颈后透明层厚度的测量；孕中期在孕 20~24^{+6} 周进行，完成对胎儿及胎儿附属物全面、系统的筛查，此期的系统筛查是孕期最重要的产前检查，可发现胎儿重要脏器和器官的大部分结构畸形。除上述两次必要的超声检查外，结合孕妇与胎儿的具体情况，还可在孕期进行多次产前超声检查随诊，动态观察疾病的发展变化，以确保孕期胎儿及孕妇的健康和安全。

如前面章节所述，TSC 是一种累及多个系统的遗传性疾病，属常染色体显性遗传病，由肿瘤抑制基因 *TSC1* 或 *TSC2* 突变所致，可累及中枢神经系统、心脏、肾脏、皮肤、肺、眼、颜面部等多个脏器及部位，故 TSC 可能累及胎儿的多个脏器。越来越多的文献和研究表明心脏横纹肌瘤与 TSC 密切相关，常成为 TSC 在胎儿期有可能被最早发现和诊断的表型。故产前超声在 TSC 疾病的早期诊断和二级预防中发挥重要作用。因此，为确保在产前诊断中尽早发现潜在的 TSC 胎儿，需要在超声检查中仔细扫查胎儿的心脏、颅脑、肾脏、皮肤、颜面等部位。

（二）结节性硬化症的产前超声表现

1. 心脏　文献报道约 50%~67% 的 TSC 患者同时伴发心脏横纹肌瘤。在产前诊断心脏肿瘤的胎儿中最终有 52%~79% 的个体诊断为 TSC；在胎儿期发现心脏横纹肌瘤的个体中，有 59%~80% 诊断 TSC；在心脏多发性肿瘤的胎儿或新生儿中，95% 患有 TSC。在单发心脏横纹肌瘤的胎儿或新生儿中，约有 23% 的患儿后来诊断了 TSC。在孕 20~24^{+6} 周进行胎儿超声系统筛查时，常用的超声检查切面有四腔心、五腔心、左右室流出道、心室短轴等。胎儿的心脏横纹肌瘤可多发或单发，以多发常见。产前超声诊断中，心脏横纹肌瘤主要表现为致密均匀的中高或强回声团块或结节，大小不等，多为椭圆形或圆形，大者可达 3~4 cm，回声高于正常心肌，常与心肌分界清晰（数字资源 11-2-1~数字资源 11-2-3）。横纹肌瘤常为多发，文献报道最常发生的部位依次为左心室、右心室、室间隔、右心房、左心房及主动脉瓣，亦可附着于腱索、乳头肌、心内膜面或瓣体，活动度与附着部位和附着面积有关（图 11-2-1～图 11-2-5）。小的横纹肌瘤可无明显血流

数字资源 11-2-1 孕中期胎儿心脏多发横纹肌瘤，分别位于左右心室，均呈中高回声结节，边界清楚

数字资源 11-2-2 孕中期胎儿心脏横纹肌瘤，位于右室流出道，呈中高回声，活动度较大

数字资源 11-2-3 孕中晚期胎儿左室心尖部横纹肌瘤，呈中高回声结节

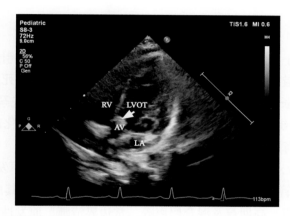

图 11-2-1 经胸五腔心切面显示左室流出道横纹肌瘤，位于主动脉瓣下方，呈高回声团
RV，右心室；LVOT，左室流出道；AV，主动脉瓣；LA，左心房。

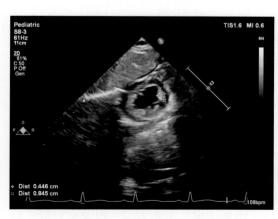

图 11-2-2 经胸左室短轴切面：左室侧壁横纹肌瘤

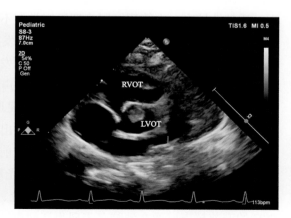

图 11-2-3 经胸大动脉短轴切面：左室流出道横纹肌瘤
RVOT，右室流出道；LVOT，左室流出道。

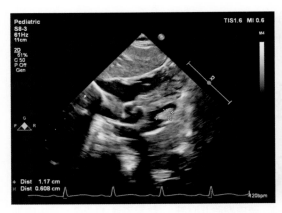

图 11-2-4 经胸右室流出道切面：显示右室
流出道横纹肌瘤

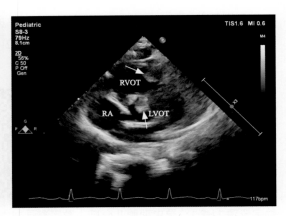

图 11-2-5 经胸超声发现多发横纹肌瘤，
分别位于左、右室流出道

RVOT，右室流出道；LVOT，左室流出道；RA，
右心室。

动力学意义，而发生于关键部位，或体积较大出现阻塞或压迫时可引起相应的血流动力学异常，如流出、流入道梗阻，胎儿心力衰竭、水肿，心律失常甚至死胎等。相对而言心脏横纹肌瘤在孕中期生长速度较快，孕晚期较慢（有学者研究认为在孕 32 周后生长趋势减缓），甚至在孕晚期及出生后可缩小甚至消失，有学者认为这种变化趋势可能与母体孕期及产后激素水平变化有关。

胎儿期超声诊断心脏横纹肌瘤需与其他占位性病变鉴别，如原发性心脏良性畸胎瘤、纤维瘤、黏液瘤、血管瘤及继发肿瘤、血栓等。良性畸胎瘤：因其成分不同可有相应表现，可表现为囊性回声、高回声及混合回声等，常边界清晰。原发性心脏纤维瘤：多表现为中等或高回声团，常为单发，与心肌关系密切。黏液瘤：多表现为不规则高回声团或偏强回声团，质地松散，呈叶状或其他不规则形状，常见有较细的蒂附着在房间隔中部左房面，活动性较大。血管瘤：因病理组织类型不同，其超声图像可表现为低回声、高回声或混合回声等，心房、心室及瓣膜（环）均可发生。若是新生儿，还需与心脏内的赘生物以及血栓等相鉴别。心脏继发肿瘤常可找到原发灶，如肝母细胞瘤、肾母细胞瘤等，在胎儿肝脏、肾脏可有原发肿瘤的超声表现，且超声可能探查到经下腔静脉入心脏的瘤栓等。

2. 颅脑　TSC 产前诊断的另一重要表现是脑部结节的形成。有文献报道在 50 例诊断心脏肿瘤的 TSC 胎儿中，39 例经 MRI 检测出脑部室管膜下结节。其主要发生于侧脑室旁大脑皮质及室管膜下等部位，多发常见。产前超声诊断中较常用的标准切面有经丘脑、经侧脑室、经小脑横切面等，充分显示颅骨光环、脑实质、透明隔腔、侧脑室、脉络丛等结构，同时还应从矢状面、冠状面等全方位、仔细扫查脑实质及脑室管等结构及其周围。TSC 的产前超声成像在颅脑多表现为高回声结节，边界清晰，大小不一，以多发常见。但产前诊断中，由于受孕妇腹部脂肪、胎儿颅骨、脑沟与脑回发育及仪器分辨率等因素的影响，目前超声检出 TSC 胎儿的脑部结节的灵敏度低于 MRI，故有学者推荐在产前诊断中联合超声与 MRI，可以提高 TSC 的产前诊断率。

3. 肾脏　胎儿肾脏需从矢状位、冠状位和横断面三个角度进行观察，按照"从无到有、从有到无"的原则进行扫查。TSC 在胎儿肾脏可形成错构瘤样改变，多表现为肾血管平滑肌脂肪瘤，产前超声诊断表现为中高回声结节，多位于肾实质，可单发或多发。轻者无任何症状，严重者可继发压迫症状，出现如肾积水、局部肾实质萎缩等，可表现为肾窦、肾盂分离和扩张，肾实质受压、变薄等。当出现上述症状时应想到 TSC 存在的可能。

4. 其他表现　除心脏、颅脑及肾脏外，亦可合并皮肤、肺、眼、颜面部等发育异常，但在胎儿期，超声能够发现的部分并不多，也缺乏特异性，对产前 TSC 的诊断价值不高。TSC 相关病变多在妊娠中期或晚期由产前超声检查发现，孕早期相对较少，可能与病变出现的时间及仪器的分辨率等有关。同时，并发数目及部位越多，罹患 TSC 的风险越高。在 2021 年国际 TSC 共识小组更新的 TSC 诊断标准中，心脏横纹肌瘤、颅脑室管膜下结节、血管平滑肌脂肪瘤（≥2 个）均为主要诊断依据，在产前超声检查中，发现任何一个症状，均应着重查找其他部位是否存在病变，发现上述表现≥2 个以上，即高度怀疑 TSC 的可能。

（三）产前超声检查发现胎儿存在与结节性硬化症相关问题的处理

在实际工作中，最常见的情况是在妊娠中期或晚期产前超声医师在常规检查（或筛查）中发现单发或多发的心脏占位性病变，仔细测量大小，观察数目、部位、毗邻及其对心脏功能的影响情况，并进行鉴别诊断。除此之外，还应细致查找胎儿颅脑、肾脏、肺等脏器是否存在其他异常。将超声所见描述在超声报告并进行适当提示，建议临床医生积极进行进一步检查以明确诊断。若首诊或孕妇建档医院不具备产前诊断条件，应及时转诊到三级产前诊断中心，进一步完善 MRI、遗传学等检查，并组织相关学科进行 MDT 会诊。

在此后的孕期检查中，需密切关注心脏肿瘤及脑部结节的生长情况，是否影响心脏及大脑的功能、有无发生梗阻等，良好的预后可以是心脏横纹肌瘤随胎儿的生长发育逐渐缩小甚至消失。遗憾的是也存在胎儿期就发生心力衰竭、死胎等不良预后的可能，所以，TCS 胎儿的产前检查频次需要增加。对于少数仅有心脏占位而产后无症状的 TSC 个体，出生后应定期（至少每 1~3 年一次）进行超声心动图检查随访，直至心脏横纹肌瘤消失。同时需进行心电图检查，及时评估是否出现传导异常及其类型、程度。如果出现临床症状、超声心动图或心电图有异常，则应增加检查和评估的频次，并及时寻求相关专科医师的帮助。在产前应用超声技术及时发现和诊断心脏横纹肌瘤并不是很困难，但重要的是进一步诊断或除外 TSC，更艰巨的任务是评估预后，告知孕妇及家属。单纯心脏横纹肌瘤没有血流动力学意义并不可怕，但大多数新发 *TSC2* 突变的病例都有很高的风险发展为有智力缺陷和癫痫的严重神经损伤；遗传性 *TSC1* 突变的家族性病例发生神经功能障碍的可能性较低，但也并不能排除该患者出现神经功能障碍的可能性。大多数 TSC 胎儿出生后在一岁内会经历第一次癫痫发作，其发作常为婴儿期的紧急医疗事件，需要寻求专业神经科医师的处理。因药物难治性癫痫与脑部发育不良密切相关，婴儿期早期识别和治疗癫痫可增加神经长期预后的获益，无症状 TSC 婴儿在一岁以内应每 6 周进行一次，在满 2 周岁之后每 3 个月进行一次评估。同时，因异常脑电图通常是临床癫痫发作的前驱征兆，及早发现脑电图异常，是尽早识别和干预的关键。应注意的是，TSC 中最先发生的癫痫类型可能是婴儿痉挛、局灶性癫痫，或两者兼有，这对于初为父母的家长来说都是需要面临的现实挑战，是否做好迎接一位 TSC 宝宝到来的准备，需要慎重地考虑和抉择。

因此，一旦产前超声检查发现胎儿心脏肿瘤，无论是单发还是多发，均应到专业的三级产前诊断中心，积极进行进一步遗传学检测，明确是否存在 TSC。全面收集各项检查信息，经多学科协作 MDT 门诊做出专业的诊断和预后评估，并对胎儿父母进行充分告知，且提供专业的咨询。

二、基因检测

我国的产前诊断行业指南《产前诊断技术管理办法》由卫生部于 2002 年发布，国家卫生健康委于 2019 年进行了修订。细胞遗传学和分子遗传学检测方法都是重要的产前诊断技术之一，通过此两种方法进行产前诊断时，按照行业标准或指南，通常会选择至少 2 种同类型检测方法，结果相互印证，从而确认遗传学诊断。

（一）产前检查 TSC1 和 TSC2 基因的适用情况

一般针对单基因，尤其是罕见单基因的产前诊断，适用于已明确检出致病变异的家系成员，或受检孕妇及其配偶中至少一人已明确存在 TSC1 或 TSC2 基因的一个或多个致病变异。

（二）产前检测 TSC1 或 TSC2 基因的样本采集

通常建议在孕 16～22 周时穿刺采集羊水样本，提取胎儿脱落细胞 DNA，或于孕 9～12 周时穿刺采集绒毛样本。目前也有人提出使用孕妇外周血分离胎儿游离细胞进行突变检测，但由于该类型样本存在较大的母体样本污染的可能，同时对检测实验室平台以及技术标准要求较高，所以目前该类型样本通常仅用于遗传学变异筛查，尚没有用于分子遗传学的产前诊断。

此外，无论是羊水样本还是绒毛样本，进行产前诊断时，均要求采集孕妇外周血样本同时进行遗传学检测，并通过微卫星标记进行个体分析，以排除胎儿样本和母体样本污染的可能。

（三）检测方法

1. 家系已知为 TSC1 基因或 TSC2 基因的致病变异

包括点突变（错义突变、无义突变、剪接位点突变等）或小片段的缺失或插入变异等，检查方法如下。

（1）Sanger 测序：作为小片段变异检测的金标准，Sanger 方法尤其适用于已知致病变异的位点检测确认。一般来说，需要针对变异所在位置，设计并合成特异性扩增以及测序引物，建议至少两对，并使用该基因其他位置扩增测序引物做对照，检测羊水或绒毛时，建议同时检测家系先证者、家系无症状成员、孕妇等相关个体。技术介绍见本章第一节。

（2）PCR扩增：针对突变位点设计引物，进行特异性扩增，根据扩增产物判断突变位置。此方法在Sanger测序技术普遍应用之前使用较多，现在也适用于部分检测方法成熟的已知变异。此方法需要同时检测家系先证者、家系无症状成员、孕妇等相关个体。

（3）荧光定量PCR方法：通过对目标基因在扩增过程中产生的拷贝数进行实时定量的PCR扩增来检测。此方法主要针对靶变异针对性地合成带有荧光基团的TaqMan特异探针，通过检测PCR反应体系中的荧光强度来测定特定的PCR产物，从而实现靶标变异的检出。该方法主要适用于部分已知（常见）变异，目前应用较少。

（4）二代测序：鉴于检测成本及周期等问题，针对已知致病变异位点的确认检测，通常很少用二代测序技术；但如实验室已建立相对完善的针对 *TSC1* 或 *TSC2* 基因的高通量测序检测技术平台，原则上也不禁止使用该方法进行变异确认，但通常需要结合Sanger测序方法进行印证，同时对二代测序数据深度要求较高。

2. 家系已知为大片段的杂合性缺失或重复变异的致病变异

（1）多重连接探针扩增技术（multiplex ligation-dependent probe amplification，MLPA）：该方法用于检测靶序列的缺失和重复。在高通量测序技术未检出靶序列重复和缺失时，MLPA更是成为其最重要的补充检测。针对 *TSC1* 和 *TSC2* 基因的MLPA检测，通常包含针对基因各外显子以及其他部分区域的寡核苷酸探针，可以同时检出基因多个外显子区域的片段缺失以及重复。

（2）荧光定量PCR方法：此方法主要针对家系已知存在的缺失或重复区域设计定量PCR扩增引物，通过实时荧光定量PCR，结合家系先证者、家系无症状成员、孕妇等相关个体的检测结果，综合判断靶区域是否存在可能的缺失或重复变异。

3. 家系中检出意义不明变异是TSC产前诊断中的难点　目前国内绝大多数产前诊断机构的行业指南，仅针对家系中已明确的致病变异和可能致病的变异进行产前诊断，而对于致病性评级为意义不明的变异，会拒绝进行产前诊断，因为胎儿一旦检出该意义不明变异，对于父母或医疗机构，都存在伦理学上的争议。截至2022年6月，我国目前可开展产前诊断的机构有498家，其中可开展分子遗传学产前诊断的机构292家，绝大多数机构在产前诊断实施之前，会对患者家系分子诊断报告进行重新分级以及致病性评估，部分机构有时对部分不确定结果还要求家系先证者重新进行分子检测，从而夯实产前诊断的指征和证据，对于可能存在伦理学争议的病例，有的产前诊断机构还会根据实验室自身标准，提请机构伦理委员会讨论通过审核。

（四）辅助生殖技术中胚胎植入前的基因诊断

随着辅助生殖技术与遗传学诊断技术的飞速发展，植入前胚胎遗传学检测技术（preimplantation genetic testing，PGT）应运而生，其在阻断遗传病的发生中发挥着至关重要的作用。本质上来说，这应该是一个介于一级预防和二级预防之间的阻断手段。PGT技术可进一步细分为3类，分别为植入前单基因检测（PGT for monogenic defects，PGT-M）、染色体结构变异检测（PGT for structural rearrangements，PGT-SR）及非整倍体检测技术（PGT for aneuploidies，PGT-A）。针对TSC患者，最常见的是第一种，即PGT-M。根据

11

患者的不同情况，可选择不同阶段的 PGT 活检方法，目前主要包括极体、卵裂球与囊胚活检。

目前临床上常用的 PGT 单细胞遗传物质检测方法主要包括 PCR、FISH、微阵列技术以及二代测序技术。2004 年，全基因组扩增（whole genome amplification，WGA）技术的发明克服了单细胞水平基因检测 DNA 模板量过少的问题，极大地提高了检测结果的准确性以及单细胞分析的可靠度，主要包括简并寡核苷酸引物 PCR 技术、多重置换扩增以及近两年逐步应用于辅助生殖领域的单细胞全基因组扩增方法——多次退火环状循环扩增技术（multiple annealing and looping-based amplification cycles，MALBAC）。MALBAC 可将样本起始量降至皮克级，有较高的扩增均一性和基因组覆盖率，可在一定程度上降低等位基因脱扣率。

单细胞基因分析过程存在的一个重要且无法回避的问题，即等位基因脱扣（allele drop-out，ADO）。等位基因脱扣指的是在扩增过程中，一个等位基因呈现为优势扩增，而另一个等位基因几乎完全扩增失败，从而造成结果的假阴性或假阳性，这也是 PGT-M 误诊、可移植胚胎数目减少的重要因素之一，发生率大约 10%。目前临床上在直接检测突变位点的同时，进行遗传性多态位点连锁分析［单核苷酸多态性（single-nucleotide polymorphism，SNP）/ 短串联重复序列（short tandem repeat，STR）］，通过杂合性分析来排除脱扣的发生。

2015 年，北京大学乔杰院士团队建立了基于 NGS 揭示等位基因突变的非整倍体测序与连锁分析方法（mutated allele revealed by sequencing with aneuploidy and linkage analyses，MARSALA），该方法对囊胚活检的细胞进行 MALBAC 全基因组扩增后，再通过 PCR 对目标基因的单核苷酸位点变异（single nucleotide variants，SNVs）进行扩增富集，将两种扩增产物混合后进行低深度的 NGS 检测，可同时通过拷贝数变异（copy number variation，CNVs）和 SNVs 分别检测非整倍体和单基因疾病，并进行了基于 SNP 的连锁分析，直接的突变位点检测避免了同源重组带来的误差。为确保结果的精准度，研究者利用 Sanger 测序、微阵列比较基因组杂交（array comparative genomic hybridization，aCGH）、STR 连锁分析对结果进行了进一步的验证，证实了 MARSALA 技术的可行性及其检测的精准程度。

三、胎脑磁共振

胎儿超声检查一直是胎儿产前首选的影像学检查方法，但是超声检查在一定程度上也存在不足，如对于母体体重大、羊水过少，多胎等情况观察不满意。磁共振成像（magnetic resonance imaging，MRI）有着无射线损伤、良好的软组织对比及空间分辨率、广阔的视野等优势，且尚无文献报道过 MRI 对胎儿生长及发育带来不良影响。现在胎儿 MRI 已成为胎儿超声的补充，尤其是在中枢神经系统的发育和病变评估方面，具有明显优越性。

（一）胎脑 MRI 检查的安全性

孕期前 3 个月由于胚胎处于细胞分化发育期，容易受外界各种因素的损伤，为确保胎儿安全，一般不建议对孕 3 个月以内的胎儿进行 MRI 检查。如需 MRI 检查，建议在孕中晚期进行，此时胎儿形态显示较清晰，效果更好。虽然还没有关于金属钆对人胎不良影响的报道，但对比剂在胎儿体内的半衰期目前尚不清楚，在胎儿 MRI 检查时不建议使用对比剂。同时，为了避免镇静药物对母体及胎儿产生危害，也不主张用镇静药物对胎儿进行镇静以避免胎动伪影。此外，胎儿 MRI 检查还应避免 MRI 射频能量对胎儿的损伤，这里需要提到一个名词，即比吸收率（specific absorption rate，SAR）。SAR 是指单位质量的对象吸收的射频能量（单位：W/kg）。胎儿 MR 检查 SAR 值要求控制在 3 W/kg 以下。1.5 T 超导型 MRI 扫描系统大部分序列 SAR 值不会过高，SAR 值变化与 TR/TE 时间、矩阵、翻转角度等均有关，通过调整扫描参数，既要使 SAR 值较小，又要保证扫描时间适当，避免胎动伪影。胎儿 MRI 检查多数推荐 1.5 T MRI 扫描仪，如使用 3.0 T MRI 扫描仪应密切关注 SAR 值变化，避免超标。

（二）胎脑 MRI 技术及常用序列

由于胎儿在母体的子宫内位置不断改变，又无法使用心电和呼吸等门控技术，通过 MRI 快速扫描技术，孕妇无需使用镇静剂，也不需要屏气，即可得到软组织分辨率很高的图像。

胎儿 MRI 检查可使用 32 通道、16 通道及 8 通道 Torso 线圈。孕妇基本采用仰卧，如有不适可采用左侧卧位；足先进，防止幽闭恐惧感；不予以镇静剂；先做定位扫描，根据胎儿位置做胎儿矢状面、冠状面扫描，而后以产前超声提示的异常部位为主，做横断面扫描。每一扫描序列所用时间为几秒到几十秒，每一孕妇所有序列扫描时间不超过 20 分钟。

常用的快速扫描序列为二维快速稳态自由进动序列（balanced steady-state free precession，SSFP）和单次激发快速自旋回波序列（single-shot fast spin-echo，SSFSE）序列。SSFP 序列包括：2D FIESTA 序列（GE）、True FISP 序列（西门子）和 Balance FFE 序列（飞利浦），为 T_2 梯度回波图像。SSFSE 序列包括：SS FSE 序列（GE）、HASTE 序列（西门子）和 Single Shot TSE 序列（飞利浦），为重 T_2W 自旋回波图像。SSFP 及 SSFSE 都有成像快速的优点，单层图像采集时间可达 1 秒左右，整个检查几十秒左右就可完成，极少产生胎动伪影。SSFP 及 SSFSE 均为类 T_2W 图像，对于含水分较多的组织显示较好，而软组织的对比显示相对略差。SSFP 血管为高信号，而 SSFSE 血管为流空低信号。SSFP 序列图像分辨率较高，信噪比好，羊水信号较均匀，伪影较少，对层间隔没有要求，故可以使用无间隔扫描，这对胎儿微小结构的显示有一定价值。SSFSE 序列图像对比分辨率较 SSFP 好，在显示与周围组织对比差别不大的病灶时要优于 SSFP 序列。

胎儿 MRI 扫描获得的 T_1W 图像也是扫描一层出一层图像的序列，但扫描时间要比 SSFP 序列和 SSFSE 序列长一些。在 T_1W 序列方面，目前 GE 应用的为快速反转恢复运动抑制（fast inversion recovery motion insensitive，FIRM）序列，飞利浦是 TFE T_1W 序列。T_1W 序列对发现颅内出血、脂肪信号或钙化有较大价值。

其他应用于胎儿的 MRI 技术还有弥散加权成像（diffusion-weighted imaging，DWI）、

11

MR 波谱（MR spectroscopy，MRS）等。对于胎头已入盆的孕晚期胎儿，各种常规的 MR 成像技术均可以采用。

（三）胎脑 TSC 的 MRI 表现

在怀疑胎儿中枢神经系统病变时，与超声检查相比，MRI 具有以下优势：第一，MRI 检查既不受孕妇体型、羊水量的影响，也不受胎儿颅骨及母体骨盆骨骼的影响，可直接显示脑内病变。第二，MRI 图像具有更高的软组织分辨率，对于显示脑实质的结构和病变更具优势，并且能对更细小的结构和病变进行评估。第三，MRI 成像能通过不同序列显示胎儿正常脑发育、髓鞘形成过程，并评价其成熟度。第四，胎脑 MRI 可用于所有中枢神经系统疾病的评估，如神经元移行异常、畸形、肿瘤、缺血性病变、脑白质病变等。在所有胎儿超声检查怀疑神经系统病变且诊断不清时，均有必要进行 MRI 检查以进一步明确诊断，弥补超声检查的不足，进一步完善、验证甚至更正超声检查诊断。

据报道 100% 的 TSC 相关癫痫起始于产前，临床癫痫发作的起始时间通常为生后的 4 个月内（16 周），因此需要重视早期诊断，并强调在癫痫发作前尽早进行抗癫痫发作治疗，以改善患儿的神经发育结局。2021 年，一组从事 EPISTOP 研究的专家在癫痫 -TSC（epilepsy-tuberous sclerosis complex）联盟的遗传模型中评估癫痫发生的临床和分子生物标志物的长期前瞻性研究中最终承认"胎儿颅脑 MRI 能可靠地用于 TSC 的诊断"。随着胎脑 MRI 的推广，很大一部分 TSC 可用胎儿超声和胎脑 MRI 相结合进行产前诊断，对于二级预防意义重大。

TSC 胎脑病理学研究显示：① TSC 病变早在孕 20 周就存在；②在最早阶段（孕 20～27 周）TSC 病变主要在皮质下（室管膜下结节和白质病变），而从孕 32 周开始出现在皮质板；③胎儿巨细胞不表达神经元标志物；④在胎儿病例中未观察到畸形神经元（图 11-2-6）。

横纹肌瘤是胎儿原发性心脏肿瘤中最常见的类型，发生率为 3%～86%，平均 60%。据估计，高达 90% 的心脏横纹肌瘤患儿有 TSC，几乎 100% 的多发横纹肌瘤胎儿有 TSC。胎儿超声和胎儿超声心动图可确诊心脏横纹肌肉瘤。根据 2021 年 TSC 诊断标准（见表 2-3-2），心脏横纹肌瘤是主要诊断征象之一，确诊还需要第二个主要征象。胎脑 MRI 则为寻找脑内 TSC 表现提供了可靠的依据。胎脑 MRI 可清晰显示室管膜下结节、室管膜下巨细胞型星形细胞瘤（subepidermal giant cell astrocytoma，SEGAs）以及皮质结节。SSFSE/T_2WI 是诊断 TSC 脑部表现的最重要的序列，室管膜下结节、SEGAs 呈明显低信号，可相对清楚显示，近期研究对于 50 例胎儿超声确诊心脏横纹肌瘤的儿童进行胎脑 MRI，发现 39 例存在室管膜下结节，超声未能显示，其中 6 例存在 SEGA。应注意，至少 2 个平面上发现室管膜下结节则可确诊。皮质结节在 SSFSE/T_2WI 呈稍低信号，但与周围脑组织分界模糊，所以不容易辨认，可借助 SSFP 和 T_1WI，在这两个序列中皮质结节呈稍高信号。该研究发现 39 例中的 24 例存在皮质结节，超声仅能显示 6 例皮质结节，其中 5 例得到 MRI 的证实。白质病变在胎脑 MRI 中显示困难，仅少数患者可见白质病变。

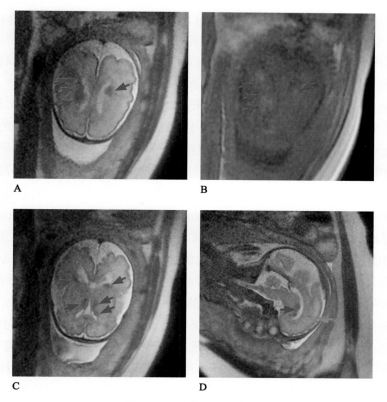

图 11-2-6 胎脑 MRI 表现

A. 横断位 T_2WI，多个室管膜下结节表现为 T_2WI 低信号（蓝色箭头）；B. 横断位 T_1WI，与图 A 同一层面，多个室管膜下结节表现为 T_1WI 高信号（蓝色箭头）；C. 横断位 T_2WI，另一层面，多个室管膜下结节表现为 T_2WI 低信号（蓝色箭头）；D. 矢状位 T_2WI，可见一皮质结节表现为 T_2WI 低信号（橙色箭头），另可见一室管膜下结节表现为 T_2WI 低信号（蓝色箭头）。

鉴别诊断：室管膜下结节需与生发基质 / 室管膜下出血和钙化灶鉴别，可借助梯度回波平面成像进行鉴别。

（编写：郝婵娟 齐 展 马 宁 苏瑞娟 程 华 梁宇霆；

审核：秦 炯 梁树立）

第三节 三级预防——新生儿遗传筛查、修饰治疗与早期防治

一、结节性硬化症的新生儿遗传筛查

遗传学层面，除一级预防（遗传咨询）和二级预防（产前诊断）外，由于新生儿是 TSC 早期发现的重要窗口期，所以对新生儿进行 *TSC1* 和 *TSC2* 基因的遗传学检测，即进行三级预防，具有较高的可操作性和更加显著的临床意义。

1. 三级预防　三级预防指婴儿出生后应进行全面的、系统的体格检查，避免遗漏可能存在的出生缺陷。目前我国已经普遍开展常见新生儿遗传代谢病筛查和听力筛查，部分地区还包括影像学检查、基因检测等检查，以实现早诊断、早干预。通过饮食干预、药物治疗等，控制病情发展，降低身体损伤，显著提高患儿的生存质量。

2. TSC 的三级预防　TSC 作为一个临床高度异质性的迟发性疾病，尤其在目前已有临床药物可以实现有效干预的情况下，在新生儿期进行 *TSC1* 和 *TSC2* 基因的遗传学筛查，能够及早地提示患儿发病的可能，从而实现在症状早期通过及时就诊、及早的药物干预，控制病情的发展，极大地提高患者的生活质量；此外，对检出意义不明变异的个体进行长期的临床跟踪随访，严密监测患儿的临床表现。国家儿童医学中心（北京儿童医院）近年开发设计并推广应用的"新巢计划"（newborn screening with targeted sequencing，NESTS），将靶向高通量测序技术应用于新生儿遗传病筛查，覆盖 465 个致病基因，低成本、高通量、快速地完成包括 *TSC1* 和 *TSC2* 基因在内的 569 种常见单基因遗传疾病（包括亚型）的致病基因检测。这种检测方法可以有效地提高新生儿中 TSC 的检出率，并能够及早地提示家长患儿患病风险，最大程度地控制疾病的发展。

3. 关于新生儿筛查中 *TSC1* 或 *TSC2* 基因的意义不明变异（VUS）　针对新生儿基因筛查中检出的意义不明变异（VUS），很难判断其致病性，需要结合家系分离、家系成员的临床特征，并且对新生儿辅以长期的临床随访，以实现对此类意义不明变异的再评估。

新生儿基因筛查是在传统新生儿疾病筛查基础上发展起来的新兴筛查方案，致病基因的变异位点评估尚未形成通用型变异筛查指南，与携带者筛查类似，大多数筛查在变异致病性评级中往往参考 ACMG 指南并根据实验室本地数据库及检测经验进行一定调整，因此在针对 *TCS1* 或 *TSC2* 基因的新生儿筛查方面，意义不明变异甚至部分致病变异/可能致病变异尚需通过积累大量的科学数据来进行判断。

二、疾病修饰治疗概述

（一）概念

疾病修饰治疗（disease-modifying therapy）是指通过医学干预疾病发生过程的病理生理机制，从而达到改变疾病临床进展轨迹的治疗方法。一般来说，治疗干预可以通过四种方式影响病程。典型的疾病修饰治疗其作用体现在三个方面：第一是"改善"，能稳定患者病情，控制症状；第二是"延阻"，能深入疾病自然进程，减缓疾病进展；第三是"持续"，能做到停药后依然存在获益。"逆转疾病"的干预措施在修饰疾病的概念中可能是较有争议的，而仅在给药期间改善疾病状态的干预措施不被视为疾病修饰治疗的措施。

目前疾病修饰治疗在神经病学领域的多发性硬化、阿尔茨海默病、帕金森病，风湿病学领域的系统性红斑狼疮、类风湿关节炎、骨质疏松等疾病方面已有应用和探索。TSC 相关癫痫的疾病修饰治疗也取得了相关进展。

目前癫痫的一线治疗手段仍旧是抗癫痫发作药物治疗，但仍有近三分之一的患者对抗癫痫发作药物无效，这也促使癫痫学家们寻找新的治疗方式及手段。早在 1881 年，

Gowers 便第一次提出，在大脑获得原发疾病和第一次出现癫痫发作之间存在着数月至数年不等的致病潜伏期（latent period of epileptogenesis）。在这个时期里，大脑原发疾病会产生一系列结构及功能的病理生理改变，使正常的脑组织变成间歇性异常放电的致病病灶，最终经过潜伏期而产生第一次发作。而且这一病程并不会随着第一次发作的出现而结束，而是逐渐进展，甚至发展为药物无法控制的药物难治性癫痫。虽然目前无论是癫痫诊断还是抗癫痫治疗，都是以开始出现临床发作为金标准，但是动物实验却证实，如能在致病潜伏期即临床发作出现以前用药物进行干预，则可以延缓甚至中止将来发作的发生（图 11-3-1）。因此，学者们便开始尝试在患者身上验证这种预防性治疗的可靠性。第一个预防性抗致病治疗的临床研究由 Ville 发表于 2002 年，研究者比较了 21 例发作后才使用抗癫痫发作药物的 Sturge-Weber 综合征患儿和 16 例自确诊该病后就开始预防性使用苯巴比妥的患儿。结果证实，发作后才用药的患者组不但发作频率更高，而且发作起病年龄也更早，认知预后也更差。这些早期的理论和证据为"癫痫修饰治疗"的研究奠定了基础与方向，接下来便是研究癫痫修饰治疗的最佳临床模型——TSC。

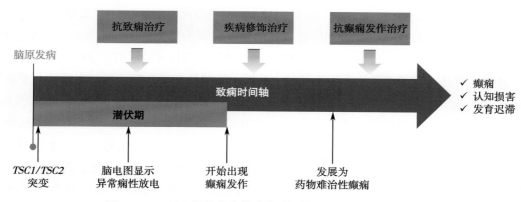

图 11-3-1 TSC 相关癫痫的致病时间轴及不同治疗的介入点

根据上述疾病修饰治疗的理念和理论，最适宜该种治疗策略的疾病应具有较早的起病年龄、由特定基因突变引起，且不易受到其他致病因素影响等特点。TSC 相关癫痫不但符合上述条件，而且具有如下使用修饰治疗的优势：①与其他疾病不同，患者可以通过如心脏横纹肌瘤、皮肤改变和阳性家族史等非神经系统证据在患者出现癫痫发作前便得以诊断为 TSC，从而具有早期干预的机会；②癫痫在 TSC 患者中的高患病率（约 80%～90%）；③目前已知的病理生理学机制为该病的预防性治疗提供了干预靶点（详见下文）。因此，TSC 成为了研究和应用疾病修饰治疗的绝佳病理模型，也为我们认识 TSC 提供了新的探索途径和思路。

（二）TSC 修饰治疗的发展历程

1985 年，Adams 和 Vitor 在其颇为权威的神经病学著作 *Principles of Neurology* 中对 TSC 曾有过此段描述："除了建议患者放弃分娩外，没有任何办法能够阻止该病的发生进程。该病进展虽然缓慢，然而一旦启动就无法使其中止。尝试切除肿瘤是毫无意义的，尤其是对于严重的个体病例。这些病例中，有 30% 的患者会在 50 岁之前死亡，有 50%～75% 会在成年之前死亡。"这个观点虽然时至今日仍然成立，但预判者可能并未想到，数年后发现的一种新的蛋白及其通路，为 TSC 的修饰治疗提供了可能，而这一结果，又与十几年前新发现的一种抗生素有关。

1973 年，研究人员从智利复活节岛的土壤中首次分离出一种大环内酯类抗生素，并将其命名为"雷帕霉素"，其英文名称"rapamycin"即来自岛上原住居民对复活节岛的称呼—Rapanui，现该药也被称为西罗莫司（sirolimus）。1993 年的 9 月，来自瑞士巴塞尔大学的 Michael N. Hall 及其同事报道了一种新的酶类存在并证实其在调控细胞分裂中扮演了一定的角色。由于该酶类恰可以与西罗莫司结合，因而命名其为哺乳动物雷帕霉素靶蛋白（mTOR）。又过了将近十年，在确认了 TSC1 和 TSC2 基因之后，诸多研究者证实这两个基因的蛋白质产物（错构瘤蛋白及结节蛋白）可以抑制 mTOR。这些结果帮助我们认识到，TSC 这一疾病主要源于错构瘤蛋白及结节蛋白障碍而导致的 mTOR 过度活化。随后又有研究表明，细胞内存在 mTORC1 和 mTORC2 两种不同的复合体，其中主要调节细胞生长和代谢的 mTORC1 对西罗莫司敏感，后者在与 mTORC1 结合后会引起其辅因子 RAPTOR（regulatory associated protein of TOR，即 FKB12）的变构分离，而 RAPTOR 又是 mTORC1 保持活性所必需的。自此，研究者们便尝试利用西罗莫司治疗 TSC，并研发出多种衍生物。第一个是依维莫司（everolimus）即 RAD001，其与西罗莫司仅有的区别在于附加了一个乙酯基，这种差异却决定了两种化合物不同的水溶性、脂溶性及半衰期。另一个是替西罗莫司（temsirolimus），是西罗莫司的前体，可以通过静脉注射进入体内，常用于肿瘤的化学治疗。

一方面，以上三种药物的共同机制均为使 RAPTOR 从 mTOR 复合体上分离，从而令后者失活。另一方面，三者又是很强的免疫抑制剂，彼时已经在欧美被批准用来控制淋巴细胞的增殖。因此，早期此类药物治疗 TSC 的研究主要关注于其安全性，即是否会促进错构瘤的生长及恶性病变的发展，或者加重癫痫发作及认知的损害。由于很多 TSC 患者存在认知受损，因此早期研究都会纳入认知及语言功能正常的成人患者，以方便检查及记录修饰治疗后的不良反应。

第一个研究 mTOR 抑制剂治疗 TSC 患者效果的报道出现于 2006 年。一例德国患者在使用了西罗莫司后血管平滑肌脂肪瘤（angiomyolipomas，AML）明显变小，药物停用后肿瘤则继续增大，而复用西罗莫司后肿瘤再次变小，充分证明了西罗莫司的有效性。第一个与 mTOR 抑制剂治疗 TSC 有关的前瞻性临床试验为西罗莫司治疗 AML 的"辛辛那提研究（Cincinnati AML Sirolimus Trial，CAST）"。这项非盲治疗性研究启动于 2003 年，并以两年时间为研究期限。入组患者需接受西罗莫司治疗一年，然后停药一年并接受观察。在接受治疗阶段，所有患者的 AML 的体积均有所减小，且在停药后肿瘤恢复生长，不过在 2/3 的患者中，停药一年后的肿瘤体积仍要比基线时的体积小。该研究还特别关注了合并肺淋巴管平滑肌瘤病（lymphangioleiomyomatosis，LAM）的女性患者，并利用肺功能来评定副作用，而不是作为疗效指标。令人惊讶的是，LAM 患者在用力肺活量和时间用力呼气容积的测评上均有显著改善。没有患者出现间质性肺炎，也没有机会性感染、新发神经系统异常或 TSC 相关临床表现加重的情况。MILES（multicenter international LAM efficacy of sirolimus）研究，即"西罗莫司治疗肺淋巴管平滑肌瘤病有效性的国际多中心研究"，采用了双盲随机对照的研究方法，比较低剂量西罗莫司与安慰剂组患者在治疗 TSC 相关 LAM 或散发 LAM 病例上是否存在差异。该研究同样证实，通过抑制 mTOR 能够有效稳定或提高 LAM 患者的肺功能。基于 MILES 研究的结果，美国 FDA 于 2015 年批准西罗莫司用于治疗 LAM。我国一项前瞻性队列研究观察西罗莫司治疗儿童 TSC 相关 AML 的疗效和安全性，结果显示，纳入分析的 126 例患者在 3、6、12 和 24 个月随访时，分别有 18 例（14.3%）、30 例（23.8%）、39 例（31.0%）和 42 例（33.3%）患儿肿瘤消失。末次随访时有 50 例（39.7%）患儿 RAML 消失，其中 30 例（60%）发生在 6 个月内。36 例（29%）患者在整个治疗期间出现口腔炎，未观察到严重不良反应。该项研究进一步证实了西罗莫司在我国 TSC 患儿中的疗效和安全性。

神经系统方面，2006 年第一个相关的病例组报道发表，该研究纳入了 5 例 SEGA 患者，在使用西罗莫司后肿瘤体积均明显减小，虽然由于数量较少而无法计算统计学差异，但全部病例均有效的结果还是给研究者们树立了信心。第一个前瞻性临床试验发表于 2010 年，这项研究纳入了 28 例患者，主要评估依维莫司治疗 SEGA 的效果，最终结果显示全部患者的肿瘤体积均有所减小。有意思的是，患者对于药物的反应与该药血清水平并不相关，而这正是此前研究者们对此类药物能否有效通过血脑屏障的顾虑。此外，对于较大的肿瘤，尽管被认为其增殖性更强，但其用药后缩小的程度却要大于较小的肿瘤。另外，皮质结节的体积在使用了依维莫司后亦有所减小。以上的这些结果也促成了 FDA 于同年批准依维莫司对 TSC 伴发 SEGA 病例的治疗。但令人失望的是，这项研究的结果表明，依维莫司并不能有效减少癫痫的发作频率。但是后续的另一项双盲随机对照研究，通过比较安慰剂和高低两种不同剂量依维莫司的治疗效果，显示无论是高剂量还是低剂量依维莫司都可以减少发作频率。尽管高剂量组在研究初期即表现出很好的应答及快速的改善，但是在试验末期，高剂量组、低剂量组以及开始接受依维莫司治疗的安慰剂组均显示发作频率有所减少，且经过长时间治疗的低剂量组患者改善程度与高剂量组近似。此外，与传统抗癫痫发作药物不同的是，依维莫司治疗癫痫发作的效果会随着时间的延长而进一步增加。这一结果正印证了 mTOR 抑制治疗的核心——疾病的修饰治疗。正是基于这项研究结果，促成了欧洲药品管理局及美国 FDA 先后在 2017 年和 2018 年批准依维莫司作为 TSC 相关癫痫的治疗药物。值得注意的是，虽然 mTOR 抑制剂和抗癫痫发作药物的治疗思路不同，一个是疾病修饰治疗，一个是对症抑制治疗，但在一些患者中，单独使用 mTOR 抑制剂也可以完全控制癫痫发作，甚至某些接受修饰治疗的患者在停用抗癫痫发作药物后仍然可以保持癫痫无发作。

三、mTOR 抑制剂与结节性硬化症修饰治疗

（一）mTOR 抑制剂的作用机制

mTOR 通过结合其他蛋白质与活性因子，形成两种 mTOR 复合物，即 mTOR 复合物

1（mTORC1）和 mTOR 复合物 2（mTORC2）。mTORC1 和 mTORC2 在细胞中分别有不同的信号转导作用。mTORC1 主要调节细胞内物质合成与分解代谢的平衡，与细胞生长有关；mTORC2 则调控细胞骨架重组、葡萄糖代谢，与细胞生存和增殖密切相关。许多疾病的发生发展都与 mTOR 信号转导异常有关，持续过度激活的 mTOR 信号将导致细胞代谢水平提高、细胞持续生长增殖，进而直接或间接诱发肿瘤、代谢和衰老等相关疾病。鉴于 TSC 是 mTOR 信号通路失调的结果，mTOR 抑制剂的出现，为治疗 mTORC1 介导的 TSC 后遗症提供了巨大的前景。抑制 mTOR 信号通路可有效阻断各种生长因子的异常信号转导，从而阻断疾病的发生发展。在 TSC 治疗方面，mTOR 抑制剂有助于治疗与 TSC 相关的 AML、肺 LAM 和面部血管纤维瘤以及癫痫发作等。

EXIST-1（依维莫司治疗与 TSC 相关的 SEGA 的功效和安全性）试验表明，依维莫司不仅可以减小 SEGA 的体积，抑制其生长，还可以减轻 TSC 患者 AML 和皮肤病变的负担。依维莫司的停药与 SEGA 的再生有关。EXIST-3（依维莫司作为 TSC 相关难治性部分发作性癫痫患者的辅助治疗）试验表明，依维莫司辅助治疗可导致儿童和青少年癫痫发作频率持续下降，且 6 岁以下儿童癫痫发作频率下降幅度更大。EXIST-1 和 EXIST-3 试验均提供证据表明，虽然依维莫司治疗是安全的，但它可能会产生一些全身副作用，包括口腔炎和感染风险增加。在 *TSC1* 敲除的 TSC 和孤独症的小鼠模型中，存在孤独症样社交障碍和行为的西罗莫司治疗敏感期。这些小鼠在出生后 7 天或 6 周龄时用西罗莫司治疗，不仅挽救了突变小鼠的社交缺陷，还挽救了缺乏 *TSC1* 的小脑浦肯野细胞中观察到的结构和电生理变化。晚期用西罗莫司治疗不能挽救孤独症样特征，这支持了治疗干预的时机在调节 TSC 神经发育后遗症中起关键作用的假说。因此，必须通过动物模型和转化研究的进一步探索，确定 TSC 其他神经发育方面是否存在时间敏感的治疗窗口，包括癫痫和智力残疾。

（二）现有应用和在开发的 mTOR 抑制剂介绍

目前 mTOR 抑制剂根据种类可分为三代，即抗生素类变构 mTOR 抑制剂（西罗莫司及其衍生物）、ATP 竞争性 mTOR 抑制剂（mTOR 激酶抑制剂）、新型 mTOR 抑制剂（rapalink）。

1. 第一代 mTOR 抑制剂　抗生素类变构 mTOR 抑制剂是第一代 mTOR 抑制剂，主要是西罗莫司及其衍生物（rapalogs），该类 mTOR 抑制剂不直接抑制 mTOR 活性，而是通过与肽基脯氨酰异构酶 FKBP12 形成复合物，进而与 mTOR FRB 结构域结合，诱导其构象变化，从而抑制 mTORC1 激酶活性，发挥抗细胞增殖作用。西罗莫司及其类似物主要抑制 mTORC1，从而允许一个反馈环，通过蛋白激酶 B 重新激活信号级联反应。西罗莫司是一种天然的大环内酯类抗生素，具有抗真菌、抗增殖和免疫抑制作用，但其水溶性和稳定性较差，生物利用度低，为提高药物生物利用度，改善药物代谢动力学参数，针对西罗莫司进行了改造修饰，开发了西罗莫司类似物，目前上市的 mTOR 抑制剂主要为此类药物，包括西罗莫司、依维莫司、坦罗莫司。

（1）西罗莫司（图 11-3-2A）：即雷帕霉素，是首个上市应用的 mTOR 抑制剂，于 1999 年获 FDA 批准上市，用于预防肾移植后的排斥反应、淋巴管平滑肌肉增生症等，

2007 年在我国上市。目前口服西罗莫司有片剂、胶囊和口服液三种剂型，目前认为片剂和口服液的生物利用度相同，儿童患者应用口服液调整剂量更为方便。一般低剂量组西罗莫司血药浓度为 1～7 ng/ml，高剂量组在 8～15 ng/ml，常规血药浓度为 5～10 ng/ml。除了口服药物外，目前西罗莫司凝胶也已经在我国上市，这种凝胶可以用于面部血管纤维瘤的治疗，且效果显著。

西罗莫司在肠壁和肝脏中被 CYP3A4 同工酶进行广泛代谢。CYP3A4 的抑制剂可减慢西罗莫司的代谢，使西罗莫司的血药浓度上升。CYP3A4 的诱导剂则加快西罗莫司的代谢，使西罗莫司的血药浓度下降。不推荐西罗莫司与 CYP3A4 和 / 或 P 糖蛋白（P-gp）的强效抑制剂（如酮康唑、伏立康唑、伊曲康唑、红霉素、泰利霉素或克拉霉素）、CYP3A4 和 / 或 P-gp 的强效诱导剂（如利福平和卡马西平、苯巴比妥、苯妥英）联合使用。最常见的不良反应（在 >10% 的患者身上出现）为血小板减少、贫血、发热、高血压、低钾血症、低磷酸盐血症、尿道感染、高胆固醇血症、高血糖、高甘油三酯血症、腹痛、淋巴囊肿、外周水肿、关节痛、痤疮、腹泻、疼痛、便秘、恶心、头痛、血肌酐水平升高以及血乳酸脱氢酶水平升高。由于在 TSC 患者中通常用量较少，一般很少有严重和明显的不良反应，如果有不良反应发生，可以参考表 11-3-1 进行处理。

（2）依维莫司（图 11-3-2B）：通过与乙二醇醚化而获得的另一种西罗莫司衍生物，具有更好的稳定性和水溶性，半衰期为 30 小时。已被批准用于治疗晚期肾细胞癌、进行性胰腺源性神经内分泌肿瘤、胃肠道癌和肺癌等。研究显示依维莫司能显著减少 TSC 合并药物难治性癫痫患者的癫痫发作，并可用于治疗不适合手术切除的 TSC 合并症状性 SEGA 的患者，以及合并可能增加手术风险的多系统疾病和 / 或共患病的患者。常规治疗量血药浓度为 5～15 ng/ml。依维莫司对 TSC 和癫痫患者的 mTOR 抑制也具有有益效果。其主要作用与免疫抑制和抗血管生成特性有关，它首先被批准作为免疫抑制剂来预防器官移植的排斥反应。依维莫司与 FK506 结合蛋白 -12 高亲和力结合，形成药物复合物，可抑制 mTOR 的激活，从而抑制 T 淋巴细胞的活化和增殖。依维莫司降低神经元兴奋性以及表达抗癫痫活性，是通过延长 Ca^{2+} 和 K^+ 通道的开放、增加皮质和海马神经元中 $K_v1.1$ 的表达以及减少 AMPA 受体的表达来实现的。依维莫司还具有一些神经保护活性，调节突触可塑性、介导神经元死亡和促进神经发生。长期治疗会导致突触膜发生变化，兴奋性降低，γ- 氨基丁酸（GABA）介导的突触活性增加。Huang 等通过对红藻氨酸诱导癫痫发作小鼠模型的研究，证明依维莫司可降低 PI3K/AKT/mTOR 和 NF-kB/IL-6 通路信号，减少神经元凋亡和小胶质细胞活化，减轻癫痫的敏感性和强度，从而对癫痫所致的脑损伤具有保护作用。同时，依维莫司还可改善白质微观结构的完整性，特别是在白质快速成熟期间的年轻患者中。由于其靶向作用机制，依维莫司还可有效减少与 TSC 相关的多种肿瘤表现，包括 SEGA 和 AML。在一项纳入了 179 名患者的授权后干预安全性研究中，评估了依维莫司的长期安全性，最常见的治疗相关不良事件是口腔炎（6.7%）和口腔溃疡（5.6%）。3% 的患者报告了严重的不良事件，这反映了依维莫司在常规临床实践中，治疗 TSC 的安全性和耐受性。

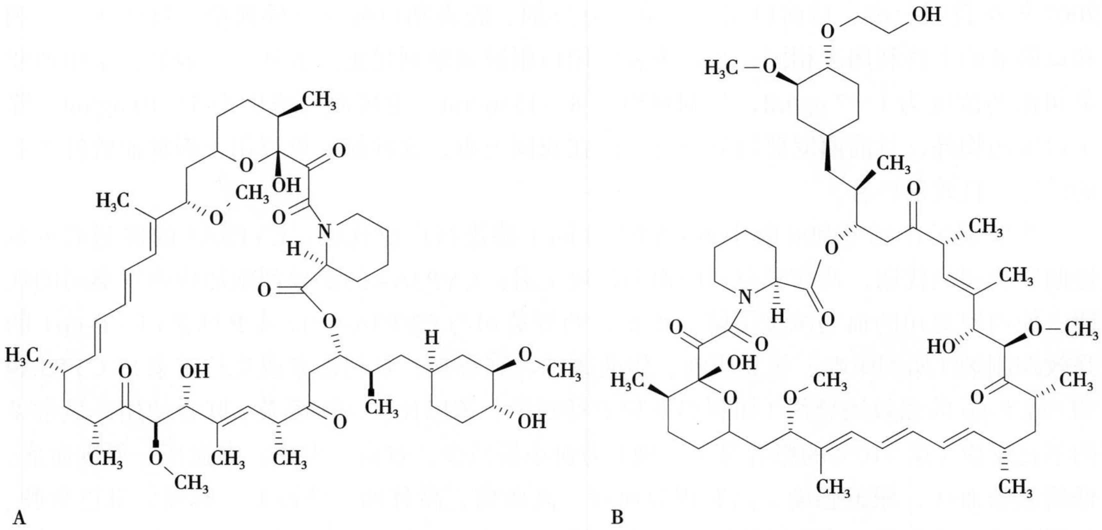

图 11-3-2 西罗莫司（A）和依维莫司（B）的化学结构

表 11-3-1 西罗莫司治疗 TSC 的主要副作用及其处理

副作用	分级	处理
口腔溃疡	预防	经常应用非酒精类漱口水或生理盐水漱口
	轻度	用硫糖铝或其他局部镇痛药物治疗局部溃疡 避免使用含有酒精、过氧化氢、碘和百里香衍生物的试剂
	重度	联合局灶皮质醇药物治疗
感染	轻度	对症治疗
	重度	对症治疗 + 抗感染治疗
非感染性肺炎	轻中度	仅对症治疗，反复咳嗽症状时可以应用皮质醇
	重度	皮质醇和 / 或抗生素
皮疹	轻度	观察或者局部用药治疗
	重度	局部应用类固醇、抗生素
血脂异常	轻度	低脂饮食 + 体育锻炼
	重度	联合 3- 羟基 -3- 甲基戊二酰辅酶 A 还原酶抑制剂
继发性闭经	轻度	观察
	重度	黄体酮（孕酮）治疗

（3）坦罗莫司：第一个西罗莫司衍生物，是由西罗莫司的 42 位羟基与 2，2- 二羟甲基丙酸酯化得到的前药，稳定性和水溶性优于西罗莫司，作用时间延长，半衰期为 17 小

时，由于脂类药物口服易降解，仅适用于静脉注射给药。

（4）其他：还有多种西罗莫司衍生物在开发研究中，如通过与二甲基膦酸酯化合成的 ridaforolimus，可延缓肿瘤进展；umirolimus，一种高亲脂性的西罗莫司衍生物，血管壁和平滑肌细胞膜穿越率高，可延缓血管狭窄进展。

2. 第二代 mTOR 抑制剂　与第一代 mTOR 抑制剂在化学结构上具有较大差别，主要为 mTOR 小分子抑制剂。该类药物为 ATP 竞争性抑制剂，可选择性作用于 mTOR 活性激酶的 ATP 结合位点，也被称为选择性 mTOR 激酶抑制剂，可同时阻断 mTORC1 和 mTORC2 作用的两条通路。该类药物基于不同结构母核进行优化筛选，目前尚未上市应用，处于开发或临床研究阶段。

沙帕色替（sapanisertib）为吡唑并嘧啶类母核，属于第二代 mTOR 抑制剂，口服可吸收，具有浓度依赖性，抗肿瘤特性优于西罗莫司。目前已经进入治疗肝细胞癌、胶质肉瘤、胶质母细胞瘤和其他实体肿瘤的临床试验研究阶段；另一种相同母核的衍生物——torkinib，对细胞增殖的抑制作用呈剂量依赖性，对白血病、胃癌和结肠癌等均表现出良好的抗肿瘤活性。吡啶并吡嗪酮类母核——onatasertib，目前已开展实体瘤、血液肿瘤相关临床试验研究。苯并萘吡啶酮类母核——torin 2，具有良好的稳定性、口服生物利用度高，同时半衰期延长，亦处于进一步研究中。

3. 第三代 mTOR 抑制剂　又被称为 rapalink，以 rapaLink-1（75）为例，该药物是将西罗莫司衍生物和 mTOR 激酶抑制剂沙帕色替整合形成新的化合物，该化合物通过结合 FKBP12 的 FRB 结构域作用于 mTOR，同时连接的第二代 mTOR 抑制剂沙帕色替作用于 mTOR 激酶结构域，这种双重作用机制将有利于克服西罗莫司衍生物或 ATP 竞争性 mTOR 抑制剂单药治疗后出现的耐药性，提高药物的选择性和临床治疗效果。

4. 其他兼有 mTOR 抑制作用的抗癫痫发作药物

（1）氨己烯酸（vigabatrin，VGB）：VGB 可以被认为是一种神经递质调节剂，其主要作用是影响神经元的活动。VGB 是 GABA 转氨酶（GABA-T，一种降解 GABA 的酶）的不可逆抑制剂，导致大脑 GABA 水平升高。此外，VGB 可促进突触释放 GABA 并阻止其神经元的摄取，还可抑制神经胶质细胞对 GABA 的摄取。除了 GABA 机制之外，VGB 还可能会减少星形胶质细胞和神经元之间的谷氨酸 / 谷氨酰胺循环，其抗癫痫作用也可能与这种谷氨酸能效应有关。VGB 抑制 mTOR 通路活性，这可能代表了进一步的作用机制，可能有助于 VGB 在 TSC 中发挥独特功效。至少在海马中 VGB 还显示出对神经胶质细胞增殖的抑制作用，并减少了小鼠模型新皮质中星形胶质细胞的数量。VGB 对神经胶质细胞增殖的影响可能归因于其对 mTOR 通路的抑制。在实践中，应考虑使用最小有效剂量，以限制严重不良事件的风险。

（2）大麻二酚（cannabidiol，CBD）：CBD 在癫痫患者和癫痫动物模型中具有广谱抗惊厥功效，包括急性戊四氮和最大电休克治疗引起的全身性癫痫发作、急性毛果芸香碱和青霉素治疗引起的局灶性癫痫发作、听源性遗传性癫痫模型等。此外，CBD 还改善了 Dravet 综合征小鼠模型和颞叶癫痫大鼠模型的生存率和行为问题。CBD 的作用机制尚未

11

完全阐明。CBD 可通过至少三种可能的机制在突触水平起作用，减少兴奋性神经递质传递：阻断 GPR55 受体、TRPV1 通道脱敏、抑制 ENT1 腺苷再摄取泵。在 TSC 模型中，CBD 可能具有靶向作用，通过减少 mTOR 激活来改善 TSC 的癫痫发作。来自 TSC 斑马鱼模型的数据表明 CBD 与大脑中 mTOR 通路下游靶标核糖体蛋白 S6（rpS6）的调节有关。在这方面，对其他疾病模型（包括多发性硬化症、帕金森病、精神分裂症和癌症）的体外和体内研究也表明 CBD 在调节 mTOR 通路中的作用。然而，CBD 似乎在不同环境中具有相反的作用。尽管 CBD 在介导 mTOR 通路方面具有潜在作用，但初步证据表明 CBD 治疗与 mTOR 抑制剂相比，治疗药物难治性癫痫的剂量不会减少 TSC 患者 SEGAs 或 AML 的体积。CBD 能导致依维莫司和西罗莫司等 mTOR 抑制剂的血药浓度升高，Lima 等对双侧海马内微量注射毛果芸香碱（匹罗卡品）诱发行为性癫痫发作的小鼠模型进行研究，证明 CBD 能降低毛果芸香碱诱发的行为发作的严重程度、减少体内神经退行性变、减少细胞培养中的神经元死亡。应考虑检测并进一步评估联合使用依维莫司与 CBD 的患者中潜在的药物相互作用，以提高患者安全性。

（3）加奈索酮（ganaxolone，GNX）：2022 年 3 月在美国首次获得批准，用于治疗与 CDKL5 缺乏症相关的癫痫发作。一项名为 MARIGOLD（NCT03572933）的 III 期研究记录了其对 CDKL5 缺乏症患者的疗效，一项针对 TSC 患者的 III 期研究（TrustTSC）正在进行中。GNX 是别孕酮的合成类似物，在 3β 位点进行甲基取代，可防止反向转化为任何活性中间体。GNX 还通过与不同受体结合，充当中枢神经系统中 GABA$_A$ 受体的正变构调节剂。

此外，Gericke 等还研究了两种新的脑渗透性和耐受性良好的 1，3，5- 三嗪衍生物：ATP 竞争性 mTORC1/2 抑制剂 PQR620 和双重 pan-PI3K/mTORC1/2 抑制剂 PQR530，在红藻酸诱导的癫痫持续状态 - 癫痫小鼠模型中的抗癫痫或疾病修饰作用，结果显示抑制 mTORC1/2 或 PI3K/mTORC1/2 信号转导不能预防或改善该模型中的癫痫，同时也不能阻止小鼠海马区颗粒细胞的分散，证明在颞叶癫痫的癫痫持续状态模型中，mTOR 抑制不能预防或改变癫痫，但可以提高慢性癫痫小鼠模型的惊厥阈值。

随着对 TSC 患者癫痫发病机制的进一步认识，在 TSC 相关癫痫的治疗中出现了新的概念。预见性和预防性的方法有助于推迟癫痫发作和改善癫痫发作反应，为靶向药物提供了新的途径。未来应探索新的治疗方案，以促进癫痫发生的细胞和分子途径改变为目标。

（三）疾病修饰治疗的现状和进展

mTOR 抑制剂为 TSC 患者的治疗提供了新的思路与途径。目前的研究主要关注于治疗策略的优化，尤其是预防性治疗和早期干预治疗。癫痫方面，目前有学者建议在婴儿期利用脑电图来筛查这类患者的癫痫罹患情况，一旦确诊后，即可考虑早期预防性使用氨己烯酸来改善预后。该建议已经被写入 2018 年更新的 TSC 相关癫痫管理的欧洲专家共识。该共识建议被诊断为 TSC 的新生儿及婴儿应行视频脑电图监测，并且每隔四周复查直到 6 月龄，并且在此之后继续每 6～8 周复查脑电图。脑电图结果一旦显示出异常放电或临床发作，则应立即开始使用氨己烯酸治疗。此外，预防性使用 mTOR 抑制剂有望降低肾脏、肺脏或其他 TSC 合并症在远期的患病概率。尽管越来越多的学者建议将 mTOR 抑制剂作为 TSC 患儿的首选抗癫痫治疗手段，且越来越多的研究证实 mTOR 抑制剂在低龄婴儿中的安全性及有效性，但目前批准的应用年龄仍在 12 月龄之后。必须强调，对于 TSC 这种基因相关疾病，越早进行疾病修饰治疗，越可以预防患儿诸如脑病等认知及发育障碍的出现。但仍需承认，个体间 mTOR 抑制剂的效果仍有很大差异。部分患者可能在很低剂量的情况下就可以获得巨大改善而几乎没有副作用，同时部分患者也可能在承受了严重副作用的情况下没有明显的肿瘤体积缩小或癫痫发作减少。新一代 mTOR 抑制剂应努力解决其通过血脑屏障的限制，并降低其诱发副作用的风险；而新的治疗策略，也应向着早期干预、积极预防的方向前进，从而使患者能够获得更好的生活质量及疾病预后。

四、结节性硬化症相关疾病的预防和早期治疗

（一）癫痫

越来越多的证据表明，癫痫发作前的早期干预对于 TSC 患者癫痫和 TSC 相关神经精神障碍的治疗具有积极意义。为此，研究一直集中在阐明癫痫发生的机制、早期诊断的改进、识别后期癫痫的生物标志物以及开发预防癫痫发作的靶向治疗。在 TSC 中，癫痫的发生被认为是致痫皮质结节和周围异常发育的组织导致的，是胚胎大脑发育过程中 mTORC1 信号转导增加的结果，尽管完整的机制很复杂并且仍在探索中。"潜伏期"的概念可能为启动预防性治疗提供了一个窗口，而早期诊断、癫痫发生的生物标志物以及适当的治疗对于利用这一机会都至关重要。

在妊娠期或产后早期诊断 TSC 可以对癫痫、孤独症和发育迟缓进行风险评估。通过早期诊断，可以进行适当的护理，从而增加改善疾病的可能性。脑电图监测、新生儿神经影像和分子诊断的预测价值使得疾病的早期识别成为可能。随着早期诊断的可能性不断增加，有必要采取管理策略来识别那些最有可能出现严重神经系统症状的 TSC 婴儿。基因变异状态、结节负荷和癫痫发作年龄都是与 TSC 相关神经系统表现的发展有关的潜在因素。

1. 药物预防　在包含 94 名 TSC 患者的 EPISTOP 研究中，与 29 名癫痫发作后接受治疗的患者相比，25 名患者服用氨己烯酸（VGB）作为预防性治疗，导致婴儿痉挛症和药物难治性癫痫的风险降低。智力障碍的患病率在预防性治疗组更低，13 人中有 4 人（31%）在 2 岁时出现智力残疾，而常规治疗组 12 人中有 6 人（50%）。此外，PREVeNT 临床试验（NCT00000614）预计将在未来几年公布预防性 VGB 对 2 岁和 3 岁发育影响的结果。2021 年发布的一项调查在 23 个国家进行，评估了临床医生对 TSC 预防性治疗的态度。在 60 名受访者中，有 57 名（95%）表示在癫痫发作前曾做过脑电图研究，其中 31 名（52%）认可使用 VGB 进行预防性治疗。在一个真实世界研究中，对有脑电图异常的 42 名 12 月龄前无癫痫发作的 TSC 患者和 168 名伴有癫痫发作的 TSC 患者，均进行了西罗莫司治疗，结果显示经过西罗莫司预防性治疗，预防组癫痫发作平均年龄为 11.3 个月 ±7.9 个月，治疗组为 6.9 个月 ±6.0 个月（$P<0.001$），而两组癫痫性痉挛的发生率分

别为 12% 和 43%，药物难治性癫痫的比率分别为 24% 和 48%（*P*<0.005），提示西罗莫司可延缓癫痫的发生，减少药物难治性癫痫的比例，降低严重性癫痫发作的比例。2020 年 9 月启动的 I/II 期临床试验（STOP2），旨在评估 mTOR 抑制剂西罗莫司预防或延迟癫痫发作的作用，但估计初步完成还需要一段时间。VIRAP 是一项双盲随机研究（EudraCT 编号 2020-003231-19），将评估 VGB 与 mTOR 抑制剂对婴儿 TSC 的早期干预效果。欧洲 TSC 共识指南建议对 TSC 婴儿进行短时间连续脑电图监测，涵盖清醒和睡眠阶段，并伴有视频记录。如果出现癫痫样活动，无论有没有临床表现，24 个月内的儿童都应开始使用 VGB 进行预防性治疗，这在临床实践中越来越常见。早期使用抗癫痫发作药物治疗癫痫可以改善 TSC 患者的长期预后，控制癫痫、减轻孤独症相关症状。

2. **癫痫的早期干预**　TSC 患者通常采用两种或多种抗癫痫发作药物联合治疗，据国际 TSC 登记系统报道，为提高疾病改善率，52%～100% 的患者使用了综合疗法。充分控制癫痫发作通常需要联合使用抗癫痫发作药物，这些药物（如丙戊酸、卡马西平、托吡酯、拉莫三嗪和 VGB）的多种作用机制应用于广泛的癫痫发作类型的治疗。

（1）氨己烯酸：VGB 在治疗伴有局灶性癫痫发作和婴儿痉挛症的 TSC 患者时有效。2018 年发布的新版临床指南推荐 VGB 作为早发性癫痫的一线治疗药物，因其能在大多数情况下阻止 TSC 相关的婴儿痉挛症。此外，激素疗法与 VGB 联合治疗可以改善长期结果。

（2）大麻二酚（CBD）：一项双盲随机临床试验报告，与安慰剂相比，CBD 治疗组癫痫发作频率降低了 48.6%。在对 224 名与 TSC 相关的药物难治性癫痫患者进行的第三阶段随机对照试验（NCT0254476）中，患者被随机分为 CBD 25 mg/（kg·d）（*n*=75）、CBD 50 mg/（kg·d）（*n*=73）和安慰剂组（*n*=76），对加用 CBD 的有效性和安全性进行了评估。与安慰剂相比，CBD 组与 TSC 相关的癫痫发作频率较基线减少了 ≥50%；CBD 还与总癫痫发作频率的显著降低有关。此外，在 12 周的维持期内，CBD 组比安慰剂组获得了额外的无癫痫发作天数。同时，GWPCARE6 研究的开放标签扩展阶段评估了较长期的 CBD 辅助治疗效果，在 201 名完成随机对照试验的患者中，有 199 名患者表现出癫痫发作的减少可保持 48 周，至少 6% 的患者在 12 周窗口期内无癫痫发作。

（3）生酮饮食（ketogenic diet，KD）：KD 是一种低碳水化合物、高脂肪饮食，旨在模仿禁食的生理过程，肝脏产生酮作为大脑的替代能源。虽然尚未完全了解，但 KD 在治疗药物难治性癫痫中的作用涉及多种机制。在"经典"KD 中（一种难以坚持的严格饮食，碳水化合物含量极低，其中 60%～80% 的膳食能量由长链脂肪酸提供），酮体被认为具有核心作用。然而，对于更流行、不太严格的中链甘油三酯 KD，它由甘油三酯庚酸、辛酸和癸酸组成，已报道了与酮无关的其他关键作用机制。体内研究提供的证据表明，癸酸可以直接选择性地抑制 AMPA（α- 氨基 -3- 羟基 -5- 甲基 -4 异噁唑丙酸）受体，从而减少神经元兴奋性，结合参与线粒体生物发生的过氧化物酶体增殖物激活受体 γ（PPARγ），并且与 TSC 高度相关，抑制 mTORC1 活性。其他研究也表明 KD 可以减弱 mTOR 信号通路，这一发现为其控制 TSC 患者癫痫发作的功效提供了生物学基础。在针对 TSC 患者的研究中，KD 与短期（3~5 个月）研究中 50% 的缓解率（68%~83%）和无癫痫发作率（33%~42%）相关。此外，You 等人进一步证明了 KD 的长期疗效，但仅适用于部分患者，随着时间的推移，缓解率 >50% 的患者数量从 6 个月时的 58% 下降到 24 个月时的 32%。重要的是，KD 也与认知和行为的改善有关，但需要进一步的研究来证实这一观察结果。总体而言，来自欧洲的 TSC 共识指南建议，应在无法进行手术的婴幼儿早期考虑 KD。KD（脂肪与碳水化合物的比例为 3:1 或脂肪与蛋白质的比例为 4:1）是治疗和预防 TSC 患者癫痫发作的有效方法，建议在疾病的早期阶段进行。国际 KD 研究组 2018 年的指南也建议在 TSC 治疗的早期开始 KD。KD 对于患有药物难治性癫痫的幼儿（包括维持母乳饮食的婴儿）有效且耐受性良好。

（4）外科干预：来自欧洲的迷走神经刺激指南一致建议迷走神经刺激（vagus nerve stimulation，VNS，一种用电脉冲刺激迷走神经的程序）与 KD 一起考虑或在 KD 不能接受的情况下使用。据报道，VNS 患者的应答率（癫痫发作减少≥50%）为 50%~92%，尽管这些结果来自对一小部分患者的回顾性研究。但研究证明 VNS 也可能对认知水平、适应行为和生活质量有积极影响，特别是在儿时就植入 VNS 的患者中。应注意的是，虽然 VNS 被广泛用于药物难治性癫痫，但它在 TSC 患者中有更好的反应性。中国、欧洲和国际指南建议对医学难治性 TSC 患者进行切除性癫痫手术，早期干预可增加无癫痫发作的可能性，术前需要由癫痫手术专家（功能神经外科、神经内科、神经放射科和神经心理科等专家）组成的团队仔细选择患者评估，并对其进行广泛的风险效益评估。研究已经证明癫痫手术对相当一部分选定的 TSC 患者具有长期益处，虽然存在严重并发症的潜在风险，包括感染和神经认知副作用。但得益于精准的术前评估来确定符合条件的患者，这些并发症在逐步减少。同时，新技术也正在开发中，有可能扩大符合条件的患者数量，同时降低并发症的风险。例如，MRI 引导的激光间质热疗是一种微创治疗方法。该技术利用激光设备发出热量，同时应用 MRI 实时准确地监测热消融过程。使用 MRI 引导的激光间质热疗治疗引起 TSC 患者临床癫痫发作的皮质结节的初步经验表明，大部分 TSC 患者均实现了癫痫无发作，还报告了神经精神症状的改善。此外，Hooten 等人报道了一种涉及无框架立体定位的新方法，旨在将 MRI 引导的激光间质热疗扩展到低年龄患者，并成功将该技术应用于一名患有 TSC 的 6 月龄婴儿。

3. 潜在治疗方法　目前有几种治疗 TSC 相关癫痫的疗法处于临床和临床前开发的不同阶段。

（1）加奈索酮（ganaxolone）：一种 γ 氨基丁酸 A（GABA_A）受体的正变构调节剂，正在开发用于各种罕见的遗传性癫痫综合征和癫痫持续状态的治疗。一项有关 CDKL5 缺乏症的Ⅲ期试验最近达到了主要结局，与安慰剂相比，用药 28 天时主要运动性癫痫发作频率显著降低。

（2）索替司他（soticlestat，TAK-935/OV935）：一种高选择性胆固醇 24- 羟化酶（CH24H）抑制剂，正在开发用于治疗各种发育性脑病和癫痫性脑病。其关键的Ⅱ期研究 ELEKTRA 在降低 Dravet 综合征和 Lennox-Gastaut 综合征儿童癫痫发作频率方面达到了

11

主要终点。索替司他可能适用于 TSC 患者，但尚不清楚是否计划在这一特定人群中进行试验。

（3）芬氟拉明（fenfluramine，FFA）：临床开发迄今为止主要集中在与 Dravet 综合征和 Lennox-Gastaut 综合征相关的癫痫发作的治疗上，并分别于 2020 年中期和后期在美国和欧盟被批准用于治疗与 Dravet 综合征相关的癫痫发作。后期也会针对包括 TSC 在内的多种罕见癫痫进行 II 期"篮子"临床试验。

（4）热激蛋白 90（热休克蛋白，Hsp90）的抑制剂：基础研究的进展对于 TSC 治疗方案的转化非常重要。例如，神经元纤毛的减少最近被认为与 TSC 的发病机制有关，并且 Hsp90 的抑制剂被认为能够干扰这种作用，这可能与未来 TSC 的靶向治疗相关。识别其他有价值的生物标志物至关重要，因此需要进一步的研究来阐明 TSC 的基本分子机制以及癫痫发生的机制，这对于确定新的疾病缓解疗法具有重要意义。

（二）血管平滑肌脂肪瘤等肾脏病变预防

1. 告知 TSC 患者肾血管平滑肌脂肪瘤（RAML）风险　对于已经诊断 TSC 的患者，应当充分告知患者或者患者家属其有患 RAML 的风险。RAML 是一种良性肿瘤，随着时间的推移可终身生长。且 RAML 通常是双侧起病，很容易导致肾脏并发症，如急性出血等。虽然极少 TSC-RAML 患者可最终进展为肾细胞癌，但告知 TSC 患者 RAML 风险仍是必要的。

2. 定期随访　TSC-RAML 可终身生长，但是仅大约 9% 的患者会出现肾脏相关临床症状，所以 2012 年国际指南推荐在诊断时进行肾脏 MRI 监测，且已知 TSC-RAML 的患者每年至少监测一次。若 ≤1 cm 的病灶保持稳定至少 3 年，即已有病灶未增长且无新发病灶，则可每 2～3 监测一次。而已知肾脏病变的患者，应至少每年复查一次血清肌酐以评估肾脏病变的转归。

3. 手术治疗　国际指南一般建议 RAML 采取保留肾单位的手术治疗或者介入栓塞治疗。通常认为介入栓塞治疗的出血风险最低，即对于 TSC-RAML 继发出血的预防效果最好。而保留肾单位的手术治疗是 TSC-RAML 复发率最低的治疗方式，因此如何在预防继发出血以及预防 TSC-RAML 复发两方面取得平衡是临床上一大难题，这需要进行多学科会诊以制订针对患者的个性化治疗方案。

4. 西罗莫司预防 TSC-RAML　mTOR 抑制剂西罗莫司可以预防 TSC-RAML 的发生或者降低其继发出血风险。一项研究发现，126 名 TSC-AML 患者经过西罗莫司治疗 24 个月后，50 名（39.7%）患者 TSC-RAML 消失，从而降低了出血风险和需要手术干预的可能性。但是目前仍缺乏西罗莫司对于儿童 TSC-RAML 有效预防的证据。另外一项多中心、随机双盲的依维莫司治疗 TSC-RAML 的试验显示，55% 的患者在 24 周时肿瘤体积较干预前至少减少了 50%，由此可见应用 mTOR 拮抗剂可以极大地减小 TSC-RAML 体积，从而达到预防 TSC-RAML 继发出血的目的。而且，应用西罗莫司可以减少 TSC-RAML 患者接受保留肾单位手术治疗的比例，从而达到精准治疗的目的。但是，较大的 TSC-RAML 可能对于西罗莫司治疗并不敏感，所以对于体积偏大的 TSC-RAML，国际指南仍建议应用保留肾单位的手术治疗。

（三）肺淋巴管平滑肌瘤病的预防

1. **告知 TSC 患者肺淋巴管平滑肌瘤病（PLAM）风险** 对于已经确诊 TSC 的患者，应当立即告知其有患 PLAM 的风险。PLAM 是一种罕见的、病程缓慢的疾病。通常认为其与肺囊性病变、腹部肿瘤和因 PLAM 导致的淋巴液潴留相关。而 PLAM 细胞的来源目前并不明确，可能是通过淋巴系统或者血行途径到达肺。众多研究证明 PLAM 与 TSC 高度相关。发生在潜在 TSC 患者的 PLAM 称为 TSC-PLAM。由于 *TSC2* 基因的体细胞突变，这种疾病也可以在没有 TSC 的女性中零星发生，这种形式被称为散发性 PLAM。

2. **定期进行疾病筛查** 如果发现症状或者影像学表现与 PLAM 类似的肺囊性病变，需要进行 6 分钟步行试验和肺功能检查（pulmonary function test，PFT），包括支气管舒张试验、肺容积和一氧化碳弥散量（diffusing capacity of carbon monoxide，D_LCO）等，以评估呼吸功能损害的程度。血清血管内皮生长因子 D（vascular endothelial growth factor D，VEGF-D）的检测是筛查 PLAM 的重要手段之一。美国胸科协会和日本呼吸学会临床实践指南支持在女性中，CT 检查怀疑 PLAM 时检测血清 VEGF-D 可作为诊断测试，即使没有其他确诊特征，如 TSC、血管平滑肌脂肪瘤、淋巴管肌瘤或乳糜胸。在 CT 上有特征性囊变的情况下，血清 VEGF-D 浓度大于 800 pg/ml 对鉴别 PLAM 与其他囊性肺疾病的灵敏度约为 60%～70%，特异度接近 100%，而大于 600 pg/ml 的浓度对 PLAM 诊断的灵敏度为 84%，特异度为 98%。与散发性 PLAM 患者类似，大多数肺功能正常或轻度受损的 TSC-LAM 患者应接受定期临床评估和 PFT 的监测观察，而不是开始就应用 mTOR 抑制剂治疗，除非有其他 mTOR 抑制剂的适应证，如药物难治性癫痫、室管膜下巨细胞型星形细胞瘤（SEGA）、淋巴系统疾病。对于无法进行 PFT 的患者，需要结合临床判断、连续的 VEGF-D 水平检测以及定期复查胸部 CT 来确定病情演变。

3. **应用 mTOR 抑制剂进行疾病并发症预防** 西罗莫司有着预防 PLAM 患者继发性气胸的作用，并且可以显著提高患者的第 1 秒用力呼气容积（FEV_1）。一项随机对照研究表明，对 PLAM 患者应用西罗莫斯可以有效提高患者的 FEV_1，且没有明显的严重不良反应。治疗期间，安慰剂组（43 例）和西罗莫司组（46 例）的 FEV_1 斜率分别为 -12 ml/月 ±2 ml/月和 1 ml/月 ±2 ml/月（$P<0.001$）。在治疗期间，组间 FEV_1 平均变化的绝对差异为 153 ml，或约为登记时 FEV_1 平均变化的 11%。与安慰剂组相比，西罗莫司组从基线到 12 个月在用力肺活量、功能残气量、VEGF-D、生活质量和功能表现方面都有改善。在这段时间内，6 分钟步行距离或 D_LCO 的变化组间没有显著差异。停用西罗莫司后，西罗莫司组肺功能恢复下降，与安慰剂组相似。西罗莫司组出现不良事件更常见，但严重不良事件的频率在两组之间差异没有统计学意义。

4. **自发性气胸的处理** 自发性气胸的患者经保守治疗后复发的概率高达 70%，故建议首次出现自发性气胸后即行胸膜固定术。进行胸膜固定术的 PLAM 患者出现自发性气胸的概率可降至 30%。胸腔镜胸膜固定术是最常用的胸膜固定术式。利用滑石粉等药物的化学性胸膜固定术可用于自发性气胸的难治性发作或者复发的患者。

（四）面部血管纤维瘤的预防

1. **一般措施** 做好防晒保护，关于血管纤维瘤的研究表明阳光照射可能会导致面部血管纤维瘤的形成。应采取措施避免损伤病变，如不要在血管纤维瘤区域剃须。建议患有TSC的儿童每年进行一次皮肤检查。建议对下列情况的TSC相关皮肤病变进行密切监测和干预：尺寸或数量快速变化、影响功能、出现疼痛或出血、影响社交。

2. **局部外用西罗莫司** 口服mTOR抑制剂的许多研究显示，面部血管纤维瘤和其他TSC皮肤病变同时得到改善。此外，Kitayama等人报道，在一项无毛小鼠研究中，局部应用西罗莫司（特别是使用凝胶制剂），比口服西罗莫司更有效地将药物输送到皮肤。根据这些经验，面部血管纤维瘤的局部治疗被提出，局部配方的mTOR抑制剂有可能改善与TSC相关的面部血管纤维瘤，且可以防止患者全身暴露于药物。局部西罗莫司治疗的第一次研究在2010年由Haemel等人实施，并报告了1%西罗莫司治疗12周后面部血管纤维瘤的显著改善。此后，较多研究进一步证实了局部mTOR抑制剂的有效性和安全性，包括长期安全性和持续的有效性。Okanishi等人的一项研究显示早期西罗莫司凝胶干预对面部血管纤维瘤的治疗是有效的，并报道了其外用可使TSC患者皮肤维持在接近正常的水平。基于外用mTOR抑制剂治疗面部血管纤维瘤的有效性和安全性的有力证据，西罗莫司已被美国FDA批准用于面部血管纤维瘤的治疗。

对局部外用西罗莫司，根据现有的相关研究，总结如下。

（1）药物剂型选择：常用的剂型有水凝胶、乳膏、软膏、溶液等，水凝胶剂型皮肤渗透性更好，刺激更小，且易用于儿童和低智商患者的持续治疗，应为首选剂型。目前市售乳膏的配方也非常有效且耐受性良好，但由于西罗莫司的亲脂性，它们可能不是一个完美的载体。相反，溶液制剂不应首选，因为它们常引起皮肤刺激。

（2）药物浓度选择：文献报道的浓度范围很广（0.003%～1%），0.1%是最多建议使用浓度，其次是0.2%和1%，其他浓度的占比较低。由于评估标准和制剂选择的不同，不同的研究给出的最佳推荐药物浓度不同。有趣的是，1%浓度的使用量有所增加，这可能是由于对药物安全性的更广泛认识。

（3）使用频次：首选"每日2次"，其次是"每日1次"。在少数情况下，研究者在研究期间采用频次逐渐减少或增加的方案。

（4）开始治疗时间：普遍认为，局部西罗莫司应用应该尽早开始，以达到最佳效果，儿科亚群的反应率明显高于成人亚群。Oh等人报道了一名20岁的患者，除了西罗莫司局部外用治疗外还需要手术，他们认为局部西罗莫司单药治疗不足以治疗完全发育的成人病变。年轻、红斑成分比纤维成分更发达、病变更小更平坦的患者对局部用药的治疗反应更好，因此建议尽早治疗。

（5）治疗持续时间：局部西罗莫司的疗效可能在治疗一段时间后达到平台期。在不同的研究中，达到这种稳定状态的时间是不同的。一般来说在20～36周之间。然而，在局部停用西罗莫司后多数研究观察到复发很明显，常以红斑复发为第一迹象。也有研究显示减少应用频次，并没有任何病变复发，但较低的应用次数提高了患者对长期治疗的依从性。尽管暂停治疗后复发很明显，但研究表明重复应用是可行的，效果很好，而且不会失去疗效。

（6）副作用 / 安全性：目前，所有外用西罗莫司制剂无论其浓度如何，都报告了良好的安全性。副作用包括痤疮、轻度刺激性接触性皮炎、刺痛、短暂性刺痛、皮肤干燥、皮脂增加、皮肤发红和瘙痒。相关副作用都是轻微的，局限于应用部位，通常不需要中断治疗，在必要时局部应用类固醇后消失。

建议早期局部外用西罗莫司可以起始 0.1% 浓度，每日 2 次，获得满意效果继续使用持续 12 个月后可减少使用频次至每周 3 次，若仍保持满意效果则按此频次持续使用（出现恶化应恢复每日 2 次）。对疗效不佳则可尝试增加药物浓度至 1%，或综合评估考虑结合其他治疗。

3. 口服 mTOR 抑制剂　口服 mTOR 抑制剂对治疗 SEGA、肾血管平滑肌脂肪瘤、淋巴管平滑肌瘤病、癫痫、心脏横纹肌瘤和皮肤病变等 TSC 相关表现的有效性已得到证实。然而，超过 20% 的患者发生 mTOR 抑制剂全身治疗的不良事件，包括口腔炎、口腔溃疡、痤疮样皮肤损伤、感染、高甘油三酯血症、高胆固醇血症、骨髓抑制（贫血、轻度中性粒细胞减少症、白细胞减少症）、蛋白尿和关节痛。在大多数情况下，这些不良事件为轻度至中度，但有研究报道了非感染性肺炎等致命并发症。使用全身药物时，不良事件导致需要减少剂量或中断治疗的情况并不少见。mTOR 抑制剂治疗的停止与肿瘤再生有关，因此患者可能需要长期治疗才能保持获益。系统性 mTOR 抑制剂的风险收益比通常排除了它们单独用于 TSC 皮肤病变的可能，除非皮损构成严重医疗风险，如皮损难以手术治疗或手术风险大于收益，才考虑使用口服 mTOR 抑制剂专门用于治疗 TSC 皮损。目前国际TSC 共识小组不推荐单独治疗面部血管纤维瘤时行全身治疗的方案。此外，目前也缺乏证据证明局部外用西罗莫司对全身治疗患者的附加益处，因而暂不推荐对应用全身治疗的患者再加用局部治疗。

4. 其他药物　较少的研究报道了其他药物用于面部血管纤维瘤的治疗。曲尼司特［N-（3,4- 二甲氧基肉桂酰)- 邻氨基苯酸］是一种抗过敏药物，于 1982 年在日本和韩国被批准用于治疗支气管哮喘。该药物具有抗增殖特性，可抑制如转化生长因子、肥大细胞细胞因子及细胞外基质中金属蛋白酶等的分泌，理论上可用于治疗瘢痕疙瘩和增生性瘢痕。Wang 等人用口服曲尼司特治疗 3 例成人 TSC，剂量从 1 mg/（kg·d）增加到 5 mg/（kg·d），持续 3 年。2 例患者红斑改善，面部血管纤维瘤体积减小。未观察到不良反应。尚无进一步的随访数据，不清楚曲尼司特停药后病变是否复发。鬼臼毒素是一种生物碱衍生物，多年来一直用于治疗生殖器疣和光线性角化病。有报道用鬼臼毒素治疗面部血管瘤合并 TSC，利用 25% 鬼臼毒素溶液每月一次，连续 3 个月，可以取得部分缓解。除使用时有烧灼感外，无不良反应。目前这两种药物的应用缺乏研究支持，仅有少量报道，尚需进一步研究证实。

5. 手术治疗　虽然局部外用西罗莫司通过抑制有丝分裂 mTOR 途径已成为面部血管纤维瘤的一线治疗方法。然而，更厚、更广泛的病变对局部治疗反应较差。TSC 累及整

11

个真皮层，单独局部西罗莫司对大纤维性血管纤维瘤的效果通常较差。同样，口服 mTOR 抑制剂仅改善了 25%～50% 的面部血管纤维瘤，并且患者耐受性和依从性差。对皮肤病损为平至中度隆起的病变，局部外用西罗莫司作为一线治疗，而对于局部治疗没有反应或更突出的病变，仍建议手术干预。在出现出血、刺激、疼痛、毁容或功能受损（包括视力、呼吸或活动能力）等并发症时，手术治疗也是必要的选择。通过手术磨削、电凝、切除或激光治疗物理去除面部血管纤维瘤是有效的短期方法，但治疗方式大多是侵入性和痛苦的，常需要麻醉，也需要面对如增生性瘢痕、色素沉着和术后感染等并发症。关于手术治疗请参考本书第五章。

6. 联合治疗 Chen 等人指出西罗莫司与骨化三醇软膏联合用药可以显著而快速地减少红斑，比单独使用西罗莫司更能使病变变平，并在停药后维持更长、更持久的反应。Jessica 等采取手术切除与西罗莫司软膏联合使用治疗面部血管纤维瘤的外露畸形，认为这是一种有效的方法来治疗肥厚的毁容性的面部血管纤维瘤，单独 mTOR 抑制剂或手术治疗不能获得最佳的治疗效果。

综上，局部外用西罗莫司安全有效，尤其对年轻、病变纤维成分少和小而平坦的患者效果更好，早期干预、持续使用有望使皮肤维持在接近正常水平。对单纯外用西罗莫司治疗效果差、病变较大或隆起严重等患者应采取联合治疗。

（五）其他病变的预防

1. 纤维斑块 纤维斑块可为先天性，也可以在 10 岁前逐渐发展。它们存在于 20%～40% 的 TSC 患者中，呈不规则、橡胶状或坚硬、结缔组织痣，颜色多变，可单发或多发。它们以斑块的形式出现，组织学上类似于血管纤维瘤。纤维斑块随着时间的推移会变厚，因而早期治疗具有价值。由于纤维成分更丰富，局部外用西罗莫司治疗效果比血管纤维瘤差。但仍推荐早期进行局部西罗莫司外用干预，在 Okanishi 等人的一项研究中，早期西罗莫司凝胶干预对纤维斑块的治疗是有效的，可使 TSC 患者皮肤维持在接近正常水平的潜力。凸起的纤维斑块可以通过手术切除，较大的纤维斑块可行激光手术，但术后常有复发，建议配合外用西罗莫司联合治疗。

2. 色素脱失斑 几乎在所有 TSC 患者中都可观察到色素脱失斑，它们在出生时或婴儿期早期就很明显，数量从 1～20 不等，可位于身体的任何部位。大多数低色素斑的直径约为 0.5～3 cm，但也可发生大的节段性病变。一些患者有大量直径 1～3 mm 的低色素斑，分散在身体的各个部位，通常是手臂或腿部。这种类型的色素沉着，被称为五彩纸屑，可在大约 30% 的患者中观察到。它可以单独发生，也可以与较大的低色素斑一起发生。色素脱失斑通常稳定多年。成年后，它们可能会慢慢消退甚至消失。由于缺乏色素，病变区域可能容易被晒伤，因而色素脱失斑的早期预防应重视防晒，患者应使用良好的防晒产品，并涂抹在所有暴露在外的皮肤上。

3. 鲨鱼皮斑 约 50% 的 TSC 患者出现鲨鱼皮斑。它可以在出生时出现，但常在 10 岁前开始明显。鲨鱼皮斑通常是无症状的，与血管纤维瘤相比，对美容方面的影响要小。因为这些病变通常不会引起任何症状，所以对其早期治疗主要取决于患者的治疗意愿。外科干预可能改善皮肤的外观，但也可能遗留显著或不美观的瘢痕。

4. 口腔内病变　通常建议对有症状、大小或数量快速变化或导致功能损害的口腔病变进行早期干预。由于大约 50% 患有 TSC 的儿童和成人存在智力障碍和行为问题，TSC 口腔疾病的治疗对牙科医生的要求更高。对于牙齿凹坑，如果有症状、龋齿或美观问题，建议进行修复性治疗。有症状的牙龈丘疹或干扰口腔卫生的丘疹应通过手术或激光等方法祛除。可通过改善口腔卫生和消除刺激因素来延迟或预防纤维瘤复发。至少每 6 个月进行一次详细的临床牙科检查，有特殊需要和难以保持口腔卫生的患者应每 3 个月进行一次常规评估，便于早期诊断任何可能的口腔病变。牙釉质凹坑可通过一线预防措施（密封剂、氟化物）加以处理。有症状的口腔纤维瘤以及颌骨骨性病变应通过手术切除或刮除治疗。

5. 胰腺神经内分泌肿瘤　有越来越多的功能性和非功能性胰腺神经内分泌肿瘤与 TSC 相关的报道。功能性胰腺神经内分泌肿瘤通常由于症状的出现而被早期发现，而非功能性在早期则容易被遗漏。内分泌专家建议在对 TSC 患者进行腹部影像学检查以监测肾脏病变时应特别注意胰腺病变，必要时应考虑腹部 MRI 检查胰腺。与其他肿瘤易感综合征相比，TSC 患者发生内分泌肿瘤的风险并不高。只有当病变异常大、生长、有症状、多发或表现出其他可疑特征时，才建议对非功能性可疑病变进行活检。功能性胰腺神经内分泌肿瘤的评估管理与无 TSC 患者一样。

（编写：梁树立　翟　锋　何柏坚　刘　畅

宋子扬　彭　镜　王佳琪　丁　平；

审核：秦　炯　梁树立）

参考文献

[1] 中华医学会超声医学分会妇产超声学组，国家卫生健康委妇幼司全国产前诊断专家组医学影像组. 超声产前筛查指南 [J]. 中华超声影像学杂志，2022，31（1）：1-12.

[2] ALTMANN J, KIVER V, HENRICH W, et al. Clinical outcome of prenatally suspected cardiac rhabdomyomas of the fetus[J]. J Perinat Med, 2019, 48(1): 74-81.

[3] PAVLICEK J, KLASKOVA E, KAPRALOVA S, et al. Fetal heart rhabdomyomatosis: a single-center experience[J]. J Matern Fetal Neonatal Med, 2021, 34(5): 701-707.

[4] 肖晓君，赵霞，张玉娟，等. 结节性硬化的产前超声特征及预后分析 [J]. 广东医学，2022，43（4）：462-465.

[5] TOURAINE R, HAUET Q, HARZALLAH I, et al. Tuberous sclerosis complex: genetic counselling and perinatal follow-up[J]. Arch Pediatr, 2022, 29(5S): 5S3-5S7.

[6] HULSHOF H M, SLOT E M H, LEQUIN M, et al. Fetal brain magnetic resonance imaging findings predict neurodevelopment in children with tuberous sclerosis complex[J]. J Pediatr, 2021, 233: 156-162. e2.

[7] BEKIESINSKA-FIGATOWSKW M, SOBIERAJ P, PASIECZNA M, et al. Early diagnosis of tuberous sclerosis complex: prenatal diagnosis[J]. Am J Neuroradiol, 2023, 44(9): 1070-1076.

[8] GELOT A B, REPRESA A. Progression of fetal brain lesions in tuberous sclerosis complex[J]. Front

11

neurosci, 2020, 14: 899.

[9] CURATOLO P, NABBOUT R, LAGAE L, et al. Management of epilepsy associated with tuberous sclerosis complex: updated clinical recommendations[J]. Eur J Paediat Neurol, 2018, 22(5): 738-748.

[10] FRANZ D N, KRUEGER D A. mTOR inhibitor therapy as a disease modifying therapy for tuberous sclerosis complex[J]. Am J Med Genet C Semin Med Genet, 2018, 178(3): 365-373.

[11] JOZWIAK S, KOTULSKA K, WONG M, et al. Modifying genetic epilepsies: results from studies on tuberous sclerosis complex[J]. Neuropharmacology, 2020, 166: 107908.

[12] FRENCH J A, LAWSON J A, YAPICI Z, et al. Adjunctive everolimus therapy for treatment-resistant focal-onset seizures associated with tuberous sclerosis (EXIST-3): a phase 3, randomized, double-blind, placebo-controlled study[J]. Lancet, 2016, 388(10056): 2153-2163.

[13] KOTULSKA K, KWIATKOWSKI D J, CURATOLO P, et al. Prevention of epilepsy in infants with tuberous sclerosis complex in the EPISTOP trial [J]. Ann Neurol, 2021, 89(2): 304-314.

[14] NABBOUT R, KUCHENBUCH M, CHIRON C, et al. Pharmacotherapy for seizures in tuberous sclerosis complex[J]. CNS Drugs, 2021, 35(9): 965-983.

[15] CURATOLO P, SPECCHIO N, ARONICA E. Advances in the genetics and neuropathology of tuberous sclerosis complex: edging closer to targeted therapy[J]. Lancet Neurol, 2022, 21(9): 843-856.

[16] FERNÁNDEZ-PELLO S, HORA M, KUUSK T, et al. Management of sporadic renal angiomyolipomas: a systematic review of available evidence to guide recommendations from the european association of urology renal cell carcinoma guidelines panel[J]. Eur Urol Oncol, 2020, 3(1): 57-72.

[17] KNRONICK J, GABRIL M Y, HOUSE A A. Microscopic kidney disease in tuberous sclerosis complex and treatment with mTOR inhibition[J]. Am J Kidney Dis, 2023, 82(6): 772-775.

[18] PATTERSON J L, IYENGAR S, CATASUS C, et al. Combined treatment of disfiguring facial angiofibromas in tuberous sclerosis complex with surgical debulking and topical sirolimus[J]. Cutis, 2020, 106(6): 307-308.

[19] BOGGARAPU S, ROBERDS S L, NAKAGAWA J, et al. Characterization and management of facial angiofibroma related to tuberous sclerosis complex in the United States: retrospective analysis of the natural history database[J]. Orphanet J Rare Dis, 2022, 17(1): 355.

[20] BALESTRI R, RIZZOLI L, PEDROLLI A, et al. Analysis of current data on the use of topical mTOR inhibitors in the treatment of facial angiofibromas in tuberous sclerosis complex: an update[J]. J Eur Acad Dermatol Venereol, 2023, 37(3): 474-487.

[21] CORTELL-FUSTER C, MARTÍNEZ-GÓMEZ M A, CERCOS-LLETI A C, et al. Topical rapamycin in the treatment of facial angiofibromas in tuberous sclerosis: a systematic review based on evidence[J]. J Dermatolog Treat, 2022, 33(4): 1804-1810.

[22] NORTHRUP H, ARONOW M E, BEBIN E M, et al. Updated international tuberous sclerosis complex diagnostic criteria and surveillance and management recommendations[J]. Pediatr Neurol, 2021, 123: 50-66.

第十二章

结节性硬化症患者的
全流程管理和多学科管理

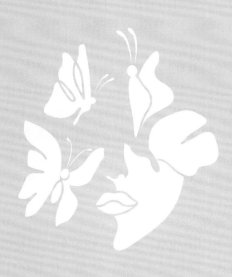

第一节　全流程管理

一、概述

（一）全流程管理的概念

疾病的全流程管理是近年兴起的一种医疗模式，患者院外医疗需求的不断增加和互联网等信息技术的发展为其提供了强大的动力源泉，但其概念仍然相对宽泛，尚未形成统一的定义。普遍认为全流程管理是以患者为中心的照护模式，基于个体化的患者，贯穿患者入院前准备、门诊及住院期间的诊断过程、连续性的治疗和院后康复随访追踪的病程服务体系。

专病化的全流程管理是指根据不同疾病在预防、诊断、治疗、康复、护理等各方面的特异性，遵循医学指南或者医学共识，创建出基于特定疾病的专病化的管理方案和系统。通过流程的建立、信息的完善、规范的制定，使患者在整个就医过程中得到连续照护，并且完成诊疗信息健康档案的数据化收集，建立全流程的数据库，使其可以作为医疗流程、医疗科研的改进依据，并反馈到医疗机构进行医疗、科研的质量控制。总之，多学科、全流程管理以专病患者为中心，在时间上通过全流程管理打通了院前、院中和院后的壁垒，在专业领域的空间上通过多学科的协作，打通了不同专科间的壁垒，满足了结节性硬化症（tuberous sclerosis complex，TSC）患者等这些涉及多个学科的慢病患者的长期就医需求。

高速发展的互联网技术使得互联网诊疗支持下的全流程管理的实现成为可能。广义的互联网诊疗，不仅包括网上就诊、复诊、随访、开药、康复指导、护理服务、患者病历和健康档案电子化的互通互认，还包括检查化验的线上预约，检查化验结果的网络可视化、互通互认、可移动存储共享，将这些松散的医疗节点与服务信息整体串联起来，并形成针对特定疾病的、个体化整合管理服务方案，根据不同类型患者的实际情况提供最佳整合型一体化服务方案，同时，覆盖诊疗后的随访、术后方案、用药管理、康复服务等综合性服务。

（二）我国的全流程管理政策

我国政府为推进实施健康中国战略，提升医疗卫生现代化管理水平，提高服务效率，优化资源配置，创新服务模式，降低服务成本，满足人民群众日益增长的医疗卫生健康需求，不断推出可持续发展的政策积极推动相关领域的建设和发展。全流程管理医疗模式的重要意义在于其可能为实现健康中国战略提供一条可行的道路。

2018年4月25日，国务院办公厅发布了《国务院办公厅关于促进"互联网＋医疗健康"发展的意见》（以下简称《意见》）。《意见》指出要健全"互联网＋医疗健康"服务体系，完善"互联网＋医疗健康"支撑体系，同时加强行业监管和安全保障。鼓励医疗机构应用互联网等信息技术拓展医疗服务空间和内容，构建覆盖诊前、诊中、诊后的线上线下一体化医疗服务模式，加快实现医疗资源上下贯通、信息互通共享、业务高效协同，便捷开展预约诊疗、双向转诊、远程医疗等服务，推进"基层检查、上级诊断"，推动构建有序的分级诊疗格局。具体可体现在以高血压、糖尿病等为重点，加强老年慢性病在线服务管理；以纳入国家免疫规划的儿童为重点服务对象，整合现有预防接种信息平台，优化预防接种服务；鼓励利用可穿戴设备获取生命体征数据，为孕产妇提供健康监测与管理；加强对严重精神障碍患者的信息管理、随访评估和分类干预；探索运用人群流动、气候变化等大数据技术分析手段，预测疾病流行趋势，加强对传染病等疾病的智能监测，提高重大疾病防控和突发公共卫生事件应对能力。"互联网＋医疗健康"服务体系为解决院前和院后患者的管理问题提供了切实可行的解决方案。

2019 年 7 月，健康中国行动推进委员会发布的《健康中国行动（2019—2030 年）》中指出，为积极应对当前突出健康问题，必须关口前移，采取有效干预措施，努力使群众不生病、少生病，提高生活质量，延长健康寿命，促进以治病为中心向以健康为中心转变，提高人民健康水平，强调推动健康服务供给侧结构性改革，完善防治策略、制度安排和保障政策，加强医疗保障政策与公共卫生政策衔接，提供系统连续的预防、治疗、康复、健康促进一体化服务，提示健康服务的公平性、可及性、有效性，实现早诊断、早治疗、早康复。"提供系统连续的预防、治疗、康复、健康促进一体化服务"与全流程疾病管理的理念相契合。

2021 年 6 月，国家发展改革委、国家卫生健康委、国家中医药管理局、国家疾病预防控制局四部门联合印发《"十四五"优质高效医疗卫生服务体系建设实施方案》，要求到 2025 年，基本建成体系完整、布局合理、分工明确、功能互补、密切协作、运行高效、富有韧性的优质高效整合型医疗卫生服务体系，全方位全周期健康服务与保障能力显著增强，努力让广大人民群众就近享有公平可及、系统连续的高质量医疗卫生服务。这里的"系统连续的高质量医疗卫生服务"与全流程疾病管理的理念亦相契合。

2021 年 9 月，国家卫生健康委、国家中医药管理局印发《公立医院高质量发展促进行动（2021—2025 年）》，明确提出公立医院发展方式从规模扩张转向提质增效，运行模式从粗放管理转向精细化管理，资源配置从注重物质要素转向更加注重人才技术要素。同时推动公立医院"以疾病为中心"向"以健康为中心"的转变，建立患者综合服务中心（窗口），推进健康管理、健康教育、疾病预防、预约诊疗、门诊和住院等一体化服务，形成公立医院医防融合服务新模式。建立健全预约诊疗、远程医疗、临床路径管理、检查检验结果互认、医务社工和志愿者、多学科诊疗、日间医疗服务、合理用药管理、优质护理服务、满意度管理等医疗服务领域十项制度。2022 年 4 月，国务院办公厅在《"十四五"国民健康规划》中指出，加快卫生健康科技创新，促进全民健康信息联通应用。落实医疗卫生机构信息化建设标准与规范。依托实体医疗机构建设互联网医院，为签约服务重点人群和重点随访患者提供远程监测和远程治疗，推动构建覆盖诊前、诊中、诊后的线上线下一体化医疗服务模式。支持医疗联合体运用互联网技术便捷开展预约诊疗、双向转诊、远程医疗等服务。优化"互联网＋"签约服务，全面对接居民电子健康档案、电子病历，逐步接入更广泛的健康数据，为签约居民在线提供健康咨询、预约转诊、慢性病随访、健康管

12

理、延伸处方等服务。推动"互联网＋慢性病（糖尿病、高血压）管理"，实现慢性病在线复诊、处方流转、医保结算和药品配送。推广应用人工智能、大数据、第五代移动通信（5G）、区块链、物联网等新兴信息技术，实现智能医疗服务、个人健康实时监测与评估、疾病预警、慢病筛查等。指导医疗机构合理保留传统服务方式，着力解决老年人等群体运用智能技术困难的问题。构建权威统一、互联互通的全民健康信息平台，完善全民健康信息核心数据库，推进各级各类医疗卫生机构统一接入和数据共享。探索建立卫生健康、医疗保障、药监等部门信息共享机制，通过全国一体化政务服务平台，实现跨地区、跨部门数据共享。研究制定数据开放清单，开展政府医疗健康数据授权运营试点。严格规范公民健康信息管理使用，强化数据资源全生命周期安全保护。这些政策文件更加具体地指出了依托互联网的全流程管理的措施。

总之，全流程管理的概念在不断完善和扩充，在建设健康中国的大背景下有着广阔的发展空间。

二、结节性硬化症患者的全流程管理

TSC 患者的全流程管理主要体现在两个方面，一方面是生命的全流程，由于目前没有针对 TSC 病因的治疗方法，因此，TSC 患者的预防、诊治、随访需要伴随一生，终生都需要医护全程提供专业的指导；另一方面是多学科的全流程，TSC 是一种多系统的疾病，可累及神经系统、皮肤、心血管系统、肾脏系统、呼吸系统等一个或多个系统，需要多学科的共同参与，协同诊治，全流程管理。

（一）神经系统疾病的全流程管理

神经系统疾病的全流程管理涉及功能神经外科、神经外科、神经内科、儿科以及康复科。脑部 MRI 显示，大约 90% 的 TSC 儿童存在脑皮质结节和室管膜下钙化结节。CT 对脑皮质结节的检出率要低于 MRI，大约半数患者脑皮质结节存在钙化；大龄儿童及更大年龄的患者 CT 常见室管膜下钙化结节。为了尽量减少辐射暴露，应限制常规使用 CT 监测 TSC 儿童。神经影像学检查没有明确室管膜下结节时，并不能排除室管膜下巨细胞型星形细胞瘤（SEGA）的发病风险，6%～9% 的 TSC 患者存在症状性 SEGA，此类肿瘤常在 10～30 岁之间出现症状，但也可能早至一岁半就出现症状。患儿通常呈亚急性发病，出现梗阻性脑积水的体征和症状（如头痛和呕吐），或出现局灶性神经功能障碍（包括视力丧失）。此外，患儿还可出现非特异性症状，如乏力、抑郁、食欲下降和癫痫发作频率增加。MRI 可见大约 15% 的 TSC 儿童存在线性白质病变。这些线性病变在 MRI T_2 加权像上呈高信号，在 T_1 加权像上呈等信号或低信号。线性病变通常从脑室延伸到皮质，线性病变的两端分别是室管膜下结节和皮质下病变；它们是由神经元移行障碍引起的脱髓鞘、髓鞘形成障碍和髓鞘形成不良。显微镜下可见 TSC 的特征性白质病变，MRI 弥散加权成像上，看似正常的白质可能呈现病理性水分子弥散增强。所以，影像学检查，尤其是 MRI 对于 TSC 患者的中枢神经系统病变特别重要。TSC 患者在 25 岁之前，应每 1～3 年进行一次脑部影像学检查以监测是否发生 SEGA。对 SEGA 体积大、不断生长或引起脑室扩大的无症状患者和存在发育障碍、认知障碍或无法可靠报告轻微症状的患者，应更频繁行头部 MRI 扫描。TSC 患者的 SEGA 有两种主要治疗选择：手术切除和使用 mTOR 抑制剂（如依维莫司）进行药物治疗。建议对有急性脑积水症状的 SEGA 的 TSC 患者进行手术切除。某些病例可能需要行脑脊液分流术。手术切除的指征包括存在脑积水、颅内压增高、新发局灶性神经功能缺损、行为改变和 / 或可归因于肿瘤的癫痫发作频率增加。然而对于无急性症状或快速进展患者，mTOR 抑制剂作为有症状的 SEGA 的初始治疗可能更好。不过，如果患者不耐受或不愿使用药物治疗，可选择外科手术或激光切除。具体选择药物治疗还是切除性手术，取决于患者的具体情况，建议多学科专家与家属共同决策。

癫痫是 TSC 最常见和突出的临床表现之一，累及 79％～90％的 TSC 患者。超过 60％的患者癫痫发作始于 1 岁之内；不过，TSC 患者成年后仍有新发癫痫发作的风险。一项研究探讨了 248 例单次癫痫发作的 TSC 患者的自然病程，其中 246 例（99％）出现反复癫痫发作。发生癫痫的危险因素包括存在脑皮质结节和 *TSC2* 基因致病性变异。癫痫发作是 TSC 最常见的首发症状，首次就诊时癫痫性婴儿痉挛发作是最常见的类型，见于 36％～69％的患者。反之，多达 25％有癫痫性婴儿痉挛发作的儿童可能存在 TSC。TSC 患者的其他癫痫发作类型包括：伴和不伴知觉障碍的局灶性癫痫发作、局灶性发作演变为双侧强直阵挛发作、临床下癫痫发作，以及全面性癫痫发作（较少出现）。常规脑电图可见大约 75％的 TSC 患者有癫痫样异常，包括局灶性或多灶性放电（48％）、高幅失律（19％）和广泛性棘慢波（8％）。然而，并非所有脑皮质结节都会致痫，合并癫痫的 TSC 患者脑部 MRI 表现可能正常，这都引发人们深思脑皮质结节有无致痫作用。此外，癫痫病灶可逐渐发生转变。TSC 治疗中最常见和最困难的方面之一就是检测和治疗癫痫发作。抗癫痫发作药物的选择取决于癫痫发作类型。TSC 合并癫痫性婴儿痉挛发作的控制非常重要，对此类患者，应将氨己烯酸作为一线治疗药物，促肾上腺皮质激素（adrenocorticotropic hormone，ACTH）可作为氨己烯酸的辅助用药或替代药物。对于局灶性癫痫发作，推荐使用奥卡西平、卡马西平等窄谱药物。对于用抗癫痫发作药物治疗保持无癫痫发作至少 5 年的患者，可逐渐减量至停药。遗憾的是，大约 60％的 TSC 合并癫痫患者会发生药物难治性癫痫。这类患者可选择的治疗方法包括生酮饮食、迷走神经刺激术治疗、切除性癫痫外科手术。

1. 新诊断或疑似 TSC 的监测和管理建议　完善脑部 MRI 以评估是否存在局部病灶、迁移缺陷和 SEGA。在婴儿期即使没有发生癫痫性婴儿痉挛发作和局灶性癫痫发作，也应建议完善清醒和睡眠时基线常规脑电图。如果常规脑电图异常，特别是合并 TSC 相关的神经精神障碍时，应随访 8～24 小时视频脑电图以评估癫痫发作活动（见表 2-3-3）。

2. 对既往被诊断为 TSC 患者的持续监测和管理建议

（1）SEGA 监测：对于年龄小于 25 岁的无症状 TSC 患者，每 1～3 年进行一次脑部 MRI 检查，以监测是否出现 SEGA。SEGA 较大或增大的患者，或无症状的 SEGA 引起脑室扩大的患者，应更频繁地进行 MRI 扫描（ⅡA 级推荐），并应对患者及其家属进行相关宣教。儿童期无症状性 SEGA 应定期进行影像学检查，以明确其是否有生长。对于症状

12

明显的 SEGA，应进行手术切除，必要时可以进行脑脊液分流手术。如果临床情况允许，mTOR 抑制剂辅助治疗可能有助于减少手术风险。微创手术技术可以提高特定患者的手术安全性。在确定最佳治疗方案时，决策过程中应讨论并发症风险、不良反应、费用、治疗时间以及对 TSC 相关合并症的潜在影响（Ⅰ级推荐）。

（2）癫痫监测：因为脑电图异常通常在临床癫痫发作之前出现，所以对于无症状的 TSC 婴儿，应每 6 周（12 月龄前）或每 3 个月一次（直至 24 月龄）进行常规脑电图检查。对已知或疑似癫痫发作活动的患者进行常规脑电图检查。常规脑电图的频率应由临床需要确定，而不是特定的定义间隔。当癫痫发作不明确或存在不明原因的睡眠、行为改变或其他认知或神经功能改变时，应当进行 24 小时或更长时间的视频脑电图检查。对于 TSC 患者的药物难治性癫痫发作，特别是三种抗癫痫发作药物治疗失败后，应考虑癫痫手术评估。特别是对于进行性神经系统功能障碍和 / 或年龄较小的儿童，应在具有 TSC 经验和专业知识的中心进行手术评估（ⅡA 级推荐）。

（二）精神系统疾病的全流程管理

精神系统疾病的全流程管理涉及精神科、儿科、神经内科以及康复科。孤独症和孤独症行为（包括多动、注意力不集中和自伤行为）在 TSC 儿童中常见，这可能是患儿父母和照料者的主要压力源。TSC 儿童严重行为问题的患病率为 40%～90%。智力障碍和癫痫发作频率较高是行为障碍的危险因素。新诊断的 TSC 患者应进行 TSC 相关的神经精神障碍（TSC-associated neuropsychiatric disorders，TAND）评估，包括可能的攻击行为、孤独症谱系障碍、智力障碍、精神障碍、神经心理缺陷、学校相关问题和职业困境。对所有 TSC 患者都应使用经过验证的筛查工具至少每年筛查一次 TAND，这些工具包括 TAND 筛查量表（TAND checklist）等。此外，在发育的关键时间点，包括婴儿期（0～3 岁）和学龄前期（3～6 岁）、低年级期（6～9 岁）、青春期（12～16 岁）、成年早期（18～25 年）以及之后根据需要进行全面的 TAND 评估。此外，应及时评估任何突然的神经行为改变，以识别和治疗可能的病因（如 SEGA、癫痫发作或肾脏疾病）。根据患者的年龄，推荐下列评估和干预：大运动和精细运动技能、社会交往技能、总体认知能力、接受和表达语言能力、注意执行力、视觉空间记忆、职业评估、适应性行为和日常生活技能、社会关怀需求等。应根据每位患者的 TAND 评估结果以及每种疾病（如孤独症谱系障碍、注意缺陷多动障碍、焦虑障碍）的最佳治疗方法来指导患者的治疗；其他措施可能包括早期干预与个体教育计划、特殊教育服务或其他专门学校、社会和职业支持，以及精神障碍评估和治疗。

1. 新诊断或疑似 TSC 的监测和管理建议　对所有水平的潜在 TAND 表现进行全面评估，并根据病情转诊到合适的专业人员，根据需求启动循证的 TAND 干预措施；提供有关 TAND 的父母 / 照顾者教育和培训，以确保家庭知道在新出现的 TAND 表现（例如孤独症谱系障碍、语言障碍、注意缺陷多动障碍、焦虑障碍）中的注意事项（见表 2-3-3）。

2. 对既往被诊断为 TSC 患者的持续监测和管理建议　使用 TAND 筛查量表等经过验证的筛查工具，对 TAND 进行每年一次的筛查。根据临床需要，筛查可以更频繁地进行。

当在筛查中发现任何问题时，请专业人员进行进一步评估，以诊断和治疗相关的 TAND 表现（Ⅰ级推荐）。旨在及早发现 TAND 表现并早期干预。许多 TSC 患者有学习困难，需要始终考虑对个人教育计划的需求。为 TSC 患者的家庭和护理人员提供心理和社会支持，为家庭以及护理人员提供培训来应对可能出现的 TAND 表现（ⅡB 级推荐）。

（三）心脏系统疾病的全流程管理

心脏系统疾病的全程管理涉及心脏外科和心内科。TSC 的特征性心脏病变是心脏横纹肌瘤，这种良性肿瘤在 TSC 新生儿中常可出现多发损害，病变可通过产前胎儿超声扫描发现。TSC 患者的心脏横纹肌瘤极可能在新生儿期和婴儿期早期出现，症状大多数会在婴儿期后自行消退，尚未证实心脏横纹肌瘤会发生恶性变，故无症状的肿瘤不需要治疗，尤其是在年龄较大儿童或成人 TSC 患者中首次发现此类肿瘤时。TSC 儿童（尤其是小于 3 岁者）应接受基线超声心动图和心电图（ECG）检查，评估横纹肌瘤和心律不齐的风险。有 TSC 而无心脏病史或症状的成人不需要超声心动图检查。然而，推荐行基线 ECG 检查以评估心脏传导缺陷。TSC 合并横纹肌瘤的无症状儿童，每 1～3 年进行一次超声心动图检查，直到确认心脏横纹肌瘤消退。所有年龄的无症状患者均应每 3～5 年接受一次 ECG 检查，以监测传导缺陷。有症状或其他危险因素的患者可能需要更频繁的或更先进的评估，如动态心电图监测。

1. **新诊断或疑似 TSC 的监测和管理建议**　当通过产前超声识别横纹肌瘤时，考虑进行胎儿超声心动图检查，以筛查分娩后心力衰竭风险高的个体；对儿科患者（尤其是年龄小于 3 岁的患儿）进行超声心动图检查；对所有年龄段的人进行心电图检查，以评估潜在的心脏传导缺陷（见表 2-3-3）。

2. **对既往被诊断为 TSC 患者的持续监测和管理建议**　对于无症状的儿童患者，每 1～3 年进行一次超声心动图检查，直到记录心脏横纹肌瘤消退；对于有症状的患者，可能需要更频繁或更高级的诊断评估；对于所有年龄段的无症状患者，每 3～5 年进行一次心电图检查，以监测心脏传导缺陷；对于有症状的患者，可能需要更频繁或更高级的诊断评估，如门诊就诊和动态心电图等。

（四）肾脏系统疾病的全程流管理

肾脏系统疾病的全程管理涉及肾内科及泌尿外科。肾脏病是 TSC 患者的第二大死因，仅次于神经系统疾病，也是成人患者最常见的死因。患者死亡的肾脏病因包括终末期肾病（end-stage renal disease，ESRD）、腹膜后出血和转移性疾病。TSC 的肾脏表现，包括血管平滑肌脂肪瘤（angiomyolipoma，AML）、肾囊肿、肾细胞癌（renal cell carcinoma，RCC）和其他不常见表现。

1. **常见的临床表现**

（1）血管平滑肌脂肪瘤：TSC 患者最常见的肾脏病变。AML 在合并肾脏病变的 TSC 患者中发病率为 75%～85%，而在所有 TSC 患者中发病率为 49%～60%。虽然 TSC 常常累及肾脏，但很多患者没有肾病相关症状。因此，大多数 TSC 相关的 AML 患者是由影像学检查发现的。TSC 患者偶尔会因腹膜后出血、血尿或因 AML 压迫正常组织损害肾功

12

能而诊断肾 AML。症状性肾 AML 最常见的临床表现是出血（血尿、瘤内出血或腹膜后出血）和肿瘤的占位效应（腹部或腰部肿块、腰痛和 / 或压痛、高血压，以及肾功能不全）。AML 患者出现症状的可能性与瘤体大小直接相关。一般来说，>4 cm 的肾 AML 更可能增长，形成微小动脉瘤和大动脉瘤，从而引发相关症状。如果 AML 的直径≥3 cm 且正在增长，应给予优先治疗。AML 可引起严重的，甚至危及生命的出血。肾 AML 是 Wunderlich 综合征最常见的病因，后者是一种局限于肾包膜下和肾周间隙、可危及生命的非创伤性肾脏出血。出血的风险与血管分布的程度、AML 大小及 AML 内血管瘤大小相关。血管分布增多、动脉瘤增大（≥5 mm）与 AML 破裂风险增加相关。出血风险在妊娠期可能增加，可能是由于激素水平变化、血容量增加导致瘤体快速增长。双肾广泛性 AML 会破坏肾组织，导致部分患者出现严重的肾功能损害，包括终末期肾病。贫血的总体发生率为 60%，且与 AML 的大小和数量呈正相关。高血压在 AML 患者中也很常见。高血压与 AML 的大小和数量相关。肾 AML 的诊断依据通常来自 MRI、CT、超声等影像学检查。影像学技术无法明确诊断肾 AML 时，需活检确诊。女性激素可增加 AML 的发生率，促进肾 AML 生长。因此，对于已知存在肾 AML 的女性患者，应警告其妊娠及应用雌激素治疗的潜在风险，同时还应增加影像学检查的频率。对于不断生长且较大（>4 cm）或提示有恶性转化特征的肾 AML，应进行外科会诊。如果决定进行观察，则复查间隔不能超过 6 个月。如果肾 AML 继续生长，应考虑手术。

（2）肾囊性病：TSC 患者的第二大肾脏表现，仅次于 AML，在合并肾脏病变的 TSC 患者中发病率为 17%～45%，而在所有 TSC 患者中发病率为 14%～47%，采用的影像学检查方法不同所统计的发病率也有所不同。常见的 TSC 相关性肾囊性病有三种：单发或多发性肾囊肿、肾小球囊肿性肾病和 *TSC2/PKD1* 邻接基因综合征。在大多数 TSC 患者中，肾囊肿的数量有限，体积较小，并不会引起症状。肾囊肿的患病率会随年龄增长而增加，并且男性中可能更常见。囊肿无须常规影像学监测。

（3）肾细胞癌：TSC 患者发生肾细胞癌的风险较正常人可能增加，最常见的是肾透明细胞癌。TSC 患者中的肾细胞癌通常为多灶性且为双侧的。相比一般人群，TSC 患者较早发生肾细胞癌，并且有许多 TSC 患儿发生肾细胞癌。由于 TSC 中的肾脏病变通常累及双侧，所以应尽量实施消融术（射频消融或冷冻消融）或保留肾单位手术。

（4）肾病：有些 TSC 患者会出现慢性肾脏病（chronic kidney disease，CKD）伴非肾性蛋白尿，并可在无较大肾 AML 或广泛肾大囊性变的情况下进展为终末期肾病。肾脏通常较小，并且超声检查为强回声。任何 CKD 均可引起多种并发症，包括容量超负荷，电解质紊乱如代谢性酸中毒、高钾血症和高磷血症，肾性骨营养不良及高血压。除了防止心血管疾病以外，还可通过控制血压到建议的目标值来减缓 CKD 的进展速率。而对于有蛋白尿的患者，可使用血管紧张素转化酶抑制剂或某些其他降压药（如果有必要）来使蛋白排出降低至小于 1 000 mg/d，以减慢 CKD 的进展速率。终末期肾病的病因包括：多囊肾、多发肾 AML 导致的肾实质破坏，以及为治疗危及生命的出血而进行的肾切除术。继发性局灶节段性肾小球硬化导致 CKD 的患者也可进展为终末期肾病。随着 TSC 患者神经系统表现治疗的改进和患者期望寿命的延长，CKD 进展为终末期肾病将成为一种更为重要的并发症。

2. 新诊断或疑似 TSC 的监测和管理建议　行腹部影像学检查，以评估是否存在肾 AML 和肾囊肿。通过获得准确的血压来筛查高血压。通过测定肾小球滤过率评估肾功能（见表 2-3-3）。

3. 对既往被诊断为 TSC 患者的持续监测和管理建议　在患者的一生中，每 1～3 年进行腹部影像学检查一次，以评估肾 AML 和肾囊性疾病的进展。评估肾功能，包括至少每年测定一次肾小球滤过率、蛋白尿和血压。选择性栓塞后使用皮质类固醇是急性出血的 AML 的一线治疗。应避免肾切除术（ⅡA 级推荐）。对于直径大于 3 cm 的无症状生长型 AML，mTOR 抑制剂治疗是推荐的一线治疗（Ⅰ级推荐）。选择性栓塞或保留肾单位切除术是无症状血管平滑肌脂肪瘤可接受的二线治疗。

（五）呼吸系统疾病的全程管理

TSC 呼吸系统疾病的全程管理涉及呼吸科和胸外科，呼吸系统的问题一般出现在成年之后，儿童较少涉及，在全流程管理中的院前阶段，也就是早期筛查尤为重要，下面进行具体阐述。

TSC 与多种肺部异常表型相关，包括淋巴管平滑肌瘤病（lymphangioleiomyomatosis，LAM）、多灶性微结节肺细胞增生（multifocal micronodular pneumocyte hyperplasia，MMPH）和乳糜胸。以 LAM 为例，其为一种多系统疾病，可散发或伴发于 TSC，研究报道与没有 LAM 的 TSC 患者相比较，TSC-LAM 患者的预期寿命较短（63 岁），而 TSC 患者整体的预期寿命估计是 70 岁。TSC 患者呼吸系统出现问题的时间一般在成年之后，26%～50% 的 TSC 女性患者和 10%～38% 的 TSC 男性患者会出现 LAM 的肺部囊性病变，只有少数患者会出现肺功能下降而在早期不易察觉。因此，针对 TSC 患者的呼吸系统全病程管理，早期筛查尤为重要。

TSC 指南建议，对于无症状的患者，从 18 周岁开始每 5～10 年筛查一次肺部高分辨率计算机断层扫描（high resolution computed tomography，HRCT），一旦发现肺部囊肿，每 2～3 年进行一次 HRCT 检查，同时每年进行一次肺功能检查和 6 分钟步行试验。TSC 患者中 CT 检查发现符合 LAM 的典型囊肿即可临床诊断 LAM，大多数患者不需要行肺部活检，检测血管内皮生长因子 D（VEGF-D）如果升高（≥800 pg/ml）则进一步支持诊断。TSC-LAM 的患者的一般性治疗包括戒烟、肺康复疗法、对低氧血症者辅助供氧和支气管扩张剂。避免使用含雌激素的药物（包括避孕药），患者妊娠时气胸、乳糜胸、AML 内出血的风险都会相应增加。对于 TSC-LAM 的患者能否进行航空旅行没有具体的推荐或者明确的禁忌，但如出现呼吸困难等症状应停止航空旅行尽早就医。对于 TSC-LAM 患者的针对性治疗，目前临床采用分层治疗，依据患者的病情严重程度进行干预。肺功能正常或轻度受损的患者应定期进行临床评估和相应检查，可先不予 mTOR 抑制剂（西罗莫司或依维莫司）。但是如果患者同时合并药物难治性癫痫、症状性 SEGA 及淋巴系统疾病，则应积极使用 mTOR 抑制剂。mTOR 抑制剂也被推荐用于中重度进行性 TSC-LAM 患者。轻

12

度肺功能损害是指第 1 秒用力呼气容积（forced expiratory volume in one second，FEV₁）≥
预计值的 70% 但低于预计值的 80%，中重度肺功能损害是指 FEV₁< 预计值的 70%。对于
mTOR 抑制剂无效的晚期肺部疾病，可能需要考虑肺移植。

1. 新诊断或疑似 TSC 的监测和管理建议　询问所有成年 TSC 患者的烟草暴露、结缔
组织病表现、乳糜漏体征以及呼吸困难、咳嗽和自发性气胸的肺部表现。从 18 岁或以上
开始对所有女性和有症状的男性进行基线胸部 CT 评估（见表 2-3-3）。

2. 对既往被诊断为 TSC 患者的持续监测和管理建议　每次就诊时，询问所有成年患
者的吸烟、职业暴露、结缔组织病症状、乳糜漏和肺部表现，如呼吸困难、咳嗽和自发性
气胸。对于胸部 CT 筛查阴性且无症状的成年女性，在绝经期前每 5～7 年重复筛查一次
是否存在 LAM。对于胸部 CT 筛查中发现囊性肺疾病与 LAM 一致的囊性肺病的患者，应
根据具体情况逐案确定随访扫描间隔，如是否存在症状，是否有进行可靠肺功能检查的
能力，是否预先使用 mTOR 抑制剂治疗其他 TSC 适应证，是否有治疗反应，或是否发生
其他肺部并发症。对于胸部 CT 显示 LAM 的患者，至少每年进行一次常规连续肺功能检
查。对于进展迅速或正在监测治疗反应的患者，应更频繁地进行常规连续肺功能检查监
测。使用 mTOR 抑制剂的指征包括肺功能异常（FEV₁< 预计值 70%）、疾病负担的生理证
据（肺部一氧化碳弥散能力异常）、空气潴留（>120%）、静息或运动诱导的氧饱和度下降、
肺功能快速下降（FEV₁ 下降速度 >90 ml/ 年）以及乳糜胸。避免常规使用激素或多西环素
治疗 LAM。建议患者不要接触烟草烟雾，包括使用电子烟。试验性吸入支气管扩张剂用
于肺活量测定显示有喘息、呼吸困难、胸闷或梗阻性缺损的患者，并继续用于症状获益的
患者。对于无法进行可靠的肺功能检查以监测 mTOR 抑制剂效果的患者，考虑测量年度
血管内皮生长因子 D 水平（ⅡB 级推荐）。鼓励接种适合年龄的疫苗，如每年接种流行性
感冒疫苗、灭活重组带状疱疹疫苗以及 13 价和 23 价肺炎球菌疫苗。无论年龄大小，使用
mTOR 抑制剂的患者都应接种重组水痘疫苗，并避免接种活疫苗。教育患者和家属有关
气胸的体征和症状，并建议他们在出现任何这些症状时就医。在气胸首次发作后提供胸膜
固定术，而不是等待气胸复发。建议患者胸膜固定术并不排除未来的肺移植可能（ⅡB 级
推荐）。

（六）口腔疾病的全程管理

口腔疾病的全程管理主要涉及口腔科。进行详细的牙齿和口腔的视诊或检查，以评
估牙釉质缺损（凹陷）和口内纤维瘤。此后，指南推荐每 6 个月进行一次牙齿和口腔的评
估，以及采取包括口腔卫生在内的定期预防措施。对于有颌骨囊肿形成风险的患者，推荐
到 6 岁或 7 岁时进行全景 X 线片评估，如果存在不对称、无症状性肿胀或者牙齿萌出延
迟或异常，则应更早进行此评估。对于有症状、大小或数量迅速变化或导致功能损害的口
腔病变，通常建议早期干预。对于牙齿凹痕，如果存在症状、龋齿或美学问题，可行修复
性治疗。牙龈纤维瘤可对牙齿产生局部影响，造成牙齿对合不良和丘疹。有症状的牙龈丘
疹或干扰口腔卫生的丘疹应通过手术切除或二氧化碳激光等切除。通过改善口腔卫生和消
除刺激因素来减少牙龈的过度生长，延缓或预防纤维瘤复发。临床随访有助于病变的早期

诊断。对于有症状或局限性骨破坏风险的患者，颌面骨内纤维病变和牙源性肿瘤可通过手术切除。

1. 新诊断或疑似 TSC 的监测和管理建议　进行详细的临床牙科检查（见表 2-3-3）。

2. 对既往被诊断为 TSC 患者的持续监测和管理建议　至少每 6 个月进行一次详细的临床牙科检查。拍摄全景 X 线片以评估牙齿发育或是否出现不对称、无症状肿胀或延迟／异常牙齿萌出。牙釉质凹痕可以通过预防措施（密封剂、氟化物）进行管理。如果预防措施失败，或者出现症状、龋齿或存在美学问题，可以通过修复体来管理这些凹痕。有症状或变形的口腔纤维瘤和骨性颌骨病变应通过手术切除或刮除术进行治疗。

（七）眼科系统疾病全程管理

眼科的全程管理涉及眼科。TSC 的眼部表现包括视网膜异常和非视网膜异常。这些病变很少影响视力，无需特定的治疗。在一项纳入了 100 例 TSC 患者的研究（年龄范围 2～76 岁，中位数 27 岁）中，44 例存在视网膜错构瘤，其中包括 31 例（70%）扁平、透明病变（最常见的类型），24 例（55%）多小叶"桑葚状"病变，以及 4 例（9%）兼具这两种类型特征的过渡病变。多小叶病变经过钙化形成典型的桑葚样外观。39 例视网膜赤道部有脉络膜视网膜色素脱失的"穿凿样"区域（即视网膜色素脱失斑），而 100 例对照者中只有 6 例出现这种情况；非视网膜病变包括：眼睑部血管纤维瘤（100 例中有 39 例）、非麻痹性斜视（5 例）、眼组织缺损（3 例）和扇形虹膜色素脱失（2 例）；屈光不正的情况包括：近视（27%）、远视（22%）和散光（>0.75D）（27%）；这些数据与一般人群中的预计值相近。使用氨己烯酸治疗（如治疗 TSC 中的婴儿痉挛）的儿童观察到有些发生不可逆的视网膜功能障碍和视野缩小。因此，美国 FDA 推荐患者在氨己烯酸治疗开始时进行基线眼科评估，之后每 3 个月评估一次直至停药后 3～6 个月。然而，由于很难评估婴儿和发育障碍患者的视野，对氨己烯酸相关的视野和视力问题的监测较为困难。因此，国际 TSC 指南认为每年进行全面眼科评估更加合适。

1. 新诊断或疑似 TSC 的监测和管理建议　进行全面的眼科评估，包括散瞳检眼镜检查，以评估视网膜表现（星形胶质细胞错构瘤和无色斑）和视野缺损（见表 2-3-3）。

2. 对既往被诊断为 TSC 患者的持续监测和管理建议　无论是否存在视觉症状均应每年进行眼科评估。对于罕见的侵袭性病变或接受氨己烯酸治疗的患者，如果存在与视野缺损相关的特定问题，可以进行连续的检眼镜检查来检测视网膜变化（ⅡB 级推荐）。由于其位置影响中央凹或视神经而导致视力丧失的病例可能需要干预。mTOR 抑制剂已被成功用于治疗有问题的视网膜星形胶质细胞错构瘤。

（八）皮肤系统疾病的全程管理

81%～95% 的 TSC 患者有下列一个或多个特征性皮肤病变。包括：色素脱失斑也称叶状白斑（ash-leaf spot），常为椭圆形，可能需在 Wood 灯（紫外线灯）下检查；血管纤维瘤通常累及面部颧骨区，是一种良性肿瘤；鲨鱼皮斑，最常见于腰部；在受累新生儿和婴儿行体格检查时，前额出现的特征性棕色纤维斑块可能是最先和最易识别的 TSC 特征；色素脱失斑和前额纤维斑通常出现较早，早于面部血管纤维瘤或指／趾甲纤维瘤，甲周和甲下的纤维瘤可能出现于青春期或成年期，趾甲比指甲更常受累。鉴于发病年龄不一，临床医生首次评估 TSC 时，必须检查患者及其父母的指 / 趾甲。无明显纤维瘤的纵向甲沟也很常见。不太常见的肢端病变包括：甲下的红色彗星状纹（远端头部较大、近端尾部较窄的红色纵向条纹）、裂片形出血及纵向白甲（从甲母质延伸至甲末端的白色条纹）。创伤导致的单个指 / 趾甲纤维瘤并不是 TSC 的诊断性特征。此外，有创伤史的患者存在指 / 趾甲纤维瘤时，也不应低估 TSC 的可能性。

皮肤病变并无显著的恶性转化风险，其在青春期增大增多，此后逐渐趋于稳定。TSC 在诊断时进行应详细的皮肤检查，此后每年检查一次。色素减退斑易发生晒伤，以及紫外线诱导性 DNA 损伤在面部血管纤维瘤的形成中可能起一定作用，所以推荐 TSC 患者注意防晒保护。TSC 患者皮损不突出时则不需要治疗。然而，对于大小或数量迅速变化的皮损，以及引起疼痛、出血、功能损害或社会心理问题的皮损，推荐进行更密切的监测和干预。许多患者抱怨面部血管纤维瘤影响美观，并缺乏有效治疗。数据显示，西罗莫司（雷帕霉素）等外用 mTOR 抑制剂可有效治疗面部血管纤维瘤、指 / 趾甲纤维瘤和色素减退斑，2022 年美国 FDA 批准西罗莫司外用凝胶治疗年龄≥6 岁患者的 TSC 相关面部血管纤维瘤。应告知患者（尤其是青少年）市售的痤疮软膏对 TSC 相关面部血管纤维瘤无效，不鼓励使用。激光治疗和皮肤磨削术可改善毁容性皮损，尤其是前额斑块。

1. 新诊断或疑似 TSC 的监测和管理建议　进行详细的临床皮肤科检查（见表 2-3-3）。

2. 对既往被诊断为 TSC 患者的持续监测和管理建议　每年对患有 TSC 的儿童进行皮肤检查。成人皮肤病学评估频率取决于皮肤表现。对于大小和 / 或数量迅速变化的 TSC 相关皮损，引起功能干扰、疼痛或出血的皮损建议密切监测和干预。应该提供持续的防晒教育以免发生晒伤。对于平坦或轻微升高的病变，建议局部 mTOR 抑制剂药物治疗（Ⅰ级推荐），观察几个月内皮肤病变的改善情况，如果病变没有改善，或者有早期干预指征，则考虑使用手术方法（ⅡB 级推荐）。对于隆起性病变，考虑手术方法（如切除、激光）。

（九）其他系统疾病的全程管理

除了上述系统提到的相关疾病以外，虽然动脉瘤、胃肠道息肉、骨囊肿和各种内分泌疾病可能与 TSC 有关，但没有足够的证据支持诊断时进行常规评估，除非有临床症状或者其他相关病史需要进行特异性检查。在 TSC 患者的腹部 MRI 监测中意外发现的功能和非功能性胰腺神经内分泌肿瘤，应进一步地监测和评估并转诊至内分泌科。

第二节　多学科管理

一、概述

（一）多学科协作诊疗的概念

随着医学的进步，人们对疾病的认识和研究在不断深入，但是对于临床遇到的复杂问题，普遍认为仅凭单一科室和单一专业团队的诊断与治疗往往难以完美解决问题，这对多学科协作诊疗（multiple disciplinary team，MDT）在临床工作中的实施提出了迫切要求。MDT 的概念早在 20 世纪 40 年代就已经提出，是指临床上针对病情复杂的综合性疾病而展开的合作诊断和治疗，由多个学科组成团队，针对同一患者进行全面的讨论评估，一般是通过固定时间、在固定地址上举办会议或讨论的形式来呈现，是在综合各学科意见的基础上为患者制定出精准化、连续性、高质量的诊断与治疗方案的医疗模式，这一诊疗模式强调团队需要综合运用循证医学证据支持的诊断和治疗措施，以多个学科的随机临床研究为基础，建立相应的综合诊治路径、流程，主要内涵包括多模式干预、快速处置及减少并发症等，从而提高以患者为核心的诊断、治疗及康复的质量。MDT 在面对复杂临床管理时，具有集思广益、相互协作、整合各相关学科专业技术团队的优势，强调的是整体思维，秉承以人为核心的理念，由不同专业背景的专家共同为患者量身定制评估、治疗及随诊方案，这一诊疗实践具有专业、精准、规范的特点，强调全流程、全方位、"一站式"服务，这是现代科技手段与理论的集成创新，这种诊疗模式已经成为国际医学领域积极倡导的重要医学模式，也是现代医疗发展的必然趋势和重要方向。

（二）MDT 的发展历程

在 20 世纪 60—70 年代 MDT 模式在医学领域迅速兴起并逐渐在欧美国家得到推广和完善，这一过程得益于各专业协会的指南推荐和卫生行政部门的积极推进。

早在 1948 年，英国就已经把直肠癌 MDT 模式列入国家健康保健计划，并明确规定直肠癌患者的诊治必须经过多学科协作会议讨论制定治疗方案后，才能实施具体治疗。英国卫生行政部门于 1993 年将 MDT 模式应用于社区医疗卫生保健。1995 年，在《癌症诊断与治疗政策大纲》白皮书中，Caiman 和 Hine 首次明确将 MDT 推荐为癌症诊断与治疗的基本策略，该政策性文件推动了英国政府推进多学科的团队协作共同应对肿瘤疾病诊治工作。1996 年，英国国民医疗服务体系（National Health Service）发表了《改善乳腺癌的预后》，旨在建立国家癌症护理标准，报告强调由临床医生、护士、放射科医师组成的团队为癌症患者提供医疗服务，共同努力确保高质量的诊断、治疗和护理。随后英国国家卫生局癌症计划记录了建立常见癌症（如乳腺癌、结肠癌、肺癌等）小组取得的进展，建议将 MDT 扩展至其他癌症类型，并且指出"所有的癌症患者的护理均应由专业团队进行审查"。2007 年，英国政府更是将肿瘤多学科协作诊疗写进了法律。

美国学者在 20 世纪 80 年代初针对单一学科无法解决复杂疾病的问题提出了"整合医学"理念，强调整合现有的各专科最有效的临床经验，以多学科协作为主要表现形式，并在 20 世纪 90 年代率先提出了多学科协作会诊综合治疗的概念，突出以患者整体为中心给予每名患者个性化治疗，并把 MDT 列入美国国立综合癌症网络的部分肿瘤指南中。美国临床肿瘤学会在 2012 年年会上明确指出多学科协作是针对恶性肿瘤疾病的主要诊疗模式，在 21 世纪的今天 MDT 已经成为治疗肿瘤疾病的公认的最佳诊疗模式。随着 MDT 模式在肿瘤治疗过程中的作用日益凸显，该模式也被诸多良性疾病的诊疗过程借鉴。从 80 年代至今，MDT 模式已成为美国、英国、德国、法国、意大利、瑞士、澳大利亚等国家医疗

12

中心的重要组成部分。

我国专家从 20 世纪 80 年代就一直努力推动在临床工作中建立整体观念，这是我国多学科协作诊疗发展的雏形。为此我国也相继出台了一系列指导性政策：2018 年 8 月，国家卫生建康委员会颁布了《肿瘤多学科诊疗试点工作方案》文件，规范了多学科协作诊疗开展的标准，促进了国内多学科协作诊疗的发展，在其中附件三中明确多学科协作定义为：以患者为中心，以多学科专业人员为依托，为患者提供科学诊疗服务的模式，具体通过 MDT 讨论会的形式开展。《三级综合医院评审标准实施细则（2011 年版）》要求对疑难危重患者、恶性肿瘤患者，实施多学科综合诊疗，建立协作机制；《医疗质量管理办法》《医疗机构门诊质量管理暂行规定》制定了 MDT 门诊制度；《进一步改善医疗服务行动计划（2018—2020 年）》对多学科协作诊疗做了具体要求：针对肿瘤、疑难复杂疾病、多系统多器官疾病等医疗机构可以开设多学科诊疗门诊为患者提供"一站式"诊疗服务；针对住院患者可以探索以循证医学为依据、制定单病种多学科诊疗规范、建立单病种多学科病例讨论和联合查房制度，为住院患者提供多学科诊疗服务；《改善就医感受 提升患者体验 评估操作手册（2023 版）》中依然将"门诊提供 MDT 服务的病种数"设定为三级医院和医联体内牵头医院的评估指标之一，旨在强调优化医疗服务、改善患者全过程就医感受、提升就医体验，保障人民群众享有公立医院高质量发展成果，满足多元化、多层次的医疗服务需求，并鼓励有条件的医疗机构，将麻醉、医学检验、医学影像、病理、药学等专业技术人员纳入多学科诊疗团队，促进各专业协同协调发展，提升疾病综合诊疗水平和患者医疗服务舒适性。明确指出提高 MDT 门诊服务的病种数，是推进门诊 MDT 的发展导向。

（三）MDT 的意义

MDT 模式可以狭义地理解为多个学科共同为某一疾病或患者诊疗，但其实无论从疾病发生累及系统的空间复杂性，还是从疾病发展进程中不断变化的时间复杂性来考虑，MDT 模式的内涵远比其名称表意丰富，MDT 模式是在医学从分化到重新整合的背景中逐步演变而来，是当代先进医学模式"生物 - 心理 - 社会"模式发展的产物，要求临床医学管理能够做好以患者整体为核心的诊疗，而不是在单纯的生物医学模式时代仅仅处理好一次症状或者一个发病器官就可以的诊疗模式。

MDT 模式的临床优势明显，集中表现为：① MDT 模式是一种制度，具有"三固定"的特点即固定时间、固定地点、固定人员参与，团队协调性和可延续性较好。② MDT 是由多学科多专家一起协作诊疗，需要协作组牵头人综合考虑各方意见，不只提出会诊意见而且制定最佳诊疗方案。③ MDT 模式不是因为发现问题才请其他专科会诊，而是从多方面及早发现问题并进行干预，定期评估治疗效果，调整治疗方案，更加切合患者实际情况。提高了诊疗效率，优化了诊疗就诊流程。④ MDT 团队成员参与度高，有利于维持 MDT 的活力和协作能力。⑤ MDT 以多学科专家为参与成员，适应医疗质量与安全管理的要求和标准。⑥促进了医院内部科室间的交流。⑦增强了各专业的综合实力、推广指南学习实施、促进规范化诊疗。⑧在实践过程中不断发现问题、提出问题、有目的地设计实施临床研究实验和基础科学研究，促进学术水平提高。⑨专病 MDT 能够最大程度地集中合适的病例，既有利于争取充足的研究经费又为以患者为中心的科研和教育活动奠定了基础。总之，MDT 诊疗模式正在逐步成为现代医学发展的风向标。

因在思维能力培训中更强调"整体性"，因此多学科协作的理念同时也在悄然改变着医学教育的模式，尤其在带教医学生见习及低年资医师进行临床规范化培训的过程中更要强化复合型创新人才培养的理念，众所周知这个阶段是他们从课堂到病房、从理论到临床，由学习医学知识向临床医生成长的重要阶段，是将基本临床知识、操作技能和基本临床思维能力蜕变成独立思考能力、解决问题决策能力、创新思维能力的关键时期。在这个过程中，年轻医护人员目睹前辈们在 MDT 进行前充分准备、全面地检索相关知识、梳理前沿资讯，在诊疗过程中相互协作横向交流、运用最新的理论知识和技术进展开阔临床思路、解决问题，以病例为基础、将临床重点疑难问题作为学习内容，体会把多个学科相互联系形成系统完整的知识结构和灵活的临床思维，通过反复地观摩、模拟，甚至部分参与沉浸在整个过程中，既检验了他们应用所学知识的能力又锻炼了他们批判性思维的能力同时引导他们着力避免单一学科惯性思维在疾病诊疗过程中的片面性，同时还培养了人文情怀、沟通技巧和语言表达能力，有助于帮助他们最终形成自己的知识体系，提升他们分析问题、主动思考、比较鉴别、质疑求证的能力，为临床工作能力的提升奠定良好基础，对于 MDT 团队的培养及 MDT 的推广具有重要和深远的意义。

对于 MDT 的发展方向和价值，医疗管理层总体持认同态度，但在 MDT 付诸实践的过程中依然存在诸多困惑，需要各个医院依据实际情况制定与既定政策导向相匹配的 MDT 模式，既需要高屋建瓴的政策框架，也需要精准的细节调整才能成就切实可行的 MDT 模式，充分体现 MDT 在提高诊疗质量、优化就医流程、促进学科发展等方面的作用，更好服务于民、方便于民，为人民健康作出贡献。

二、MDT 的组成与模式

随着社会的发展、经济的进步，人们对于医疗服务的要求越来越高，传统的仅仅按照专科就诊的诊疗模式已经无法完全满足患者个性化的就医需求。科技水平突飞猛进，医学与现代科技得以紧密结合，细化的学科划分使学术研究能够持续不断深入推进是医学发展的必然；学科交叉、融合并进，给患者人性化、精细化的医疗服务，多学科协作诊疗成为新的诊疗模式。既要纵深发展也要横向联合，以团队医疗形式满足患者对于整体医疗的增长需求是现代医学临床面临的挑战。

（一）MDT 模式

MDT 是国际医学领域积极倡导的重要医学模式，通过这一模式，各学科在诊疗技术、治疗方法、治疗理念上达成共识，提高疾病治疗效果，同时也避免了单一学科在疾病认识过程中的片面性。每一个学科、每一个医疗机构、每一个具体疾病的 MDT 团队建设都需要不断地探索和打磨。医学多学科综合纵深发展是学科发展的契机，在自身水平基础上结合资源条件及医疗平台特点，创建符合实际能力兼具自身特色的 MDT 模式，通过严格设

12

计，在遵循证据、科学发展的前提下，获得丰富而严谨的 MDT 经验，为患者制定出最佳的诊断和治疗方案是疾病诊治理念进步的具体化体现，MDT 模式落地应用是促进整体诊疗水平提高的具体实施模式。因此强调在框架理念的指导下，每一个 MDT 团队均应探索既符合自身资源条件和医疗水平又能够实际操作实施的架构、流程。

MDT 有完整而系统的组织结构。当前在多数医院采取以病种为基础构建多学科协作诊疗组的方式，为患者提供科学合理的诊疗方案。原则上分为单病种多学科协作诊疗组和多病种多学科协作诊疗组。单病种多学科协作诊疗组以单一病种为诊疗范围，这种诊疗模式在国内专科医院及综合医院相对普遍和成熟，有较为规范的组织构架和工作流程，对于诊断相对明确的疾病病种在固定时间、固定地点、由相对固定专家团队呈现，如 "**癌多学科协作诊疗组" "**病多学科协作诊疗组" 等。这种诊疗模式有利于多学科团队在保证给予患者同质化的治疗方案的前提下有效兼顾治疗方案的个体化，对于患者来讲有助于保证其临床依赖性及信任度，同时相对固定的团队成员配合较为默契，能够保证工作效率、团队的协调性和延续性。多病种多学科协作诊疗组是以有多种疾病的患者为诊疗对象，患者的情况多是经过一个专科多次的讨论或多个专科分别诊治后仍无法明确或无法给出综合治疗方案，协作诊疗组需要针对这一部分患者给出一站式的诊疗服务，该模式主要依据患者的病情需要来遴选专家，团队成员相对不固定，因此对于团队组织和协调者会有更高的要求，与疑难病会诊模式部分类似重叠。

MDT 得以顺利实施需要确立多学科协作诊疗组（明确涉及疾病病种、确定牵头科室、明确参与科室以及参与人员）、建立多学科协作诊疗实施及管理相关规章制度（内容应涵盖总则、审核程序、运行管理等）。需着重强调多学科协作诊疗是依托多学科团队、针对特定疾病或症状，制定的规范化、个体化、连续的综合治疗方案；多学科诊疗的宗旨是提升学科的诊疗能力和学术水平，从而为患者设计最佳的诊疗方案，确保最佳疗效；而制定规章制度的目的是为促进和规范多学科诊疗的开展，提升诊疗水平。对于多学科协作诊疗团队的审核程序应包括但不限于以下几个方面：涉及的疾病需是特定疾病或症状；诊疗团队的人员组成是临床相关专业的专业技术人员；每个多学科诊疗团队申请的特定疾病病种不能超过一个；多学科诊疗团队的负责人应具有主任医师资格，其他成员应具有副高及以上职称；多学科诊疗团队涉及的每个专业均应至少设两名专家，当第一顺位专家不能参加诊疗工作时，由第二顺位专家参加；同时医院应建立多学科诊疗团队对应专家库，包括但不限于各临床专业科室主任、临床经验丰富和热心服务此类患者的临床医师、医技科室副高职称及以上人员、知名的相关专业退休老教授；针对多学科疑难病建立会诊中心。建议多学科诊疗团队设立秘书组，每个相关专业指定一名医师兼职出任，负责收集、采访、记录患者的临床资料（包括病史、检验、影像、病理等相关资料），同时记录多学科诊疗过程中的决策执行情况及执行评价；多学科诊疗团队需经过个人申请、科室同意、医务处审核、专家委员会审议后报请医院同意后方可正式成立实施。在对多学科诊疗的运行管理过程中应注意：多学科诊疗相关的临床讨论需在固定的时间固定的地点进行，一旦确认需在门诊部备案并不轻易更改，且应释放号源以方便慕名患者主动申请；接诊申请多学科诊疗患者应取得患者或其家属同意，以签署知情同意书或家属自行预约多学科协作诊疗门诊为准；进入多学科协作诊疗流程的患者，由秘书组负责收集整理相关资料，建议至少提前一天发给参与多学科诊疗会诊的团队成员，对于不能提前提供相关资料的患者建议预留充分的问诊时间；每一个经过多学科诊疗的病例都应完成病例讨论报告，同时交由患者并团队存档；各科室应及时有效执行经多学科诊疗讨论后确定的诊疗方案，秘书组负责跟踪记录患者的诊疗及随访情况，并每半年或一年进行回顾分析（包括首诊患者进入率、诊疗方案执行率、诊疗效果等）。

（二）MDT 门诊模式

MDT 门诊在国内实践中已经形成三类组织形式：一是依托优势专科的固定专科、固定诊室、固定时间的"三固定"方式。这类综合门诊患者需求比较大，有比较稳定的患者群，每周开诊时间固定，采取现场分诊或者预约的方式。此类形式有利于加强专科协作，打造医院品牌，形成诊疗特色。二是以主诊科室为中心的召集模式。这种形式门诊时间不完全固定，由主诊科室首诊，对不能及时明确诊断的，预约综合门诊，定期召集相关专科组成相对固定的综合门诊。这种召集模式相对节约人力成本，达到了专科协作与方便患者的目的，但整合力度不够，难以形成专科品牌。三是以疑难病例会诊为特色的服务模式，如果门诊遇到疑难患者，主诊医师仍难以明确诊断，而申请门诊专家会诊。此类方式更加灵活，能够根据病情需要选择相应专科，保证了诊疗质量。

多学科协作诊疗在门诊的预约主要采用以下方式：第一，医生诊间互约模式，即患者先在相应专业门诊就诊，经接诊医生评估病情、完善辅助检查后，为适合的患者预约多学科协作诊疗门诊，主要针对多次诊疗难以诊断或病情复杂需要多学科协作诊疗的患者，对于已经成立单病种多学科诊疗协作组的团队如有相应门诊即直接安排患者在该团队的出诊时间进行会诊，对于需要申请多病种多学科协作诊疗的患者经接诊专家评估梳理后根据病情提出涉及会诊专业；第二，患者主动预约，患者可以通过互联网、电话、现场、诊间等途径预约会诊，同样既可以预约单病种多学科协作诊疗，也可预约多病种多学科协作诊疗，在预约成功后，常规由会诊团队秘书审核并完善患者资料，为符合会诊要求的患者安排会诊。这样既避免医疗资源浪费同时又能帮助患者在最短时间内获得最佳的个体化治疗方案。对于主动预约申请多学科协作诊疗的患者应满足如下条件：①患者就诊 2 个专科（含 2 个医院）或在一个专科就诊 3 次以上经过正规治疗后尚未明确诊断或治疗效果不佳；②患者所患疾病涉及多系统，需要多个专科协同诊疗；③患者诊断明确治疗方案复杂，需多科协同制定个体化诊疗方案；④患者诊断明确，但治疗效果不佳者。

（三）MDT 病例资料

为规范多学科协作诊疗会诊模式，建议应用固定病例模板，既方便记录使用也可以避免文书记录中遗漏重要事项，建议包括就诊病案号、姓名、性别、就诊时间、疾病资料、诊疗方案、随访计划等。病历档案是正确诊断疾病和治疗的重要依据，多学科协作诊疗病历作为一种特殊的医院医疗资源，弥足珍贵，对于提高诊断率，促进医学发展有着重要的

12

作用，也是临床、教学、科研的基础。建议在医院 HIS 系统中加入 MDT 模块，不仅能够提高 MDT 的工作效率，也能保障患者在医院中病历资料的完整性。同时，患者在其他专业诊疗时的既往诊疗内容能够被同步呈现，有利于整合医疗资源。有效避免治疗不足、过度治疗、重复治疗、无效治疗，实现了资源共享，确保患者在医疗救治的过程中全部资料都可随时提出而不被遗漏，确保医疗安全。而且可以用于 MDT 的统计和评价，甚至可以建立信息资源中心，通过调研和采集疾病的信息建立健康和疾病数据库作为以转诊、交流的纽带。

三、结节性硬化症患者 MDT 的工作模式与工作要点

（一）TSC 诊疗的 MDT 模式

结节性硬化症（TSC）患者的 MDT 是典型的单病种多学科协作诊疗，本病有明确的诊断标准、临床表型明确、检查检验相对容易完成，因此临床明确诊断相对容易，而且随着基因检测技术的日益普及和在实际操作层面医患双方的良好接受度，TSC 的遗传学诊断在疾病诊疗中的地位日益凸显，因此在诊断层面每一位经过培训的相关专业的医生都应该可以独立完成。而且由于 TSC 累及多系统，因此给予患者全面的诊断以及全周期管理至关重要，同时探讨如何给患者提供全方位、专业化、规范化、个体化的治疗方案是团队成员的主要任务。TSC 患者的 MDT 的精髓在于根据患者的临床症状、体征、影像学、生化、病理、家族史、遗传学检测数据等参数，评估、制定和调整治疗方案。旨在使传统的个体经验性诊疗模式转变为团队的谨慎、精准和科学合理的规范化诊疗模式，注重根据不同患者的个性特征制定个性化的治疗方案；以患者为中心，以多学科为依托，能最大程度地为患者提供合理、有效、便捷的医疗服务。通过团队合作，提高诊疗效率，实现资源利用最大化。

对于 TSC 这一认知相对成熟的"并不罕见的罕见病"，建议相关 MDT 团队成员在经过长期会诊讨论磨合后，考虑参照诊疗指南同时结合医院实际情况制定符合本院 TSC 患者的诊疗流程与规范，依托标准化的实施规范推进门诊就诊路径、规范检查与诊断等，不断优化内部环节、缩短患者就诊及检查等待时间，达到无论是在哪个专业首诊或在哪个专业检查均能够同质化推进患者检查和诊断的进程、最终通过 MDT 门诊确定总体诊疗方案和随诊时间、随诊相关内容，并明确主责专业人员以及再次进入 MDT 门诊的时间节点。主责专业专病门诊由协作组成员在相对固定的时间出诊，主要负责召集患者、完成随访、监测病情变化并及时再次启动 MDT 程序。

由主责专业医生或专病门诊医生进行患者召集，完成诊断筛查，再启动 MDT 会诊，确认整体诊疗计划，之后回到专病门诊，专科门诊随诊的层级预约精准就诊模式，患者就诊时能够节约时间和经济成本，同时专病门诊由经过规范化培训的专科医师主持会相对更容易从全科视角考虑问题，提供高效而精准的诊疗。通过整合学科和技术资源，以病种、技术为纽带，建立专病诊疗中心或诊疗技术中心，实现关键诊疗技术联合、资源共享、高

效诊疗。专病诊疗中心或专病MDT以疾病诊治为出发点，整合相关临床专科资源。关注疾病的各个方面以及患者全身情况，为每一位患者量身定制个体化的诊疗方案，实现对患者的规范化、最优化的诊疗。这是个体化向团体化合作转化的典范，经过多年的探索实践发现，TSC患者MDT实际操作的核心是患者在治疗启动前的MDT而不是治疗后出现了难以解决的问题时才考虑MDT，是在适宜的时间给予患者精准的治疗和持续的全生命周期管理。

MDT对于TSC患者的管理至关重要。患者随访是MDT日常工作的重要内容，也是患者全生命周期管理的重要步骤。随访需要充分遵循患者知情同意原则，加强医患之间的有效沟通，经过MDT的患者及其家属参与了讨论、在第一时间得到了权威的释疑解惑，参与度明显较高。如有TSC专病门诊，患者可以主动随诊或由MDT秘书负责资料整理、患者随访，这也更有利于患者的随访管理。

在MDT讨论中固定时间、固定地点的羁绊始终影响着会诊效率。随着信息技术的推进，建立MDT辅助信息系统、与医院HIS系统相连，病历内容、检查结果及会诊内容可能同期获得，可以做到即使不同时出现在会诊现场也能在医院的诊疗系统中查阅病历资料、书写会诊意见，相关专家可以在线上完成MDT讨论，突破了空间和时间的制约使得MDT变得更加灵活，不仅大大缩短了患者等候MDT的时间，而且参与专家也能够更好地利用时间开展工作，减少人力资源消耗，提高会诊效率。展望建立远程MDT形式，不断加强国内国际交流与联动，有利于制定相关区域的诊疗规范、实现资源成果共享，促进整体医疗水平的持续提升。

（二）首都医科大学附属北京儿童医院TSC诊疗的MDT模式

首都医科大学附属北京儿童医院TSC专病MDT模式经历了多个发展阶段。在初期，是志同道合的相关学科的医师们自觉地为自己的患者能够节约等候就诊时间、在有限的时间内获得相对高效率和高质量的诊疗机会，相互预约相关专业的会诊、微信会诊，同时将各自专业的学术进展分享给同道；在交流中深感获益的医生们会主动地、自发地不定期讨论病例或交流各自领域的学术进展，由此MDT的雏形初步形成。医院行政管理部门对TSC专病门诊和TSC的MDT门诊给予了充分肯定和支持，为保证TSC专病MDT门诊能够持续开展，对于参与协作诊疗小组的人员进行了准入审核，提供了诊疗单元所需的诊室，确定出诊单元出诊时间并发布诊疗信息，并针对疑难危重患者召集疑难病会诊，定期核查诊断符合率以及会诊方案执行情况等。由于神经系统受累对儿童TSC患者生活影响最为突出，在神经内科就诊的患者相对集中，因此在诊疗流程中神经内科承担起了主责科室的角色，建立了TSC专病门诊，利用医院门诊、住院电子病历系统建立就诊患者信息平台，以供MDT团队成员为诊疗、科研、随访等目的调阅。基于门诊和住院电子病历系统的MDT平台十分有助于随访工作的开展，对于TSC患者的随访具有十分重要的临床意义。MDT除了制定前瞻性的临床治疗方案外，还可以促进多学科临床研究和基础研究。TSC涉及诊疗科室相对分散，借助平台加强了标本库的建设，制定完善了规范化的组

12

织采集流程和标准，使得标本库收集的组织、标本与数据符合规范，为临床开展高水平的科研、发表高质量的学术论文、提升学科的学术地位和影响力发挥应有的作用。TSC 患者 MDT 有常规申请流程、有固定场所、相对固定人员共同参与，由主责专业门诊医生或专病门诊主诊医生汇报病例、MDT 团队确认整体诊疗计划及明确再次 MDT 门诊的时间及设定条件、随诊频率、随诊内容，之后 TSC 病患再回到相关专病门诊、专科门诊随诊的精准就诊模式，MDT 后完成会诊记录，相关会诊专家签字，相关专业按照会诊意见执行治疗，神经内科随访并定期反馈。MDT 每年召开专业学术会议，汇报经治病历规范执行情况、组织入库情况、患者诊疗及随访情况，交流领域新进展、分享科研心得。在今后的工作中我们仍需要提高社会知晓度，提高患者对 MDT 诊疗方式的理解和接受度，引导患者积极申请并协助患者完成就诊。同时完善制度流程建设，提高诊疗质量，促进学科建设。首都医科大学附属北京儿童医院 TSC 患者诊疗流程见图 12-2-1。

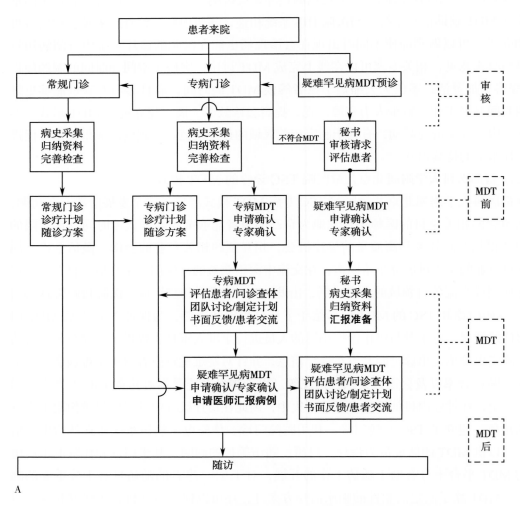

图 12-2-1 首都医科大学附属北京儿童医院 TSC 患者诊疗流程

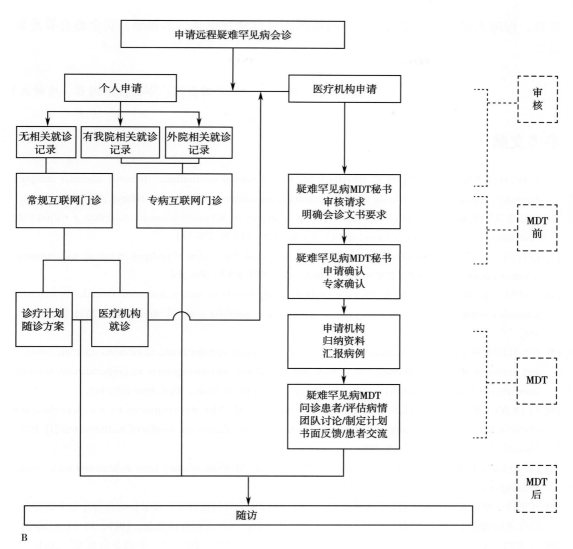

图 12-2-1（续）

A. 疑难罕见病患者来院就诊流程；B. 疑难罕见病患者申请远程会诊流程。

随着医学的发展进步，临床学科专业化程度越来越高，专科医师作为医疗主力面对TSC 这一全身性疾病，却仅仅完成局部或单一系统的诊断和治疗不能解决实际问题，也难以取得满意的疗效。MDT 诊疗模式有效改变了这一现状，它以医院现有的设备和人员为基础，MDT 模式通过对医疗资源的合理配置，集中使用，达成了更好的诊断和治疗效果。其规范化、个体化的诊断和治疗模式，突出了 MDT 优势，是 TSC 患者治疗的有效途径。规范的 MDT 可提高医疗质量，减少误诊误治，降低不合理的医疗费用，促进医疗安全。促进 MDT 工作标准化、规范化、常态化，也是全面提升学科技术水平的有效途径。因此，推进 MDT 服务模式，对于提高诊疗质量、优化就医流程、促进学科发展，保障人民群众健康权益，不断增强人民群众获得感、幸福感、安全感有着重要意义。

（编写：陈　峰　王　旭　田小娟；审核：张国君　梁树立）

参考文献

[1] NORTHRUP H, ARONOW M E, BEBIN E M, et al. Updated international tuberous sclerosis complex diagnostic criteria and surveillance and management recommendations[J]. Pediatr Neurol, 2021, 123: 50-66.

[2] LIU S, YU T, GUAN Y, et al. Resective epilepsy surgery in tuberous sclerosis complex: a nationwide multicentre retrospective study from China[J]. Brain, 2020, 143(2): 570-581.

[3] KOTULSKA K, KWIATKOWSKI D J, CURATOLO P, et al. Prevention of epilepsy in infants with tuberous sclerosis complex in the EPISTOP trial[J]. Ann Neurol, 2021, 89(2): 304-314.

[4] CAPAL J K, WILLIAMS M E, PEARSON D A, et al. Profile of autism spectrum disorder in tuberous sclerosis complex: results from a longitudinal, prospective, multisite study[J]. Ann Neurol, 2021, 90(6): 874-886.

[5] HINTON R B, PRAKASH A, ROMP R L, et al. Cardiovascular manifestations of tuberous sclerosis complex and summary of the revised diagnostic criteria and surveillance and management recommendations from the International Tuberous Sclerosis Consensus Group[J]. J Am Heart Assoc, 2014, 3(6): e001493.

[6] FLIKWEERT E R, IZAKS G J, KNOBBEN B A, et al. The development of a comprehensive multidisciplinary care pathway for patients with a hip fracture: design and results of a clinical trial[J]. BMC Musculoskelet Disord, 2014, 15: 188.

[7] DE FELICE F, TOMBOLINI V, DE VINCENTIIS M, et al. Multidisciplinary team in head and neck cancer: a management model[J]. Med Oncol, 2018, 36(1): 2.

[8] 中国研究型医院学会消化道肿瘤专业委员会. 中国医师协会外科医师分会多学科综合治疗专业委员会. 消化道肿瘤多学科综合治疗协作组诊疗模式专家共识 [J]. 中国实用外科杂志，2017，37（1）：30-31.

[9] 应美珂，韩婷婷，王永晨，等. 全科医学与整合医学的现状与展望 [J]. 中国全科医学，2018，21（23）：2895-2898.

[10] 韩悦，翁卫群，黄馨仪，等. 多学科协作诊疗模式的发展现状与实践探索 [J]. 基层医学论坛，2020，24（22）：32939-3241.

[11] SLIM K, VIGNAUD M. Enhanced recovery after surgery: the patient, the team, and the society[J]. Anaesth Crit Care Pain Med, 2015, 34(4): 249-250.

[12] RHODERS A, WILSON A, ROZELL T. Value of case-based learning within STEM courses: is it the method or is it the student?[J]. CBE Life Sci Educ, 2020, 19(3): ar44.

[13] 狄建忠，李昆，任庆贵，等. 多学科团队诊疗模式在临床应用的研究进展 [J]. 中国医院，2016，20（1）：79-80.

[14] REBAINE Y, NASSER M, GIRERD B, et al. Tuberous sclerosis complex for the pulmonologist[J]. Eur Respir Rev, 2021, 30(161): 200348.

[15] GOSNELL E S, KRUEGER D, RUCK P, et al. Oral manifestations and quality of life in children with tuberous sclerosis complex: a descriptive study[J]. Pediatr Dent, 2021, 43(2): 140-144.

[16] NALLASAMY N, SEIDER M I, GURURANGAN S, et al. Everolimus to treat aggressive retinal astrocytic hamartoma in tuberous sclerosis complex[J]. J AAPOS, 2017, 21(4): 328-331.

[17] CARDIS M A, DEKLOTZ C M C. Cutaneous manifestations of tuberous sclerosis complex and the paediatrician's role[J]. Arch Dis Child, 2017, 102(9): 858-863.

[18] MOWREY K, NORTHRUP H, ROUGEAU P, et al. Frequency, progression, and current management: report of 16 new cases of nonfunctional pancreatic neuroendocrine tumors in tuberous sclerosis complex and comparison with previous reports[J]. Front Neurol, 2021, 12: 627672.

12